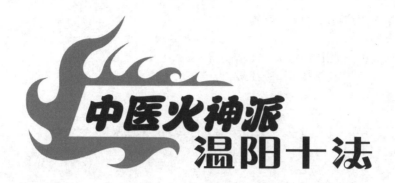

中医火神派温阳十法

张存悌　张泽梁　王天罡　主编

U0225624

辽宁科学技术出版社
·沈阳·

图书在版编目（CIP）数据

中医火神派温阳十法 / 张存悌，张泽梁，王天罡主编. —沈阳：辽宁科学技术出版社，2020.8（2024.12重印）
ISBN 978-7-5591-1499-0

Ⅰ. ①中… Ⅱ. ①张… ②张… ③王… Ⅲ.①祛寒
Ⅳ. ①R254.1

中国版本图书馆CIP数据核字（2020）第017272号

出版发行：辽宁科学技术出版社
　　　　　（地址：沈阳市和平区十一纬路25号 邮编：110003）
印 刷 者：辽宁新华印务有限公司
经 销 者：各地新华书店
幅面尺寸：170mm×240mm
印　　张：21.25
字　　数：400千字
出版时间：2020年8月第1版
印刷时间：2024年12月第3次印刷
责任编辑：寿亚荷　丁　一
封面设计：刘冰宇
责任校对：栗　勇
书　　号：ISBN 978-7-5591-1499-0
定　　价：80.00元

编辑电话：024-23284370
邮购热线：024-23284502
邮　　箱：1114102913@qq.com

编　委　会

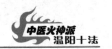

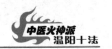

INTRODUCTION

　　本书是作者在《火神派温阳九法》和《火神派名医验方辑要》两本专著的基础上去芜取精、重新编创的成果，内容更丰富，理论更深入，临床更实用。本书主要总结了以附子为主药，常用的 10 种温阳配伍方法，以及 70 个代表方剂和常用药物。基本涵盖了火神派的主要治疗大法和常用方剂，特别推介了后世名家研制的一些新方剂、新成果，构成温阳法的常用套路。同时归纳了名家运用这些配伍、方剂的经验，精选了 570 则案例予以点评，突出临床价值。本书纲目清晰，编排上以法统方，以方列案，以案带评，以评释理，彰显了火神派理法方药的独特方略。对于读者学习、理解、运用火神派温阳大法必将起到很好的启示和推动作用。

　　本书是著名火神派专家张存悌领衔主创的最新研究成果，对火神派的理论建设和经验推广，具有重要意义，适合中医药临床人员及中医爱好者阅读，尤其是中医院校的学生会从中受到教益。

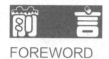

FOREWORD

　　本书是在作者《火神派温阳九法》和《火神派名医验方辑要》两本专著的基础上，重新整理、创新、提高的成果。前者出版已经 10 年，曾经高居中医畅销书榜前十位之列，加印多次，今已断档。后者出版 6 年，早已无货，网上炒到上千元一本。众多读者都在寻觅这两本书，甚至找到作者求购，而我手头亦仅剩"孤本"了。有鉴于此，把这两本书合为一体，取两书之精华，加上近年新的研究成果，合成一本新书，也算"三全其美"了。

一、附子善走诸经，为"百药之长"

　　擅用附子是火神派最鲜明的用药特征，郑钦安称"热不过附子，可知附子是一团烈火也"。唐步祺称"附子为热药之冠"，卢崇汉视附子为"扶阳第一要药"，李可称"附子为药中第一大将"，都是对附子温阳这一功能的推崇。

　　同时，我们还要看到附子的另一特性，即"善走诸经"，具有广泛的适应性，古今许多医家、本草专著都指明了这一点。

　　刘完素：附子"大辛大热，气厚味薄……无所不至，为诸经引用之药"。

　　张景岳：附子"浮中有沉，走而不守，因其善走诸经，故曰与酒同功"。

　　虞抟：附子"能引补气药行十二经以追复散失之元阳；引补血药入血分以滋养不足之真阴；引发散药开腠理以驱逐在表之风寒；引温暖药达下焦以祛除在里之冷湿"。

　　缪仲醇："附子之性走而不守，入补气药则温中，入补血药则强阴，并能搜逐风湿，为百病之长"。

　　《药类法象》："温药中少加之，通行诸经，引用药也。"

　　《本草蒙筌》："凡和群药，可使通行诸经，以为引导佐使之剂也。"

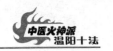

《本草新编》："无经不达，走而不守，但可为臣使，佐群药通行诸经，以斩关夺门，而不可恃之安抚镇静也。"

《本草分经》："其性浮多沉少，其用走而不守，通行十二经无所不制。"

《本草正义》："本是大辛大热，其性善走，故为通行十二经纯阳之药。外则达皮毛而除表寒，里则达下元而温痼冷，彻内彻外，凡三焦经络，诸脏诸腑，果有真寒，无可不治。"

《本草备要》：附子"其性浮而不沉，其用走而不守，通行十二经，无所不至"。

祝味菊先生说："附子通十二经，可升可降，为百药之长。"

何少奇先生说："附子一物，可上可下，可补可攻，可寒可热，可行可止，可内可外，随其配伍之异而变化无穷，用之得当，疗效卓著，在群药中具有不可替代的作用，说它是'百药之长'是并不过分的。"

众多医家差不多异口同声地指明，附子"善走诸经""可上可下，可补可攻，可寒可热，可行可止，可内可外""通行十二经，无所不至"，其广泛适应性使它在温阳的同时，随其配伍之变化，引导补气、利湿、化痰等药各得其所，发挥着"百药之长"的作用。从这个意义上说，附子不仅"为热药之冠"，同时也是重要的引经药，"与酒同功"，有学者将其比喻为衣饰中的"百搭"，烹调时的调料味精，就是这种作用的形象说法。

二、温阳十法的内涵

基于上述认识，火神派以温阳为中心，以附子为主药，在长期的临床实践中，摸索并创造了一整套温阳治法的套路，郑钦安所谓"知其妙者，以四逆汤、白通汤、理中、建中诸方，治一切阳虚证候，决不有差……有当轻清以扶阳者，大、小建中之类是也；有当温养以扶阳者，甘草干姜汤、理中汤之类是也；有当辛温、辛热以扶阳者，四逆、白通之类是也，此皆治阳虚之要诀也"（《医理真传》卷四）。

张景岳曰："附子性悍，独任为难，必得大甘之品，如人参、熟地、炙甘草之类，皆足以制其刚而济其勇，以补倍之，无往不利矣。"

祝味菊则称："我用附子可任我指使，要它走哪条经就走哪条经，要它归哪一脏即归哪一脏，奥秘就在于药物的配伍与监制、引经与佐使。"在其论著和医案中随处可见"温潜辛散""温潜辛化""温散潜降"之类提法，体现了以附子为主药，将温法与辛散、潜镇、化痰等法配伍起来，独具特色的治病套路。很显然，与通常所说的汗、吐、下、和、温、清、消、补八法相比，这些配伍带有鲜明的火神派风格，体现了独特的治疗大法。

但是，迄今为止，这些配伍经验和治法散见于各家论著和验案中，没有得到系统的归纳和总结，学者难以窥其全貌。本书就是将这一思路予以整理，令其更加具体，更加明晰，使之条理化、系统化，以便学者更全面地掌握火神派的临床套路与学术精华。

明代张景岳曾撰《古方八阵》和《新方八阵》，分八法选辑古方1456首，制定新方185首，示人以用方规矩。1958年名医冉雪峰先生著有《八法效方举隅》，按汗、吐、下、和、温、清、宣、补八法为纲，以法类方，"法计八类，类各八方，八八六十四方，举隅示例，聊作楷模"。颇为后学赞许，本书即受其启发而编。

是书在火神派理论框架内，以温法为中心，以附子为主药，归纳火神派常用的10种配伍方法及其代表方剂和常用药物，介绍名家运用的经验，以便掌握温阳法的常规套路，进而熟练应用于临床，彰显火神派特色，这也是仲景提倡"博采众方"宗旨的要求。

本书方剂分为三类：第一类，经方占了大部分，这是经典火神派选方的主流；第二类，自创方，具有鲜明的扶阳风格，如姜附茯半汤（郑钦安制）、四逆二陈麻辛汤（吴佩衡制）等；第三类，赏用方，主要是一些著名时方如温脾汤、阳和汤等。每方均设出处、组成、适应证、使用要点及名医验案等项目。

下面列举温阳十法的常用代表方剂：

1. 温阳法：四逆汤，通脉四逆汤，大回阳饮，白通汤，附子甘草汤。

2. 温中法：理中丸、汤，甘草干姜汤，吴茱萸汤，四逆苓桂丁椒汤。

3. 温补法：四逆加人参汤，茯苓四逆汤，当归四逆汤，四逆当归补血汤，金匮肾气丸，当归生姜羊肉汤，破格救心汤，附子养荣汤，乌肝汤，培元固本散，补脾方加附子。

4. 温潜法：桂枝甘草龙骨牡蛎汤，二加龙骨汤，潜阳封髓丹，补坎益离丹，祝氏温潜法，扶阳安髓止痛汤，龙虎丹。

5. 温散法：麻黄附子细辛汤，新订麻黄附子细辛汤，乌附麻辛桂姜汤，大小续命汤，桂枝芍药知母汤，补一大药汤，麻黄真武汤。

6. 温利法：真武汤，四逆五苓散，温氏奔豚汤，实脾饮。

7. 温化法：四逆瓜蒌薤白汤，小青龙汤，四逆二陈麻辛汤，回阳救急汤，姜附茯半汤，四妙姜附茯半汤，姜桂苓半汤，温肺汤，阳和抗痨方，痰饮三合方。

8. 温通法：乌头赤石脂丸，乌头汤，改良乌头汤，乌头桂枝汤，大建中汤，黄芪桂枝五物汤，真理五物汤，阳和汤，温通化瘀止痛汤，益元暖宫汤。

9. 温清法：薏苡附子败酱散，吴茱萸四逆薏苡附子败酱散，乌梅丸，连附龙磁汤，寒凉方加附子。

10. 温下法：大黄附子汤，附子泻心汤，温脾汤，温下同用法。

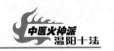

以上是编者在研究火神派理论和临床的基础上，思考、归纳、整理出来的，可以说，该温阳十法、70多个代表方剂，基本上涵盖了火神派的主要治疗方法和常用方剂。

当然，临床上可能温阳与辛散、化痰、利水等三法、四法合用，而不仅仅限于温辛、温化之类的两法配合，这是很正常的，根据本书体例和前人惯例，只能突出主要配伍，这也是正常的。

还要指出，本书所称温阳十法指的是火神派在运用温法方面的经验总结，不包括治疗阳证和实证的配伍经验，如果以为火神派没有这方面的治疗方法和套路，那就未免狭隘了。因其不属于本书探讨的范畴，故不予提及。

三、编排特点

本书特点主要在于结构、选材和医案点评、彰显新成果等几方面。

其一，结构明了，纲目清晰。

本书总结了火神派的临床常用套路，架构了温阳十法的布局，原则上以法统方，以方统病（证），以病列案，以案带评，以评寓理，凸显理法，讲求实用。

其二，突出火神派理念，注重选人、选案。

为了推介火神派心法，当然要体现火神派名家的经验，火神派之用附子，自有一套鲜明特色。一个医家偶尔用了几次附子究竟不同于火神派，即如叶天士也曾用过附子，与郑钦安不可同日而语。唯有火神派这般运用附子章法，才可称为火神派。

本书所选医家，多为火神派名家，学验俱富。由于以方统案的编排体例，读者可以看到不同名家对同一方剂的运用各具特点，同中有异，尽可领略其丰富各异的临床经验。

其三，精编案例，精心点评。

由于时代差异和记述习惯的不同，医案风格各异，差别很大，编者统一体例，让读者节省时间和精力。为此，参照现代范式，对所录570则案例做了精心编辑，对冗赘的文字予以压缩，使之精练；对晦涩的文句予以加工，使之顺畅，有点儿再创作的味道。前提是忠于原著，不损害原意。此外，对旧制计量单位径直改为今制，但经方则保留原剂量，以示慎重。

本着以案带评、以评寓理的精神，编者对多数案例予以点评，以"按"语形式点示辨治高明之处，突出各家之长，以冀起到画龙点睛作用，对读者有所启迪。

其四，彰显近现代新成果。

近一个半世纪以来，火神派在不断发展，后世一些名家在长期的临床实践中研制了一些新的方剂或治法，典型的如郑钦安姜附茯半汤，吴佩衡四逆二陈麻辛汤、四逆苓桂丁椒汤，李可破格救心汤，温氏奔豚汤，戴氏乌附麻辛桂姜汤、补一大药汤，祝氏温潜法等，这些新方剂或治法疗效确切，产生了一定影响，常为后学习用，体现了火神派发展的新成果，理应归入本书。

本书资料大多数源于书末"参考文献"中所列书籍，其中杨乘六、袁桂山、祝味菊等的资料可以参见《新编清代名医医话精华》《近代名医医话精华》两书，其他零散资料则在案后括号内随时注明，特此向原作者表示衷心感谢。

另外提请注意，本书用药剂量为火神派名家独特经验，读者一定要在专家指导下辨证应用，不可盲目照搬。

张存悌

2020 年 7 月

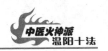

CONTENTS

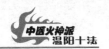

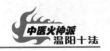

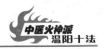

第一章 温阳法

温阳法是指温扶阳气的治法，适用于一切阴证，所谓"以三阴方治疗三阴证，虽失不远"。

人身阳气有上、中、下部位之分，上焦有心肺之阳，中焦有脾胃之阳，下焦有肾阳。但是，"下阳为上、中二阳之根"（郑钦安语），即下焦肾阳是上焦、中焦阳气之根，"人生立命全在坎中一阳""坎中一阳"即肾阳，为人身阳气之本，立命之根。也就是说，他特别强调肾中阳气的作用，称之为"真阳""元阳""真火""龙火"。因此在火神派概念中，所谓温阳法主要指的是温肾阳之法。

温阳法为火神派的核心治法，可以说是"元法"，所有火神派的其他治法均需与温阳法配合而成温散、温补、温利等法，构成火神派的治疗体系。

温阳法主要以附子为主药，常用者还有肉桂、桂枝、干姜、吴茱萸等，代表方则是四逆汤及其类方"四逆辈"。

第一节 四逆汤（《伤寒论》）

组成：甘草二两（炙）　干姜一两半　附子一枚（生用，去皮，破八片）

上三味，以水三升，煮取一升二合，去滓，分温再服。强人可大附子一枚，干姜三两。

附子与干姜、甘草配伍，堪为附子的最重要配伍，又称"仲景附子配伍法"，郑钦安说："热不过附子，可知附子是一团烈火也。凡人一身全赖一团真火，真火欲绝故病见纯阴，仲景深通造化之微，知附子之力能补先天欲绝之火种，用之以为君。又虑群阴阻塞不能直入根蒂，故佐以干姜之辛温而散，以为前驱，荡尽阴邪，迎阳归舍，火种复兴，而性命立复，故曰回阳。阳气即回，若无土覆之，光焰易熄，虽生不永，故继以甘草之甘，以缓其正气。"

《伤寒论》条文：

"少阴病，脉沉者，急温之，宜四逆汤。"

"脉浮而迟，表热里寒，下利清谷者，四逆汤主之。"

"吐利汗出，发热恶寒，四肢拘急，手足厥冷者，四逆汤主之。"

"大汗出，热不去，内拘急，四肢疼，又下利，厥逆而恶寒者，四逆汤主之。"

"大汗，若大下利而厥冷者，四逆汤主之。"

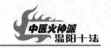

"既吐且利，小便复利而大汗出，下利清谷，内寒外热，脉微欲绝者，四逆汤主之。"

"伤寒，医下之，续得下利清谷不止，身疼痛者，急当救里；后身疼痛，清便自调者，急当救表。救里宜四逆汤，救表宜桂枝汤。"

"下利，腹胀满，身体疼痛者，先温其里，乃攻其表。温里四逆汤，攻表桂枝汤。"

"病发热，头痛，脉反沉，若不差，身体疼痛，当救其里，宜四逆汤。"

概括地说，四逆汤主治一切阳虚阴盛之证，"乃回阳之主方也"。"既能回阳，凡世之一切阳虚阴盛为病者皆可服也"，郑钦安称四逆汤为"补火种之第一方"。

"按此方功用颇多，得其要者，一方可治数百种病。因病加减，其功用更为无穷。予每用此方救好多人，人咸目予为姜附先生。"（《医法圆通》卷四）

郑钦安在"四逆汤圆通应用法"中列举了23种病症：一治头脑冷；一治耳肿皮色如常；一治舌黑唇焦，不渴，少神；一治喉痛，畏寒脚冷；一治喉痛，身大热，面赤，目瞑，舌冷；一治齿缝流血，不渴，尿多；一治面赤发热，汗出抽掣；一治头摇，面白少神；一治舌肿硬而青；一治唇肿而赤，不渴；一治鼻涕如注，面白少神；一治两目白睛青色；一治两目赤雾缕缕，微胀不痛；一治周身发起包块，皮色如常；一治周身忽现红片如云，不热不渴；一治发热谵语，无神不渴；一治足心夜发热如焚；一治大便下血，气短少神；一治尿多；一治朝食暮吐，完谷不化；一治吐血困倦；一治气喘痰鸣；一治背冷目瞑。

吴佩衡对四逆汤的应用：四逆汤剂量：附子60~120g，干姜24~45g，甘草6~12g（小儿减半）。"此方能治数十种至数百种病，因病加减，应用无穷。但只能治一切虚寒病、寒湿病及一切慢性病。照病加减其他引经佐使之药，因病加减，辨证论治，灵活掌握。凡一切热病忌服，如误服之犹火上浇油，下咽立毙，病轻者必致加重……此方无论男女老幼身体较弱者，皆宜服之，能扶阳固肾，回阳生津，温中祛寒，生气生血，增加精神，帮助消化，增加食欲，二便舒畅。体弱者服之，能祛病延年；病重者服之，有起死回生之功，更有意想不到之效力。如头昏眼花，耳如蝉鸣，心中慌跳，气短无神，眠少梦多，手足冰冷，四肢无力，消化力弱，腰腹常痛，胸闷食少，夜多小便，大便溏泻，妇女痛经，红崩白带，子宫寒冷，人不孕育。凡精神缺乏之一切慢性病皆可服之，均有特效。但加减配合其他药甚多，不能尽述，但简单说明几味常用之药而已。"

（1）食少加砂仁6~10g或白豆蔻3~6g。

（2）眠少可加炒酸枣仁12g，炙远志9~10g，茯神15g。

（3）头昏加天麻12g。

（4）头疼日久加羌活9g，细辛3g。

（5）胃痛加肉桂 9g，丁香 6g，吴茱萸 6~9g。

（6）血崩及失血证加荆芥 6g，侧柏叶 9g。

（7）小便少加茯苓 16g。

（8）夜尿多加益智仁 12g，补骨脂 9g。

（9）咳嗽痰多清稀者，加细辛 6g，炙麻黄 9g，陈皮 9g，法半夏 12g。

（10）腰酸痛加桂枝 24g，细辛 9g，炙麻黄根 24g，狗脊 12g，杜仲 12g。

（11）关节痛加桂枝尖 24g，细辛 6g，伸筋草 9g，红毛五加 9g，石枫丹 12g，薏苡仁 15g，苍术 12g，羌活 9g，独活 12g，牛膝 9g，木瓜 6g。

（12）目痛日久或头常昏疼，可加羌活、细辛或麻黄 6~9g。

如无其他症状者，仍常服四逆汤，勿服其他药为妙。（《伤寒论新注》）

通过大量案例分析，我们初步归纳出"治之但扶其真元"的以下 5 种类型。

1. 病情复杂，舍病从本：郑钦安指出："病情变化，非一二端能尽，其实万变万化，不越阴阳两法。若欲逐经、逐脏、逐腑论之，旨多反晦，诚不若少之为愈也。"（《医法圆通》卷一）对于阳虚诸症，舍病从本，治之但扶其真元。通俗地说，就是抓大头，放小头。还有当阳虚症状繁多，用药难以全面顾及，"老虎吃天，无从下口"，可以考虑单刀直入，治之但扶其真元，此时可能多不如少，简单胜于复杂。

2. 虚阳外越，直予四逆：诸多案例表明，阳虚之际，虚阳外越，导致真寒假热各症，其时可以考虑治之但扶其真元，径投四逆汤或者四逆辈类方，疗效颇佳。

3. 厥脱危候，径投四逆："五脏之伤，穷必及肾。生死关头，救阳为急！存得一丝阳气，便有一线生机"（李可）。当病情变化趋于危重，所谓"阳衰已极，气息奄奄""肢厥神昏，气如悬丝"，或者骤发危象，阴阳垂绝，此属"生死关头，急急救阳""但扶中气肾气，听邪自去，不治之治，方是医学的最高境界"。所谓"不治之治"，并非消极地不予治疗，指的是"不治"现有见症，而是"但扶其正"，留人治病（李可），用药必须着眼于真元。

4. 阴寒重证，专复元阳："病系阴寒大症，非大剂干姜、乌、附辛热之品不克挽救。因所现各症显系阴霾滔天，阳光将熄之候，若服归、地等药，是以水济水也；即参、芪亦不可用，因其柔润多液，难免不助桀为虐；故仲师回阳方中，每屏除不用，是其明证"（萧琢如）。"此方（四逆汤）专以驱散阴邪，峻扶元阳。故余临证以来，每遇阴寒重证，均以此方投之，往往应手取效"（戴丽三）。

5. 阳虚体质，治人为本：人为本，病为标。素体羸弱者，郑钦安所谓"久病与素秉不足之人"，可以从体质入手，以不变应万变，直接扶其阳气，舍病治人。何绍奇先生说："风寒咳嗽，在阳虚体质者，直须扶其阳……扶其阳则咳嗽自止，不可见咳治咳。我曾治过此类病人，前医无非市俗之杏仁、款冬花……治成坏病。改

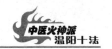
从体质论治，根本不管咳嗽，温阳散寒，咳嗽自愈。此亦病为标，人为本。"这个原则不只适用于咳嗽之症，其他病情也可以考虑。

一、泄泻

1. 刘某，女，26岁。从幼儿时起常年腹泻，迁延20余载，北京某医院诊断为慢性肠炎，中西医长期治疗未愈。1978年8月初来诊：腹部时痛，喜温喜按。下利稀薄，口不渴，不思饮食，神疲体弱，面色苍黄无泽，舌淡，苔白厚腻。触诊肢冷甚。证属太阴虚寒泄泻，法宜祛寒除湿，实脾固肾。先以四逆汤，继以理中汤加味主之。

处方一：制附子60g（久煎），干姜30g，炙甘草30g。

处方二：制附子60g（久煎），干姜18g，炒白术24g，茯苓15g，炙甘草30g，上肉桂6g，大枣30g。各5剂。

二诊：药后腹泻已止，精神、睡眠均好转，食量增加。面色略转红润，舌淡红，白腻苔减。多年陈疾，初获显效。但久病脾肾阳虚，不能骤复，宜继守原法，效不改方，加减再进：制附子60g（久煎），炒白术24g，干姜18g，炙甘草15g，大枣30g，上肉桂6g（冲服），茯苓15g。

三诊：半月来大便趋于正常。上方续服一段时间，并注意忌食生冷，防止受凉，以资巩固。（范中林治案）

原按：《伤寒论》曰："自利不渴者，属太阴，以其脏有寒故也，当温之，宜服四逆辈。"患者肢冷，口不渴，舌淡，苔白厚腻，皆湿寒阻滞之象，为太阴虚寒之证。脾失健运，后天失调，故不思饮食。必须指出，长期泄泻，不可单责之于脾。所谓"五脏之伤，穷必及肾"。患者神疲恶寒，面色苍黄，显系下元亏损，命门火衰，肾阳不振。故一诊即投之以四逆、理中相继为治。

按：慢性肠炎迁延20余载，中西医长期治疗未愈，恐怕是未从扶阳层面着眼所致。范氏用药除附子剂量偏重，其余用药皆为常规之品，能起此久病沉疴，靠的是温阳的威力。注意，此老虽用理中汤，却一直回避人参不用，嫌其阴柔碍温也。

2. 谭某，贩茧绸为业，适由佛山回乡，多饮茶水，晚膳后精神如常。睡至四更，下利。至晓下利已三四次，急迎余诊。按左手脉未毕，患者即不能忍，急忙如厕。持其六脉皆沉，与大剂四逆汤，嘱其连买两剂，盖恐药肆远隔，购药不便也。翌早病者自来门诊，若无病状。据云：昨日药未及煎，病呕殊急，吐于枕畔，不能起床。服药后得酣睡。即醒复病，乃服第二剂。遂进饭焦半碗，下午病呕俱止。晚食饭焦一碗，安睡如常。（黎庇留治案）

按：下利总由阳虚湿盛引起，温阳同时参以利湿之品，可谓正常。但黎氏专以大剂四逆汤温阳治本，未用利湿之药治标，是擅用附子者也。

3. 冯某，父子俱以搜取肥料为业。其父年已古稀，忽患下利清谷。请高姓医诊治数日，高医固负盛名，熟读伤寒，用药俱大补大温之剂，以附子理中汤更重加归芪之类。服药以来，下利不减，且四肢厥逆，无脉，胃气已败。予诊毕断曰：证诚重笃，但必利止后，脉渐出始有生理。即用四逆汤日夜连服，次日下利止，而脉仍未出。即于原方加人参续进，是日颇能纳食。次早诊之，脉渐可循，生气还出也。复诊据言昨夜不能成寐。盖由下后，心阴已虚，心肾未能相交，故心烦难以入睡，于是改用黄连阿胶汤，一剂即能熟睡。（黎庇留治案）

原按：此症连用姜、附，忽改芩、连，所谓帆随风转也。由是调养数日，即告复原。夫以七十老翁，病危乃尔，而收效之速竟复若是。益知仲景之方固不可易，而六经之法骨在运用之妙耳。

按：此案下利清谷，高医虽然"熟读伤寒"，然用药"以附子理中汤更重加归芪之类"温补，但"下利不减，且四肢厥逆，无脉，胃气已败"。毛病出在扶阳而夹以参、术、芪一类补药。郑钦安屡次戒人："今人亦有知得此方（四逆汤）者，信之不真，认之不定，即用四逆汤，而又加以参、归、熟地，羁绊附子回阳之力，亦不见效。病家等毙，医生束手，自以为用药无差，不知用药之未当甚矣。"（《医理真传》卷四）本案即是明证，黎氏深谙此中诀窍，改以四逆汤单刀直入，挽回败局。

患者服用四逆汤后，出现心烦难眠，黎氏认为阴证转阳。郑钦安在"服药须知"里说道："凡服此等热药，总要服至周身、腹中发热难安时，然后予以一剂滋阴。此乃全身阴邪化去，真阳已复，即予以一剂滋阴之品，以敛其所之阳，阳得阴敛，而阳有所依，自然互根相济，而体健身轻矣。"至于滋阴的具体方药，郑氏未提，据唐步祺先生经验，荐用黄连阿胶汤，黎氏此案正是用的该方。

4. 医生潘少干，日中多饮水，以数日未大便也。睡至四鼓，大便初硬后溏，颇以得大便为快。嗣后连下三四行。次早回家，延余诊之。予以真武汤去芍药加干姜，服后，下利不减，且腹痛。下午余复往诊。至则客座为满，多系业医者。

有爱余者，悄然问曰："病势如何？"余曰："君爱我甚厚！然今日之事，我苟不负责，则无人能治焉。前方非不对证，奈法高一丈，魔高十丈何！当以大剂猛药为之，必效。"遂主以大剂四逆汤。病家睹方疑信参半，延至入夜，汤成而尚未服。余又至其家，见案头置浓煎之药一碗，而众口纷纷，莫衷一是。余慨然曰："若药有不合，我当任其咎！"正议论间，病人已手足厥，牙关闭矣。其妻彷徨无措。

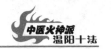

余命将药渐次灌入，并速其再煎一剂。汤未成而病者能言，叹息不已。然手足未暖，又疴。余续进此剂，并与饭焦茶，疾遂告止。次日用理中汤加附子以开其胃，尽日无疴。

次日邀诊，称夜半复疴。其妻谓"入晚口渴难忍，因少与之茶，岂由是耶？"遂严禁茶粥，潘之疾即愈。（黎庇留治案）

按：从扶阳角度看，真武汤药力不敌四逆汤，黎氏虽然去芍药加干姜，犹不如四逆汤药专力宏，此案证明这一点。观黎案中多有四逆汤服过以真武汤善后者，亦为明证。

二、脘腹疼痛

1.某男，34岁。因胃脘疼痛，反复发作，大便色黑而住某医院，诊断为胃溃疡。经治疗2个月余，输血2000mL病情未见好转。症见胃痛腹胀，嗳气、反酸，畏寒肢冷，声低息短，少气懒言，面色青暗，舌青滑，脉沉。证属肾阳大虚，阴寒凝滞，气机不畅。治宜扶阳抑阴，回阳祛寒。

方用四逆汤：附子60g，干姜15g，甘草6g。此方专以驱散阴邪，峻扶元阳。

服2剂，胃痛大减，精神好转，大便黑色转淡，微觉腹胀。再就原方加肉桂9g，砂仁6g。桂、砂两味，是阴症开窍药，温胃散寒，并具升降气机之力。

服2剂，各症续减。改用潜阳丹加肉桂：附子60g，砂仁6g，龟板15g，甘草6g，肉桂9g。此方有纳气归肾之妙。先、后天并重，阴阳两补。

服2剂，大便颜色转黄，唯稍觉腹痛，前方加炒吴茱萸6g，温中止痛。嘱服2剂，诸症消失。（戴丽三治案）

按：本例胃痛，病变虽在胃脘，兼见全身虚寒，辨证为肾阳亏虚为主，以四逆汤回阳祛寒而愈。临证之际，须细审病机，切忌见痛止痛。

2.腹膜炎：潘光洲，广东人，年廿八岁，住南强街七十一号。廿八年九月，患腹膜炎甚剧，住某医院十日，日益加重，该医等均认为腹膜炎，腹内灌脓，肠将溃烂，除开刀外别无二法，因手术费过巨，渠无力交齐，致未签字，旋由军分校李教官识韩介绍，延余到该院诊视。脉来两至，舌苔白腻，胸腹胀痛如鼓，二便不利，用洗便器仍不通，喜冷饮不思食，精神疲惫，势颇垂危，因住院不便诊治，当即出院，即以上肉桂数钱与之，服后约两小时，即畅泻水分数次，继以扶阳抑阴之吴茱萸四逆汤连进，次日腹部胀痛如失，配合加减，三剂痊愈。（吴佩衡治案）

按：四逆汤加吴茱萸名吴茱萸四逆汤，其作用在于大温肝肾之阴寒而降浊阴之气，治四逆阴盛格阳，阴实之方也。阴消则阳自旺而病自愈。

三、胃胀

1.郑某,女,38岁。胃胀而冷,呃气亦冷,舌淡有痕,脉沉细。素为脾肾阳虚之体。

予以大剂温散之品治之:附子80g(先煎),干姜40g,炮姜30g,川乌30g(先煎),吴茱萸20g,炙甘草40g,肉桂10g(后下),沉香5g(冲),西砂仁20g,3剂。

服药后胃胀、冷明显减轻。频呃,心下痞满。饮停阻降,且肉桂、吴茱萸虽有散寒之功,但俱向外向上,于气降不符,因而去之,守方加桂枳姜汤:附子80g(先煎),北细辛15g,川乌30g(先煎),法半夏20g,代赭石30g,桂枝30g,枳实10g,生姜20g,沉香5g(后下)。3剂。药后心下痞满解除,胃气下降,呃除。(曾辅民治案)

原按:肉桂:《本草求真》曰:体气清阳,既能峻补命门,又能窜上走表以通营卫,非若附子虽辛而兼苦,自上达下只固真阳。识此:阳气外越不宜用或轻用!

2.孟某,女,42岁。胃胀3日,胃脘冷且局部发凉,不饥、不食,呃出之气亦冷,身重难受,舌淡,脉沉细。

予以温散解沉寒痼冷之剂:附子150g(先煎),干姜100g,川乌30g(先煎),吴茱萸20g,炙甘草60g,肉桂10g(后下),沉香5g(冲),西砂仁20g,黑豆50g。3剂。

药后胃冷、呃气、发胀等均消失。(曾辅民治案)

原按:患者系十余年之老病号,素体阳虚阴寒偏盛,曾重用300g附子予以挽救,故首剂即予大剂温阳散寒之品。

3.管某,男,39岁。胃胀,胃冷,反复10余年,大便秘结或溏,食可,舌淡,脉沉弱,此中阳不足,且损及肾。

予以重剂温中补肾治之:红参20g,附子100g(先煎),干姜60g,炙甘草60g,西砂仁20g,五灵脂20g。3剂。

胀冷消失,精神好转。续与补肾扶阳温中之法治之,且嘱严忌生冷食物、清热滋阴药物。(曾辅民治案)

4.霍某,女,60岁,农民。长期胃胀,经胃镜、CT等检查,除发现有慢性胃炎外,未确诊他病。长期胃胀、胃满,服用中西药物数年,未见明显改善。症见胃脘胀满,纳呆厌食,气短懒言,神疲乏力,畏寒肢冷,小便清长,大便秘结,舌淡胖,边有齿痕,脉沉细无力。证属脾胃阳虚,升降失调,治宜温脾益胃。

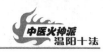
方用四逆汤加味：附子30g（先煎2小时），炮姜30g，炙甘草10g，红参10g，砂仁30g。3剂，水煎服，每天1剂。

服药之后，胃口大开，脘腹胀满消失大半，气力大增，精神转佳，数十年来未有的好转，大喜过望，要求再服10剂，以求彻底改善，巩固治疗。（傅文录治案）

按：胃脘胀满临床上十分常见，一般多从气滞着眼，施以行气、破气之法，然有效有不效者，即如本例"服用中西药物数年，未见明显改善"。主要原因在于胀有虚实之分，实胀自有实证可辨，可予行气、破气之法；虚胀自有虚象，即如本例脉证一派虚寒表现。虚则补之，若予行气、破气套方套药，则犯了"虚者虚之"之戒。临床上虚胀并不少见，尤其屡治不效、病史已久者，误以实胀而辨治者多矣。已故伤寒大家陈慎吾说过一句名言："洞察阴阳，方能治病；明辨真假，可以为医。"确为至理名言。

经云"脏寒生满病"，胀满之症，多由脾胃虚寒引起，由于误治伤正，久病及肾，最终导致肾元亏损，所以治从扶阳补肾下手，所谓"塞因塞用"，方选四逆汤加味，初服即见显效，顺理成章。

5.袁某，男，30岁，农民。患慢性胃炎数年，服用中西药物，时好时坏，一般都是开始有效，吃不了3天，就没什么效果了。症见胃胀，进食之后尤甚，喜温喜按，气短懒言，神疲乏力，畏寒肢冷，每遇天冷或冬季加重，舌淡，脉沉细无力。证属中焦阳虚，治宜温中行气。

方用四逆汤加味：附子30g（先煎2小时），炮姜30g，炙甘草10g，红参10g，白豆蔻30g，石菖蒲20g，甘松10g，肉桂10g。3剂，水煎服，每天1剂。

服药后，症状消减大半，自述几年也未见过这样好，胃胀不甚，纳食增进，体力也感到明显增加。原方有效，再进6剂。胃胀消失，畏寒肢冷有明显改善，精神较佳，再进6剂。（傅文录治案）

按：此案与上案类似，郑钦安论治胀满，颇显火神派心法："余意此病治法，宜扶一元之真火，敛已散之阳光，俾一元气复，运化不乖。"（《医法圆通·胀满》）在此思路启发下，傅氏抓住一元真火，扶阳助脾，阳旺而中运，胀满自除。

四、咳嗽

1.庄某，女。受寒流鼻涕，咳嗽痰多，口中淡而无味，人困而思睡，二便正常，脉见寸关浮略弦，尺部沉弦，重按无力。

处予四逆汤：炙甘草20g，干姜15g，黑附子10g。共服4剂，诸症全消。（庄严治案）

原按：既往治疗相同病症，拘泥于痰多一证，或加二陈汤或合苓桂术甘汤、半夏厚朴汤，效果反不如此次快捷、彻底。

按：郑钦安曰："外感内伤，皆本此一元有损耳。""治之但扶其真元，内外两邪皆能绝灭，是不治邪而实以治邪……握要之法也。"庄氏此案除主症咳嗽外，见有"人困而思睡"之症，已显阳神不足，因而径予四逆汤，效果反而快捷、彻底，验证了火神派"治之但扶其真元"理论的正确性。

2. 陈某，男，32岁，咳嗽1周。此前已输液3天（抗生素和双黄连注射液），痰量由多变少，咳嗽反而加剧。本地多日阴雨，气温不高，但患者从一楼走至二楼，已见其头脸汗出津津，汗珠子呈豆粒大，手臂湿漉漉的。询知平素汗不多，病后才现此症（准确地说应是用了抗生素和双黄连后致寒积加重虚阳外越）。无明显畏寒恶风之症，咽痒即干咳，饮食正常，夜寐剧咳难以安眠，二便正常，舌淡红，苔薄白，脉取中部弦紧之象著，重按则空。

处方：炙甘草30g，干姜20g，炮附子10g，1剂。

第二天就诊，患者从一楼上至二楼已不见汗出，汗出明显减少，咳已去十之八九，大便稍溏，弦紧之脉变缓，续以前方2剂，已愈。（庄严治案）

按：选用四逆汤，庄氏所用炙甘草剂量恒多于附子，此处颇耐玩味。

3. 文某，女，45岁，农民。咳嗽气紧，吐白泡沫清痰，全身软弱无力，卧床不起，二日未进饮食。大便不通，力乏喘促，但面赤唇红，一咳连续一二十声，神志恍惚，说话不清，两足厥逆，舌淡，苔白腻，脉沉细，有时右寸脉不显。元阳有欲从上脱之势，此乃危候。

大剂四逆汤加葱白回阳救急，通达内外之阳：制附子62g，干姜62g，炙甘草62g，葱白引。连服2剂，神志已清，两足渐温，此阳回之验。咳嗽喘促有所减轻，嘴唇乌暗，语声细小，恶寒，舌苔白润而滑，右寸脉微弱。此肺阳虚肺气不足之咳喘。法当辛甘助阳，温补肺气。又肺肾为子母之脏，故必兼补肾阳。

附子理中汤治之：制附子62g，泡参31g，白术31g，干姜31g，炙甘草31g。又尽2剂，诸症大减。唯喘促仍盛，白泡沫清痰多。因上方用泡参，服后使虚气上升，故见喘促。清痰多者，乃水湿未能得阳所化。

上方去参，加茯苓通阳利水，止咳逆：制附子62g，白术31g，干姜31g，炙甘草31g，茯苓18g。连服2剂，四肢温和，微咳，白泡清痰仍多，痰饮尚重。

苓桂术甘汤加味和之：茯苓18g，桂枝15g，白术18g，甘草15g，半夏18g，干姜18g。尽2剂后，咳喘告愈。唯饮食不多，精神欠佳。

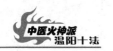

理中汤加砂、蔻，巩固疗效：党参15g，白术18g，炮姜18g，炙甘草15g，干姜15g，砂仁9g，白豆蔻9g。又服2剂，饮食增而痊愈。（唐步祺治案）

按：此案用理中汤时加用泡参（沙参），很快感到不妥，"因上方用泡参，服后使虚气上升，故见喘促"。火神派温阳时，讲究单刀直入，即使加人参也很审慎。

五、中风偏瘫

1.陈某，女，65岁。因"脑血管意外"左侧半身不遂已经8年，口眼㖞斜，流清涎不止。每年秋冬开始卧床，次年春天可扶床缓慢移步。1971年冬，病势沉重，刻诊：入冬以来，畏寒蜷卧，重被覆盖，左侧半身不遂，骨瘦如柴，手足厥冷。头部发木，如盛盒内。脸面水肿，面色苍白，舌淡，苔白腻。分析半身不遂多年，阳气日衰，少阴寒化，阴寒内盛，阳虚水泛已极。急需回阳救逆，化气行水。

以四逆汤并真武汤加减主之：制附子120g（久煎），干姜60g，炙甘草60g，白术30g，茯苓30g，炮姜60g，上肉桂15g（冲服）。

服1剂后，全身发痒，如虫爬行。连服4剂，身上开始感觉轻松，头木之感渐消。上方随证加减：遇有外感风寒、关节疼痛，加麻黄、桂枝、细辛；阳气渐回，则姜、附酌减。其后又酌加人参、黄芪、当归、菟丝子等，以增助阳益气、活血养血之效。坚持服药半年，面色渐转正常，水肿消退，食欲倍增，四肢变温，精神好转。1972年4月已能起床，依靠拐杖或他人搀扶，能缓缓移步；同年7月，可丢掉拐杖而行。7年来再未卧床不起，能料理家务。（范中林治案）

按：郑钦安论治中风一症，最能体现其扶阳理念："凡得此疾，必其人内本先虚，一切外邪始能由外入内，一切内邪始能由内出外，闭塞脏腑经络气机，皆能令人死，不得概谓皆由外致也。予常见卒倒昏迷，口眼㖞斜，或半身软弱，或周身抽掣。众人皆作中风治之，专主祛风化痰不效。予经手专主先天真阳衰损，在此下手，兼看何部病情独现，用药即在此攸分。要知人之所以奉生而不死者，恃此先天一点真气耳……治之但扶其真元，内外两邪皆能绝灭。是不治邪而实以治邪，未治风而实以祛风，握要之法也。若专主祛风化痰，每每酿成脱绝危候，何也？正虚而邪始生，舍其虚而逐其末，况一切祛风化痰之品，皆是耗散元气之物，未有不立增其病者。"

本例中风偏枯已经8年，病势沉重，按通常治法，可能以益气活血为法，选用补阳还五汤之类套方。范氏观其舌证，认为少阴寒化，阴盛阳衰已极，"治之但扶其真元"，投大剂四逆汤，随证加减，始终以扶阳为法。

2.某患者，60多岁，因中风瘫痪卧床已2年多，百药无效。诊见恶寒特甚，两胯以下冰冷，两膝以下如泡水中，舌苔白厚腻，脉沉细。综合其全身症状，判为阳虚阴寒湿盛。先以四逆汤加桂枝、白术，连服 10 剂，已能扶杖站立，行走几步，唯觉一身重痛。乃用麻黄附子细辛汤加温经散寒祛湿之品，复用白通、四逆汤加童便，以通达周身之阳。各服数剂，已能在室内行走，大小便可自理。但仍一身畏寒，复以附子理中汤加肉桂，或加鹿茸粉，服至七八剂，诸症大减，全身转暖，饮食增多，可行走数百步。乃就原方减小剂量调理。（唐步祺治案）

按：唐氏本案也体现了郑钦安"治之但扶其真元"的扶阳理念，可与范中林上面"偏枯"案互参。不同的是，本例唐氏曾予麻黄附子细辛汤开表散其寒湿，再予四逆辈扶阳治本，先表后里，亦是治疗此类病症的规矩。

六、石淋

黄某，男，44 岁。以腰痛数年而住某医院治疗，经 X 线摄片检查，右肾肾盂有 10 粒结石影像，小如花椒，大至蚕豆，诊断为"肾结石"，因身体虚弱不能耐受外科手术，出院延吴氏诊治：腰痛已久，时有所发，痛如绞作，延及腰腹，下引宗筋，痛甚则神怯畏寒肢冷，小腹胀痛，小便短涩，饮食欠佳，精神缺乏，舌苔白滑而厚腻，脉沉迟无力。辨为肾脏寒极，寒湿不化，内结成石，以温肾扶阳温化之法主之，投以四逆汤加味：附子60g，干姜40g，桂枝30g，茯苓30g，上肉桂10g（研末，泡水兑入），杜仲10g，北细辛6g，甘草6g。服药 11 剂后，相继经尿道排出结石 4 粒，其中一粒较大者，排出时嵌于尿道口，尿线中断，其痛非常，经用镊子夹出。X 线复查，尚余 6 粒结石，但影像均较前为小，原大如蚕豆者已不复见。肾寒日久，腰尚冷痛，继以扶阳温化主之：附子100g，干姜50g，北细辛6g，薏苡仁30g，桂枝30g，狗脊10g，上肉桂10g（研末，泡水兑入），甘草10g。

因患者服药有效，信心不移，连服不断，病情大减，食增神健，体质大为好转，前后相继数十剂，腰痛已不复作，开始恢复工作。再以上方加减，数月后最后一粒结石亦随尿排出。（吴佩衡治案）

按：肾结石治疗，一般不离海金沙、金钱草之类利水通淋之品，效果平平。见石不治石，而能成功排石，靠的是"治之但扶其真元"的火神心法。从扶阳入手，用大剂四逆汤加味，生动体现了扶阳的威力。全案始终未用一味排石药，专从阴寒湿盛着眼，投以大剂附、姜，不治石而治人，竟能愈此结石重症，确实才高识妙。

七、血证

1. 吐血。

（1）光绪年间，成都府知府朱大人的夫人患吐血症，已经一年多，医药无效，成都府所属 16 个州、县，纷纷推荐当地名医来为夫人治病。或认为血热妄行，或

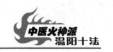

认为阴虚火旺，或认为血虚，或认为气血两虚。举凡四生丸、六味地黄汤、生地四物汤、八珍汤、十全大补汤、归脾汤等治血套方，轮流服用却愈医愈坏，气息奄奄。有人推荐郑钦安诊治。

但见夫人面容苍白，虽是夏季，床上还铺着皮毡，盖着丝绵大被，显得十分怕冷，舌淡红，苔白腻。诊毕，处方四逆汤：制附子120g，炮干姜120g，炙甘草60g。

朱知府看方后瞠目结舌，此方干姜、附子都是大热之药，且量大超常，治此等吐血重症，焉有不惊之理。孰料，药后病人自觉周身凉爽，胸口舒畅，吐血竟然止住，而且吃了两小碗稀饭，病人坦途，由此而愈。

郑钦安给门人讲解说："府台夫人面容苍白无神，困倦喜卧，胸胁作胀，不思饮食，声音细微，提不起气来。虽时令已届夏至，床上犹垫皮褥，盖丝绵大被，其畏寒可知。吐出之血并非鲜红，而见乌暗至有小块。再观其舌淡红，苔白腻而厚，脉现沉细。种种症状，皆是阳虚证候。"（《火神郑钦安》）

按："**夫吐血一症，总缘地气上腾，升降失职。人身气为阳，主升；血为阴，主降。今当升者不升，不当升者而反升，明明阴血太盛，上干清道……四逆汤力能补火，故治之而愈。**"（郑钦安语）

此案虽然吐血，但"种种症状，皆是阳虚证候"。用经方，药味简净，剂量超凡，最显经典火神派风格，不愧为一代宗师。

（2）某患者，咳嗽吐血已5年，中西医治疗乏效。近日大吐血2次，每次一大碗，病势危重。综合分析，断为阳虚失于固摄，以大剂四逆汤、白通汤治之，有虚热时加童便为引，水湿盛时加茯苓。服药10剂后，忽吐血加甚，其色乌暗，判为瘀血经热药蒸化而出，急用大剂炮姜甘草汤治之，2剂而血止咳减。复用四逆汤加肉桂以扶肾阳，并加生姜、茯苓、白术以健脾利水，连服16剂而诸症悉减。乃以封髓丹、潜阳丹轮服以纳气归肾，且缓姜附之峻烈。病势进一步减轻，复以苓桂术甘汤善后，前后治疗约3个月，服药40余剂，病情缓解，能参加轻微劳动。（唐步祺治案）

2. 咯血：张某，男，25岁。虚劳咳嗽已经数月，始因盗汗，遗精，食少难寐，求医无效。近则午后恶寒，发热如潮。面颊及口唇色赤如艳，自汗、盗汗、夜间尤甚。痰嗽不爽，咳声嘶哑，咯血盈碗。耳鸣，眼花，头常昏晕，气短而喘，精神疲惫，不能入寐。脉来虚数无力，舌根白腻。查所服之方，均以阴虚有热为治，病势反见沉重。盖此病良由素禀不足，肾气太亏，真阳内虚不能镇纳阴邪，阴寒水湿夹痰浊上逆于肺，表阳失固，营阴不敛，则汗易外泄；虚阳无力统摄血液，则散漫游溢脉外而咯血；虚阳被阴寒格拒于外，发为潮热。虽发热而有恶寒相伴，脉见虚数，其体状虚软无力，全属一派阳虚阴寒之象，非阴虚火旺之肺燥咯血可比。往日所治，南辕而北辙，徒劳无功。唯有依照甘温除热之旨，方可挽回生机，方用甘草干姜汤加附子：炙甘草24g，炮黑姜15g，附子45g，大枣3枚（烧黑存性）。

服1剂，咯血止。再剂则喘咳稍平，精神较增，再拟四逆汤加味治之：附子60g，干姜15g，炮黑姜15g，西砂仁15g，炙甘草15g，大枣4枚（烧黑存性）。服后痰多而兼杂黑血，此乃阳药温化运行，既已离经之血随痰浊而排出。连进4剂，潮热退半，血痰已不见，各症均有所减，泻下黑酱稀粪为浊阴下降。脉转缓，稍有力，饮食略增。病情大有转机，照前方去大枣加倍分量，加茯苓30g，白术18g，连进5剂，颊唇赤色已退，喘定八九，潮热微作，竟得熟寐。咳痰有减，咳声较洪，此肺气之通达也。再进数剂则潮热已不作，食思倍增，咳痰更减。

唯其周身骤然水肿，面足尤甚。病家因见肿象，不知为阴邪始退，元气来复之兆，突生疑惧，改延他医诊视，断言"误服附子中毒"所致，主以绿豆、贝母、熟地、洋参等药。服后是晚喘咳顿作，气滞痰涌，身热再燃，惊惶失措又复促吴氏往诊。知病家不识医理，朝夕更医，几使前功尽弃，吴以诚言相告，力主大剂辛温，逆流挽舟以回颓绝，方用：附子200g，干姜60g，北细辛6g，麻茸4g，肉桂12g（研末，泡水兑入），茯苓60g，甘草24g。服后微汗，身热始退。连进3剂后，小便畅通，水肿尽消。

遂照原方去麻茸加砂仁15g。5剂后，咳痰减去七八，饮食、精神转增。去细辛，加黄芪30g，白术30g，再进10剂，诸症悉除，以黄芪建中汤加味善后：黄芪10g，桂枝尖24g，白芍24g，附子150g，党参20g，白术20g，西砂仁15g，大枣4枚，生姜30g，饴糖30g（烊化兑入）。（吴佩衡治案）

按：此案服用四逆汤后，咯血、咳喘等主症大减，"唯其周身骤然水肿，面足尤甚。"本是"阳药运行，阴邪化去"之正常反应，无奈病家不识，改延他医，误投滋补，导致病情反复。吴氏重予温阳，立即改观，说明治法正确，绝非"误服附子中毒"。郑钦安曾专门指明："服辛温十余剂后，忽然周身面目水肿，或发现斑点，痛痒异常，或汗出，此是阳药运行，阴邪化去，从七窍而出也。"

关于各种出血病症，郑钦安积累了十分丰富的经验，见解不同凡响。认为阳火实热引起的血证很少见，而阳虚即阴火引起的血证则多见，"十居八九"。"失血之人正气实者少也，正气一衰，阴邪上逆，十居八九，邪火所致十仅一二。""宜苦（寒）者，十仅一二，宜辛（热）者十居八九"（《医法圆通》卷四）。这一点确为真知灼见。吴佩衡继承郑钦安的观点，对多种出血病症从阳虚失于固摄着眼，以扶阳止血为法，积累了十分丰富的经验。

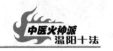

3.鼻衄：刘某，男，5岁。某年春季，其父背来就诊。小儿一人在家，中午忽发现鼻出血不止，倦怠无力，躺在椅上，面色苍白。曾频频用凉水冷敷，流血反而加剧，急请范中林先生诊治，见患儿精神萎靡，四肢逆冷，唇舌淡白。此为少阴寒证，阳气衰微，不能摄血，阴气较盛，势必上僭。法宜壮阳驱阴，温经摄血。急投四逆汤以救其里：天雄片30g，炮姜30g，炙甘草20g，1剂。嘱急火煮半小时许，先取少量服之；余药再煮半小时续服。患儿父亲将处方拿回家中，其母见之大吵大闹："从古到今，未见鼻流血用干姜、附子！"其父仍坚持服用。1剂未尽，血立刻止住。傍晚患儿在院内玩耍如常。（范中林治案）

按：鼻衄一证，可由外感风邪，肺郁化热；过食辛辣厚味，胃火上逆；暴怒气逆，肝火妄动；肾阴耗损，虚火上炎等，均可热伤脉络，迫血妄行，治则常以清热凉血为主。但临证确属虚寒，血失统摄而致衄者，亦不少见，误用凉药每致偾事。本例精神萎靡，四肢逆冷，唇舌淡白，显系阴证，范先生以大剂四逆汤，1剂即能取效，颇见火神派功力。

4.崩漏：戴某，女，49岁。月经紊乱，每次经来淋沥不净。某日忽血崩不止，头晕眼花，冷汗如洗，卒然倒地，昏迷不省人事，其势甚危，急来求诊。症见舌淡无华，两尺脉芤，面色苍白，手足逆冷。此冲任之气暴虚，不能统摄阴血，血遂妄行。当务之急，宜速补血中之气。所谓"有形之血不能速生，无形之气所当急固"，嘱急取高丽参30g，浓煎服之。服后元气渐复，神志苏醒，流血减少。续予扶阳之剂，以恢复气血阴阳平衡。

拟方用四逆汤，干姜易炮姜：附子90g，炮姜30g，炙甘草9g。此方温扶元阳而固真阴，为治本之剂。

服1剂，肢厥回，冷汗收，流血止。仍感头晕、神倦，面色尚淡白。此乃肾精亏耗，阴阳俱虚，宜补阴回阳，阴阳并治。方用龟龄集2瓶，每次服5分。

上药服后，头晕及精神好转。改以温中摄血，加固堤防之剂，方用归芍理中汤加炮姜：当归15g，炒白芍9g，潞党参15g，白术12g，炮姜15g，炙甘草6g。

连服3剂，症状消失，面色红润，唯觉神倦。继用人参养荣丸调理而安。（戴丽三治案）

按：此案初因病势危急，本血脱益气之旨，用高丽参大补元气，挽救虚脱。继用四逆汤回阳固阴以治本，干姜易炮姜以止血，终获止崩之效。崩后肾精亏耗，阴阳俱虚，故以龟龄集补肾填精。接以归芍理中汤加强统血之功，终用人参养荣丸气血双补以善后。思路清晰，信是老手。

5.月经过多：医生潘少干之妻常患月经多来，头眩心悸，面无华色。补气补血之药屡服罔效，延予往诊。至其诊所患者已满，遂登楼诊之。其脉沉微，先以大剂四逆加蕲艾、赤石脂入煎。服数剂，经水始断。续予真武汤加蕲艾，渐趋强健焉。（黎庇留治案）

原按：夫以经方劫药，起沉疴于瞬间；姜附峻剂，回衰羸于反掌，益证长沙之术体实而用玄，事有征验，非好大喜功之谋也。邵餐芝曰："妇人病后，脉弱则用真武汤加薯蓣。其茯苓半夏皆重至二两，薯蓣重至四两，附子重至五钱。服后瞑眩者达半日许。每任重剂，见者咋舌，然皆覆杯取效。余乃亟叹经方功用之神奇，岂金元诸家与夫吴下派所能梦见万一者？"此言盖针对时医不尊仲景，而转视长沙之门为畏途者而发，非欲黜时方于不用也。

按：月经过多，"补气补血之药屡服罔效"，黎氏予以大剂四逆加蕲艾、赤石脂而收良效，再次验证"治之但扶其真元"理法的正确性。

八、足心发热

1.刘某，女，43岁。足心发热7年，日夜不休，日轻夜重。自觉涌泉穴处呼呼往外冒火。不论冬夏，夜卧必将脚伸出被外始能入睡。多次服滋阴降火补肾之剂不效。症见面色嫩红，艳若桃李，此阳浮于上显然。脉细数，小便清长，饮一溲一。脘腹冷感，胃纳不佳，稍进凉食则觉酸腐不适，双膝独冷。

此症乃阴阳衰盛之变引起，阳气一衰，火不生土，胃中水谷便无由蒸化，故见纳少化艰；人身津液赖此火之温煦，始能蒸腾于上，敷布上下。此火一衰，气化便弱，津液不能升腾，故口干；涌泉为足少阴肾经井穴，为肾气之所出。今下焦阳衰，不能统摄肾阴，而致阴火沸腾，足心热如火焚。宜补火之原，真火一旺，阴火自安。

处方：炙甘草60g，干姜30g，附子30g，冷水1500mL，文火煮取500mL，2次分服，3剂。药后热势顿减，双膝冷感消失。

另治赵某，女，15岁，足心发热如焚，一如上案，脉大不任重按。认为阳不统阴，致下焦阴火沸腾，例同浮阳外越。以四逆汤加味：炙甘草60g，干姜30g，附子30g，黄芪60g，肾四味（枸杞子、菟丝子、补骨脂、淫羊藿）80g，红参10g，五灵脂10g，龙骨30g，牡蛎30g，1剂显效。（李可治案）

按：此症临床颇不少见，然识得"阴火沸腾，例同浮阳外越"者少，李氏此二案足资借鉴。刘案单纯，故用四逆汤原方即可。赵案另有宿疾红斑狼疮，病情复杂，且有肾虚案底，故用四逆汤再加肾四味等。

此症郑钦安早有认识，"并治好多人"，而且他曾亲身患过："夫足心发热如焚，人皆谓阴之虚也。夫阴虚由于火旺，火旺之人，尿必短赤，口必饮冷，理势然也。

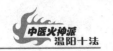

今则不渴而尿多，明是下焦无阳，不能统束肾气，以致阴火沸腾，故见足心发热如焚也。四逆汤力能补火，火旺即能统束群阴，故治之而愈。此病予亲身患过，并治好多人。"（《医法圆通》卷四）他还说："久病与素禀不足之人，或夜卧，或午后两脚大烧，欲踏石上，人困无神。此元气发腾，有亡阳之势，急宜回阳收纳为主。切不可妄云阴虚，而用滋阴之药。"（《医法圆通》卷三）李氏论证、用方悉本郑钦安，收效在情理之中。

足心发热如焚一症确实属于浮阳外越之表现。确切些说应为"虚阳下陷"。张景岳："阳陷于下，而见便溺二阴之间者，此其下虽热而中则寒，所谓失位之火也。"（《景岳全书·论虚火》）

2. 张某，女，47岁。足心发热2年。哈欠连天，自觉乏累，鼻、唇易生疮疖，偶流鼻血，多梦，舌淡胖润，左脉滑软尺弱，右滑寸沉。此案哈欠连天，乏累，显然阳气不足。且不仅虚阳下泄而见足心发热，亦有虚阳上浮如鼻、唇生疮等表现。

拟温阳潜纳，四逆汤加味主之：炙甘草60g，附子30g，炮姜30g，红参10g，砂仁10g，茯神30g。7剂。

复诊：足热消失，哈欠减少，鼻、唇疮疖未发。守方再服巩固。后曾复发，原方再投仍效。（张存悌治案）

3. 徐某，女，50岁。在浴池做搓澡工作。足热如焚，足底皮肤粗糙如癣，瘙痒，已经1年，天气热时似加重。头昏脑涨，胸闷，有汗，鼻塞，耳聋，便艰，畏冷，口和，舌淡胖润苔心黄，左脉滑软尺弱，右滑尺沉。按涌泉为肾经井穴，肾气之所出之处，今下焦阳衰，畏冷、尺脉弱为证，不能统摄肾阴，而致阴火沸腾，足心发热如焚。治宜补火之原，四逆汤治之，因见苔心黄，久居湿地（浴池），多夹湿热，合以四妙散：炙甘草60g，附子30g，炮姜30g，桂枝25g，白芍25g，苍术30g，黄柏10g，牛膝15g，薏苡仁30g，砂仁10g。7剂。

复诊：足热、瘙痒均消，皮损减轻。但停药反复，再以上方出入服7剂。（张存悌治案）

按：此症乃常见病，近年治疗多例，多以四逆汤收效，未见误治而反加重者。

九、咽痛

1. 牛某，男，50岁，因齿衄年余不愈而求治，近1个月更增咽部干痛，痰多味咸，口干而不欲饮。食纳如常，偶见嘈杂泛酸。近2年异常发胖，体重增加10kg，反不如过去精力旺盛。动则气喘，夜多小便，膝冷，脉沉细弱，舌淡胖有齿痕。牙龈色暗，血污满齿。日轻夜重，一觉醒来，满口黑紫血团。咽喉干痛，舌不能转动。曾用大剂量维生素 C、六神丸，出血、咽痛有增无减。脉证合参，审为命门火衰，少阴真寒证无疑。因胖为湿盛阳微；痰为阴邪，味咸为肾虚水泛；日轻夜重，为阳不胜阴；喘为肾不纳气；咽干痛不肿不渴，乃因肾脉循喉咙，系舌本，阴寒过甚，逼下焦真火浮于咽喉要道；其齿衄从发胖后始见，齿为骨之余，骨乃肾所属。血属阴，必得阳旺始能统摄而循常道，阳衰失于统摄，故溢出于外，乃径投四逆汤：炙甘草60g，附子30g，干姜30g，水煎冷服，3 剂。

药后两症皆愈，唯觉腰困气短，加肾四味（枸杞子、菟丝子、补骨脂、淫羊藿）120g，红参10g，又服 3 剂，康复如初。追访 10 年，再无反复。

另治某县委书记，咽喉忽肿，用青霉素100万单位，连用3天，兼含化六神丸不效。视之，舌胖淡有齿痕，双侧扁桃体肿至中间只见一条缝，色嫩红，不渴尿多，食则泛酸，足膝冰冷，脉象浮洪。知是情怀抑郁，五志化火上炎，而中下虚寒已非一日。五志之火，乃是虚火，下焦之寒，则是真寒。遂予上方 1 剂，时值三九寒天，煎妥后置窗外 1 小时，已见冰碴，令顿服之，移时入睡。2 小时后醒来，病已消无痕迹。（李可治案）

　　按：此例咽喉忽肿，病发突然，且有情怀抑郁因素，容易误为实热之证，但其舌胖淡有齿痕，则显露阴盛之象，脉象浮洪乃属虚阳上浮，故以四逆汤温阳治本，1 剂收功。热药冷服属反佐法，古人比喻为"偷渡上焦"。附子性大热，下焦寒极，非此不能愈。但假热在上，热药热服则两热相争，格拒不纳。今把热药冷透，披上"冷"的伪装，入口凉爽，"骗"过咽喉一关，入胃则热性缓缓发挥，引浮游之假热归下而病愈，反佐巧妙。

2. 王某，男，50 岁。患咽干痛，口舌生疮，用清心火、滋肾阴正治诸法，服药 60 余剂，六神丸、梅花点舌丹各 1 瓶，皆无效。渐渐食少，便稀，神倦，缠绵3 个月不愈。邀李氏诊之，询知其症日轻夜重，不渴尿多，双膝冷痛，脉沉细，舌淡润。来势缓，虽屡屡误治无急变，知非火不归原证型。四末不温，非极烫之水不喝，直断为少阴真寒证。缘由少阴之脉循喉咙，挟舌本。若肾宫寒极，逼其火浮游于上，则成上假热、下真寒格局。其不渴尿多，即肾中真火衰微，不能统摄、蒸化所致。直与温少阴，逐里寒：炙甘草60g，干姜30g，附子30g，桔梗10g，益智仁10g，水煎冷服 2 剂。服药后诸症已减七八，原方续进 2 剂，痊愈。（李可治案）

　　按：此案断为虚阳上浮，除脉证为凭，尚有两点可以佐证：其一，服用"清心火、滋肾阴正治诸法"皆无效，可知按阳证治之不对；其二，其症日轻夜重，系因夜间阴盛，寒证逢此阴盛之时，自然加重，白日阳盛，故相对轻减。

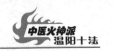

3.陈某,咽喉干燥,其人面白无神,口中无津液,甚至口腔溃疡,怕冷;不思茶水,舌质淡红无苔,脉沉细,椒、姜、炒花生、炒瓜子都在禁食之列。由以上病情来看,此由肾中真阳不足,不能启真水上升而致;又少阴肾经循咽喉,挟舌本,故遵郑氏真水不上升之意,先以炮姜甘草汤试服之,无不良反应,随即以大剂四逆汤治之,三味药剂量各60g,连服4剂,咽喉干燥等症悉愈。虽吃煎炒辛辣食物,亦未复发。(唐步祺治案)

按:此案先以炮姜甘草汤试服之,无不良反应,断为咽干系"真水不上升"所致,随即以大剂四逆汤治之,果收佳效。

十、唇口肿痛

解某,男,30余岁。唇口肿痛不能忍,前医用清热解毒之剂如石膏类,疼痛加重,1周来因剧疼未能入睡,转余诊治。症见舌质青,苔滑润多津,脉沉细,无邪火炽盛之象。盖口为脾之窍,唇为脾所荣,其病机在于下焦浊阴太盛,阳不潜藏。阴邪弥漫,寒水侮土,脾土受制,经络不通而反映于口唇,形成本症。治法当以扶阳抑阴。

方予四逆白通合方:川附子30g,干姜6g,甘草6g,葱白2茎。服3剂,疼痛大减,里阳渐回,舌青渐退,脉转有力。仍予四逆汤,改川附子为盐附子,剂量加大:盐附子60g,干姜6g,炙甘草6g。

服1剂后,下黑水大便甚多。此系浊阴溃退佳象,脾阳渐复之征。唇口肿势已消,为巩固疗效,予封髓丹交通阴阳,引火归原。服2剂,病遂平复。(戴丽三治案)

按:此案唇口肿痛,极易判为胃火炽盛,姑且不论其"舌质青,苔滑润多津,脉沉细,无邪火炽盛之象",以前医"用清热解毒之剂如石膏类,疼痛加重"而言,从服药反应亦知并非阳证,此为重要的辨证依据。

十一、牙痛

李某,女,61岁。牙痛甚重,牙龈无红肿,四肢不温,不思饮水,自汗食少,舌淡,苔白滑,一派少阴虚寒之象。法宜助阳散寒,温通经脉,以附子30g(开水先煎透),干姜12g,细辛1.8g,甘草6g,令其煎服,1剂而愈。(李继昌治案)

按:本例牙痛,一派少阴虚寒之象,方用四逆汤,加用细辛1.8g,剂量均不太重,能1剂而愈,难能可贵。

十二、口臭

1.张某,男,52岁。口臭5年,素患十二指肠球部溃疡,时常便血,面色萎黄,肢体不凉,舌淡胖润有痕,右脉浮滑,左脉滑寸弱。血糖:6.7mmol/L。衡量整体状态,此口臭由阴盛而真精之气发泄所致。

方用四逆汤原方：附子 30g，炮姜 30g，炙甘草 60g，5 剂。

复诊：口臭消失，以附子理中汤善后。（张存悌治案）

2. 王某，男，23 岁。口臭七八年，屡犯不减，便溏，尿黄，畏冷，眠差，手足心出汗，纳可，舌淡胖润，苔黄腻，脉左弦寸弱，右滑。曾经省内名医多人治疗乏效。如此长期口臭，且经名医治疗无效，再观其脉证，显属阴证引发，前之名医必按胃火论处，无怪乎乏效。

今以四逆汤处之：干姜 30g，附子 30g，炙甘草 60g，红参 10g，肉桂 10g，砂仁 10g，茯神 30g。7 剂。

复诊：口臭显减，便溏亦减，眠差转为正常。附子逐渐加至 90g，终收全功。（张存悌治案）

按：此例口臭，前之所治名医皆省内顶级名医，其所以屡治乏效，皆因不识阴火之故也。

十三、舌痛

1. 许某，女，32 岁。舌痛 3 日，舌底前右侧边缘疮疡，色红，呈圆形突起，0.5cm×0.5cm。影响咀嚼，口腔灼热，病灶处更甚。神倦懒言，语言不清，口和，便溏，手足心热而难忍，偶有小便热痛，舌红有齿痕，舌面多津，脉细弱而数。此虚阳外越之舌痛。

处方：附子 40g（先煎），干姜 50g，炙甘草 50g，肉桂 15g（冲服）。3 剂。

在门诊先与肉桂粉冲服少许，不到 10 分钟患者语言不清明显好转，手足心已不如前热。2 周后复诊，述及服前药 2 日即痛止，第 3 日病灶消除，手足心热消除。（曾辅民治案）

原按：《内经》谓："诸痛痒疮，皆属于心。"心，火也，是说一般论治疮疡从火立论，主用清热泻火或滋阴清热之法。但舌脉证呈现阴虚之象，何以判为虚阳外越之候呢？因其阳虚，肾精不足，脉不充而细，虚阳上越，浮阳郁结之处，阳气相对有余，故病灶处色红，舌红。辨证关键在于舌面津液之盈亏，如属阴虚，与舌面有津、便溏不符，因此，主以回阳而收显效。

按：本例上有舌疮，下则"偶有小便热痛"，且有"手足心热而难忍"，是属虚阳上浮、下泄、外越所致，不识者见其一症，即可能判为阴虚内热。曾氏所论舌红不一定就是阳证最具见地，"辨证关键在于舌面津液之盈亏"，确实重要。临床经常遇到虽然舌红，但却是"虚阳上越，浮阳郁结之处，阳气相对有余"，故见病

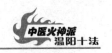

灶处色红，舌红。

2. 李某，男，30岁。舌尖疼痛已2个月，久治不愈，前医用黄连解毒汤等方未效。察其舌滑润多津，舌尖不红，口不渴、心不烦，脉沉无力，显系阴证。舌为心之苗，若属阳证，当见心烦、舌红、咽干、思水、脉数等象。今所见皆属不足之症，用黄连解毒汤实"以寒治寒"，徒自耗伤胃气。因据脉证改用四逆汤峻扶元阳：附子60g，炙甘草6g，干姜6g。服后舌尖疼痛大减，继服2剂即愈。（戴丽三治案）

十四、厥脱

1. 某年轻盲女，患霍乱上吐下利，往诊时，吐出黄水，衣为之湿；四肢厥逆，脉微欲绝，急投四逆汤——此午间情事也。傍晚着人来问，据云：呕疴已止，唯头微痛，身有微热，得毋药性过热欤？予曰："不然，乃药力透达之故，盖病势已从阴出阳也。"次日精神稍定，与理中汤以温开脾胃。又次日告称"举动无力"，遂处以真武汤加桂枝善后。据患者云：服药入腹后，桂枝之气直达脚趾。（黎庇留治案）

按：郑钦安擅用姜、附，对热药反应有着丰富经验和深刻体会，这也是其擅用姜附的重要体现。"其中尚有辛温回阳，而周身反见大痛大热者，阴陷于内，得阳运而外解也，半日即愈。"本例服四逆汤后"头微痛，身有微热"，正是"阳药运行，阴邪化去"的反应，应当"半日即愈"，本例确实"次日精神稍定"，可知郑氏所言不虚。

2. 金某，男，2个月婴儿。素秉羸弱，因发热、咳嗽，诊断为小儿肺炎，曾服退热等西药，病情转危。症见神迷、发热，目闭不开，颜面发青，唇色淡白，喉间痰鸣，咳嗽气喘，冷汗淋漓，舌淡润，苔薄白，脉沉小而紧。观患儿素禀本亏，元阳稚弱，忽感寒邪外侵，又经药物克伐，遂至浊阴上逆，中阳不守。若不急扶元阳，速驱浊阴，势将出现元气暴脱之危候。

急用四逆汤加味：黑附子15g，干姜5g，桂枝5g，茯苓9g，制南星5g，炙甘草3g。四逆汤回阳救逆，温脾肾之阳，加桂枝宣通心肺阳气，茯苓健脾利湿而和中，制南星祛风痰。

次日发热减轻，冷汗已收，面转红润，目开神清。喉间痰鸣消失，危象悉除。继用桂枝加附子汤：黑附子15g，桂枝5g，炒白芍5g，炙甘草3g，生姜3片，大枣2枚。连服2剂，诸症消失。（戴丽三治案）

原按：此症虽系阳虚感受外寒而致，但不用麻黄附子细辛汤者，是因患儿冷汗淋漓不止，已有阳气欲脱之象，故不再用麻辛之散，必须急用四逆汤以回阳救逆，驱逐寒疾，使患儿元阳得扶，危证消除。继用桂枝加附子汤以扶阳和阴，调和营卫，巩固疗效。

3.失血误治：陈村欧玉心之妻，误触头部，微伤已愈。唯是流血多，体气不强，胃气亦弱。诸医俱以隔靴搔痒之药与之，日甚一日。有以六味地黄汤与服者，是晚头眩汗出，四肢厥逆。三更时邀余诊，意在定其死于何时也。见其闭目卧床，衣履一新，环俟榻旁者有二十余人。余诊之，脉甚沉微，索纸书其病变之由："因去血误治而阳虚，因阳虚多服阴药乃至阳脱"云云，振笔直书二百余字，拟方为四逆汤。

次日复诊，举家大喜，言："病已卧床十余日，不能成寐，昨日服药已即得安睡。今早可自起盥漱，顾此不啻仙丹之药，何以仅三味也？"乃再与真武汤或理中加附子，六七剂已能行动，自是余之医名声大噪于陈村。（黎庇留治案）

4.痛厥：叶奉宇媳丁氏，孕三月，恶寒呕吐，腹痛下利。前医作霍乱治，至第三日腹痛而厥者三次，回苏则喉无音而竟哑。前医辞不治，其母迎余诊。其脉尺寸皆伏，唯寸口尚应指。余曰：此少阴寒证，肾脉循喉咙，散舌本。经云：肾气厥，不至舌。今寒极于下，阳气不升，致喉无音，唯救病人不能顾胎矣。病家唯唯，遂以四逆汤加桔梗，大剂灌下，片刻音出，再剂痛止，手足回温，脉亦渐出。第五日果胎堕，而产母无恙。若徘徊瞻顾，产母不救，而胎何能独存乎？（郑素圃治案）

5.冯妇，仅有一女，八九岁，爱如掌上明珠，患下利之症，日趋沉重。请某名医至，开出贵重药散，处以普通利湿止痢剂。服药后，傍晚则四肢厥逆，以为不治，置于地上。

其亲人冒雨延医，困惫无赖，酌酒消遣，适予在酒肆诊病，因询问予曰：先生能为小儿医乎？予曰：医学固有分科，理则一也。遂邀予诊，视之则四逆证也，脉沉微欲绝，手冷过肘，足冷过膝，与以四逆汤。嘱抬之上床，小心灌药，下利渐减。明日再诊，复与前药，痢止厥愈，五六日复原。（黎庇留治案）

十五、虚损

1.陈某，男，28岁。1971年到西藏执行任务，长期风餐露宿，自觉指尖、手掌、下肢关节咯咯作响，继而面肿，心悸，腰痛，彻夜不眠。逐渐行走乏力，神疲纳呆。曾出现脑内如鸣、头顶发脱、心悸加重、动则气喘、身出冷汗、肢体皆痛、四肢麻木等症。1977年1月，自觉口内从左侧冒出一股凉气，频吐白泡沫痰涎，胸中如有水荡漾，左耳不断渗出黄水，听力减退，走路摇摆不定。血压70/50mmHg。5月

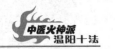

22日，突然昏倒，面部及双下肢水肿加重，头昏涨难忍，转送某医院会诊。左半身痛、温觉明显减退，左上肢难举，结论为："左半身麻木，感痛觉障碍，左上肢无力，水肿待诊。"数年来，服中药千余剂无效，9月转来就诊：面部与双下肢肿胀，左半身及手足麻木，四肢厥冷，脑鸣，头摇，神疲，心悸，失眠，记忆力及听力减退，身痛，胁痛，口中频频冒冷气，吐大量泡沫痰涎，纳呆，大便稀薄，小便失禁，舌质暗淡胖嫩，边缘齿痕明显，苔白滑厚腻而紧密，脉沉细。辨为少阴寒化，迁延日久，阴盛阳微，气血亏损，已成坏病。法宜回阳救逆，化气行水。

以四逆汤、真武汤加减主之：制附子120g（久煎），干姜60g，生姜120g，炙甘草30g，茯苓30g，白术30g，桂枝10g，辽细辛6g。

上方服20剂，脑鸣消失，心悸好转，面部及下肢水肿显著消退，小便失禁转为余沥。守方略作改动，续服10剂，口中已不冒凉气，神疲、肢冷、纳呆、便溏均有好转，但仍吐白沫。少阴阳衰日久，沉寒痼冷已深，积重难返。法宜益火消阴，温补肾阳，以四逆汤加上肉桂，嘱其坚持服用。可连服四五剂后，停药两天，直至身体自觉温暖为止。处方：制附子60g（久煎），干姜30g，炙甘草30g，上肉桂10g（冲服）。上方连服半年，全身肿胀消退，摇头基本控制，身痛和手足麻木显著减轻，心悸明显消失，吐白沫大减，二便正常。血压回升到120/80mmHg，身体逐渐恢复正常，重新工作。（范中林治案）

按：范氏认为，本例初诊时可见三阴俱病，五脏皆虚，全身虚寒十分明显。病情复杂，证属少阴寒化，心肾阳微，尤以肾阳衰败为甚。所谓五脏之伤，穷必及肾。故抓住根本，坚持回阳救逆，益火消阴，大补命门真火，峻逐脏腑沉寒，守四逆辈连服半载，多年痼疾始得突破。初诊方在四逆汤中加入生姜120g、细辛6g是为开表散寒，茯苓、白术、桂枝是为除湿健脾，为温阳法疏通内外。

关于虚劳的辨治，郑钦安颇有灼见，他说："虚劳之人，总缘亏损先天坎中一点真阳耳。真阳一衰，群阴蜂起，故现子午潮热，子午二时，乃阴阳相交之时。阳不得下交于阴，则阳气浮而不藏，故潮热生；阴不得上交于阳，则阴气发腾，无阳以镇纳，则潮热亦生。医者不得此中至理，一见潮热便称阴虚，用一派滋阴养阴之品，每每酿成脱绝危候，良可悲也。""种种病情，不可枚举。唯有甘温固元一法，实治虚劳灵丹。昧者多作气血双补，有云大剂滋阴，有等专主清润，有等开郁行滞，不一而足，是皆杀人转瞬者也。""钦安指出大法，唯有甘温固元，是姜、附、草，不是参、芪、术，学者不可不知也。"（《医法圆通》）

2.王某，男，60岁。1970年被钢丝绳撞击头部，昏迷约8分钟，诊为急性脑震荡。1个月内均处于意识模糊，吐字不清，口角流涎状态。其后仍觉头晕、头涨、恶心、呕吐，畏惧声音刺激。经治疗有好转，但严重失眠，呈似睡非睡之状，持续 7 年余。1976 年 5 月开始觉舌干、舌强，说话不灵，下肢沉重，后逐渐发展至左上肢厥冷麻木。1979 年 2 月，出现神志恍惚，气短，动则尤甚，纳呆，病情加重，1980 年 1 月 3 日来诊：舌强，舌干，难以转动已 3 年余。尤其晨起为甚，须温水饮漱之后，才能说话，舌苔干厚，刮之有声。纳差，畏寒，左上肢麻木，活动不灵，下肢沉重无力，左侧较甚。7 年来双足反觉热，卧时不能覆盖，否则心烦不安。步履艰难，扶杖勉强缓行数十米，动则喘息不已。小便清长频数。面色黄滞晦暗，眼睑水肿，精神萎靡，舌质暗淡，少津，伸出向左偏斜，苔灰白腻，脉沉。辨为少阴阳衰阴盛之证，以四逆汤主之：制附子 60g（久煎），干姜 30g，炙甘草 30g。

患者服完 1 剂，半夜醒来，自觉舌有津液，已能转动，情不自禁地说道：舌头好多啦，我能说话了！下肢沉重感亦减轻。服完 2 剂，舌强、舌干、转动困难之症显著减轻。守原方再进 5 剂，舌强、舌干进一步好转。左上肢麻木、畏寒减轻。仍稍觉气短，眼睑水肿，食少寐差，舌淡，苔白。少阴寒化已深，又累及脾阳衰惫，以四逆、理中合方加减为治：制附子 60g（久煎），干姜 30g，炙甘草 20g，白术 30g，茯苓 30g，桂枝 10g，5 剂。舌强、舌干已愈大半。可离杖行动，登上 4 楼，左上肢凉麻消失，摆动有力。双足已无发热感，夜卧覆被如常，寐安，食欲增加。上方加上肉桂 10g，增强益阳消阴、峻补命火之效，再进 5 剂。精神振奋，诸症显著好转，嘱其原方续服 10 剂。（范中林治案）

按：此例肢体麻木，活动不灵，下肢沉重无力，动则喘息，小便频数，眼睑水肿……诸虚纷呈，似乎难以下手，范氏认为此为少阴阳衰阴盛之证，直取中军，以四逆汤单刀直入，不杂冗药，后合以理中，脾肾双补，颇显见地。舌干、舌强当系气化失职，津不上潮所致，范氏有"口内少实火"论，此案堪称注解。其"双足反觉热"之症乃虚阳下陷，断非阴虚或湿热下注，此老自始至终不用一味阴药，即或投理中汤亦弃掉人参，足见其认证准确，心有定见。

第二节　通脉四逆汤（《伤寒论》）

组成：甘草二两（炙）　附子大者一枚（生用，去皮，破八片）　干姜三两，强人可四两

上三味，以水三升，煮取一升二合，去滓，分温再服，其脉即出者愈。面色赤者，加葱九茎；腹中痛者，去葱，加芍药一二两；呕者，加生姜二两，咽痛去芍药，加桔梗一两；利止脉不出者，去桔梗，加人参二两。病皆与方相应者，乃服之。

方解：通脉四逆汤与四逆汤药味相同，唯剂量则比四逆汤为大。如生附子用大

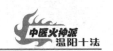

者一枚，干姜的剂量也增加了一倍。取大辛大热者，以速破在内之阴寒，而除阴阳格拒之势；若面色赤，为阴盛格阳、虚阳浮越所致，故加葱白以通达之；腹中痛为阴寒盛于内，寒凝气滞，脾络不和，故去葱白加芍药以和络止痛；阴寒气逆则干呕，加生姜和胃降逆；虚阳上扰咽痛者，去芍药之苦泄，加桔梗开提；利止脉不出是阴阳两脱，故去桔梗加人参，以益气生津，扶正固脱而复脉。

《伤寒论》条文："少阴病，下利清谷，里寒外热，手足厥逆，脉微欲绝，身反不恶寒，其人面赤色，或腹痛，或干呕，或咽痛，或利止，脉不出者，通脉四逆汤主之。"

"下利清谷，里寒外热，汗出而厥者，通脉四逆汤主之。"

以上两条原文指出本方用于阴盛于内，格阳于外，内真寒外假热的主要脉证。

应用提示：少阴病，下利清谷，手足厥逆，脉微欲绝，是阳气大衰、阴寒内盛所致；身反不恶寒、面色赤，是阴盛于内，阳浮于外而成阴阳格拒之势，内真寒而外假热，故云"里寒外热"。较之四逆汤证所现真寒假热证情，从程度上说更重、更为突出。故此时用四逆汤犹恐药力不及，急用通脉四逆汤宣通内外，破阴回阳为治。

一、厥脱

1.下利虚脱：黄某，男，11岁。初感全身不适，病情逐渐加重，神志昏迷，高热至40℃以上，腹泻。正值肠伤寒流行季节，某医院确诊为"正伤寒"，病已发展至极期。曾以大量犀角、羚羊角、紫雪丹等抢救，虽高热退，腹泻止，而病势更加沉重，四肢冰冷，脉微欲绝，终至垂危。初诊：连日来昏迷蜷卧，面色灰白乌暗，形体枯瘦。脉伏微细欲绝，鼻尚有丝微气息。四肢厥逆，手足冷过肘膝，通体肌肤厥冷。此为病邪已由阳入阴，发展为少阴阴寒极盛，阳气顷刻欲脱之险恶阶段。急用驱阴回阳和中固脱之法。

以大剂通脉四逆汤1剂灌服急救：川附子120g（久煎），干姜120g，炙甘草60g。上方连夜频频灌服，翌日凌晨，家长慌忙赶来说："坏了坏了，服药后鼻中出血了！"范氏回答："好了好了，小儿有救了！"患儿外形、病状虽与昨日相似，但呼吸已稍见接续均匀，初露回生之兆。继守原法，以通脉四逆倍量再服：川附子500g，干姜500g，炙甘草250g。先以肥母鸡一只熬汤，以鸡汤煎附子一个半小时，再入姜、草。服药后约两小时，患儿忽从鼻中流出紫黑色凝血两条，约3cm长，口中亦吐出若干血块。缓缓睁开双眼，神志开始清醒，说道："我要吃白糕！"全家顿时破涕为笑。遵原方再进4剂，患儿神志已完全清醒，语言自如，每日可进少量鸡汤。病已好转，阳气渐复。但阴寒凝聚已深，尤以下肢为甚。原方稍加大曲酒为引再服，次日下肢即可慢慢屈伸。再服两剂，能下床缓步而行。服至13剂，逐渐康复。

患者 30 年后函告，身体一直很好。（范中林治案）

按：此例由于寒凉误治，病情由阳入阴，阳气衰微，阴寒凝滞，故现面色灰白乌暗，脉伏细微欲绝，四肢通体逆冷，甚至昏厥不省。病势已发展至少阴寒化之危重阶段，属典型之四逆证，非急投通脉四逆回阳救逆不可。灌服后，患儿忽然鼻孔出血，家长惊慌失措，以为误用姜、附所致。不知此际一派阴气弥漫，周身气血趋于凝聚。通脉四逆汤回阳固本，峻逐阴寒，冰伏凝聚之血脉为之温通，血从上窍而出，实为通脉四逆推墙倒壁之功，初见起死回生之兆。范氏胸有定见，不为所惑，抓住转机，在原方基础上再加倍用药，姜、附均增至 500g，凝结之血条、血块，均被温通而逐出，终于转危为安。

范氏对服用附子的反应积累了丰富经验，他说："阳虚阴盛之人，初服辛温大热之品，常有心中烦躁，鼻出黑血，喉干，目涩或赤，咳嗽痰多，面目及周身水肿，或腹痛泄泻，或更加困倦等，此并非药误，而是阳药运行，阴去阳升，邪消正长，从阴出阳之佳兆。服药后比较理想的反应，是周身暖和，舌质和面色均现红润。此时即可用少量滋阴之品，以敛其所复之阳，阳得阴敛，则阳有所依，自然阴阳互根相济，邪去正安。"范氏这些体会，丰富了郑钦安总结的"阳药运行，阴邪化去"的经验认识。

本例患儿在半月之内，每剂附子用量 250～500g，累计 6500g，此为范氏附子用量最重之案，经过 30 年检验，未见隐患。本案用鸡汤煎药亦有新意，揣摩应当更适宜胃纳，有食疗意义。

2. 误下厥脱：某女，年三十许，分娩后十余日，恶露已尽，偶因感冒夹食，腹及胁痛。医者疑瘀血为患，以破血、降气药与之不效。继更数医，率用桃仁、红花、三棱、莪术等品，愈治愈剧。一日医用桃仁承气汤煎好，进服一杯，随即昏聩妄语。余诊之，脉如蛛丝不绝，气息奄奄，手足如冰，汗出，面上黑气满布，口唇惨白，舌苔黑滑，即用大剂通脉四逆冷服，一剂，苏醒，厥回汗止，改用大剂附子理中汤 3 剂，霍然而已。（萧琢如治案）

按：产后体弱，虽有实邪，不宜强攻，此症即伤于误攻，而成四逆阳脱之证。此老凡用四逆辈，无论有无格阳之热象，俱主冷服，各案均照此服法。

3. 误治厥脱：王某，伤于风寒，发热怕冷，身疼汗出，服表散药未愈。转增腹痛泄泻，舌白润，口不渴，小便清利，一变而为太阳太阴并病。用时方平胃散加防风、桂枝，不唯前症未减，反增心下支结，胸胁满痛，口苦烦渴，再变而为太少二阳及太阴诸病矣。窃思证兼表里，《伤寒论》中之柴胡桂姜汤，病情颇为切合。不料患

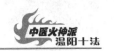

者又以病变时延，易医而欲速效。医不详察证情，认为表实里热而迭以汗下攻之，遂致漏汗洞泻，息短偃卧，势甚危殆。又复邀诊，脉微欲绝，四肢厥逆，汗泻未已，不时转侧手扰，此属阴阳垂绝之象，亟宜通脉四逆汤挽将绝之阳，配童便敛将尽之阴，以策万全：附子30g，干姜45g，炙甘草15g，浓煎，冲童便少许。

频频灌下，自晨迄暮，尽二大剂，泻汗逐减。当子夜阳回之时，汗泻全止，身忽发热，是阴复阳回之兆。按脉浮缓无力，阴阳将和，邪气外透。乃煎桂枝汤加人参续进，益气解肌，二剂热退人安，后以补脾胃和气血调理月余复元。（赵守真治案）

按： 此案屡经误治，一误于表证失之宣散，反用平胃散引邪入里；再误于汗下攻之，"遂致漏汗洞泻，息短偃卧"，四肢厥逆，已近亡阳，故以通脉四逆汤回阳救逆，12小时而"尽二大剂"，附子用至60g，挽回脱绝之势，再以桂枝汤加人参续进，热退人安。赵氏分析病变理路清晰，遣方用药果断妥当，显出深厚功底。

4.宁乡刘某之父，年六十，先患痰嗽，医药屡更，已逾一月。一日忽手足麻痹，喘急痰涌，口不能言，身微热，汗如泉溢，星夜延诊。脉之沉微，舌苔白而湿滑，即令以姜汁兑开水送下黑锡丹三钱，奈入口不能下咽，乃设法扶令半坐，分三次徐徐灌下；并以吴茱萸研末，醋调炒热，敷两足心，拖住元气。逾一时，始稍苏醒，再灌三钱，痰不涌，喘汗顿减。次晨乃以通脉四逆重加茯苓，阅三日，疾大瘳。继进六君加姜、附调理十余剂，平复如初。（萧琢如治案）

二、寒疝

余某之妻，年近40岁，得阴寒大症已一年矣。初起尚微，不甚介意，迨后每发益剧，踵门求诊：左边少腹内有包块，常结不散，痛时则包块膨胀如拳，手足痹软，遍身冷汗，不省人事，或二三日一发，或五六日一发，医药迄无寸效，脉之沉紧，舌苔白厚而湿滑，面色暗晦。即与通脉四逆汤，乌附子用八钱，连进三剂，痛止。令其守方多服，免致再发。

嗣因停药又发，另延他医治之，逾二旬，痛如故，仍来求诊。余曰：症本不易治，岂可委之毫无学识之辈，而以搔不着痒之药图治？阅方果皆庸俗不经之方，复以通脉四逆加吴茱萸，乌附子每剂一两，续加至二两，服十余剂，痛已不作，而内块未散，因念《金匮要略》"寒疝腹中痛，逆冷，手足不仁，若身疼痛，灸刺诸药不能治，抵当乌头桂枝汤主之"，唯乌头不可得，即用生附子一两，照方煎服。至四剂，脉紧稍减，内块渐小，食量增，精神益振。但药方为俗所未见，莫不惊骇，群疑众谤，时闻耳鼓。幸病者性颇慧，谓药已与症对，当多服图效，不肯更易，并求增加附子至二两，余允之。又服数剂，内块递减。嗣复陆续增加附子至四两，已服二剂，其丈夫虑其病久将死，谋划归乡，因求另外开方。余曰：方不必改，唯途中仍不宜缺药，当预购以备服，即携药四剂而行。计旅行三日，服尽三剂，至第四日抵家，体气日健，喜出望外，即取余药一剂，浓煎大碗，一饮而尽。顷之面热如醉，手足拘挛，舌尖麻，已而呕吐汗出，即平复如初，曰：吾病其瘳矣！自后毋庸服药，竟不药而诸症如失。（萧琢如治案）

原按：尝谓大病必须大药，非特医生必有确定之见，又必病家信用之坚，两者相须为用，方能奏回天手段。

按：此症当属寒疝，由于"乌头不可得，即用生附子一两"代替。服药后因内块渐小，虽然"药方为俗所未见，莫不惊骇，群疑众谤"，幸亏"病者性颇慧，谓药已与症对，当多服图效"，并主动要求"增加附子至二两"。服药后，"顷之面热如醉，手足拘挛，舌尖麻，已而呕吐汗出"，反应十分激烈，而疾病即平复如初，如此"医生必有确定之见，又必病家信用之坚，两者相须为用，方能奏回天手段"。说明医患之间只有互相信任、共同配合，才能取得疗效。

三、胃胀

胡某，女，33岁。素体脾肾阳虚，现胃胀难忍，呃逆上气，不思食，畏寒。面时烘热，发红，舌淡，脉沉细弱。此阴盛格阳之证，由胃寒太盛致使肾阳亏虚而格阳于外。

此种病例时常可见，予通脉四逆汤治之，辅以橘枳姜汤利咽：附子70g（先煎），干姜100g，炮姜20g，炙甘草20g，吴茱萸20g，陈皮30g，枳实5g，生姜30g，葱头5个，白芷20g。2剂。药后胃胀消失，戴阳证明显好转，继续调之。（曾辅民治案）

按：此案在阳虚同时，兼见气逆而呃之症，故在四逆汤温阳基础上，再加理气降逆之橘枳姜汤，兼证不同，佐药有别。

四、便结

1. 从叔多昌，40余岁时，初患大便不利，医者以滋润药服之。久之小便亦不利，肚腹饱胀渐上，胸膈亦痞满不舒，饮食不入，时时欲呕。前后服药已数月，疾益剧。后有一医谓当重用硝、黄大下，连进3剂，大小便益闭塞不通，身体益困疲不支。余见其面色惨晦，骨瘦，起居甚艰，舌苔厚而灰白，切脉沉迟而紧。余曰：此症药与病反，诸医无一知者，病虽危险，尚有方救。但恐老叔不能坚信，摇于旁议，中道变更，反使余代他人受过，则不敢举方，于事无补也。多叔曰：吾自分死矣，他医之方，试之殆遍，今尔为吾立方，不论何药，死亦甘休。遂疏方：乌附子45g，北姜45g，老生姜30g，粉甘草45g。嘱其煎成冷服，每日当尽3剂，少必

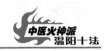

2剂，切勿疑畏自误。嘱用大罐多汲清水，一次煎好，候冷分3次进服。

究以疑畏不敢频进，至夜仅服完1剂，次早呕稍止，膈略舒，可进糜粥，是日服药始敢频进，尽2剂。明日呕已止，胸膈顿宽，索糜粥，食如常人。余因语之曰：今日当不复疑余药矣。又于原方外加半硫丸2两，每日清晨用淡姜汤送下3钱，分3日服完。第4日，天未明而腹中作响，似欲更衣，扶如厕，小便先至，大便随出，先硬后溏，稠黏不断，顷刻约半桶，病如失矣。为疏通脉四逆加人参汤善后。（萧琢如治案）

原按：早餐席间，多叔问余：此症缘何致之，前此许多医药，何以日剧？贤侄方何以如此神效？余曰：此理深奥，即粗知医者亦难悟此。人身肠胃犹人家之阴沟，胸膈犹堂室然，疾系内脏阳气式微，犹之天寒地冻也。试观冬月，阴沟冰结，水道不通，求通之法，必候赤日当空，自然冰释，此理妇孺咸知，医者反茫然不觉。初以润药，是益之霜露则阴沟冰结愈固，无怪二便不通，肚腹满胀也；继进硝、黄，是重以霰雪，阴沟即不通，层累而上，势必漫延堂室，是即阴霾上逼，由肚腹而累及胸膈，遂至咽喉亦形闭塞，时而作呕也。今余以辛温大剂频服，使重阴中复现阳光，坚冰立消，获效所以神速。

按：此案大便不利，并非便秘，当属大便涩滞不畅之证，古人多称"便结"。本案一误于滋润，再误于蛮攻，乃至病势已危，萧氏认定阴结而致厥逆，处以大剂通脉四逆汤，且日进3剂，胆识非同常医。本案标示了具体剂量，萧氏所谓"大剂"当即指此规格。

"原按"中萧氏为患者讲解病因机制时十分精妙，用比喻方式将阴结的形成说得通俗易懂，误治、正治的道理讲得浅显易明，堪称绝妙的科普宣传，既在今日，其理其文均值得玩味。

2.某女，年近40岁。先患大便不利，医者与玉竹、火麻仁、牛膝等药，导致小便艰涩，久之月事亦不通，身微热，已延五月。腹满胀，胸膈时痞时宽，饮食减少，困倦嗜卧，更换数医，均用滋润破气及行血之品。诊脉沉迟而涩，舌苔湿滑而暗。余思疾本阴寒，今因误药，由气分而累及血分，气血交并，药当气血并治，才能有济；继思气为血帅，气行则血行，毋庸多惹葛藤；倘气治而血不和，转方调血，正自容易，遂决定单从气分斩关夺隘，疏方用大剂通脉四逆汤冷服，嘱每日必服2剂；并用半硫丸2两，分作7日，每早食前淡姜汤送下，许以服完即愈。嗣后不10日，药完而疾愈，即授通脉四逆汤加人参，令其守服10余剂，平复如常。

族侄媳愈后，即有邵阳周某妻，年才三十，病症大抵相同，但为日不多，药误亦少，势较轻，即上方减轻分量授之而愈。厥后上症验案甚多，以无甚出入，不复

赘云。（萧琢如治案）

按：此案与上案相似，均系阴证便结，误用滋润，导致小便也艰涩，全身阳气大衰，虽有月事亦不通之血分见证，但遵"气为血帅，气行则血行"之理，"决定单从气分斩关夺隘"，用大剂通脉四逆汤投治，单刀直入，每日必服 2 剂，服完即愈，再次验证了"治之但扶其真元"的观点。

五、胎黄

吴某，男，新生儿。足月顺产，初生即周身发黄，现已 55 天，体重 1.5kg，身长 30cm。身面长满黄色细绒毛，长约 1cm，皮肤晦黄不退。精神萎靡，四肢不温，皮肤干涩，头发稀疏、黄糙，生殖器肿大。虽值炎暑，还须棉花厚裹。稍受微风或惊动，皆易引起呕吐。某医院诊为"先天不足"，未予治疗。范氏接手，询知其母怀孕后嗜饮大量浓茶，每日 2~3L，连茶叶均嚼食之。推知脾阳受伤，湿从内生，湿邪久羁，遗于胞胎，致先天亏损，脾肾阳气衰微，经隧受阻，胆液溢于肌肤，故发为胎黄。精神萎靡，四肢不温，头发稀疏而黄糙，显为少阴阴盛阳微之征。

法宜破阴回阳，以通脉四逆汤加味主之：制附子 15g（久煎），干姜 15g，甘草 10g，辽细辛 1g，葱白 30g。连服 20 日。另配以针砂散，祛脾胃之湿浊。月余后，患儿身黄退，体重略增，逗之能笑。遂停药，嘱其细心调养。

1978 年追访：患儿已参加工作，体重 55kg，身高 164cm。（范中林治案）

按：患儿脾肾阳气不振，寒湿郁滞运化失常，胆汁溢于肌肤；参之肢体不温、发育不良等，应属太阴、少阴虚寒。故投以通脉四逆汤，以助先后天阳气，未用茵陈类退黄套药，配以针砂散除脾胃之湿浊。阳旺湿消，气机通畅，邪去自安。通脉四逆汤干姜剂量较四逆汤加倍，显然含有治重太阴的意义。

第三节　大回阳饮（吴佩衡制方）

组成：附子 60g，干姜 30g，肉桂 12g，炙甘草 9g。（剂量为吴佩衡拟定）

"本方能回阳救逆，强心固肾，温中舒肝，并治一切阳虚阴盛危急大证，有起死回生之功。至若平素阳虚人弱无神者，常服数剂，易复健康，有枯木逢春，却病延年之效"。"肉桂温肝暖血，强心脏，有引火归原之效，加入姜附中，效力更大，有起死回生之功"（《吴佩衡医案》）。吴氏赏用此方，其用扶阳之法，十有八九投此大回阳饮。各家多用于阳虚厥脱、虚阳外越、心肺、肠胃病症等。

方书中"回阳饮"一方，系张景岳所制，为四逆汤加人参，即《伤寒论》四逆加人参汤。

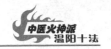
一、厥脱

1.肺脓肿重症：海某，女，19岁。行剖宫产失血过多，经输血抢救后，突然高热40℃以上。经用青、链霉素等治疗，体温降低，一般情况反见恶化，神志昏聩，出现呼吸困难，白细胞高达20.0×10^9/L以上。因病情危重，未做X线检查。继以大量抗生素治疗，配合输液吸氧均未效，延吴先生会诊：神志不清，面唇青紫灰暗，舌质青乌，鼻翼翕动，呼吸忽起忽落如似潮水，十指连甲青乌，脉弦硬而紧，按之无力而空。辨为肝肾阴气内盛，心肾之阳衰已极，下焦真阳不升，上焦阴邪不降，一线残阳将绝，已现衰脱之象。唯有扶阳抑阴，强心固肾，尽力抢救垂危，主以大剂回阳饮：附子150g，干姜50g，上肉桂10g（研末，泡水兑入），甘草20g。因附子需要先煨三四小时，故让患者先服上肉桂泡水，以强心急救。并预告病家，服此方后可能有呕吐反应，如呕吐之后喉间痰声不响，气不喘促，舌质色较转红，尚有一线生机可挽，否则难治。

复诊：服上方后果如前言，呕吐涎痰后已见转机，神志较前清醒，嗜卧无神，已能缓慢答问，吃流汁，舌尖已见淡红色，苔白滑厚腻，口唇青紫较退，两颊紫红，鼻翼不再翕动，呼吸仍有困难，咳嗽咯大量脓痰，脉仍弦滑而紧，按之而空。衰脱危候大为减轻，仍以扶阳温化主之：附子150g，干姜50g，上肉桂10g（研末，兑入），半夏10g，茯苓20g，甘草8g。

三诊：神志清醒，面颊微转润红，指甲唇舌青紫已退十之八九，鼻头、目眶微青，午后潮热，喘咳气短，咯大量脓痰，脉弦滑，病已转危为安，再以上方加减：附子200g，干姜100g，茯苓30g，上肉桂10g（研末，泡水兑入），丁香5g，法半夏10g，橘红10g，甘草8g，细辛5g。

四诊：面颊微红润，口唇、舌质青紫已退，呼吸渐趋平稳，午后潮热已退，咳嗽、咯脓痰稍减少，胃气已开，能进食。大便溏泻，系病除之兆，脉转和缓。大病初退，情况好转，经X线检查发现双肺有多个大小不等的圆形空洞，细菌培养，检出耐药性金黄色葡萄球菌，最后诊为"严重型肺脓肿"。拟方：附子150g，干姜50g，广陈皮8g，杏仁8g（捣），炙麻茸8g。连服4剂，喜笑言谈自如，病状若失。（吴佩衡治案）

按：本案颇能代表火神派风格，其认症之独到，用药之峻重，令人惊叹。此症若从白细胞20.0×10^9/L、咯吐脓痰、金黄色葡萄球菌、肺脓肿等现象着眼，势必陷入痰热蕴肺、热毒盛极的认识中，难免大剂黄芩、鱼腥草之类苦寒套方，后果可想而知。吴氏不为其所惑，从神色舌脉断为阴寒内盛，"心肾之阳衰弱已极，一线残阳将绝"，处以大回阳饮，附子从150g增至200g，挽起此等重症，其胆识、经验皆非常医所及，不愧火神派大家。

2. 麻疹变证：甘某之女，2 岁。1924 年 3 月出麻疹，发热，涕清咳嗽，目赤多泪；耳冷，面部隐隐已现红点。因上年冬季曾患慢脾风症，经吴氏治疗，体质尚未复原，故未敢用发表寒凉之剂，乃主以桂枝汤加附子、细辛：桂枝 6g，白芍 6g，甘草 3g，生姜 10g，大枣 2 枚，附子 15g，细辛 3g。服 1 剂麻疹渐出，2 剂透齐，3 剂疹色渐灰。但微见烦躁，因当时经验不足，竟疑为服温热药后之燥象，即用上方减去辛、附，倍芍药加当归以补阴血，加麦门冬而清烦热。

次日复诊：服上方后脉反紧急，发热烦乱，喘挣痰鸣，鼻翼翕动，唇色青乌，舌苔白滑，指纹青黑出二关，有欲作惊风之状。此已呈阴盛逼阳于外之势，当即以四逆汤加肉桂、茯苓治之：附子 24g，干姜 10g，甘草 5g，上肉桂 6g（研末，泡水兑入），茯苓 12g，丁香 1.5g。

服后旋即风动，手足抽掣，角弓反张，喘挣痰鸣，鼻翕不乳，以药饮之，则涌吐涎沫，泄泻绿粪，颇属危笃。诊其脉象，已较前和缓，身热退十分之二三。此是药与病相争之兆，亦即"若药不暝眩，厥疾弗瘳"之暝眩现象，告其勿疑惧，当即照原方增量主之：附子 50g，干姜 15g，甘草 6g，上肉桂 6g（研末，泡水兑入），茯苓 12g，丁香 1.5g。连夜煎服，次日复诊，见其脉静身凉，已能吮乳，唯尚咳嗽略挣，大便尚泻而色渐转黄，面唇指纹青乌之色已退。照原方再服 1 剂，泄泻止，喘挣平。复以上方加黄芪 12g，砂仁 6g，去丁香、茯苓，连服 5 剂，遂得痊愈。（吴佩衡治案）

原按： 此等病症，若认为阳毒热重，以清热解毒之品投之，势必变症危笃，此时虽有识者用温热药以补救之，但如剂量过轻，或配伍不当，亦难生效。故应辨别阴阳，分析寒热，随证施治，则可免误治也。

3. 狂病：某男，20 余岁，体质素弱。始因腹痛便秘而发热，医者诊为瘀热内滞，以桃仁承气汤下之，病情反重，出现发狂奔走，言语错乱。延吴氏诊视，脉沉迟无力，舌红津枯但不渴，微喜热饮而不多，气息喘促而短，有欲脱之势。断为阴证误下，逼阳暴脱之证。

拟大剂回阳饮与服：附子 130g，干姜 50g，上肉桂 13g（研末，泡水兑入），甘草 10g。服后鼻孔流血，大便亦下黑血。认为非服温热药所致，实由桃仁承气汤误下，致血脱成瘀，已成离经败坏之血，今得温运气血，不能再行归经，遂上行下注而致鼻衄便血。次日复诊见脉微神衰，嗜卧懒言，神志已转清，原方再服 1 剂，衄血便血均止，口微燥，此系阳气已回，营阴尚虚，继以四逆汤加人参连进 4 剂而愈。（吴佩衡治案）

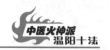

按：此症舌红津枯，发狂奔走，颇似阳证。但脉沉迟无力，微喜热饮，参考误下之后，病情反重，气息喘促，判为阴证误下，逼阳暴脱之证，用大回阳饮收效。历惊涉险，确实有胆有识。

4. 寒闭：姚女，18岁，因上年患白喉症服寒凉药过多，以致信期不调，三、五月一至，时时"发痧"，此系阳虚血寒已极。因天癸数月不至，用蚕沙二两泡酒服之，冀使通达，孰料服两小盏后，经亦未通，骤发危象，急延吴氏诊视：六脉俱绝，唇爪俱黑，面目全身发青，牙关紧闭，用物拨开见口舌亦青黑，四肢厥逆，不省人事，气喘欲脱。缘由素体虚寒，且过服蚕沙酒，系寒凉之物，致成纯阴无阳之候。若用他药，为时不及，急以上肉桂泡水灌之，偶咽下一二口，觉气稍平。频频灌喂，喘息渐定，稍识人事，目珠偶动，呼之乃应，脉仍不见应指。因思暴病无脉系闭，久病无脉乃绝。此乃暴病所致，肉桂强心温暖血分之寒，服之气机稍回，必有生机。约两小时始能言语，言其周身麻木，腹中扭痛，忽而大泻酱黑稀便。诊脉隐隐欲现，色象稍转，气微喘，试其舌青黑冰指。

乃以大剂回阳饮治之：黄附子60g，干姜20g，上肉桂20g（研末，泡水兑入），甘草10g。

次日六脉俱回，轻取弦紧，重按无力而空。唇舌青黑悉退，唯面部仍稍带青绿色，觉头晕，体痛，腹中冷痛，喜滚饮。此阳气尚虚，里寒未净，宜击鼓直追，继以上方加味治之：天雄片60g，干姜12g，黑姜12g，上肉桂心10g（研末，泡水兑入），桂枝尖12g，炒吴茱萸6g，半夏12g，茯苓15g，甘草6g。连服数剂，厥疾遂瘳。（吴佩衡治案）

按：此症救急用肉桂泡水服之，确系急救良法。

5. 谵语：某患者，谵语，双眼直视，两膝以下冰冷，说神说鬼，六脉沉迟而细。辨为正气虚极，神不守舍，真阳欲从上脱。先以大剂桂枝去芍药加麻黄附子细辛汤治之，服药后病无进展，亦无不良反应。遂以大剂四逆汤加肉桂、童便施治，连服4剂而谵语减，食量增加。再以附子理中汤先后天并补之，并加肉桂以助命门之火，加琥珀以宁心定魄，连进4剂而诸症大减，唯两膝以下仍冰冷，乃就上方加龙骨、牡蛎、龟板以迎阳归舍，并配猪心蒸朱砂作为食疗。又服数剂，基本痊愈，最后以附子理中汤加茯神巩固疗效。（唐步祺治案）

按：郑钦安曰："谵语一证，有阴阳之别。""予曾经验多人，不问发热、汗出、谵语、口渴饮冷，但见无神，便以大剂回阳饮治之，百治百生。"强调以有神、无神作为分辨阴阳的关键，当系经验之谈。

二、喉痹

1.陈某，女，40岁。咽喉疼痛4天，昨日起咽干、咽哑，呛咳，有痰略黄，咽部灼热感。手足心热甚，时常腹泻，时有身体阵阵烘热，疲倦，舌淡红，白润苔，脉沉实。

处方：附子80g（先煎），干姜60g，炙甘草40g，肉桂3g（冲服）。3剂，每3小时服1次。

药后咽痛、咽哑明显好转，咽部灼热感消失，咽略痒，仍有身阵热感，大便稀溏。舌淡红，白润苔，脉沉。调方：附子100g（先煎），干姜60g，炙甘草60g，红参20g，葱头8个，木蝴蝶20g。4剂。后访病愈。（曾辅民治案）

按： 患者咽痛、咽干、咽哑、咳痰略黄，容易辨为肺热阴伤，然患者素有腹泻，舌苔白润，疲倦，乃阳虚不足之象。虚阳上浮，僭于咽部而致咽痛、咽干，是为阴火。因此处以四逆汤加肉桂、白通汤类温阳方。

2.杜某，男，19岁。电话求诊：咽部剧痛，后脑勺及背部酸痛。发烧，体温37.4℃，浑身发烫，脸稍红，颧红明显，双足热，人疲软不堪。不咳，无畏冷。上述症状于就诊日午后开始出现。中午时喜喝水，饮水多。

处方：炙甘草25g，干姜20g，黑附子15g，肉桂10g，3剂。冷水煎开即可，1剂煎3次。

患者于晚上5点40分吃1次，晚7时电话诉咽喉更痛，后脑及背部疼痛加剧。痰多色黄稠夹有血丝。嘱另取1剂去肉桂，于晚上10点半、午夜2点和凌晨5点各服1次，服后于12点、2点和5点各出一身汗，口干明显，饮水多。次早后脑及后背酸痛完全缓解，热退。大便未排，精神可，无疲软之象。此后原方不变，前后共服5天，每日稀溏便2~3次，咽部剧痛渐减，直至第5天大便成形、痰少而完全缓解。（庄严治案）

按： 此证虽无舌脉可凭，分析发病急，发热、咽痛伴头身痛，虽无畏冷，亦当属表证；颧红似为阳虚上浮之象，疲软可视为正虚，合而观之，可判为阳虚受邪，若以编者处治，可能投以麻辛附子汤加味。庄氏别出手眼，径予四逆汤，专意于回阳救逆，服后能以汗解，予人启迪。其用附子"冷水煎开即可"，虽然剂量不大，也别具一格。

3.严某，女，37岁。阵发性胸闷，咽部不适，自觉有股气上冲至咽喉部停在那里，气喘不上来，喜叹气后方舒。此次无明显诱因再次发作，兼见轻咳，无痰，大便黏，

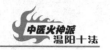

口不干，小便黄。每每生气后感觉似要堵住，近几日腹胀。舌淡红嫩，苔薄白，脉寸关取在中部，寸弱关弦，尺沉弱细无力。

处方：炙甘草20g，干姜15g，黑附子10g，肉桂6g，3剂即愈。此后因此症多次就诊，或3剂或6剂解决。（庄严治案）

按：此症似属奔豚，庄氏未取奔豚汤，而用大回阳饮轻剂取效，为本病治疗开一法门。

4.李某，女，60岁。舌干、咽干，夜间尤甚3个月。手心发热，面色晦黄，舌淡胖润，脉右滑数软，左寸弱。此属阳虚气化无力，不能蒸化津液上奉所致。断非阴虚燥热引起，岂有阴虚而见舌淡胖润者？四逆汤加肉桂主之：炙甘草60g，附子30g，干姜20g，肉桂10g。7剂。

服药后即愈。3个月后其症又发作，予前方，仍旧有效。（张存悌治案）

三、咳嗽

程某，女，32岁。因血管神经性头痛在我处治疗，服用10剂缓解停药。但反复发作，下决心连续服药治疗。服用当归四逆理中冲剂10剂出现咳嗽，电话问诊改以小青龙汤，服用4剂，咳嗽不减反加剧。刻诊：咳嗽夜间为甚，白天缓解，阵咳，干咳无痰，声音洪亮，咳剧面红有热感，兼见流泪，有气上冲。口不干，大便干结如羊屎，日一行，量少。纳可，双足冰冷不易转热，流清涕，小便清，舌淡嫩而胖，苔薄白，脉寸浮缓，重按则无，关尺脉取在中部，有弦意。

处方：炙甘草25g，干姜20g，黑附子10g，肉桂15g。3剂。服后咳止。（庄严治案）

按：此案咳嗽兼见面赤有热感，双足冰冷，显属阳虚上浮，故加肉桂于四逆汤内。虽见"大便干结如羊屎"，未予加药顾及，显现"治之但扶其真元"之旨。

四、哮喘

1.刘某，男，49岁。十余年前，患慢性支气管炎后发展为哮喘，经常发作，每冬必重。医院确诊为"支气管哮喘""肺气肿"，久治未愈。1978年7月来诊：气紧，心累，乏力，偶有咳嗽，痰少，清稀色白。体稍胖，两颧赤暗，唇乌，舌淡白，苔灰白厚腻。时值伏天，哮喘虽未大作，病根犹存。证属少阴，法宜扶先天之元阳，镇纳浊阴之气。

以四逆汤加味主之：制附子60g（久煎），干姜片60g，炙甘草18g，上肉桂15g，生白术30g。

二诊：上方加减服20余剂，诸症皆减。活动后仍觉气紧、心累，舌质仍淡，苔腻稍退，守原法再进。又服 20 余剂，气紧、心累明显减轻。双颧暗赤色稍退，舌质微现淡红，苔厚腻减。为巩固疗效，拟四逆、理中合方加味，配成丸药，坚持服用 2 个月，处方：制附子 150g，干姜片 150g，炙甘草 60g，红参 30g；炒白术 120g，上肉桂 60g，枸杞子 120g，菟丝子 120g，紫河车 120g。共研细末，加红糖为丸如枣大，每日 2 次，每次 2 丸。服药后，该年冬季与往年截然不同，在严寒之晨，可在室外打太极拳和跑步约 1 小时，坚持工作已 1 年多，咳喘未再发作。（范中林治案）

按：多年哮喘，宿根缠绵，逢寒则重，难以根治，既治亦无非降气平喘类套方套药，反复发作，已是该病通例。范氏着眼于少阴肾阳亏损，从"扶先天之元阳"入手，施以大剂姜、附，未用降气平喘化痰之类方药，而能愈此顽症，再次显示了扶阳的价值。

此老善后调理常用四逆、理中合方加味，其中枸杞子、紫河车两味阴药值得玩味。

2. 罗某，男，26 岁。1962 年 4 月，因风寒咳嗽，痰多，气紧，不能平卧，某医院诊为"支气管哮喘"，经治疗好转。1963 年冬季，咳嗽加剧，心累气紧，动则尤甚，致卧床不起，经治疗缓解。1964 年春复发：喉间痰声辘辘，张口抬肩，气不接续，喘时汗出，痰多清稀，精神萎靡，恶寒肢冷，面肿，舌质淡暗，苔白滑腻。辨为少阴阳衰阴盛，气不归元，寒饮上逆而致。法宜壮阳驱阴，纳气归肾，以四逆汤加味主之：制附子 30g（久煎），生姜 30g，炙甘草 15g，上肉桂 10g（冲服），砂仁 12g，白术 12g。

二诊：服上方 4 剂后哮喘减轻。原方加茯苓续服 5 剂。哮喘明显减轻，继服上方月余以巩固疗效。1979 年 6 月追访，14 年未见复发。（范中林治案）

按：本例气急喘促，不能接续，张口抬肩，得长引一息为快，应属元气不足之虚证。这与气促壅塞，不能布息，得呼出余气为快之实证不同。气藏于肺而根于肾，此证虚喘汗出，动则尤甚，恶寒肢冷，面浮神疲，痰涎稀薄，舌淡，苔白，一派少阴虚喘之象。范氏"功夫全在阴阳上打算"，自始至终未用一味平喘套药，坚持扶阳驱阴、补肾纳气之法，阳旺阴消，哮喘自平。

五、泄泻

黄某之母，因吐泻而求诊。正值经期最后一天，傍晚在阳台手洗衣服后出现吐泻。患者形体瘦小，脸色无华，泻如水样，不臭，口渴饮水不多，小便不黄，手足冷，舌淡嫩，脉沉而微弱。

处方：炙甘草 10g，干姜 5g，黑附子 6g，肉桂 5g，2 剂，泡服，每隔 2 小时服

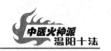

1 次，吐泻减则服药时间适当延长，即愈。（庄严治案）

> **按：** 本例泻如水样，所用大回阳饮各药均系小剂量，且泡服，2 剂即愈，值得捉摸。

六、便秘

邓某，女，84 岁。便秘，口苦食少，尿热，神差欲寐，舌淡，脉沉细尺不显。

处方：附子 50g（先煎），干姜 40g，炙甘草 20g，肉桂 10g（后下），炮姜 20g。2 剂。其后因咳而就诊，述服上药后症状消失。（曾辅民治案）

> **按：** 此属阳虚便秘，认定阴证眼目在于"神差欲寐"及舌脉之象。虚阳下陷而现尿热，不是实热之证；虚阳上浮而现口苦，亦非胃火。

七、淋证（慢性前列腺炎）

张某，男，57 岁。慢性前列腺炎反复发作 3 年。开始仅尿频，睾丸不适。服清热利尿剂数剂即告缓解。其后屡犯屡重，不仅尿急、尿频，尿路灼痛，并常感生殖器冰冷麻木。曾用中西医各种方法治疗，服清热解毒利湿等中药 150 多剂，自觉症状有增无减，并发展至阳痿，全身瘫软，步履艰难，被迫全休。

刻诊：恶寒蜷卧，肢体萎软，神靡，头晕，失寐，食欲大减。睾丸坠胀及腹，常感凉麻疼痛，小便浑浊频数，阳痿。面色萎黄暗黑，舌质淡白，白苔密布，根部苔淡黄厚腻，脉沉微细。此为少阴阳衰，阴寒内盛，法宜补阳温肾，散寒止痛。

以四逆汤加上肉桂主之：川附子 120g（久煎），干姜 120g，炙甘草 60g，上肉桂 15g（研末冲服）。连服 3 剂，少腹和睾丸坠胀疼痛减轻，小便色转清，尿频也好转，阳气渐复，前方附子、干姜减至 60g；再加茯苓、炒白术以健脾除湿，继服 30 剂。头晕、失眠、恶寒、乏力，少腹及睾丸坠胀，均进一步减轻，生殖器凉麻感亦较前轻。舌质稍现红润，黄白厚腻之苔已减。继续温补肾阳，兼顾其阴，再佐以温中健脾。

以四逆并理中加味主之：川附子 60g（久煎），干姜 60g，炙甘草 60g，党参 30g，上肉桂 10g（研末冲服），冬虫夏草 15g，枸杞子 3g，菟丝子 30g，茯苓 20g。服药十余剂，诸症继续好转，前列腺炎基本痊愈。同时，多年来之低血压、头昏、失眠等症，亦均消失，3 个月后恢复工作。（范中林治案）

> **按：** 慢性前列腺炎一般都从湿热论治，用些套方套药，效果并不可靠。验之临床，本病多有属于阳虚证型者，奈何湿热者认同多，阳虚者辨识少，治之越旋越远尚不察觉，皆是不识阴阳之过也。本案前曾服用清热解毒利湿中药 150 多剂，病情有增无减，可见其治未中的。范氏从阳虚阴盛着眼，摒弃一切清热利湿之药，以大剂回阳饮治之，3 个月治愈 3 年痼疾，尽显火神派风格。

八、口苦

侯某，男，40岁。2011年11月24日初诊：口苦半个月，没精神，容易发怒。自幼手足发凉，畏冷，经营鲜蘑，需要出入冷库，形瘦，舌淡胖润，苔略黄，脉左沉关浮，右弦滑寸弱。素禀阳虚，久处寒凉之地，阳气更加受损，"没精神"一语足以为证，口苦乃虚阳上僭所致。

大回阳饮原方处之：附子30g（先煎1小时），炮姜30g，炙甘草60g，肉桂10g，7剂。

复诊：口苦显减，手足凉已温，精神转旺。附子增为45g，另加红参10g，生麦芽30g，10剂。

2012年3月10日：患者的妻子因病来治，谈及侯患口苦未发。（张存悌治案）

按：郑钦安说，"口苦者，心胆有热也。"这是就一般而论。但不可拘执，验之临床，确有口苦并不属热，而由阴火所致者，本案即为例证。

本人体会，临床上口苦多作为兼证出现，通常属"心胆有热"者固有，然由阳虚所致者也不少见。千万不要只知其一，不知其二。

九、不寐

姚某，女，40岁。反复失眠20余年，加重10余天。患者在12岁时发高烧10余日，继则便秘，经输液治疗，热退后出现失眠，时作时愈。此次因上夜班出现失眠10余日。彻夜不得入睡，迷迷糊糊，思绪纷纭，心烦，胆小，喜人陪同。头重，双足凉冷。大便稀溏，完谷不化。有痰不多色白黏，纳可。夜寐双足不易转热，脸红，自觉发烫。口咽干欲饮水，饮水不多。形体虚胖，腹部松软，头面易于出汗。舌淡胖，苔水滑，脉寸浮，关中取略弦，尺脉沉弱。

处方：炙甘草30g，干姜25g，黑附子20g，肉桂6g，3剂。3剂后即得安睡。（庄严治案）

按：久病失眠，兼有便溏、足凉面赤，参以舌脉及双足较手凉冷等因素，当属阳虚神浮，所谓"阳气者，烦劳则张"是也。处以四逆汤加肉桂，未用一味安神之药，竟然3剂后即得安睡，信是高手。

第四节　白通汤（《伤寒论》）

组成：葱白四茎　干姜一两　附子一枚（生，去皮，破八片）

上三味，以水三升，煮取一升，去滓，分温再服。《伤寒论》原文：

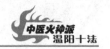

"少阴病，下利，白通汤主之。"

"少阴病，下利脉微者，与白通汤；利不止，厥逆无脉，干呕烦者，白通汤加猪胆汁汤主之。服汤，脉暴出者死，微续者生。"

本方主要用于阴盛下利，格阳于上，真寒假热之证。王晋三云："白通者，姜、附性燥，肾之所苦，须借葱白之润以通于肾，故名。若夫《金匮》云：'面赤者，加葱白。'则是葱白通上焦之阳，下交于肾，附子启下热之阳，上承于心，干姜温中土之阳，以通上下，上下交，水火济，利自止矣。"

应用提示：少阴病下利为脾肾阳衰，阴寒太盛，虚阳被阴寒所格，下焦不得温煦，水谷不别所致。《伤寒论选读》云："既言少阴病，必见但欲寐，手足厥冷，脉微细或沉微等症。原文叙证简略，证候不全，若以方测证，当有面赤。"通脉四逆汤方加减云："面色赤者，加葱九茎。故知白通汤中当有葱白。"本证当比四逆汤证为严重。

一、戴阳

1. 施某，女，17岁。因发热持续不退治疗未愈，前医曾用葛根芩连汤、银翘散和白虎汤等方而发热日增，求诊于戴氏。症见高热，全身冷汗不止，声低息短，四肢逆冷，面赤如朱，身重难以转侧，二便如常，不思饮，舌青滑，右脉沉细，左脉浮大无根。证属阴寒过盛，虚阳上越之假热证，治宜交通阴阳，收纳元气。

方用白通汤：附子60g，干姜12g，葱白3茎。附子先煎煨透，舌尝无麻味后，再下余药。2剂。

上方服药1剂，发热及病情如故。认为药已对证，疗效不显，是由于阴寒格拒过盛，药不能直达病所。应从阴引阳，本着"甚者从之"的治则，于原方加猪胆汁数滴，童便一杯。服后热竟全退，冷汗亦止，面赤身热大为减轻，唯四肢尚冷。继以干姜附子汤峻扶元阳，交通上下：附子60g，干姜15g。服后诸症悉愈。（戴丽三治案）

按：戴阳证多因误用寒凉所致。其假热最易与实热混淆，若不加审究，极易误治。既是真假相混，必有本质可寻。患者虽然高热不退，但全身冷汗不止，声低息短，肢冷，脉浮大无根，知其内寒之所在，已显阳脱之象，发热面赤则为戴阳之证。结合前服寒凉不效，认定为真寒假热之戴阳证，急用白通汤回阳收纳。但因阴寒格拒，初不显效，后于方中加猪胆汁、童便反佐，服之方验。可知此证反佐之道不可忽也。

2. 病毒性心肌炎：李某，女，39岁，友人妻。友人相邀到家吃饭，告以其妻因病毒性心肌炎住院治疗月余，现已病危，医院已下4次病危通知书，邀我前往诊治：

患者平卧在床，两眼微闭，面红，已输液红霉素20余天仍高烧不退，面红，无力答话，睁眼或稍偏头则眩晕大作，饮食不下，脉沉微细数无力，舌淡苔白，边尖有齿痕，四肢厥冷。辨为阳虚欲脱，已成戴阳之证。

拟白通汤回阳收纳，以挽一线生机：附子100g，干姜24g，葱头3茎，2剂。药尽发热渐退，面红已消，能起坐食粥，欲脱之阳已渐复，仍短气乏力，心悸眩晕时作，更以真武汤温肾扶阳，镇水宁心：附子100g，生姜3片，白术15g，白芍10g，茯苓30g。

服药2剂后，大有好转，已能起床自理，露出笑容，心悸眩晕未作。续投以大回阳饮强心固肾：附子100g，干姜24g，上肉桂10g，甘草10g。服药1周出院，调理月余恢复工作。（顾树祥治案）

按：本例阳脱于上危在旦夕，万不可误认高烧、面红而为阳证。生死之间，差之毫厘，谬以千里，全在神情萎靡、四肢厥冷处着眼为是。急用白通汤回阳固脱，继以真武汤温肾扶阳，后用大回阳饮挽回生机。皆以原方投用，药简剂重，体现了顾氏功力，实有乃祖风格。

3. 倪某，女，34岁。1983年冬不慎煤气中毒住院抢救，又食生冷而致腹泻，输液3日而下利不止，邀顾氏诊治：日下利十数次，便中带血，干呕烦躁不安，食不下，饮水即吐，面赤肢冷，舌苔淡白，脉微欲绝。治以白通加猪胆汁汤，扶阳育阴：附子100g，干姜24g，葱头3茎，鲜猪胆1个，嘱其每服药1次，针刺10余滴兑服。

服药1剂，面赤已退，干呕渐平，心烦大减；2剂尽，脉缓有神而诸症渐愈，继以四逆汤、附桂理中汤调理而愈。（顾树祥治案）

原按：少阴病下利，阴寒在下，脾肾之阳衰疲，故见厥逆、脉微欲绝。虚阳无依，被逼上逆，则干呕心烦，急用白通汤回阳救逆。里寒太盛，恐阳药格拒不纳，加猪胆汁之苦寒反佐，引阴入阳，阴阳和阳气复矣。

4. 赵某，女，29岁。因无故头面阵阵发热，服升阳散火汤1剂，变为心悸、气喘、自汗，头面烘热不止，面色嫩红，烦躁欲寐，足膝冰冷，多尿失禁，脉微细而急，脉搏120次/分。辨为阴盛格阳，误作上焦郁火而投升散之剂致有此变。

予白通加人尿猪胆汁汤，破阴通阳为治：附子30g，干姜30g，葱白3节，童便、猪胆汁各1杯兑入，2剂。

服1剂，心悸喘汗均止，足膝已热，持续月余之烘热症亦罢止。（李可治案）

按：本病病机为下焦阴寒独盛，误服升散之剂，更加伤阳，虚阳不能回归宅窟而浮越于上，故见种种上热假象；而"足膝冰冷，多尿失禁"，则显露阳衰真形，

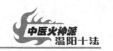

所谓"上为标，下为本"是也。以白通汤破阴通阳，因有假热在上，以人尿猪胆汁之苦咸寒为反佐，热因寒用，消除格拒，引浮越之阳归于本原而愈。

5. 张某，62岁。因左胸疼痛，心悸气短，某医院确诊为冠心病，时好时发已两年。1982年冬，因感冒发热数日，中西药物未效，半夜病情加重，邀余往诊。见发热躁扰不宁，弃衣掀被，欲卧冷地及坐井中之状，喃喃自语，口渴思饮，食则呕吐，腹痛泄泻，四肢厥逆而颜面赤色，目陷不睁，舌质光红，脉微细欲绝。诊为少阴病阴盛格阳证，有阳脱阴液枯涸之象。

亟宜白通加猪胆汁汤：川附子30g（开水先煎1小时），干姜12g，葱白4茎（后下），童便50mL，猪胆汁10mL（炖温兑服）。

翌日复诊，发热减退，烦躁歇止，饮水不吐，四肢转温，背反恶寒，面已不红，大便溏薄，精神疲惫，舌光红少津，脉沉细无力。乃阳回阴复，属少阴阳虚里寒，治当温阳益气，固本培元，以附子汤加味：川附子30g（先煎），白人参10g（另炖兑服），白术15g，茯苓20g，白芍10g，丹参15g，檀香10g，砂仁6g（后下）。

服2剂后，泄泻止，能进食，唯神疲自汗，心悸，舌光红，脉沉细。系病后正虚，心气不足，守上方加减。如自汗加黄芪、浮小麦；失眠加酸枣仁、远志；胃痛加百合、乌药，调理十余剂而愈。（《长江医话》：瘳浚泉治案）

原按：白通加猪胆汁汤为少阴病阴盛格阳证之救逆要方，举凡阳气衰微，伤阴脱液，皆有奇效。20世纪40年代昆明发生霍乱，余用本方大剂急救，治愈者数十人，无一死亡。又如用于治疗中风卒倒，小儿慢惊以及其他一切暴辛（休克）垂危之病，均获满意效果。这说明白通加猪胆汁汤实有斩关夺将、起死回生之功。

中医以治病必求于本为原则，当邪盛正衰时，力求抓住症结所在，单刀直入，刻不容缓。白通加猪胆汁汤以附子、干姜大辛大热而顾其阳；葱白辛通阳气，令阴得阳而利；若专以热药治寒，寒甚必格拒而不入，故加童便、猪胆汁滋阴降逆，以引阳药入阴，《内经》所谓"甚者从之"也。

6. 车某，男，74岁。1975年4月初感受风寒，全身不适。自拟温补汤剂服之，病未减轻，外出散步受风而病情加重。头昏体痛，面赤高热，神志恍惚。体温39℃，诊为感冒高热，注射庆大霉素，高烧仍不退，病势危重，邀范先生至家中急诊：高烧已三日，阵阵昏迷不醒，双颧潮红。虽身热异常，但重被覆盖，仍觉心中寒冷。饮食未进，二便闭塞。脉微欲绝，舌淡润滑，苔厚腻而黑。

分析患者高热，神昏，面赤，苔黑，二便不通，似阳热之象。但虽高热，反欲重被覆身；身热面赤，而四肢厥冷；二便不通，却腹无所苦；苔黑厚腻，但舌润有津；高烧神昏，无谵妄狂乱之象，而脉现沉微。参之年已古稀，体弱气衰，实一派少阴孤阳飞越之候，生气欲离，亡在顷刻。虽兼太阳表证，应先救其里，急投通脉四逆汤加葱白，直追散失欲绝之阳：制附子60g（久煎），干姜60g，生甘草30g，葱白60g。

服2剂，热退，黑苔显著减少。阳回而阴霾初消，阴阳格拒之象已解。但头痛、身痛表证仍在；肾阳虚衰，不能化气，故仍二便不利。以麻黄附子甘草汤驱其寒而固其阳，加葱白生少阳之气：麻黄10g，制附子60g（久煎），生甘草20g，葱白120g。服4剂，头不觉昏，二便通利，黑苔退尽，唯身痛未除。虽阳回表解，仍舌淡、肢冷，阴寒内盛，呈阳虚身痛之象。宜温升元阳而祛寒邪，以四逆加辽细辛主之：制附子60g（久煎），炙甘草20g，干姜30g，辽细辛6g。服2剂，余症悉除，以理中汤加味调理之。（范中林治案）

按：本例高热，面赤，二便不通，双颧潮红，颇似阳热之象，但脉微欲绝，脉证不符。而舌淡润滑，为阴寒内盛；苔黑而润滑有津，乃肾水上泛；脉微欲绝，则系少阴典型脉象。总之不可误认为阳热，实为阴寒内盛，虚阳外浮之象。范氏辨证精细，步步推理，令人信服。先救其里，后解其表，处处以阳气为本。全案3次处方，每次仅4味，药专剂重，颇显经典火神派风格。

范氏辨识阴证，有一突出之处，强调舌诊的关键意义，他总结的"运用四逆汤关键"的第一条就是"舌质淡白，苔润有津""其舌质淡为阴寒盛；苔黑而润滑有津乃肾水上泛。断不可误认为阳热，实为阴寒内盛已极，虚寒外露之假象"。这也正是郑钦安总结的"阴证辨诀"的最重要之处。

7.张某，女，39岁。身热面红，心下空慌，反复发作1年余。身热面红呈阵发性。面白神可，易倦，腰酸软，纳、便尚可，舌淡津多，脉沉细弱。此心肾阳虚，阴盛格阳。

予以白通汤加桂枝甘草汤：附子50g（先煎），干姜30g，葱头5个，桂枝30g，炙甘草30g，琥珀15g。3剂。

复诊：身热面红基本消失，心下空慌消失，精神好转，续温阳补肾填精。（曾辅民治案）

8.刘某，女，54岁。腰骶颈项疼痛，手指冷痛2年，昼夜时有阵阵燥热汗出，颜面潮红，欲寐，二便调，舌淡白，白润苔，脉数。

处方：附子80g（先煎），干姜60g，葱头6个，3剂。3小时服1次。

1服良效，尽剂燥热面红消失，睡眠改善，后处以扶阳温肾之法。（曾辅民治案）

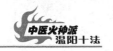
9.常熟东门外叶泳泰市布行一童子，名锦兰，年十二三，吐泻止后，即就余诊：两尺皆伏，唯寸关脉浮，汗多气促。余曰：此证大有变局。进和中分清、芳香淡渗之品，至明日又邀余去诊，汗如珠下，面红且赤，肢厥脉伏，口中要饮井水、雪水，烦躁不休。余曰：此证阳已外脱，若认为热证，一服寒凉即死，若畏其死即无法矣。病家人曰：听君所为，死不怨也。余曰：吾开方后不可再请他医，因他医以余方为是，死则归罪于彼；若以余方为非，而更立一方，死则其罪愈不能辞。症既危险，死生不如余独肩其任。即疏干姜一钱，附子一钱，肉桂八分，猪胆汁一钱，童便二两，三物先煎，将汁滤清，和入胆汁、童便，沸一二次冷服。

此症本可用通脉四逆加人尿猪胆汁为是，因症已危险，故去炙甘草之甘缓，恐其夺姜、附之功；加以肉桂之辛，如猛将加以旗鼓，万军之中以夺敌帜。不料已在晡，胆汁、童便但无觅处。病家先以姜、附、桂三味煎而饮之，欲将胆汁、童便明晨再饮。余闻而大骇，即送字与其父曰："姜、附、桂阳药，走而不收，一误犹可；胆汁、童便阴药，守而不走，再误不可，一服即死。明晨速将原方照服，或可挽回万一。"

明晨果照方服一剂，至午余又去诊之，汗止，口渴亦止，面目红色亦退，脉细如丝而已见。余曰：脉已微续，可无虑矣。即进四逆加人参、人尿，再一剂而病霍然。

吾友曰：如此酷暑，十余岁小童，服如此热药，倘一挽回不转，其咎何辞？余曰：不然，为医者当济困扶危，死中求生，医之贵也。若惧招怨尤，袖手旁观，巧避嫌疑，而开一平淡之方以塞责，不徒无以对病者，即清夜问能无抢惭衾影乎？（《余听鸿医案》）

按：本案吐泻止后，初则见尺脉伏，寸关浮，汗多气促，显是阳虚阴损，元气欲脱之象。真阳虚于下，下焦虚寒而见尺脉伏；虚阳浮于上，则见寸关浮；元气大亏，气不固津，则汗多气促。进和中分清、芳香淡渗之品，非对证之治，故服后病情加剧。至现面红目赤，烦躁不休，要饮井水雪水者，戴阳也；汗如珠下，肢厥脉伏者亡阳欲脱也。时值盛暑，医者不为暑季所惑，大胆用通脉四逆汤治之，方证相符，故收良效。

10.马先生，65岁。头晕1周，甚至难以行走。面红，伴乏力嗜睡，血压高，舌胖润，脉沉濡。辨为阳虚水泛。

真武汤合潜阳丹主之：附子60g，茯苓35g，白术30g，白芍20g，生姜20g，肉桂10g，砂仁15g，龙骨30g，牡蛎30g，炙甘草15g。自认为此病一眼见透，把握十足。

患者家住较远，便开了15剂，只等半月后收效。复诊诉头晕血压丝毫未效。

真武汤治阳虚眩晕怎会无效？难道是阳证，是否加入天麻、泽泻？再诊：左脉浮弦，右沉濡，舌胖润，自诉记忆力减退，头部发紧，面红戴阳，仍乏力。坚定此为阴证，改用白通汤和麻黄附子细辛汤：附子45g，干姜30g，葱白60g，麻黄10g，细辛10g。患者嫌药味太少，告之先吃1周，再调整。1周后复诊，自诉头晕已经好了八成，血压还不稳定，心率快。上方加龙骨、牡蛎各30g，磁石30g。7剂。5天后微信回访，头晕消失，血压正常。（编者王天罡治案）

原按： 白通汤交通阴阳，药简力宏纯粹，收纳元气之功显著。不只治面赤戴阳，治眩晕更不输真武。

按： 有云：用药多不如少，简单胜于复杂。此案体现了"治之但扶其真元"——单刀直入之旨。经此一个正反之学习，比初诊即效提高得快。天罡悟性高，学习经典火神派不过半年，竟有如此佳绩，值得点赞。

二、阴盛格阳

患儿张某，9岁。高热39℃以上，注射针药已4日，高热不退。哭闹不宁，似将转为抽风。请唐氏诊治：以手抚小儿头部、上身，热可烫手，但腿部以下渐凉，至脚冰冷。此为阴盛格阳，上下不通，虽发高热，却非凉药可治。白通汤能宣通上下之阳，但须加猪胆汁或童尿为引。

处方如下：附子30g，干姜20g，葱白30g，童尿为引。服后一剂减轻，二剂痊愈。以后凡治此类高热，久治不愈者，即以此方轻重上斟酌治之而愈，其例不下十数。（唐步祺治案）

按： 此案未见舌脉记述，仅凭上热下寒就判为阴盛格阳，似乎不够缜密。但"一剂减轻，二剂痊愈"的疗效证明了辨证的准确性。且"以后凡治此类高热，久治不愈者，即以此方轻重上斟酌治之而愈，其例不下十数"，说明经得起重复。《医经密旨》指出："治病必求其本。本者，下为本，内为本。故上热下寒，但温其寒而热自降；表寒里热，但清其热而寒自已，然须加以反佐之药。"可称对唐案的诠释。

三、厥脱

1. 杨某，男，32岁。始因风寒，身热头痛，某医连进苦寒凉下方药10余剂，且重加犀角、羚羊角、黄连等，愈进愈剧，病发已20日，危在旦夕，延吴氏诊视：目赤，唇肿而焦，赤足露身，烦躁不眠，神昏谵语，身热似火，渴喜滚烫水饮。小便短赤，大便已数日不解，食物不进，脉浮虚欲散。辨为风寒之证误服苦寒，真阳逼越于外而成阴极似阳之证。"外虽现一派热象，是为假热；而内则寒凉已极，是为真寒。如确系阳证，内热熏蒸，应见大渴饮冷，岂有尚喜滚饮乎？况脉来虚浮欲

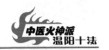
散，是为阳气将脱之兆"。

治之急宜回阳收纳，拟白通汤加上肉桂为方：附子60g，干姜26g，上肉桂10g（研末，泡水兑入），葱白4茎。方子开好，病家称家中无人主持，未敢服药。次日又延吴氏诊视，仍执前方不变。并告以先用肉桂泡水试服，若能耐受，则照方煎服。病家如法试之，服后即吐出涎痰碗许，人事稍清，内心爽快，遂进上方。病情即减，身热退一二，出现恶寒肢冷之象，已无烦躁谵语之状，且得熟睡片刻。乃以四逆汤加上肉桂续服：附子100g，干姜36g，甘草12g，上肉桂10g（研末，泡水兑入）。

服药1剂，身热退去四五，脉稍有神。尿赤而长，略进稀饭。再剂则热退七八，大便已通。唯咳嗽痰多夹血，病家另请数医诊视，皆云热证，出方不离苦寒凉下之法，鉴于前医之误，未敢轻试。其时患者吃梨一个，当晚忽发狂打人，身热大作，有如前状。又急邀吴氏诊视，见舌白而滑，仍喜滚饮，判为"阳神尚虚，阴寒未净"。仍主以大剂回阳祛寒之法，照第二方剂量加倍，另加茯苓30g，半夏16g，北细辛4g，早晚各1剂，即日进2剂。连服6剂，身热已退，咳嗽渐愈，饮食增加，小便淡黄而长，大便转黄而溏。前方去半夏、细辛，加砂仁、白术、黄芪善后，连进10余剂，诸症俱愈。（吴佩衡治案）

按：火神派认证只分阴阳，"功夫全在阴阳上打算"，最能体现其水平的地方在于对寒热真假的辨识上。此案既显出吴氏辨证准确，独具胆识，又示其火神派用药风格。在一派热象之中，以"舌白而滑，渴喜滚烫水饮，脉浮虚欲散"为辨识阴证眼目。另外，从其服苦寒凉下之药而病"愈进愈剧"，亦可推知绝非阳证。最可奇者，患者吃梨后，竟然"忽发狂打人，身热大作，有如前状"，此系阴证食凉必然加重，为阳气欲脱之象，吴氏加倍重用附子，不夹任何凉药，挽回此等重症，确有超人见识。

姜附之剂偏于峻热，人所共知。当病家对投用大剂姜附犹疑不决时，吴氏有试服一招，即先让患者服用肉桂（研末泡水）试之，果系阴证，患者必能耐受；反之，可知辨证之误，但亦不致酿成恶果，显出圆机活法之妙，此乃吴氏独到经验。

2. 麻疹转阴：甘某之子，3岁。1924年3月出麻疹，初时发热咳嗽，请某医诊治，服升提表散而佐清凉之药2剂后，麻疹隐隐现点，色象不鲜，发热已五六日，尚未出透。吴氏诊之，见其昏迷无神（少阴证但欲寐之病情）。发热已五六日，麻疹尚未出透，若再迁延，势必转危。

即以白通汤1剂：附子60g，干姜15g，葱白4茎（连须根）。服后，疹已出透而色转红活，再剂疹渐灰，脉静身凉，食增神健，霍然而愈。（吴佩衡治案）

原按：体弱发迷无神，疹出性慢，色象不鲜，服白通汤一二剂，即能使疹子出齐，平安而愈。此种治法，在麻疹方书上虽不易见，但麻疹既不得发越外出而现阴盛阳衰之象，投以白通汤扶助心肾之阳，疗效甚速。倘再误施寒凉，则正愈虚而阳愈弱，无力托毒外出，反而内攻，必致衰脱。故无论痧麻痘疹，一旦病势沉重，务须体会"治病必求其本"之精神，认真辨别阴阳，不可固守一法。症现阴象，必须救阳；症现阳象，必须救阴，方有挽回之望。

3. 麻疹危证：严某，4 岁，出麻疹已六七日，疹出已齐渐灰，但发热不退，舌苔白滑不渴饮，唇色青紫焦燥而起血壳，脉沉细而紧，大便泄泻，小便赤而长，下午夜间发热尤甚，烦躁不寐，咳嗽痰滞难唾，食物不进，精神缺乏，其证已转危笃，复查所服方剂，始而升提发表，继则养阴清热解毒，以致阴寒之气益甚，逼其真阳外越，故见内真寒而外假热，且有衰脱之势。

姑拟白通汤加味治之：附子 60g，干姜 15g，葱白 4 茎，肉桂 6g。

次日复诊，服药后旋即呕吐涎痰盏许，咳嗽已松，夜已能寐二三小时，泄泻次数减少，略进稀粥半杯。视其身热渐退，脉较缓和，唇口流血已止且较润，均为转机之象，仍宜扶阳抑阴，以四逆汤加味主之：附子 90g，干姜 25g，甘草 9g，法半夏 9g，上肉桂 6g，化橘红 6g。

三诊，病状已大松，脉静身凉，夜已熟寐，白苔退去十之八九，唇舌红润，津液满口，食量较增，咳嗽亦止。再以四逆汤加北黄芪、砂仁连进 2 剂，诸症痊愈。（吴佩衡治案）

按：此证舌脉、神色一派阴寒之象，再察始而升提发表，继则养阴清热解毒，而病势转重，可以判定阴证。其"唇色青紫焦燥而起血壳""烦躁不寐"，则属虚阳外越之象，不可误为阴虚燥热。

4. 暑月中寒：傅德生，喜饮，衣食弗给。时值暑月，吐泻交作，大汗如洗，口渴饮水，四肢厥冷，尚能匍匐来寓求治。余见而骇之，忙与附桂理中丸一两，更与附桂理中汤一剂，俱呕不纳。又托人求诊，见其吐泻汗厥恶症未减，益骇之。尤可畏者六脉全无，四肢冰冷，扪之寒彻指骨。顷刻间肌肉大夺，指掌尤甚，急以回阳火淬之，诸逆幸挽，始获斟酌处方：以大剂附子理中加益智，又呕而不纳。因思胃者，肾之关也，寒邪直入，舍此大热之药，将安求乎？复悟肾者胃之关，一脏一腑，寒邪斩关直入，与少阴肾寒之气滔天莫制，大热之药，势必拒格。夫理中者，理太阴也，与少阴各别。原仲景治少阴病，下利厥逆无脉之症，格药不入者，有反佐通阳之法，用白通加人尿、猪胆汁汤，按法煎进，下咽乃受。渐喜脉微续出，阴浊潜消，阳光复辟，九死一生之症，赖以生全。（《谢映庐医案》）

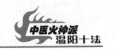

原按：盛暑之季，何有寒邪？然若贪凉饮冷，虽时值暑月，寒邪也可缠身，张景岳命为"阴暑"，也即此意。

5. 王某，体质素弱，多服温补剂，渐强壮。某年 3 月 24 日晨，头晕，胸满，四肢逆冷，汗出，即延余诊。与四逆汤一剂，服后手足暖，汗收，能寝一时许，喜甚。不意甫醒辛苦如故，再服四逆汤稍顺。十时许更辛苦，再服四逆汤（附子加重60g），稍能睡，醒后辛苦异常。余曰病势剧烈，然非多服频服则药气过而寒气即发矣。遂改四逆为白通汤（附子用至 90g），入口如烘炉点雪，胸中之阴霾四散，暂安一时，乃嘱其用吴茱萸炒热布包频频熨之，胸稍舒适，再拟白通原方加吴茱萸 15g，频频服之，安然入睡，至三鼓未醒，余嘱勿扰。次晨往诊，已行动如常。后数日连服大剂四逆、白通，始复原。（黎庇留治案）

按：本案为少阴阳微阴盛，阳气推动无力则胸满；虚阳外越则汗出、头晕。此属寒入厥少二阴之重证，因其阴寒至甚故初服四逆汤而病不稍减，后用白通汤加吴茱萸散厥少之阴寒，破阴通阳，病始渐愈。此至重至危之候，若见地不坚，稍缓则不能救矣。

四、头痛

1. 张某，男，36 岁。头痛已 6 年，逐渐加重。看书写字时，头痛目胀尤甚。初诊：头暴痛如裂，不敢睁眼。心烦，气短，四肢厥冷，面色青暗萎白，舌淡而乌暗，边缘有齿痕，苔灰白薄润，脉沉微。辨为少阴阳衰阴盛，阴阳格拒之证。其面色青暗，四肢厥冷，全身乏力，舌淡乌暗，苔白灰滑，脉沉微即是阴盛明证；而心烦气短则属阳为阴困，阴盛于内，格阳于外之象。

法宜回阳通脉，白通汤主之：制附子 60g（久煎），干姜 30g，葱白头 60g。

连进 4 剂，头痛与精神好转，阴盛日久，须温补少阴兼顾太阴，以四逆汤合理中丸加味，配为丸药长服：制附子 60g，干姜 30g，炙甘草 20g，生晒参 30g，炒白术 30g，茯苓 30g，上肉桂 15g，枸杞子 20g，菟丝子 30g。10 剂，水打为丸，缓服。随访 3 年来，虽经常加夜班，头痛始终未犯。（范中林治案）

按：如此暴痛如裂之头痛，未用一味芎、芷、蝎、蜈之类套药而能治愈，仗的是治病求本，从阴寒内盛、逼阳欲脱着眼，以大剂附子、干姜取效，绝非头痛医头、脚痛医脚俗辈所及。郑钦安对此早有论述："因阳虚日久，不能镇纳浊阴，阴气上腾，有头痛如裂如劈，如泰山压顶，如欲绳索紧捆者，其人定见气喘唇舌青黑，渴饮滚汤，此属阳脱于上，乃属危候，法宜回阳收纳为要，如大剂白通汤之类，缓则不救。"范氏此案正本于此。

2.彭某，患头痛 5 年，凡疏散补泻之药尝之殆遍，均鲜疗效。迄今头隐作痛，乍止乍作，恒畏寒，喜戴帽，或厚带缠结略觉宽解一时。头痛喜热敷，肢寒身冷，人日渐清瘦而饮食如常。其脉细数无力，两尺尤虚，舌白润无苔，尿清长，大便溏薄。脉证参合，乃系阴寒之气逆冲脑海，而无阳气以守之，故阴盛阳衰，成为阳虚头痛。唯阳虚头痛较之真头痛为轻，其来势也缓，或由病久虚致，或由攻伐太过逐渐形成。若真头痛则不然，其来势暴，头脑尽痛，手足寒至节。两证虽有彼轻此重攸分，而治法则皆以抑阴扶阳为主，不过用药尚有等差耳。

本证不特阳虚而脾土亦弱，拟用：黄芪 18g，白术 12g，附子 9g，肉桂 6g，细辛 3g。

4 剂病未衰减，仅痛时较前减短，畏寒如故。揆思证属虚寒，理应温补而效，其不效者，或因通阳药中参有补剂，反掣其肘而不能发挥回阳威力，不如专力侧重扶阳之为愈。因改拟白通汤，重用生附子以启下焦之阳，倍干姜大温中焦之气，葱白引阳气上通于脑以祛阴寒，浊降清升，病当自愈。服药后即觉一缕热气由下而上，达心胸则扩然开朗，通头脑则痛止神清，药效之神验若是非臆所及。连进 3 剂，5 年沉疴顿即霍然。后用温阳益肾药进退调复。（赵守真治案）

按：本案辨为阳虚头痛当无疑义，而且不特阳虚而脾土亦弱，有大便溏薄可证。但是用了初诊方病未衰减，因思"其不效者，或因通阳药中参有补剂，反掣其肘而不能发挥回阳威力，不如专力侧重扶阳之为愈"。于是摒弃黄芪、白术类补药，改拟白通汤，"专力侧重扶阳"，五年沉疴顿即霍然，"药效之神验若是，非臆所及"。正反两方面的对比足以证明，所谓"甘温固元，是姜、附、草，不是参、芪、术"理论的正确性。

3.刘某，男，12 岁，学生。每晨起头痛绵绵，自汗，精神倦怠，畏寒喜热，舌淡苔白，脉沉细无力。至中午不治则自愈。请某中医诊治，按气虚头痛，屡治无效，严重影响学习。笔者按阳虚头痛，用白通汤加炙甘草两剂而愈。

处方：熟附子 6g，干姜 4.5g，炙甘草 4.5g，葱白 2 枚。（《山东中医学院学报》1977 年 1 期：刘宇治案）

按：自汗、精神倦怠为阳虚、气虚共见之症，然畏寒喜热、脉沉，则系阳虚之象，中午阳气旺时头痛常自愈，更属阳虚之明证，故按气虚头痛屡治无效。治当用白通汤温通阳气，药证相合，未用止痛药而头痛自止。

五、泄泻

1.林某，60 岁。因食冷物病泻，每日四五次，腹中冷痛幽幽，脉沉而伏，极不易辨，

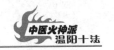

而手足亦厥冷。先给四逆汤方，服后腹痛似减轻，而脉仍如故，泻亦未止。因思仲景有"少阴病，下利，白通汤主之"之说，想正为此证而设。

处方：附子15g，干姜10g，葱白5茎。

服1剂，即脉起手温，再服1剂，则泻止而病愈。（刘渡舟治案）

2.周孔昌，体肥而弱，忽然腹痛泄泻，十指稍冷，脉甚微，因与理中汤。服后泄未止而厥逆愈进，腹痛愈甚，再诊无脉，知阴寒入肾。盖理中者，仅理中焦，与下焦迥别，改进白通汤，一服而安。

次日其堂兄腹痛缠绵，渐至厥逆，二便阻闭，胀闷之极，已进攻下而痛愈重，促余诊治，六脉俱无，且面青唇白，知为寒邪入肾，亦与白通汤，溺长便利而安。（谢映庐治案）

按：本案泄泻用白通汤而愈，盖肾阳乃人生阳气之根本，又为胃之关，肾阳温煦则脾阳健运，脾升胃降，开合有度，二便正常也。若肾阳虚损，阳气被抑，水谷失其运化，故下利不止，其本在肾，故理中无效。与白通汤复阳散寒，温暖肾气，复其开合之权，下利则止，此治本之法。

3.雷某，男，20岁，未婚。素常清早入河中捕鱼。一次，偶感风寒，有轻微不适，自认体健不以为意，仍旧涉水捕鱼。回家时便发寒战，四肢逆冷，腹痛自利，口干舌燥。先请某医治疗，认为阴寒证，但又考虑口干舌燥，未敢断定，建议请我会诊。患者恶寒蜷卧，但欲寐，偶醒即呼口燥，索饮热茶，脉沉微，尺部更弱。我说：此少阴阴盛阳越证，急需人参四逆加葱白救治。其少阴证为何不用四逆汤而用人参四逆加葱白（白通汤加味）？关键由于口干舌燥。因本证阴寒内盛，津液大亏（因自利），孤阳无依而上越，所以口虽燥而喜热饮。因用干姜、附子、炙甘草扶阳温中，加入人参救津液，并借葱白之辛烈直通阳气。

遂处：炮附子12g，干姜9g，炙甘草6g，党参30g，葱白3茎。水煎分两次服。服完，利止，手足转温，诸症均愈。（《伤寒论汇要分析》：俞长荣治案）

按：本案在偶感风寒的基础上，又涉水捕鱼而致寒战、四肢厥逆，证属寒盛伤阳。少阴肾阳被寒邪所伤，阳气不能达于四末，故四肢逆冷；命门火衰，火不暖土，脾阳亦虚，故见腹痛下利；下利阴伤，加之虚阳上越，故又见口舌干燥。治用白通汤散寒回阳兼以救阴，方中附子、干姜破阴回阳；葱白宣通上下阳气；党参益气，配干姜、炙甘草寓理中之意，一剂下利止、手足温，疗效甚佳。

六、产褥热

罗某，女，31 岁，云南人。1959 年 1 月 30 日初诊：患糖尿病多年，临产住某医院。剖宫产后廿余日，一直高热不退，服西药、注射抗生素，体温未退，人弱已极。寒入少阴，格阳于外，下午体温 39.8℃，小腹冷痛，食欲不振，大便溏泻色绿，脉沉而紧，舌苔白滑而厚腻，此乃少阴寒化之证，急宜扶阳收纳主之，否则阳脱危殆费治。

以白通汤加肉桂主之：附子 150g，筠姜 80g，上肉桂（研末，泡水兑入）10g，葱白 6 茎。

二诊：服前方 2 剂后，六脉均已和缓，发热已退，脉静身凉，舌苔已退七八，唯里寒未净，小腹作痛，稍能食，人无神，以四逆汤加味治之：附子 100g，吴茱萸 8g，筠姜 30g，茯苓 20g，北细辛 8g，生甘草 8g。

服此方 4 剂后，诸症悉退，食增神健，痊愈出院。（吴佩衡治案）

第五节　附子甘草汤（《医理真传》）

组成：黑附子 30g，炙甘草 18g。

功用：久病畏寒、先后天并补之妙剂。

方解：郑钦安："按附子甘草汤一方，乃先后并补之妙剂也。夫附子辛热，能补先天真阳，甘草味甘，能补后天脾土，土得火生而中气可复（附子补先天之火，火旺自能生脾土，故曰中气可复）。火得土覆而火可久存（火旺无土覆之易熄，有土以覆之，故可久存而不灭）。若久病畏寒之人，明系先天真阳不足，不能敌其阴寒之气，故畏寒。今得附子而先天真火复兴，得甘草而后天脾土立旺，何患畏寒之病不去乎？"

"若附子甘草二物，附子即火也，甘草即土也。古人云：热不过附子，甜不过甘草，推其极也。古人以药性之至极，即以补人身立命之至极，二物相需并用，亦寓回阳之义，亦寓先后并补之义，亦寓相生之义，亦寓伏火之义，不可不知。"（《医理真传》卷二）

应用提示：郑钦安："畏寒与恶风有别否？答曰：恶风者，见风始恶，非若畏寒者之不见风而亦畏寒也。恶风一症，兼发热、头项强痛、自汗者，仲景列于太阳风伤卫症，主桂枝汤；畏寒一症，兼发热、头项强痛、无汗者，仲景列于太阳寒伤营症，主麻黄汤。若久病之人，无身热、头痛等症而恶风者，外体虚也（卫外之阳不足也）；而畏寒者，内气馁也（元阳衰于内，而不能充塞也）。恶风者可与黄芪

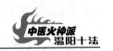

建中汤，畏寒者可与附子甘草汤。新病与久病，畏寒恶风，有天渊之别，学者务宜知之。"（《医理真传》卷二）

唐步祺谓："久病之恶风，多无身热、头痛等症，而系由于中气不足，卫外气疏，故主以黄芪建中汤。桂汤枝以调和阴阳，黄芪、饴糖以卫外而守中，中气卫气均固，自然不会畏风了。至于久病恶寒，明系元阳不足，不同于表证恶寒之重被不温，而是得暖即解，两者极易区别。郑氏主以附子甘草汤，药仅二味，俱见精义。以附子辛热补先天真阳，甘草味甘补后天脾土，火生土而中气可复，土覆火而火得久存，故久病之恶寒可以痊愈。伏火说所论各点，妙喻精义，别开生面，其他医家少有论及。"（《郑钦安医书阐释》）

心悸

吕某，男，77岁，素性勤苦，虽处高年，尚在操持家务。近两个月来，渐觉心悸、气短，且日愈加重。小便频数，涕泗交流。屡治无效，来求余诊。察其脉代，舌白滑。诊毕，患者告曰："诸医皆谓吾病系阳虚，但扶阳方中若加肉桂，反觉心悸更甚，不知何故？"余曰："扶阳不离姜、附、桂，但附子无姜不热，无桂不燥，是以扶阳方中加桂，则燥性大增，纯阳刚烈，过于兴奋，故有不受。然若调剂得宜，则又不忌。"

所现诸症，显系心肾阳虚，中阳不足，元气不能收纳所致。心阳虚，阳神不藏，以致心悸、气短；肾主五液，肾阳虚衰，元气不能收纳，上不能统摄阴液，而致涕泗交流，下不能约束膀胱，而致小便频数。且心肾之阳相通，互相影响，然其相互交通之作用，全凭中气为之斡旋，所以郑钦安说："中也者，调和上下之枢机也。"此症之治，宜补阳以运中，补中以助阳，先后天同时兼顾。遂处以附子甘草汤：黑附子60g，炙甘草9g。

上方连服3剂，症情好转。宜加强补中作用，兼补心气。原方加高丽参，由6g至15g，服3剂，诸症大减，且觉安静、恬适。（《戴丽三医疗经验选》）

按：此证心肾阳虚不耐肉桂之燥，选用附子甘草汤回避之，是为圆通之巧。

第二章　温中法

　　所谓温中法是指温扶中焦脾胃阳气的治法，与温阳法相对而言，它更专注于中焦阳气。郑钦安虽称"下阳为上、中二阳之根"，即下焦肾阳是上焦、中焦阳气之根。但当阳虚仅限于中焦脾胃，不涉及肾阳，所谓病情轻浅者，可选用专门温扶脾胃阳气的治法和方药，虽然亦属温阳范畴，由于其相对独特的重要性，我们单列"温中法"一章，专门介绍温扶脾胃阳气的治法和方剂。

　　火神派虽然重视温扶肾阳，但并不轻视温中法，郑钦安说："阴盛阳衰，轻浅者仲景有大小建中、理中之类以扶阳。"（《医法圆通》）"病人先二三日发吐未愈，逐渐畏寒，又二三日逢未刻即寒冷，冷后即发热，大汗出，至半夜乃已，日日如是，人渐不起，气促，诸医照疟症治之不效者，何故？"认为："此由吐伤胃阳，胃阳欲亡也。夫病初起即发吐，病根已在于太阴。太阴与胃为表里，里病及表故吐……法宜急降逆、温中、回阳为主。回阳者，非回先天坎中之阳，而专回胃阳者。方用吴茱萸汤，或吴茱萸四逆汤，或理中汤加吴茱萸俱可。"（《医理真传》卷二）特意指明，脾胃阳虚欲脱，治以温中回阳，是"专回胃阳"，体现了重视脾胃中阳的观点。

　　其适应证以中焦脾胃阳气虚弱为准。

第一节　理中丸、汤（《伤寒论》）

　　组成：人参　干姜　甘草（炙）　白术各三两

　　上四味，捣筛，蜜和为丸，如鸡子黄许大，以沸汤数合，和一丸，研碎，温服之，日三四，夜二服。腹中未热，益至三四丸，然不及汤。

　　汤法：以四物依两数切，用水八升，煮取三升，去滓，温服一升，日三服。若脐上筑者，肾气动也，去术，加桂四两。吐多者，去术，加生姜三两。下多者，还用术。悸者，加茯苓二两。渴欲得水者，加术，足前成四两半。腹中痛者，加人参，足前成四两半。寒者，加干姜，足前成四两半。腹满者，去术，加附子一枚，服汤后，于如食顷，饮热粥一升，微自温，勿发揭衣被。

　　方以人参、炙甘草补脾益气，干姜温中散寒，白术健脾燥湿，脾阳健运，寒湿得除，则诸症可愈。理中丸为一方二法，可根据病情之缓急，而决定用汤用丸。服药后，可进热粥，以助药力而温养中气。附子理中汤即理中汤加附子。

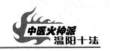

《伤寒论》原文："大病差后，喜唾，久不了了者，胃上有寒，当以丸药温之，宜理中丸。"

郑钦安加味理中汤：人参四钱，白术一两，干姜一两，甘草三钱（炙），西砂四钱，半夏四钱，茯苓三钱。"按附子理中汤一方，乃先后并补之方也。仲景之意，原为中土太寒立法，故以姜、术温燥中宫之阳；又恐温燥过盛，而以人参之微寒继之，有刚柔相济之意；甘草调和上下，最能缓中。本方原无附子，后人增入附子，而曰附子理中，觉偏重下焦，不可以理中名。余谓先后并补之方，因附子之功在先天，理中之功在后天也。此病既是真气欲竭，在中宫之界，非附子不能挽欲绝之真阳，非姜、术不足以培中宫之土气，用于此病，实亦妥切。"（《医理真传》）

曾辅民教授对理中丸颇多体会：本方病机为脾阳虚弱。至于脾阳虚弱的表现及辨证要点，当以"太阴之为病，腹满而吐，食不下，自利益甚，时腹自痛"及"自利不渴者，属太阴，以其脏有寒故也"为依据。以脾的生理推测病理，脾病有多虚、多湿、多寒的特点。

加味方：桂枝理中汤，兼见表证者；丁萸理中汤，兼见呕呃、胃痛者；青陈理中汤，兼见气滞胀满者；茯半理中汤，兼见咳痰涎水；茯枳理中汤，兼见脘痞；茯连理中汤，加黄连、茯苓，兼见湿热口苦苔黄等症。

一、胃痛／腹痛

1.慢性萎缩性胃炎：刘某，男，57岁。胃脘反复疼痛6年，胃镜检查诊为慢性萎缩性胃炎，服过多种中西药均无效。近半个月来，胃脘疼痛较剧，遇寒尤甚，口淡乏味，泛恶纳呆，神疲乏力，大便溏薄，畏寒肢冷，腰膝酸软，苔白滑而厚，舌体胖大边有齿痕，脉沉细无力，两尺不足。证系脾肾阳虚，中焦失和，升降反常。治当温补脾肾，和中健胃。

桂附理中汤加味：肉桂粉10g（另包冲），制附子30g（先煎），炮姜20g，炒白术15g，苍术15g，高良姜15g，砂仁15g，姜半夏20g，吴茱萸10g，茯苓15g，炙甘草10g。7剂，每日1剂，水煎服。

二诊：胃脘疼痛显著缓解，泛恶已瘥，食欲改善，大便转实。仍神疲乏力，畏寒，舌苔已退，无滑象，舌尚胖大而边有齿痕，脉息如前。原方肉桂粉改15g，制附子改100g（先煎），炮姜改30g，吴茱萸改15g。7剂。

三诊：脘痛等症消失，食欲复原，大便正常。因余氏出差，患者持处方到药店购药，药店以附子等剂量过大不敢售给，后在患者一再要求下，将附子、肉桂等按一般用量配了3剂，服之无效。近日又感胃脘部闷闷疼痛，口淡纳少，神疲乏力，形体畏寒，腰酸肢冷。舌淡红，边有齿痕，苔薄白，脉细两尺不足。上方制附子改

120g，炮姜改 30g，加杜仲 20g，淫羊藿 30g，炙黄芪 30g，7 剂。

四诊：脘痛已止，食欲正常，形体畏寒及神疲乏力明显改善，手足温暖，舌淡红，苔薄白，脉细但有力。上方附子改 140g，再进 7 剂，诸症完全消失。尔后间断服用此方月余。3 个多月后复查胃镜，已恢复正常。随访 1 年多无复发。（余天泰治案）

原按：考慢性萎缩性胃炎的中医辨证，大多从脾胃虚弱、肝胃阴虚、肝胃不和、肝脾湿热、痰浊中阻、瘀血阻滞或胃阴不足等分型论治。然郑钦安指出："病有万端，亦非数十条可尽，学者即在这点元气上探求盈虚出入消息，虽千万病情，亦不能出其范围。"笔者崇尚此语，故临证突出阴阳辨证，广用扶阳大法，常收到前所未有的效果。本例在治疗过程中，附子曾因故减量而病情反复，足见中药用量与疗效之间有着十分密切的关系。

2.陈某，女，55 岁。腹痛 2 天，伴有纳差，恶心欲呕，头晕乏力。素有高血糖病史，腹痛呕吐时有发生，严重时伴天旋地转卧床不起，水谷不入。虽盛夏仍欲厚衣被。刻诊：痛苦面容，倦怠乏力，腹痛阵作，胃脘部有压痛，腰部略酸，纳差欲呕，微有汗出，二便尚可，舌淡红，苔薄白，脉沉缓。思此患者为太阴少阴虚寒。

拟附子理中汤加味：制附子 50g（先煎），炮干姜 30g，白术 20g，党参 30g，肉桂 10g，茯苓 30g，半夏 20g，炙甘草 10g，砂仁 10g（后下），肉苁蓉 20g。5 剂。

次日来电，述服上方 2 剂后，腹痛不减，反生腹泻。遂于上方加重姜附用量，去肉苁蓉，党参易高丽参，并加五灵脂。方如下：制附子 60g（先煎），炮姜 45g，白术 20g，高丽参 10g，肉桂 10g，茯苓 30g，半夏 20g，炙甘草 10g，砂仁 10g（后下），五灵脂 10g。5 剂。

服后腹痛大减，腹泻亦除。空腹血糖下降，控制稳定。后以此方加吴茱萸出入 20 余剂，随访至今腹痛未发。（编者张泽梁治案）

原按：此患者反复腹痛，初诊为太阴虚寒，用附子理中丸加砂半为治，因有腰酸一症而加肉苁蓉，反成掣肘，腹痛不减反生腹泻，遂去除之，增加姜附剂量而收效。老师时常告诫我们，火神派用药常常单刀直入，不夹阴药，可谓良训，实证下来，此言不虚。

3.韩某，女，24 岁。2018 年 9 月 23 日诊：几个月前高热头痛七八日不退，曾以为中暑，经他院治愈。症见胃痛，食后腹胀，夜间口苦，反酸，乏力，便溏，食欲不振，口中异味，咽喉异物感，动则汗出，汗后怕冷，舌胖大，苔白腻，左略滑寸弱，右滑尺沉。辨为脾胃虚弱，寒湿内盛，治以温中散寒，健脾燥湿。

方用附子理中汤加味：附子 20g，党参 5g，干姜 15g，白术 30g，炙甘草 10g，

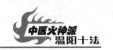

茯苓30g, 陈皮10g, 姜半夏15g, 生麦芽30g, 厚朴15g, 乌贼骨20g, 黄芪30g, 6剂。

10月2日复诊: 服药后胃痛基本痊愈, 腹胀减轻, 中间停药后腹胀反复。处方: 附子20g, 党参10g, 生姜15g, 白术30g, 炙甘草10g, 茯苓30g, 陈皮10g, 厚朴15g, 枳实10g, 吴茱萸10g, 丁香10g, 生麦芽30g。5剂。

10月7日告知: 服药后胃痛痊愈, 胃胀、腹胀均好转。(王松治案)

按: 此症前以高热、中暑治疗, 估计抗生素、凉药没少用, 发热虽退, 寒凉却伤及中阳, 乃至胃痛。这种情况十分多见, 询问病史及用药不可忽略。

4. 慢性胃炎: 某银行副行长, 4年前患慢性胃炎, 在北京各大医院确诊, 但治疗无效, 经介绍求治: 消瘦, 面色晦暗。最难受的是胃疼, 夜间尤重, 影响睡眠。按阴阳辨诀认识, 是典型的太阴虚寒, 用了附子理中汤, 附子用30~45g, 治疗两个月, 好了。当时他说: 我觉得挺好, 没问题了。一年以后又找到我, 胃疼复发, 精神萎靡, 面容憔悴, 进来就坐在沙发上近乎要睡的样子, 舌体胖润。问: 你的病又发作了? 他说吃了某名医一年的药。我问: 你找他看, 是病情复发了吗? 他说没有。"那怎么去找他?" 答曰他名气大, 别人介绍去的。问: 回顾一下, 用他一年的药, 病情是好了还是坏了。他说: "当然是重了, 因为重了才来找你。"

最后给患者还用附子理中汤, 附子剂量加大到60g、90g, 两个月又恢复如常停药。(张存悌治案)

按: 回顾这个病例, 开始由我先治, 再换某名医, 最后又由我来治。两次按阳虚治, 皆收良效。最近回访患者, 他说现在很好。正反两方面的对比很明显, 有道是好不好看疗效, 说到底还是阴阳辨诀管用。

二、泄泻

1. 许某, 男, 71岁。慢性肠炎所致便溏多年, 每于凌晨三四点钟必泻, 日行二三次。鼻流清涕, 迎风流泪, 阴囊潮湿, 尿意不尽。舌淡润, 脉缓滑尺沉。是证高年阳亏, 脾肾俱虚, 不能约束二便, 故见便溏、尿意不尽等。

拟附子理中汤合二神丸加味: 附子20g, 干姜15g, 党参30g, 白术15g, 肉桂10g, 茯苓30g, 补骨脂25g, 肉豆蔻10g, 山药20g, 肉苁蓉30g, 炙甘草10g。

5剂后便已成形, 前方加减再进, 出入药物有黄芪、桂枝、薏苡仁、淫羊藿、菟丝子、益智仁等, 服药月余, 大便正常, 余症改善。(张存悌治案)

按: 本病泄泻多年, 凌晨必泻, 一般称"五更泻", 又称"肾泻", 意指肾虚作泻, 点明病位, 合用二神丸(补骨脂、肉豆蔻)即寓补肾之意。

按说泄泻再加具有滑肠作用的肉苁蓉, 似乎与症不合。其实久病泄泻, 加点缓泻药正是本病治疗秘诀,所谓"通因通用"是也。这个经验学之于浙江名医金子久,他治一位泄泻患者,用补土益火之剂总不见效。后患者求治于名医莫尚古,服三剂而愈。金氏取其方观摩,内有肉苁蓉、火麻仁等滑润之品,乃是反佐之道,后遇此病,仿之亦获良效。

2. 房某,男,40岁。经常泻利三四年,每晨必泻2次以上,溏便黏滞,便意不尽。伴乏力,小腹时胀痛,口和。舌淡赤稍润,脉滑软尺沉。辨为肠胃寒虚,湿气偏盛。

拟温中利湿,附子理中汤加味:附子10g,干姜15g,党参15g,白术15g,桂枝10g,补骨脂15g,肉豆蔻10g,吴茱萸15g,五味子10g,黄芪30g,当归15g,砂仁10g,炙甘草10g。

6剂后,腹痛已减,但感发胀。前方去掉五味子,加木香10g,茯苓30g,薏苡仁40g,麦芽25g,守方调理2周,诸症消失。(张存悌治案)

3. 李某,女,44岁。慢性泄泻10年,日行1次,黏液状便,每因生气而发作。左小腹时痛,口臭,形瘦神疲,头脑昏沉,嗜睡。舌淡胖润,脉弦尺沉。此肠胃虚寒,元阳不足,治宜温阳健脾利湿。

拟附子理中汤加味:附子10g,干姜15g,红参15g,白术15g,茯苓40g,薏苡仁40g,柴胡10g,枳壳10g,白芍15g,山药25g,麦芽30g,砂仁10g,白扁豆25g,藿香10g,败酱10g,炙甘草10g。守方调理月余,诸症均愈。(张存悌治案)

原按:以上二案泄泻皆从脾胃虚寒着眼,以附子理中汤获效。然二案各有特点,房案泄泻表现为晨起五更作泻,有肾阳亏损之象,故合以四神丸,增强补肾力量;李案则因其明显的情志因素作祟,方以附子理中汤加入四逆散疏肝解郁。二案虽同用附子理中汤,但合入药物不同,各适其证,此属同病异治旨趣。

曹颖甫说:"治病之法,愚者察同,智者察异。"曹仁伯说:"学医当学眼光,眼光到处,自有的对之方,此中有说不尽之妙。倘拘于格理,便呆钝不灵。大约功夫到时,眼光中无相同之病,看一百人病,便有一百人方,不得苟同,始为有味。若功夫未到,便觉大略相同。"

4. 李某,女,22岁。久有下利病史,经常腹疼肠鸣,大便日四五次,状若清谷而少臭,食后腹胀,经常少腹发凉疼痛,腰疼如折,面色青黑,精神极惫,舌白多津,眼睑经常水肿如卧蚕状,四肢常厥冷,身有微热,反欲增衣,月经淋沥,白带多,六脉沉细。

处方:茯苓30g,炮附子21g,干姜15g,甘草12g,赤石脂30g,肉桂9g,砂

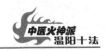

仁 9g。连服 20 余剂而愈。（周连三治案）

原按：此病由于久泻，伤及肾阳，脾湿下陷。肾阳衰败，则四肢常冷；阳不足而不能腐熟水谷，则下利淡薄无臭，状若清谷；水湿内停，阳不化气而出现水肿；虚阳外脱，故有微热，而反近衣；正弱不能固，则经血淋沥；湿邪郁滞，而为白带。初用四逆汤以温阳抑阴，服后即愈，停药又发，此正气虚极，故改用茯苓四逆汤大补元阳，兼固正气。因其肠滑下利不止，故加赤石脂以固涩，肉桂、砂仁以燥脾健胃而壮阳。

5.中寒吐泻：吴球治一人，暑月远行，渴饮泉水，至晚以单席阴地上睡，倾间发寒热，吐泻不得，身痛如刀刮，医曰："此中暑也。"进黄连香薷饮及六和汤，随服随厥。吴诊其脉，细紧而伏，曰："此中寒也。"众皆笑曰："六月中寒，有是事乎？"吴曰："人肥白，素畏热，好服黄连及益元散等凉剂，况途中饮水既多，又单席卧地，寒邪深入，当以附子理中汤，大服乃济。"用之果效。（《古今医案按》卷一）

按：辨证论治疾病，固应因时制宜，更宜把握审因论治。本例虽病发暑月，但因远行，渴饮泉水，单席卧地，至寒中太阴，损伤中阳，气机逆乱，故吐泻不得，寒热身痛。误投苦寒清凉，中阳更伤，冰伏于内，致随服随厥。寒伤中阳为病变之本，故投理中汤以温补中阳，加附子补命门之火以祛寒湿，药证相符，用之果安。

6.下利欲脱：抚台毛孺，初痢如鱼脑，肠鸣切痛，闻食则呕，所服皆黄芩、黄连、木香、石菖蒲、藿香、橘红、芍药而已，后有进四君子汤者，疑而未服，飞艇相招，兼夜而往。诊得脉虽洪大，按之无力，候至右尺倍觉濡软，余曰：命门火衰，不能生土，亟须参、附，可以回阳。孺翁曰：但用参、术可愈否？余曰：若无桂、附，虽进参、术，盖无益于病，且脾土大虚，虚则补母非补火乎！遂用人参五钱，熟附一钱半，炮姜一钱，白术三钱，连进三剂，吐止食粥，再以补中益气汤加姜附十四剂而愈。（《医宗必读》卷七）

按：此痢已由中阳之虚而病及命门火衰，故服芩、连等苦寒清泄，辛温行气之剂罔效。脉虽洪大按之无力，右尺濡软，为脾肾阳衰，虚阳欲脱之兆。故宜亟进参附，补虚回阳。理中者，理中焦，参术治脾。此已及肾，故投参、术无益，而用参、附补火生土，诸症自除。

三、水肿

于某，男，41 岁。全身水肿 10 年，近 1 年加重。1969 年到西南山区，在潮湿闷热之坑道内工作1年多。逐渐感到全身乏力，肢体沉重，食欲减退，面与下肢开始水肿。1978年初，病情发展，上肢麻木不能写字，下肢关节冷痛，全身水肿明显加重。口干，欲大量热饮。小便短少，时而点滴难下，体重由70kg增至87kg。某医院诊为前列腺炎，但水肿原因始终未明。

初诊：1周前参加夏收，水肿加剧，面部与四肢尤甚，按之凹陷。神疲，纳呆，腹满，喜热饮，腰痛，阳痿，小便短少。面暗黑无华，舌淡，苔白滑腻。此为太阴脾虚湿郁所致，初因湿热内困，后伤及脾阳，故水液内停；太阴之伤，又累及少阴肾阴，法宜温肾健脾，燥湿利水。

以附子理中汤加减主之：制附子30g（久煎），白术15g，干姜15g，炙甘草12g，茯苓12g，上肉桂6g（冲服）。上方服10剂，水肿减轻，头昏、乏力好转。原方再服20剂。

三诊：全身水肿消退大半，纳增，小便较前通畅。上方加桂枝10g，生姜皮60g，以增化气行水之力，续服15剂。

四诊：水肿基本消退，诸症均明显好转。为巩固疗效，以理中丸加味缓缓服之：党参30g，炒白术60g，干姜60g，炙甘草30g，制附子120g，茯苓60g，上肉桂10g。10剂，共为细末，水打为丸，日服2次，每次10g。

1979年5月追访，服丸药4个多月，病已痊愈，体重由85kg降至70kg。（范中林治案）

按：细阅本案用方，既云理中汤，显然去掉了方中的人参。再加揣摩，方中所增附子、茯苓，明显寓有真武汤含义，但又去掉了白芍。去掉人参、白芍两味，是为了防其恋阴。查范氏医案中初诊选用理中汤、桂枝汤、真武汤、小青龙汤等方时，一般均去掉方中的人参、白芍、五味子等阴药，少有例外，留心即知。郑钦安在"阳虚一切病症忌滋阴也"一节中明确表示："凡阳虚之人，多属气衰血盛，无论发何疾病，多缘阴邪为殃，切不可再滋其阴。若更滋其阴，则阴愈盛而阳愈消，每每酿出真阳外越之候，不可不知。"范氏继承了这一观点，在投用姜附热药之际，讲究单刀直入，不夹阴药，显示了经典火神派的风格。

四、便秘

刘某，女，43岁，教师。十几年来不服通便药则多日不便，两日不便则咽痛鼻塞，头痛，眼胀困干涩，越治越重。小腹凉胀，下午甚，胃痛，手脚常冷，面色萎黄，舌质淡，有齿痕，苔白，脉沉弱。明显脾肾阳虚。

以附子理中汤加硫黄：附子60g，干姜30g，党参30g，生白术60g，甘草10g，小茴香15g，上肉桂20g（后10分钟放入），硫黄3g（分冲），吴茱萸15g，

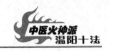

生姜 50g。6 剂。

药后大便日一次，不干不溏，下午小腹不胀不凉，精神转佳，手脚仍冷。附子加至 75~90g，肉桂加至 30g，共服 42 剂，手脚转温，面色转佳，症状消失，大便 1~2 日一行。（《著名中医学家吴佩衡学术思想研讨暨纪念吴佩衡诞辰 120 周年论文集》：郭文荣治案）。

五、慢惊风

1.刘姓小儿，五六岁。先患泄泻，请曾医士诊之，继而转为慢惊风。观其下利清谷，口不渴，身热微汗，舌苔灰白厚滑，目上视，气喘，手足躁扰而厥，切脉沉弦而劲。余难之，谢不出方。病家恳请再四，乃主附子理中汤加吴茱萸大剂冷服，嘱其不避晨夜进服，勉希万一。

次日其母舅以既进温补大剂，即取关东鹿茸入药并服。又明日，疾即大瘳。其父云尝见医士治风，必用钩藤、蝉蜕、僵蚕等味，兹独摒绝不取；数岁小儿以温补大剂投之，将来必患别症。曾医闻而愤甚，踵门以告。余曰：恩将仇报，古今同慨，非独医也。相与大笑而罢。（萧琢如治案）

按：患儿父亲只知其一，不知其二，不懂装懂，病虽告愈犹在埋怨医生，真是不知其可也。

2.某小儿，眼扯嘴歪，二三分钟扯一次，面容青白而暗，手足冰凉，鼻孔扇动。予附子理中丸，温开水化服，其后，延至五六分钟一次，十来分钟一次。再后，一小时抽掣二三次，逐渐减轻，手足稍温。改以附子理中汤加砂仁、半夏、琥珀治之，连服 8 剂痊愈。此后用本方治愈慢惊风患儿数十人。（唐步祺治案）

按：郑钦安论小儿惊风："因内伤而致者，或饮食伤中，或大吐后，或大泻后，或久病后，可偶受外邪，发散太过，或偶停滞，消导克伐太过，积之既久，元气日微，虚极而生抽掣，诸书称慢脾风者是也。其人定见面白唇青，饮食减少，人困无神，口冷气微，或溏泄日三五次，或下半日微烧，微汗，抽掣时生，此是元气虚极，神无定主，支持失权，由内而出之候。只有扶元一法，如附子理中加砂仁、半夏，回阳饮加砂仁、半夏。昧者不知此理，一见抽掣，便称惊风。若妄以祛风之品施之，是速其亡也。"唐氏本案即遵郑氏之理，用郑氏之方。

先用"附子理中丸，温开水化服"，便于救急，后用汤剂，药力加重。

3.王姓小儿，3 岁，病吐泻，初不以为意，病亟始求医，治不如法，半日间病转剧，吐如涌，泻如注，旋又搐搦，继则肢厥神昏，气如悬丝，认为不治，弃于地，待气绝葬之。时吾师出诊经其门，邻人不忍而代邀诊：见儿僵卧地上，肢厥如冰，关纹不见，以手掐人中不呻，又掐合谷亦不呻，呼吸若有若无，抚心有微热。重手按其腹，儿目忽启，神光莹晶，切足三部脉亦不显。窃思该儿病虽沉笃，而神光未散，尚存一线生机，有可为力之处。先以艾火灸气海、关元、天枢、阳强及两足三里诸穴，并儿脐满填食盐，切生姜薄片，戳细孔无数，置盐上，再放艾团烧之，以作急救处理。

急处：党参18g，生附子12g，干姜9g，炙甘草6g，急火浓煎。陆续灌下，尚能咽，两时内服完2煎，无转变。接进2剂，约四时许，身肢转温，目能启视，不吐不泻，气虚不能言。病庆再生，已无顾虑，接服黄芪理中汤3剂调理即愈。（《治验回忆录》：蔡仁山治案）

4.汤儿5岁。禀赋不足，体弱多病。恣意食肉咊饼，次日腹胀呕泻，医作伤食治，但以体虚难任克伐，进以消补兼用之太安丸（保和丸加白术），腹泻转剧，呕亦未止，乃父视为药误。易医无如辨证未真，以证属虚，处温脾健胃之六君子汤，呕泻立止，认为有效，续进数剂，腹胀如鼓，痛不可忍。后医又认为实证，不顾患儿体质，贸然以大承气汤攻之，胀痛虽已，而腹泻不止矣。遂见神疲气短，汗出肢厥，手足不时抽搐，缓而无力，显示种种之危象。

其家迎治，视儿面色清惨，息微目合，关纹隐微难见，抽搐乏力，启视其目，神光尚好，此乃关键之处，许其可治。即处人参四逆汤以救垂绝之阴阳，急煎频灌，四时尽2剂。夜半阳回，肢温搐停，汗收泻止，有时呻吟。次晨复诊，关纹清淡可见，神清能言，不能坐立。此由攻伐太过，元气斫伤，只应益气补脾，徐图恢复，师理中汤之意而易其分量：党参15g，白术12g，干姜3g，炙甘草6g，加黄芪9g，补骨脂9g，日服1剂。历时半月，未易方而复常。（赵守真治案）

原按：患儿体弱伤食，消补兼用原为不误，服药而泻甚者，乃药攻积之力，积尽泻自止又何疑？惜易医而进温补，固积增病，犯实实之戒；后医治虽合法，但于人不审体质，于证不分轻重，病轻而药重，以致演成阴阳虚脱之危证，病虽获救，然亦险矣，辨证其可忽诸？

按：患儿腹泻不止，神疲气短，息微目合，已见阳脱之势，然"启视其目，神光尚好，此乃关键之处，许其可治"。点明"神光尚好，此乃关键之处"，强调神气在辨证中的重要性，符合"上工守神"经旨。郑钦安亦重视这一点："不问发热、汗出、谵语、口渴、饮冷，但见无神，便以大剂回阳饮治之，百治百生。"

六、消渴

1.陈某，46岁。始患伤寒未瘥，旋又伤食吐泻，自恃体健，未曾医治。迨剧

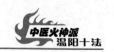

乃延邹君诊治，服葛根桂枝汤加神曲、楂肉之类，表虽解而吐泻未已。又处不换金正气散温中止呕，宽胀消食，而吐泻得止。又转口渴尿多，次数频仍，改进人参白虎汤、甘露饮、六味地黄汤等，半月无进步，渐次面削肌瘦，神疲纳少，偃卧床第。患者枯瘦脱形，目炯炯有神光，面唇无华，舌胖润白，脉微无力，渴尿无次，已至饮一溲一，小便清长。

盖病始由伤寒吐泻而起，营卫已损，阴液复亏，吐泻伤脾，中焦失运，循至肺气不能下降，制约关门，肾火不能上升，蒸发津液，阴阳阻隔，上下失交，故消渴之证成矣。前医认为内热津干，迭用凉润，此治标不知治本也。本则脾肺肾三脏也，水津不上输而唯下泄，其主要关键乃不在肺之宣、肾之蒸，实则脾失升降，不能制水也。倘脾能健运，输布津液，则肺肾功能亦随之恢复，自无消渴之患。本证如宜凉而不宜温，何以服白虎汤、甘露饮等而病至剧变？其误显然。陈修园执中央运四旁之说，亦即理中之旨也。于是书与理中汤：党参18g，白术15g，干姜6g，炙甘草6g。

首剂效不显，5剂病始好转，口略知味，精神微振，可能缓步。又进原方5剂，渴尿大减，接近正常。终因病过虚损，尚须大补，改与养荣汤培补气血，历时兼旬始健。夫消渴而用肾气丸者屡矣，至治以理中汤则属伊始，因知辨证论治之亟当讲求也。（赵守真治案）

原按： 陈修园曰："水不自生，一由气化，黄芪六一汤取气化为水之义也；崔氏肾气丸取火能致水之义也；七味白术散方中有藿香之辛燥，而《金匮翼》谓其能大生津液；理中汤方中有干姜之辛热，而侣山堂谓其能上升水液，若以滋润甘寒为生津养液之源而速其死也。"由此可知气化传变与药宜温不宜凉之精义。今据前说用理中汤温脾止泻，使上下升降得宜，肺布津液，肾司蒸发，何至上渴下消。

按： 如此"渴尿无次，已至饮一尿一"之消渴重症，竟以轻剂理中汤取得显效，确实令人惊叹。无怪乎此老亦颇自诩："消渴而用肾气丸者屡矣，至治以理中汤则属伊始。"所引古人气化升津之论及用"药宜温不宜凉之精义"皆予人启迪。

2. 朱某之妹，年甫及笄，患消渴引饮，粒米不入口者已达两旬，且恶闻食臭，形容消瘦，终日伏案，声微气短，脉象沉细而数。前医用生津养阴之品数十剂，如石投水，延朱氏诊治。

用附子理中汤加天花粉：人参6g，白术15g，干姜9g，附子18g，炙甘草9g，天花粉30g，嘱其放胆服之。服4剂后立效。（朱卓夫治案）

按： 此亦理中汤治消渴验案，所加附子、天花粉颇为得当，前者温阳以助气化，后者生津止渴以治标热，山药亦为常备之品。

3.陈晓苍患吐泻，既愈而口渴，屡服麦门冬、天门冬、天花粉、元参等药不解。有医者告以服五苓散汤。陈疑之，托其友徐雨臣乞余裁决，余否之。不听连服三剂，渴反甚，诣余诊，余以理中汤主之。陈见方中有干姜，深为畏忌，乃余用药和饮，徐服之，服至五剂，渴渐减，乃如法服而愈。（《伤寒借治论》）

原按：渴证之见于《伤寒论》，种种不同，有胃中燥热而渴，如白虎加人参汤证者；有阳明少阴结热而渴，如猪苓汤证者；有膀胱无阳不能化气而渴如五苓散证者。此证脉象沉迟，沉为在里，迟为有寒，是为脾土虚弱，灌溉失职，不能为胃转输津液上升于口，而遂作渴，故余用理中汤，温补脾土，津液得升，口渴乃解。

七、白带

1.王氏妇人，体虚经错，三旬犹未育，时以为忧。肝气郁结，因之白带不绝，清稀无味。脉细数而涩，食减身倦，月经38天始来，来则半月方尽，其为胞冷经寒，肝郁脾伤，由此概见。治宜温暖下元、调理肝脾为要，处傅氏完带汤加吴茱萸温经解郁。10剂而精神稍振，食欲增进，带则依然。脉象细数，舌苔滑润，腹有痛感，下肢畏寒特甚，数服温补而尚有如是之证，其下元虚寒、胞宫清冷至于斯极。现唯温脾胃以健运化，暖元阳以消阴寒，改进桂附理中汤，力较前药为胜，5剂无变化。

详审胞冷，药力犹轻，于本方加重分量：附子24g，党参30g，白术30g，干姜15g，炙甘草15g，肉桂9g，浓煎，日进2剂。

2日后，证情较前进步，脉觉有力，腹不痛，恶寒大减，带下仍多。复于原方配用金匮白术散（白术60g，川芎15g，川椒21g，牡蛎45g，研散），每服18g，一日两回，酒水送下，暖胞宫，燥脾湿，以大其用。接服一旬，带减大半，已不恶寒，一切改善。后以治带为主，仅用白术散（改汤）加艾叶、鹿角霜、芡实、椿皮等，大剂煎服，5日带尽。随进十全大补汤、养荣汤各10剂，调补气血，温暖冲任，以是体气健复，经期正常，次年育一儿，喜出望外。（赵守真治案）

按： 傅青主完带汤乃治带名方，但"十剂而精神稍振，带则依然"。此因完带汤（白术、山药、人参、苍术、白芍、柴胡、荆芥穗、车前子、甘草）着重于益气利湿，于此下元虚寒、胞宫清冷之证，药力犹轻，改予桂附理中汤且加大剂量方才收效，证明温扶阳气的威力。

2.王某，夫妻和谐，多年未育，时以后嗣为念。某日，其夫与余同舟赴某处，谈及其妻下腹清冷，尤独阴内寒冷如冰，难以合欢，带下清稀，从无间止，然以事

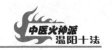

关房帏，隐秘莫深，知先生长者，将烦治之。

后月余迎往其家。君妇体肥胖，脉细如丝，重按则无，带多腹冷，恶寒特甚，严冬重裘尤不足以御寒，不欲一刻离火，阳气之虚由此见之。然推寻其病理，盖由冲任亏损，脾肾虚寒，气血不营经脉，脾湿不能运化，肾水失于蒸发，阴寒益盛，水湿结积，胞宫浸淫，冷如冰谷，所以痰湿下流而成白带，如此阴寒沉沦、阳气衰微之证，理合温补，为拟桂附理中汤加鹿龟二胶、补骨脂、巴戟天、胡卢巴等药，大温元阳，培补脾肾，早晚用甜酒冲送硫黄，每次0.9g。

持续1个月，畏寒大咸，白带由稀转稠，量亦微少。前方已效，嘱仍继进1个月，同时配用当归生姜羊肉汤（羊肉500g，当归60g，生姜30g，隔水清蒸）作饮食营养，两日1次。病状显著改进，下身畏寒，带下减少，脉象虽细，可按而有神。嗣以阳回阴去，殊不必若前之峻温峻补，而以培养气血通调经脉为宜，换方人参养荣汤加龟胶、鹿胶，每日1剂，服至50日而腹暖肢温，阴内无复有冷气鼓吹，带下全无。继服1个月，精神倍增，肌肉丰满，大异往昔气象，遂停药，翌冬生得一子。（赵守真治案）

按：本例扶阳用药另有3点较为独特：因女科冲任亏损，加入鹿龟二胶血肉有情之品以助气血，是为其一；早晚用甜酒冲送硫黄，是为其二；药治同时，辅以当归生姜羊肉汤食补，亦为独到之处。至阳回阴去之后，认为"殊不必若前之峻温峻补，而以培养气血，通调经脉"为治，换方人参养荣汤加龟胶、鹿胶，值得参考。

八、贲门癌

刘某，饮食不下，喝水亦吐，经检查确诊为贲门癌。唐氏接诊断为噎膈，认为阳虚症状明显，命门火衰，议用附子理中汤加味，入硫黄20~30g，服药3个月而愈，随访已5年未复发。（唐步祺治案）

按：唐氏常用硫黄一药，凡命门火衰，沉寒痼冷之疾，用之特效。一般不用生者，需制熟后用于汤剂或丸药，其制法与豆腐同煮2小时即可。

九、头痛

高某，女，36岁。反复头痛十余年，与经期呈相关性，但平时亦犯，精神紧张时多发。疼痛偏于两侧，连及太阳穴和目眶，头沉，上眼皮亦发沉。足凉，渴喜热饮，时有胃痛（十二指肠球部溃疡5年）。舌淡赤胖润，脉缓弦。辨为脾肾阳气不足，湿气偏盛，上犯清阳之处，治以扶阳利湿。

附子理中汤加味：附子15g，炮姜15g，党参15g，苍术15g，砂仁15g，石决明 30g，川芎 15g，茯苓 30g，炙甘草 15g，生姜 10 片。

3 剂后头痛消失，迄未复发。（张存悌治案）

按：郑钦安有"万病一元论"，强调万病皆因元阳受损引起："外感内伤，皆本此一元有损耳。""病有万端，亦非数十条可尽，学者即在这点元气上探求盈虚出入消息，虽千万病情，亦不能出其范围。""总而言之，元阳为本，诸阴阳为标。能知诸阴阳皆为元阳所化，元阳变而为诸阴阳。"

既然万病皆本元阳有损引发，那么治疗就应从扶助元阳着眼，并非头痛医头，脚痛医脚，见症治症，这是火神派一个十分重要的理念。

此案除主症头痛外，见有足凉、渴喜热饮、胃痛等症，皆显阳气不足之象，因而径予附子理中汤，"治之但扶其真元"，10 年头痛，竟然 3 剂取效，确显扶元治病的威力。

十、血证

1. 血尿：刘某，男，29 岁。患 IgA 型肾病 5 年，近半月尿黄，镜检尿潜血（+++），畏冷，足凉，夜间头汗多，余尚正常，舌淡胖润，有齿痕，脉左滑寸尺沉，右沉弦寸弱。此脾肾阳虚，失于固摄而致血尿，治宜温补脾肾，固摄止血。

方选附子理中汤加味：附子 30g（先煎半小时），干姜 20g，炮姜 30g，血余炭 30g，肉桂 10g，沉香 10g，炙甘草 10g。7 剂，水煎服。

复诊：尿色转清，镜检尿潜血阴性。足凉、夜汗均减，守方加茜草 20g、茯神 30g，7 剂后疗效巩固。（张存悌治案）

2. 吐血：范文甫治徐三省，狂吐血，脉芤，舌淡白，恐防喘脱，急宜补气摄血：淡附子、生白术、炙甘草各三钱，党参四钱，炮姜炭一钱半，童便一杯冲。

按：《仁斋直指方》曰："气虚挟寒，阴阳不相为守，荣气虚散，血亦错行，所谓阳虚阴必走是耳。外证必有虚冷之状，法当温中，使血自归于经络，可用理中汤加南木香。"附子理中汤为范氏治血证之习用方之一。并称：服寒凉药止血，血得寒凉而凝结，血止是暂时的。血凝而不畅流，必致妄行而外溢，故愈后常复发；血得温则畅行，畅行则循环无阻，血循经而不外溢，故愈后少复发。

先生用附子理中汤治脾虚气弱吐血证，往往选择童便或参三七同用。《诸症辨疑录》云："诸虚吐衄、咯血，须入童子小便，其效甚速……盖溲溺降火滋阴，又能消瘀血，止吐衄诸血。"《医贯》亦称："服寒凉百不一生，饮溲溺百不一死，童便一味，可谓治血之要。"

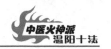

3. 血尿：2014年2月27日治韩某，女，55岁。尿后滴血10天。尿畅色黄，不乏，腰酸膝软，多梦。口和，纳眠尚可。无汗。不凉，舌略赤薄黄，脉沉滑。

患者十分紧张，在某医院反复检查1周，未发现器质性病变。

处方：炮姜30g，红参10g，白术30g，炙甘草15g，三七10g，茵陈15g。7剂。3天后血尿即止，迄无复发。（张存悌治案）

十一、月经过多

吴某，女，49岁。月经量大四五年，经期提前一周，色紫量多。气短，疲乏，时心悸，手足发凉，面色萎黄，走路发飘，睡眠差，左耳鸣。舌胖润，脉右滑数软寸弱，左沉滑。化验：血色素64g/L。妇科检查见子宫内膜增生，曾刮宫一次。按女子七七之年，天癸已绝，经水已至净尽之期，今反量多提前，确实反常。

查其症状一派阳气亏损之象，扶阳自是正治，附子理中汤加味：炮姜30g，血余炭30g，红参10g，白术30g，附子30g，黄芪45g，当归15g，磁石30g，龙骨30g，牡蛎30g，茯神30g，砂仁10g，桂枝25g，炙甘草10g。7剂。

复诊：心悸、气短、疲乏明显改善，血色素升至83g/L。守方服药2个月，经量经期正常，余症大致消失。久病屡次求医，自谓这次效果特明显。（张存悌治案）

按：郑钦安论"经水来多而色紫成块"说："诸书皆称火化太过，热盛极矣。多以凉血汤及生地四物加芩、连之类，法实可从，其病形定是有余可征。若无有余足征，而人见昏迷，困倦嗜卧，少气懒言，神衰已极，又当以气虚血滞，阳不化阴，阴凝而色故紫、成块。不得妄以清凉施之，法宜温固本元为主，如理中汤加香附、甘草干姜汤、建中汤之类，方不为害。"

十二、甲状腺功能减退

肖某，男，37岁。患甲状腺功能减退半年，疲劳，乏力。患者系国家某部委官员，自觉难以胜任工作，在京城屡次求医不效，慕名来沈求治。晨起睑肿，畏冷，夜间腰背汗出，口干，鼻头红肿5天，余尚可。化验T_3、T_4值均低，现用优甲乐控制。舌淡胖润，脉弦寸弱。此一派脾肾阳气亏损之象，唯鼻头红肿乃阴火上浮之症，不可认作毒火。拟扶阳益气，略佐潜纳为治，告以鼻头红肿当最先取效。

方选附子理中汤加味：附子30g，干姜20g，红参10g，白术25g，茯苓30g，黄芪50g，肉桂10g，砂仁15g，黄柏10g，泽泻15g，炙甘草30g。7剂，水煎服。

药后精神振作，鼻头红肿果然最先消失，口干减轻，余症好转。患者每月来诊一次，上方为主调整，附子、黄芪均用至75g，出入药物尚有补骨脂、淫羊藿、菟丝子、

吴茱萸、桂枝、白芍等。服药半年，诸症基本消失，感觉精力充沛，T_3、T_4值均已正常。（张存悌治案）

十三、厥脱

1.伤寒烦躁：休宁吴文哉，伤寒烦躁，面赤，昏乱闷绝，时索冷水，其弟曰休乞余决死期。手扬足掷，难以候脉，五六人制之方得就诊，洪大无伦，按之如丝。余曰：浮大沉小，阴证似阳也。与附子理中汤当有生理。曰休骇曰：医者十辈至，不曰柴胡承气，则曰竹叶石膏，今反用热剂，呜呼哉？余曰：温剂犹生，凉剂立毙矣。曰休卜之吉，遂用理中汤加人参四钱，附子二钱，煎成，入井冰冷与饮，甫及一时，狂躁定矣。再剂而神爽，服参至五斤而安。（《古今图书集成·医部全录》卷三百五十八）

按：烦躁有寒热虚实之别。本例烦躁，虽有面赤，昏乱闷绝，时索冷水，似属热证。然又见脉洪大无伦，按之如丝之阳虚脉象，故属真寒假热证。医者屡进柴胡承气、竹叶石膏，中伤脾胃，久及肾阳，致脾肾阳衰，阴寒内盛，格阳于外。治宜温补脾肾，回阳救逆。方用理中汤加参附，药证合拍，烦躁自已。

2.伤寒躁狂：张子和四令郎，伤寒四五日，两脉虚微，神气昏乱，烦躁不宁，时欲得水，复置不饮，弃衣而走，勇力倍于常时，言语狂乱，不避亲疏。知为群阴格阳欲脱，外显假热，内伏真寒也，为定参附理中汤，大振阳气，以敌阴邪。时群医满座，皆为火热有余之症，不用温补而欲寒下。余曰：阴盛之极，虚阳不胜，不胜则阴乘阳位而阳以外亡，躁烦狂乱，种种不宁有似阳邪内甚，孰知其为阳邪外散耶？观其得水不欲饮，情已毕露，岂有火热之症而不欲饮水自救者也；且指外症为阳实有余之候，然则两脉微弱无神为阳虚不足之兆耶。嗟哉，一匕之谬，永劫莫忏，诸君慎之。

言未竟，适浙友胡先生至，议论方案，与余若合符节，谓此症阴盛于内，阳微于外，若不急救，大汗一至，孤阳气绝难为力矣，时病家始委心听治。随用前药，加人参至四钱，煎成冷服，一二时许狂乱顿止，反见寒战，欲覆重被，阳虚之状始露，再与前一剂，神清热退而安。（《印机草》上卷）

按：本案系为阴盛格阳，外显假热，内伏真寒也。辨证着眼于两脉虚微，时欲得水而不欲饮。神气昏乱，烦躁不宁，弃衣而走，言语狂乱，似属热证，实则阴寒内盛，格阳于上，扰及神明之征。若误诊为阳狂而投寒凉之品，祸不悬踵。"一匕之谬，永劫莫忏"。

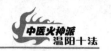

第二节　甘草干姜汤（《伤寒论》）

组成：甘草四两（炙，味甘平）　　干姜二两（炮，味辛热）

上㕮咀，以水三升，煮取一升五合，去滓，分温再服。

《伤寒论》："伤寒脉浮，自汗出，小便数，心烦，微恶寒，脚挛急，反与桂枝汤，欲攻其表，此误也。得之便厥，咽中干，烦躁，吐逆者，甘草干姜汤与之，以复其阳。"

《金匮要略》："肺痿吐涎沫而不咳者，其人不渴，必遗尿，小便数，所以然者，以上虚不能制下故也。此为肺中冷，必眩，多涎唾，甘草干姜汤以温之。"

本方用甘草补中益气，干姜温中复阳，守而不走，中阳得复，脾气健运。

一、咳血

王某，男，42岁。身体消瘦，面容萎黄无神，耳鸣，两足发烧，虽冬季晚上足部亦伸出被外，其他部分怕冷。咳时气紧，吐白泡沫涎痰，略带盐味，舌质淡红，苔白腻，脉沉弦。近来咳喘日益加重，不能平卧，突然咳吐鲜血。从上述症状来看，此为肾阳虚寒之证。

先以甘草干姜汤守中以复阳，止血而宁咳：炮姜、炙甘草用量各120g。2剂后，血止而咳亦减。肾为水脏，肾中真阳衰微不能化气行水，水邪上逆，冲肺而咳，以大剂真武汤治之。附子初为50g，继增至120g，连服8剂，咳喘明显好转，痰亦减少，已能平卧，怕冷感亦减。为预防再次吐血，以炮姜易生姜，去白芍加上肉桂以补肾中真阳，又服10剂，诸症消失而告愈。（唐步祺治案）

按：此症一派肾阳虚寒之象，出血属阴火无疑。唯两足发烧之症容易惑人，其实是由阳气下陷引起，不可误为阴虚火旺。

唐氏善用甘草炮姜汤治疗各种血证，疗效颇佳，此为其独特的经验："无论其为吐血、衄血、牙血、二便血，先不分阴阳，都先止其血，用大剂甘草炮姜汤加血余炭，屡用屡效。然后审察病情，按法治之。"如属阳虚失摄引起，再用附子理中汤或四逆汤加补肾药善后。

考唐氏善用本方还有一层用意，即当病症疑为阳虚而捉摸不确时，可先用甘草炮姜汤试投，如无异常反应，则可放胆应用辛热重剂，此因炮姜味苦，甘草味甘，苦甘化阴，即或辨证不确亦不致酿成大错。

二、崩漏

1.吴某，女，43岁。自1971年因失眠与低血压时而昏倒，1975年以后发病频繁，尤其经量多、间隔短，长期大量失血，不能坚持工作。北京数家医院均诊断为"功能失调性子宫出血"并发"失血性贫血症"，经治疗无效。1978年6月来诊：行经不定期，停后数日复至，淋沥不断，色暗淡，夹乌黑瘀块甚多。头痛、水肿、纳呆、蜷卧、失寐惊悸，气短神疲，肢软腹冷，恶寒身痛，面色苍白，形容憔悴，舌淡，苔白滑，根部微腻，脉沉而微细。辨为太阴少阴证崩漏，法宜温经散寒，复阳守中。

以甘草干姜汤主之：炮姜30g，炙甘草30g，3剂。服药后胃口略开，仍恶寒身痛。继以甘草干姜汤合麻黄附子细辛汤，温经散寒，表里兼治：制附子60g（久煎），炮姜30g，炙甘草30g，麻黄9g，辽细辛3g。上方随证加减，附子加至每剂120g，炮姜120g，共服25剂。全身水肿渐消，畏寒蜷卧、头痛身痛均好转。崩漏已止，月事趋于正常，瘀块显著减少，舌质转红，仍偏淡，苔白滑，根腻渐退。病已明显好转，阳气渐复，阳升则阴长。但仍有脾湿肾寒之象，法宜扶阳和阴，补中益气。

以甘草干姜汤并理中汤加味主之，随证增减，共服40余剂：制附子60g（久煎），干姜15g，炙甘草30g，党参30g，炒白术24g，茯苓20g，炮姜30g，血余炭30g，上肉桂10g（冲服），鹿角胶6g（烊化）。至1978年10月，月经周期、经量、经色已正常，诸症悉愈，恢复工作。（范中林治案）

按：患者长期漏下，虚衰难支，东垣云："凡下血证，无不由于脾胃之首先亏损，不能摄血归源。"结合舌象脉证，长期漏下失血，"属太阴，以其脏有寒故也"。为此，始终以温脾为主，连用甘草干姜汤守中复阳以摄血。本例由脾胃局部虚寒太阴证而发展为全身虚寒少阴证，因外连太阳之证，故以甘草干姜汤合麻黄附子细辛汤，温经散寒，表里兼治，终以甘草干姜汤并理中汤加味收功。

2.某女，月经时有提前或错后，干净二三天后又来，七八天或半月淋沥不断。其人面色苍白，神疲嗜睡，饮食不多，脉沉细。辨为阳气虚弱，不能统摄阴血所致。先以炮姜甘草汤加棕榈炭以止血；继以附子理中汤，连服4剂，经漏已止；最后以附子理中汤合当归补血汤善后，巩固疗效。此后，每次月经均在四五天即干净。（唐步祺治案）

按：此案判为阳虚失于摄血，自是常理。前后三步选方颇具要义，清代《女科经纶》有著名的治崩三法："初用止血，以塞其流；中用清热凉血，以澄其源；末用补血，以复其旧。"即以塞流、澄源、复旧三法，示后人以此症治疗圭臬，唐氏

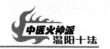

本案亦体现了这种原则。塞流用炮姜甘草汤加棕榈炭止血；唯用"清热凉血，以澄其源"是指血热引起之崩漏而言，本案乃由阳虚所致，故澄源用附子理中汤以扶阳温中，这是不容混淆的。复旧则用附子理中汤合当归补血汤善后，思路清晰。

三、呃逆

1. 李某，女，43 岁。呃气两个月。从午后到夜间呃气频作，气冷，且觉胃、食道冷感数年，舌淡有痕，脉细尺部不显。此胃气垂绝之证，急予温中下气之法治之：干姜 60g，炙甘草 60g，高良姜 30g，荜茇 30g，公丁香 30g。3 剂。

药后呃气缓解，食道、胃冷明显好转。守方去荜茇（久用耗真气）加桂、附，随访未发。（曾辅民治案）

按：曾氏指出，为何未用一般降胃之品？因为胃寒不降，胃气上逆，胃气已冷，胃寒为矛盾之基础，只有大剂量温胃散寒，药简剂大更效。此案判为阳虚，还有一个时间辨证因素，即"从午后到夜间呃气频作"，此系阳虚之际，阴寒逢到阳虚之时，症状自然加重。

2. 张某，女，62 岁。呃逆，声音时大时小 9 年，当胃胀时则声大。食可，神可，舌稍淡，有津，脉沉弦。此胃阳不足，胃气上逆所致。

处方：干姜 30g，炙甘草 20g，桂枝 30g，西砂仁 30g，公丁香 30g，吴茱萸 20g。3 剂。

药后胃适，呃止，胸脘亦适。此据"土败则哕"之论而治。（曾辅民治案）

四、遗尿

刘某，男，30 岁，小学教师。患遗尿证甚久，日则间有遗出，夜则数遗无间，良以为苦。医温肾滋水而用桂附地黄汤，或补肾温涩而用固阴煎，或以脾胃虚寒而用黄芪建中汤、补中益气汤。其他鹿茸、紫河车之类，均曾尝试，有效有不效。吾见前服诸方于证未尝不合，何以投之罔效？细诊其脉，右部寸关皆弱，舌白润，无苔。口淡，不渴唾涎，食纳略减。小便清长而不时遗，夜为甚，大便溏薄。审系肾脾肺三脏之病，但补肾温脾之药服之屡矣，所未能服者肺经之药耳。复思消渴一证，肺为水之高源，水不从于气化，下注于脾肾而不能约制，则关门洞开，是以治肺为首要，而本证亦何独不然。景岳有说："小水虽利于肾，而肾上连肺，若肺气无权，则肾水终不能摄。故治水者必先治气，治肾者必先治肺。"本证病源于肾，因知有温肺以化水之治法，又甘草干姜汤证原有遗尿之源，更为借用有力之依据。遂给予甘草干姜汤：炙甘草 24g，干姜（炒透）9g，每日 2 剂。3 日后，遗尿大减，涎沫亦稀。

再服 5 日而诸症尽除。然以 8 日服药 16 剂，竟愈，此难治之证，诚非始料所及。（赵守真治案）

原按：《金匮要略》云："肺痿吐涎沫而不咳者，其人不渴，必遗尿，小便数，所以然者，以上虚不能制下故也。此为肺中冷，必眩，多涎唾，甘草干姜汤温之。"之所以遗尿者，是因肺冷气阻，治节不用，水液直趋下焦所致。曾杂投补肾温脾剂未效，因知当属肺中虚冷，不能制下之候，治用温肺摄泉，与甘草干姜汤连服十数剂而愈。

第三节 吴茱萸汤（《伤寒论》）

组成：吴茱萸一升（洗，辛热） 人参三两（甘温） 生姜六两（切，辛温）大枣十二枚（掰，甘温）

上四味，以水七升，煮取二升，去滓，温服七合，日三服。

方解：方用吴茱萸辛热温中降逆，既可温胃止呕，又可温肝降逆，还可温肾以治吐利，最适于肝胃虚寒之证，故用为君。重用生姜温胃散寒，降逆止呕以助吴茱萸温胃降逆之力，是为臣辅。佐以人参补脾益气，以复中虚，兼顾吐利伤胃之虞。大枣甘平益气补脾，调和诸药，既可助人参之补，又可制吴茱萸之燥，偕生姜以温中是为使药。《伤寒论》原文：

"食谷欲呕者，属阳明也，吴茱萸汤主之。得汤反剧者，属上焦也。"

"少阴病，吐利，手足厥冷，烦躁欲死者，吴茱萸汤主之。"

"干呕，吐涎沫，头痛者，吴茱萸汤主之。"

《金匮要略》："呕而胸满者，吴茱萸汤主之。"

上述条文明确指示了本方主治，为治疗肝胃虚寒的代表方剂，临床应用以呕吐，或干呕吐涎沫，舌淡，苔滑，脉细迟或弦细为辨证要点。

一、头痛

1. 梅尼埃综合征：黄某，女，34 岁。1970 年以来，经常患头痛、眩晕、干呕，甚则晕倒，经数家医院皆诊断为"梅尼埃综合征"，1972 年 1 月来诊：头顶痛甚，干呕，吐涎沫；眩晕时，天旋地转，如坐舟中；四肢无力，手足清凉。面色萎白无华，舌淡润，少苔，脉微细。辨为肝胃虚寒，浊阴上逆，病属厥阴寒逆头痛眩晕。法宜暖肝温胃，通阳降浊。

以吴茱萸汤主之：吴茱萸 10g，潞党参 20g，生姜 30g，大枣 30g。上方服 4 剂，呕吐止。头痛、眩晕明显减轻。但仍眩晕，其所以眩晕者，因其病在肝，而其根在肾。

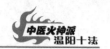

继进温补脾肾之剂，以理中汤加味缓缓服之：潞党参20g，炒白术18g，炙甘草15g，干姜30g，制附子30g（久煎），茯苓15g，上肉桂10g（研末冲服）。服20余剂，诸恙悉安。1979年追访，再未重犯，始终坚持全勤。（范中林治案）

按：《伤寒论》中，吴茱萸汤主治病症有三条：一属阳明胃家虚寒；二属少阴吐利；三属厥阴寒证。其共同之点，皆有呕吐这一主证。阳明虚寒食谷欲呕，少阴吐利，厥阴干呕吐涎沫，其病机之共性，皆为中虚气逆，浊阴上犯。本例厥阴干呕吐涎沫，还有头痛一证，此乃病属厥阴经之显著特征。总其要，厥阴肝寒为本，阳明胃寒为标，授以燠土、暖肝、温肾之剂，病祛根除而晕痛皆止。

2. 任某，女，67岁。心烦头痛3个月。头痛则呕吐，经CT、脑血流检查均正常，每夜寒热往来，大汗，舌淡，脉沉细。形足稍倦，夜间难眠，食少。

处方：盐附子50g（先煎），红参20g，吴茱萸30g，生姜30g，大枣20g，山茱萸50g，龙骨30g，磁石30g，白芷20g。2剂，嘱3小时服一次。开始服仍呕吐，第二次服开始好转。次日寒热消失，头痛减，守服6剂后痊愈。（曾辅民治案）

按：曾氏认为，此证属肝寒日久伤及肝阴（血），寒热之解决靠大剂量之山茱萸。心烦一症亦提示有厥阴证因素。

3. 余某，女，30岁。头痛三年。平时常冷，头顶发冷，痛时加重，心烦，恶心。足趾有水疱，瘙痒，舌淡，脉沉细。

处方：红参20g，生姜30g，吴茱萸25g，大枣20g，麻黄10g，苍术10g。3剂。药后诸症消失。（曾辅民治案）

按：此案从舌脉看证属虚寒，头顶为肝经循行之处，故断为肝寒。肝寒则疏机不利，水湿疏泄不畅渗于皮成水疱，故用吴茱萸汤解肝寒，用麻术渗利水湿而效。

4. 余在辽宁中医药大学附属第三医院时，有护士长唐某40多岁，某日找我看病。言及患头痛十余年，每当发作时头痛剧烈，甚至要到撞墙的地步，痛甚则干呕，自觉昏沉。一月发作多次，近日发作已3天。曾求治于许多名医专家，皆不见效，心情郁闷。其大便不实，舌淡胖润，脉沉弦，余无异常。分析属肝胃虚寒。

处吴茱萸汤治之：吴茱萸15g，红参15g，苍术25g，羌活10g，大枣10枚，生姜15片。

接方后，她觉得才这几味药能有效吗？以前的名医用药都比这多尚不见效，何况这点药呢？我说："药方对，一口汤；方不对，一水缸。你吃吃看。"没想到，她服了5剂药，头痛解除，随访多年迄未发作。（张存悌治案）

按：本案头痛虽然久治不愈，但其表现符合厥阴头痛的经文："干呕，吐涎沫，头痛者，吴茱萸汤主之。"真所谓"药方对，一口汤"是也。前医屡治不效，乃伤寒功夫不足也。

衡量一个医家的水平，有个简单而可靠的办法，不用看他药开得如何，只看他的方子药味多少。药味少者水平高，药味越多，水平越低。《洛医汇讲》有一句话说得很精彩："用方简者，其术日精；用方繁者，其术日粗。世医动辄以简为粗，以繁为精，衰矣哉。"用方繁简，即用药味数多少，确可作为衡量医家水平高低的标准。一个方子若是开出二三十味来，肯定不足观。那是"大包围"，根本就不清楚病机要害在哪里。

曾见某针灸大师的关门弟子，自诩得其真传。有一次，偶然看他给人治疗腰痛，毫针扎得像电线杆，心知其术肯定高不了，好的针灸大师往往几针就解决问题，这和用药多少是一个道理。

5.秦某，女，49岁。慢性头痛六七年，以头顶及左侧为甚，呈涨痛、发闷、沉重感，时感眩晕，伴有呕恶。其口不渴，晨间口苦，时有口腔溃疡。尿时黄，便调。舌淡胖润，脉弦浮，尺沉。此属厥阴头痛，晨间口苦，时有口腔溃疡乃真气上浮所致，不可误为胃火，治以吴茱萸汤加味：附子 15g，吴茱萸 15g，党参 15g，砂仁 15g，苍术 15g，石决明 50g，大枣 10 枚，生姜 15 片。5 剂后，头痛消失，继续调理，余症若失。（张存悌治案）

6.罗先生，60岁。左头痛已达 10 年，痛时汗出如雨，并有夜咳，痰中带血，气喘。盖夜咳气喘，为寒水射肺，阳虚之象；痰中带血者，不过是气管之络被创伤，其本病仍由肾虚阴寒而起。初以吴茱萸汤加川芎、白芷投之，吴茱萸用至 50g，防风 75g，生姜 100g，大枣 8 枚，2 剂后头痛略减，但痰血未止。乃加炮姜、炙甘草以助其受伤之气管收缩，再 3 剂而头痛除，痰血亦止。继以真武汤加半夏曲、干姜、五味子、细辛，以扶其阳而治其咳。6 剂后，10 年不治之偏头风及咳喘，皆告愈矣。（谭述渠治案）

原按：谭氏论头痛之治：头为诸阳之会，阴气占据阳位，阳气尽蔽，头部因是而痛。重用生姜、吴茱萸之大辛大温，通阳以破阴霾之气，佐以人参、大枣之一阴一阳，健脾胃之气，以镇逆上之阴，使阳光丽照而阴翳自消。

余临床经验所得，服吴茱萸者，量不可过轻，轻则效微而治疗时间亦久。但量重则服食者数小时内，常有痛如头破，全身发热，每令病者误以为药不对症，而失医治之信心。唯吴茱萸虽能逐头部之风寒，未能永止其以后之风生，因病者真阳已

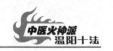

外散，目前之风寒虽去，未来之寒湿可凝，难免死灰复燃，或亦受袭于其他部分。若以真武汤合之，利用其镇坠之力，使服食者反应微，减去其头痛如破裂之苦。又以真武之能逐水扶阳，使生热力以免寒凝而风生，则自能根治，永不复发矣。先投吴茱萸汤治其标，复以真武汤治其后亦可，但不若合汤之较佳也。

7. 刘先生，体丰硕，素患高血压，头痛目眩，经年不愈。前年春突患双目红肿，迎风洒泪。医者认为因高血压兼患沙眼，迭请疗治及手术不愈。按其脉浮弦而紧，舌苔白腻，知为少阴之真阳浮露，厥阴肝木不潜，以致双目尽赤。乃以大剂吴茱萸汤，1 剂而泪止，再 2 剂而红肿皆消，头痛亦止。嘱其以肉类培补，至今不特并无复发，血压正常，视力且比前增加焉。（谭述渠治案）

二、呃逆

郭某，男，40 岁。从入室至诊脉的 5 分钟内，连连呃逆 7 次。声高息涌，面赤如妆，舌淡水滑，六脉沉细，痛苦不堪。询其始末，据云经营小煤窑，心劳力拙。常觉口舌干燥，眼冒金星。粗知医，自认为火症，服三黄石膏汤半剂，夜半发呃，至今已五昼夜，中西药罔效。从脉证判断，此必劳倦内伤之体，肾元久虚于下，火不归原，误作实火，致苦寒伤阳，中焦冰结，阻遏阳气不能上达。已见阳浮欲脱之象，幸在壮年，尚不致危殆。

法宜大剂回阳破阴，开冰解冻之剂：炙甘草 60g，附子 30g，干姜 30g，吴茱萸 30g（开水冲洗 7 次），红参 15g（另炖），丁香 10g，郁金 10g，生半夏 30g，鲜生姜 30g，姜汁 20mL（兑入），大枣 20 枚，加冷水 1500mL，文火取浓汁 500mL，少量多次服。另外，先令患者将自己指甲剪为细丝，装入烟卷中，点燃，狠吸几口咽下，呃逆遂止。此法来自民间，治口呃立时见效。患者吸烟数口之后，至取药出门半小时内仅呃逆 1 次，后遇于街头，告知服药约 1/3 剂已愈，唯觉精神委顿。（李可治案）

第四节　四逆苓桂丁椒汤（吴佩衡制方）

四逆苓桂丁椒汤为吴佩衡先生所拟，即四逆汤加茯苓、肉桂、丁香、白胡椒，用治一切脘腹阴寒疼痛诸症，呕恶明显者再加半夏、砂仁等。

脘腹疼痛

1. 张某之妻，30 余岁。心痛彻背，时觉腹中有气上冲心胸，心中慌跳，复见呕吐，触之腹内有癥坚痞块，痛不可当。缘由前医曾予腹部注射某药一针，其后针处硬结突起，继而扩展大如碗口。十余日来饮食不进，微喜滚饮，虽恶寒但不发热，舌苔白滑兼灰黑色，脉细迟欲绝。此乃肝肾阴邪为患，复因针处被寒，阴寒夹水邪上逆，凌心犯胃，如不急为驱除，缓则必殆无救。

拟四逆苓桂丁椒汤治之：附子130g，干姜60g，茯苓26g，丁香13g，上肉桂13g（研末，泡水兑入），白胡椒6g（捣末，分次冲服），甘草6g。

一剂则痛减其半，再剂则诸症渐退，痛止七八，稍进饮食。唯呕吐未止，此乃肝肾阴寒之邪未净，拟乌梅丸方治之：附子130g，干姜60g，当归26g，上肉桂13g（研末，泡水兑入），黄连13g，黄柏13g，北细辛6g，潞党参16g，川椒6g（炒去汗），乌梅3枚。服1剂后，呕吐止。2剂后，腹痛全瘳，腹内痞块渐散。继以大回阳饮，兼吞服乌梅丸10余剂，始奏全功。（吴佩衡治案）

按：此证二诊因"呕吐未止，此乃肝肾阴寒之邪未净"，处以乌梅丸治之，2剂显效，颇具新意。

2. 徐某，男，年四旬。患心胃痛证已20余年，病情日见增剧，形体消瘦，胸膈痞胀作痛，两胁满闷不舒，脘腹灼痛，痛极则彻于胸背，固定不移，从心下至脐腹隆起板硬如石，按之亦痛。腰背如负薄冰，懔懔而寒。时而泛酸上冲咽喉，呕吐黄绿酸苦涎水，心中嘈杂，知饥而不能食，唯喜烫饮，饮而不多。大便干结难解，小便短涩，手足不温，少气无力，入夜难寐，舌淡，苔白滑腻，脉来沉迟。判为病久阳虚，真火内衰，阴寒内结，脾阳不运，无力以制水邪，肝郁不舒，夹寒水上逆犯胃凌心。阳虚为病之本，寒水泛溢为病之标，法当扶阳温散寒水之邪治之，先拟乌梅丸方一剂，疼痛稍减，呕吐酸苦水已少。认为病根深固，非大剂辛温不可。但多年临床体验，此证每于服药之后，或见脘腹增痛，或吐酸、便泻、小便色赤而浊等征象，可一时有所表露，此乃药与病相攻，驱邪之兆，若药能胜病，犹兵能胜敌；倘畏惧不专，虽欲善其事，而器不利也，何以克服！古云：若药不瞑眩，厥疾弗瘳。

吴氏将此理告于病者，令其有思想准备。遂以大剂吴茱萸四逆汤加味治之：

附子150g，干姜60g，上肉桂18g（研末，泡水兑入），吴茱萸18g，丁香5g，茯苓30g，白胡椒3g（研末，兑服），甘草15g。服药后果然1剂则痛反较增，2剂则腹中气动雷鸣，3剂则涌吐大作，吐出黄绿苦水盈盂。原方附子增至200g，连进10剂，愈服越见吐，痛不减反有所增之势，但脉转缓和稍有神，仍喜滚饮而畏寒。仍照前法，再进不怠，白附子用至300g，连服2剂，脘腹疼痛及痞硬顿失其半，胃逆作酸已减少。继续调理10余剂而愈，体健如常。（吴佩衡治案）

按：此例吴氏选方虽称"吴茱萸四逆汤加味"，考其用药则为四逆苓桂丁椒汤

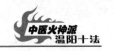

内容，因病涉厥阴肝经，取意在吴茱萸四逆汤，二者并不矛盾。

本案颇显吴氏胆识，进以大剂姜、附，预先告以可能有所反应，令患者有心理准备。及至服药后果然"一剂则痛反较增，二剂则腹中气动雷鸣，三剂则涌吐大作"，进而"愈服越见吐，痛不减反有所增之势"，当此之际，一般医家恐难守持。吴氏不愧经验丰富，"仍照前法，再进不怠"，而且附子加量，让人领略火神派风格。归纳吴氏对姜、附等热药反应的认识，最常见的就是呕吐痰涎，大便泄泻，其次是周身水肿，以及原有症状如疼痛加重以及出血等，有些经验可补郑氏未备，本案即是突出例证。

3.顾某，男，年四旬。肾气虚，脾湿素重，时值酷暑季节，常食西瓜凉饮，夜卧贪凉，复受冷风所袭，遂致脘腹疼痛不止，痛极则彻及心胸腰背，水米不下，汗出淋漓，辗转反侧睡卧不安，时时呻吟。吴氏诊之：颜面青暗，舌苔白滑质含青色，脉来一息两至半，沉迟无力，手足厥冷。此乃肝肾之阴夹寒水脾湿凝聚三焦，凌心犯胃，阳不足以运行而成是状。

先以上肉桂10g研末泡水与服之。服后旋即呕吐涎沫碗许，此为寒湿外除佳兆，继以吴茱萸四逆汤加味治之：附子100g，干姜30g，上肉桂10g（研末，泡水兑入），丁香6g，白胡椒6g（捣末，分次吞服），吴茱萸10g，甘草10g。

服1剂，涌吐酸苦涎水两大碗，痛减其半。再服1剂，又吐涎水两大碗，其痛大减，遂得安卧。次晚续诊，脉已一息四至，汗止厥回，诸痛俱瘥，继以桂附理中汤2剂调理而愈。（吴佩衡治案）

按：此例选方与其具体用药，均与上案相似，唯上案病情较重而用药剂量较大，至于用药内容几乎一致。

第三章　温补法

所谓温补法，是指温阳药与补益药相配伍的治法，温阳治本，补益药则分三类：

其一补气药，如人参、黄芪、白术之属，郑钦安有时称之为"温养""有当温养以扶阳者，甘草干姜汤、理中汤之类是也"。《医理真传》卷二代表方有人参四逆汤。

其二补肾药，如二仙、补骨脂之属，代表方如金匮肾气丸等。补气药通常偏重于脾，此则偏重于肾。二者均称之为"温补"。

其三补阴血药，如归芍、熟地之辈，通常称之为"温滋"，代表方如当归四逆汤、当归生姜羊肉汤等，当然还有温补、温滋合于一方者如破格救心汤。

温补法适用阴寒而兼气虚阴损之类的病症。《医学心悟》所称："温之与补，有相兼者，有不必相兼者。虚而且寒，则兼用之；若寒而不虚，即专以温药主之。"

火神派各家如祝味菊、李可先生等擅用附子的同时，推崇景岳、东垣之学，继承了温补派、补土派思想，形成温补风格，对久病虚损之人尤擅此法。这一点似与郑钦安、吴佩衡等强调专用附子的特点有所不同。

第一节　四逆加人参汤（《伤寒论》）

组成：甘草二两（炙）　附子一枚（生，去皮，破八片）　干姜一两半　人参一两

上四味，以水三升，煮取一升二合，去滓，分温再服。

本方为四逆汤加人参而成。四逆汤回阳救逆，加人参以益气生津，对虚寒下利、阳亡液伤之证，尤为适宜。魏荔彤云："予温阳之中，佐以补虚生津之品，凡病后亡血津枯者，皆可用也。"本方主旨为补阳虚以胜阴寒，佐人参救欲脱之元阴，张景岳称为"四味回阳饮"，"四味回阳饮治元阳虚脱，危在顷刻者。"（《景岳全书》）郑钦安称为"回阳饮"。

《伤寒论》原文："恶寒脉微而复利，利止，亡血也，四逆加人参汤主之。"阐明亡阳兼见脱液的脉证和治疗。恶寒脉微，是少阴阳衰阴盛之象，因下利津液内竭，无物可下而利自止，乃阳亡液脱之象，急用四逆加人参汤治疗。

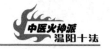

一、阳虚发热

1.李某，女，40岁，农民。低热年余，每天上午7点开始发热，体温37.1℃左右，下午2点以后体温达37.3~37.4℃，活动劳累后加剧，休息后减轻，曾经全身系统检查无异常。症见气短懒言，体困乏力，不耐劳作，畏寒肢冷，喜热恶寒，口渴而饮水不多，大便偏干，舌淡水滑，脉沉细无力。证属虚阳外浮，治宜温阳益气。

方用四逆汤加味：附子30g（先煎2小时），干姜30g，炙甘草10g，红参10g。3剂，水煎服，每天1剂。

服药效果较佳，体温恢复正常，困乏明显改善，又服3剂，巩固疗效。随访月余，病情无反复。（傅文录治案）

按： 经云："阳气者，烦劳则张。"女性有经、带、胎、产之累，加之操劳过度，以致阳气耗损，阳虚外浮，乃至发热，此系阴火，绝非阳热，患者一派阳虚阴盛表现可证。治用四逆汤加人参汤温阳益气，以补耗损之阳气。傅氏应用本方治疗妇女长期发热者已有数十例之多，均取得良好效果。

2.陈某，女，60岁，农民。低热37.5℃已有6年。6年前外感之后出现发热，经用抗生素、激素等药物治疗病愈，不久便出现低热37.5℃。一般早晨8点以后慢慢升高，下午2时体温最高，然后又逐渐降为正常。曾在多家医院就诊，未发现明显异常，最后定为"功能性低热"。症见身体消瘦，纳差腹胀，畏寒肢冷，五心烦热，气短懒言，发热多在活动后加重。舌淡胖边有齿痕，脉沉细无力。证属阳气亏损，虚阳浮动，治宜补肾回阳。

方用四逆汤加味：附子30g（先煎2小时），炮姜30g，炙甘草10g，红参10g，三七10g，砂仁30g。3剂，水煎服，每天1剂。

服药后，症状大减，精神大振，体温最高在37.2℃以下，继服上方6剂。体温恢复正常，纳增神振，二便如常。再服6剂，隔日1剂。（傅文录治案）

按： 功能性低热，现代医学多认为不明原因发热，中医辨属内伤发热，俗医多从阴虚论治，殊少见功。原因在于此症多属气阳亏损所致，滋阴清热乃文不对题。本例一派畏寒肢冷阳虚之象，其低热、五心烦热乃是阴火，阴证所生之火，张景岳称之为假火，扶阳方是正治。

怎样辨认真热假热？郑钦安的主导思想就是以阴阳辨诀为凭，"总在考究阴阳实据为要""学者务于平日，先将阴阳病情，真真假假熟悉胸中，自然一见便知，亦是认证要着。"（郑钦安语）

3.刘某，男，30岁，农民。2007年11月29日就诊。发热月余，体温37.6℃左右，白天高，夜晚低或正常，化验血常规白细胞增高，怀疑败血症，经用抗生素、激素治疗，体温仍然不降，白细胞反而增高，进行细菌培养及药敏试验，应用试敏抗生素，体温不仅没有恢复，白细胞增高也持续不降，无奈求治于中医。症见发热多在37.6℃左右，一般上午开始升高，下午3时左右最高，然后下降，夜晚可恢复正常，活动、劳动、劳累之后加剧，适当休息或睡眠后稍降，身体困倦，气短懒言，无精打采，畏寒肢冷，不耐劳作，食纳不香，二便尚可，舌淡体胖大边有齿痕，苔白腻滑，脉沉细无力。证属虚阳外越，治宜回阳收纳。

方用四逆汤加味：附子30g（先煎），炮姜30g，炙甘草10g，红参10g，肉桂10g，三七10g，砂仁30g。水煎服，每天1剂。6剂。

服药之后，体温慢慢控制在37.2℃左右，精神转佳，食纳增进，化验白细胞降至正常，大为高兴。原方有效，再进6剂。

三诊：体温恢复正常，劳作之后，感觉又要发热，体温37℃，畏寒肢冷减轻，体力增加，原想休息后再吃中药，现要求巩固治疗，前方再进6剂。（傅文录治案）

按：长期发热，西医多在病原菌上找针对性用药，这是对抗疗法。问题是细菌培养虽然发现了致病菌，应用敏感抗生素后，体温及白细胞仍然不降，原因何在？关键在人体的抵抗力上，正气不足，驱邪能力下降，故而白细胞不降反升。中医对此着眼于调整正气，以人为本，这正是其优势所在。方用四逆加人参汤，正气足而邪自退，阳回而热减，白细胞恢复正常。

4.结核性发热：宋某，女，60岁，农民。发低热37.5℃已有半年，经X线胸片确诊为双肺结核，常规服抗痨药物2个多月，低热仍然不退。每天下午低热37.5℃，持续到下午6时可自行恢复正常。畏寒肢冷，气短乏力，夜晚盗汗，五心烦热，身体消瘦，纳差，便秘，溲黄，舌质淡边尖红，苔白，脉沉细无力。证属阴阳两虚，虚阳外越，治宜回阳化阴。

方用四逆汤加味：附子30g（先煎），炮姜30g，炙甘草10g，砂仁10g，红参10g。3剂，水煎服，每天1剂。

服药后低热已退，体温37℃，精神大振，食欲增加，五心烦热消失，畏寒肢冷明显减轻，大便正常。病重药轻，附子加到60g，他药不变，再进3剂，进行巩固。

服药后，半年来体温正常，纳食二便均正常。近阶段由于操劳过度，自感旧病又要复发，要求再按2诊处方服用，又服3剂。（傅文录治案）

原按：结核性低热，中医教材所论一般都是养阴清热大法。早年笔者也是如此，但低热总是不退，百思不得其解。看过《李可老中医经验专辑》以后，方知李可也

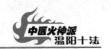

是在套用成方无效的情况下，摸索出用补中益气汤加味而治，取得良效。但笔者认为，这样治疗仍未抓住要害，近读《郑钦安医学三书》，顿开茅塞：午后低热多认为阴虚火旺，郑钦安却认为是阴盛格阳，不得潜藏，阳浮于外而发热。今见患者一派阳虚阴盛之象，故从扶阳着手，应用四逆汤加人参，3 剂而热降，6 剂而正常，纳增神振，半年未反复，从中深悟扶阳治病之理。

5. 李某，女，44 岁。上周因咽痛、口干处以薏苡附子散合潜阳丹，服药后午后身面阵热，烘热汗出，体温一度达到 40℃，早晨正常。现自觉身热出汗，欲寐，精神可，手足心热甚多年，舌淡青，苔白润，脉沉微弱。

处方：红参 20g，附子 100g（先煎），干姜 60g，炙甘草 60g。3 剂。3 小时 1 服。药后身面阵热出汗消失，口干明显减轻。（曾辅民治案）

按： 此例身面烘热而汗出，伴有欲寐，手足心热甚，舌淡青苔白润，脉沉微弱，当系阴火为患。处以重剂四逆加人参汤，扶阳益阴，煎后频服，方证相符而愈。

二、厥脱

1. 徐国祯，伤寒六七日，身热目赤，索水到前置而不饮，异常大躁，将门牖洞启，身卧地上，辗转不快，更求入井。一医汹汹，急以承气与服。余诊其脉，洪大无伦，重按无力。余曰："阳欲暴脱，外显假热，内有真寒，以姜附投之，尚恐不能胜回阳之任，况敢以纯阴之药，重劫其阳乎？观其得水不欲咽，情已大露，岂水尚不能咽，而反可咽大黄、芒硝乎？天气燠热，必有大雨，此证顷刻一身大汗，不可救矣。且既认大热为阳证，则下之必成结胸，更可虑也。唯用姜附，可谓补中有发，并可以散邪退热，一举两得，至稳至当之法，何可致疑？吾在此久坐，如有差误，吾任其咎。"于是以附子、干姜各五钱，人参三钱，甘草二钱，煎成冷服。服后寒战嘎齿有声，以重棉和头覆之，缩手不肯与诊，阳微之状始著，再与前药一剂，微汗热退而安。（《寓意草》）

按： 这是清代名医喻嘉言的一个著名案例，若从身热目赤，大躁卧地，更求入井等燥热之象来看，似属阳热实证，无怪乎"一医汹汹，急以承气与服"了。细审详辨，着眼于脉洪大无伦，重按无力，确定是由阴盛于里、格阳于外的缘故，确切些说，这是虚阳外越所致阴火。

2. 王某，男，28 岁。性情比较孤僻，善愁多郁，日久成疾。1947 年初，发现胃脘长一包块如拳头大，以手按之活动、有声，不痛。急请中医治疗，所服之药，多系桃仁、红花、三棱、莪术等活血之品。治疗半年，疗效不显，食欲日减，形萎神衰。虽七月炎暑仍穿绒衣，夜覆棉被仍觉不暖。次年四月病势更加沉重，某日突然昏厥，家人误认为暴死，将其放置屋外木板上待殓。其时范氏恰在邻舍诊病，遂往诊视：面色苍白，唇乌，四肢厥冷。用细灯芯探试鼻息，略有微动。触胸窝微热尚存，切脉似有似无。认为犹有一毫生机，可试服药，并留其家中，亲自指导用药。

处方一：炙甘草 30g，炮干姜 15g。

处方二：炙甘草 60g，干姜 120g，制附子 120g（久煎），党参 45g，童便为引。

令其家人将以上两剂药，同时急火分罐煎煮。先取首方煎好之汤半盅，频频灌之。服后约一刻钟，逐渐发出轻微鼻息，手足微微蠕动。待二方煎成，立即灌服。药后二时许，慢慢苏醒过来，神志逐渐清楚。

二诊：语气低微，气不接续，阳气虽回，气血虚衰已甚，再拟理中汤加味，补脾壮肾，因其胃脘尚有寒凝积聚，少佐驱寒散结之品：制附子 250g（久煎），干姜 120g，炙甘草 120g，党参 18g，白术 18g，茯苓 15g，补骨脂 12g，枸杞子 60g，吴茱萸 10g，山茱萸 30g，白胡椒 10g。上方服 1 剂，略知饥欲食，可进流质少许。原方再进 4 剂，病情大有好转，每餐能食稀粥一小碗。

三诊：面色略有润泽，精神转佳，但萎黄未消，食欲不振。仍以理中汤加味以助生机：制附子 250g（久煎），党参 15g，炒白术 30g，炙甘草 60g，干姜 120g，上肉桂 20g（冲服），枸杞子 30g，桂枝 15g，茯苓 25g。另用砂仁 30g，白豆蔻 30g，共研细末，饭后冲服少许。上方加减共服两月余，诸症消除，身体复原。（范中林治案）

按：初诊时患者已待入殓。试鼻息，触胸窝，切其脉，观其色，问其病史，乃属少阴病阳衰阴盛已极，有顷刻欲脱之危。应急投四逆汤驱阴回阳。但附子须久煎，恐失救机，故先投以甘草干姜汤，辛甘合用，专复胸中之阳，肺气得温，呼吸通利，垂绝之阳不致立断。然后以大剂四逆加人参，回阳益阴，救元气于垂绝之乡；加童便引阳入阴，使阳昌阴和而回生。

"厥"证之病理，乃阴阳气不相贯通。轻者手足厥冷，猝然昏倒；重者一蹶不复，以致死亡。《素问·厥论》云："阳气衰于下，则为寒厥；阴气衰于下，则为热厥"。临证救逆，必须详辨。本例寒厥之证，急投辛甘复阳救逆之剂，使阴阳气得以顺接。待殓之患者，竟应手回春。

本例胃脘长一包块如拳头大，前服之药，多系三棱、莪术等活血化瘀之品。治疗半年，疗效不显，食欲日减，形萎神衰。盖因该证系阳虚寒凝，活血化瘀治法乃文不对题，难怪越治越虚了。

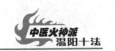

3.暑伤元阳：冯某年四十余，素质本虚，更患暑邪，脉极虚大而数，近八至，舌绛，目赤，面赤戴阳，头汗淋漓，目直视而神昏。余曰：病原暑邪未透，但真元虚极，医甚棘手，当先固其元气，急用四逆加人参汤，益以龙骨、牡蛎，佐以胆汁、童溺，用地浆水一杯为引，浓煎候冷，徐徐投之。

服下一时许，汗敛神定，目能转动。但大渴舌燥暑象毕呈，令食西瓜，神气顿觉清爽。次日再诊，脉象稍敛，有根，为立竹叶石膏汤，服两剂身能起而口能言。但觉困倦少食，此由胃津已耗，余火未熄之故，乃以沙参、麦门冬、石斛、知母、生甘草、金银花、生白扁豆等滋养肺胃而清余热，数剂即安。盖此症像白虎，开手即用白虎必死，何以辨诠，在脉之虚实而已。（《一得集》）

按：此案暑温"症像白虎，开手即用白虎用之必死，何以辨诠，在脉之虚实而已"。由是辨为真元虚极，当先固其元气，故首用四逆人参回阳救逆；继用生津益气，泻火清暑之竹叶石膏汤；后用沙参、麦门冬之甘寒固本。如此重症，灵活变通，因证而变，诚为可贵。

4.项疽：从兄念农之长子莘耕，素羸弱，年十岁时得项疽。外科用药内服外敷，溃久脓尽，流清汁，更以凉药服之，身冷汗出，困顿不支。脉微弱，不可按指，为疏四逆加人参汤，大剂冷服。三日，诸症悉平，疮口清汁转脓，改用阳和汤加附子而瘥。（萧琢如治案）

按：本案阴疽，外科显然按阳证施治，凉药致患者"身冷汗出，困顿不支"，已近阳脱，故先予四逆加人参汤回阳救逆，然后选阴疽正方阳和汤加附子，此中有轻重缓急之分。萧氏说："外科必识阴阳，方能为人治病。否则药与证反，或杂乱无纪律，势必轻者变重，重者即死，害与内科同等，不可不慎。"

三、心动过缓

1.罗某，男，52岁，商人。自小心动过缓，心率40次/分，素有家族史。伴有顽固性腹泻几十年，每天大便次数3~5次，曾求治数十年未效。血压160/110mmHg，长期服用降压药物不稳定。症见气短懒言，畏寒肢冷，夏天夜卧需盖被子，冬天怕冷，不知道什么是热，吃点稍凉食物就腹泻，心悸头晕，不耐劳作，舌体胖大边有齿痕，苔白腻厚滑，脉沉迟无力。证属阴盛阳衰，治宜温肾回阳。

方用四逆汤加味：附子30g（先煎2小时），炮姜30g，炙甘草10g，红参10g，肉桂10g，三七10g。3剂，水煎服，每天1剂。

服药1剂后，出现腹泻加重，释说此是扶阳祛寒之反应，不必停药。3剂服完，精神大振，腹泻减轻，每天1次，心率提高到47次/分，血压稳定在130/90mmHg

水平上。大喜过望，再进 3 剂。

三诊：全身情况明显好转，精神振奋，身上有力，略有胃胀，大便正常，血压稳定。上方加味加量：附子 50g（先煎 2 小时），炮姜 30g，干姜 30g，高良姜 30g，砂仁 30g，炙甘草 10g，红参 10g，肉桂 10g，三七 10g。3 剂。

四诊：心率提高到 50 次/分，全身状况进一步好转，附子加量，处方：附子 75g（先煎 2 小时），炮姜 50g，干姜 50g，高良姜 50g，砂仁 30g，炙甘草 10g，红参 10g，肉桂 20g，三七 10g。

服用 40 余剂，心率提高到 57~62 次/分，停药观察，疗效巩固，血压稳定，夏天吃凉面也不再腹泻。（傅文录治案）

按：该例心动过缓自幼发病且有家族病史，可知禀赋薄弱，先天不足。心动过缓者，心阳虚也；久病泄泻，脾阳虚也；畏寒肢冷，肾阳虚也。三阳俱亏，肾阳为本，法宜"治之但扶其真元"，以四逆汤直扶元阳，本固而枝荣，心、脾二阳俱获补益，故心动过缓、腹泻、诸多阴症均得愈也。即其高血压亦系阳虚而致，扶其阳而自复常矣，万不可囿于阴虚阳亢之成见而惧用附子。

2.赵某，男，45 岁，农民。心悸胸闷数年，长期服用中西药物不效。心电图报告：心肌缺血，心率 40 次/分。症见动则气短胸闷，进行性加剧，畏寒肢冷，活动后汗出如雨，不耐劳作，舌淡，苔薄水滑，脉沉迟无力。证属心肾阳虚，治宜补益心肾之阳。

方用四逆汤合保元汤加味：制附子 100g（先煎 2 小时），炮姜 30g，红参 10g，炙麻黄 10g，细辛 10g，肉桂 10g，黄芪 60g，丹参 10g，三七粉 10g，炙甘草 20g。6 剂。

服药后，心率提高到 59 次/分，自感身体力增，汗出明显减少，仍畏寒肢冷，原方再进 6 剂，制附子加至 120g。服药后，心率提高到 66 次/分，自我症状消失，纳增神振，精力充沛，用附子理中丸善后。（傅文录治案）

原按：心动过缓，加之全身一派阴盛阳衰之象，当温补心肾之阳，方用四逆汤合保元汤加味，特别是重用附子一味，温补之力尤为上乘，同时辅以益气、温通、活血之品，以加强治疗效果，方药对症，阳盛阴消，病患得以恢复，非扶阳学说指导，这种情况能取近效实不敢想也。

按：本例活动后汗出如雨，似乎表阳已虚，不宜再予发散。但因有畏寒肢冷表证，故未回避麻黄、细辛开表，结果服药后并未出现过汗之象，反而汗出明显减少，当属经验，当然与重用附子、黄芪不无关系。

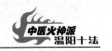

四、吐血

萧某，34岁。某晨忽大吐血，先为瘀血块状，后系鲜血，时少时多，三日未断，杂治罔效。病情日形严重，特来迎治：蜷卧于床，血吐犹未少止，面白惨淡无神，四肢厥冷，舌胖润无苔，身倦不欲动，口渴喜暖饮亦不多，脉细微欲绝。此阴阳衰微，将见离决之候。检阅服方如三黄解毒汤、龙胆泻肝汤之类，是欲止血而过服寒凉之所造成。

现当生死存亡千钧一发，唯有回阳固本一法，处以人参四逆汤，回阳救厥，温经止血：人参15g（蒸兑），生附子24g，干姜15g，炙甘草6g。半日连服2大剂，夜半阳回，四肢微温，血仍点滴未停，因略为易方：人参15g，附子9g，黑姜炭（炮透）12g，炙甘草6g，水煎，冲发炭及童便。

2剂血果止。讵知日晡身发高热，烦躁不安，脉则洪数而软，乃血气来复，故现此离奇之假象，不应为所眩惑，治宜温平补血，疏当归补血汤加炮姜。2剂后，热退神宁。不料夜半腹中大痛，拒按，大便已数日未行，此由阴证而转属阳明腑实证，在《伤寒论》中有调胃承气汤法治，今特小其剂以用之：大黄9g（酒制），芒硝6g（冲），甘草6g，一剂便下痛止，改用益气补血之药，逐渐安平。（赵守真治案）

按： 本案前医治以苦寒，非但未能止血，且以伤阳乃至厥脱，实属误辨误治，临床多见。本案阳回血止之后，腹痛便结，视为由阴转阳，转予调胃承气汤而收良效，认证准确，临床者当知这种变局。

五、血崩

杨某，女，41岁。适值月经来潮，抬重物用力过猛，骤然下血如崩。先后诊治皆云血热妄行，服用清热、止血之剂，血未能止，迁延十余日以致卧床不起，延吴氏诊治：面色蜡黄，精神疲倦，气短懒言，不思饮食，手足不温。经血仍淋沥不断，时而如潮涌出，皆清淡血水兼夹紫黑血块，腰及小腹酸胀坠痛。舌淡，苔薄白少津，脉沉涩。此乃阳气内虚，冲任不守，气不纳血，血海不固，致成崩漏之证。

方用回阳饮加人参扶阳固气：附子120g，红参9g，炮黑姜9g，上肉桂9g（研末，泡水兑入），甘草9g。服2剂后，流血减少其半，血色淡红，瘀块减少，呼吸已转平和，四肢回温。原方加炒艾叶15g，阿胶24g（烊化，分次兑服），炒白术9g，侧柏炭9g。连服3剂后，流血大减，仅为少量淡红血水，精神饮食增加，面色已转润泽，舌红润，苔薄白，脉缓弱，已能起床。阳气回复，气血渐充，欲求巩固，仍须与甘温之剂调补之，以四逆当归补血汤加味：附子90g，黄芪60g，当归30g，干姜15g，上肉桂12g（研末，泡水兑入），炒艾叶15g，阿胶12g（烊化，分次兑服），甘草9g。连服5剂，流血全止，精神、饮食基本恢复，颜面唇舌已转红润，脉象和缓，能下床活动。继服四逆当归补血汤加上肉桂、砂仁，服20余剂，气血恢复，诸症获愈。（吴佩衡治案）

　　按：崩漏之症，出手即用附子120g，药仅5味，不滥加冗药，确为大家风范。吴氏所谓回阳饮系指四逆汤加肉桂而非加人参，他称之为"大回阳饮"，参见"温阳法"一章。

　　凡治血证，当分阴阳。以郑钦安看法，阳火引起之血证很少见，阴火引起者则多见，"十居八九"。"失血之人正气实者少也，正气一衰，阴邪上逆，十居八九，邪火所致十仅一二。""宜苦（寒）者，十仅一二，宜辛（热）者十居八九"（《医法圆通》卷四）这一点确为真知灼见。

六、胸痹

　　张某，女，年四十余，山东中医学院保健室医生。10年前感觉胸闷，西医检查，诊为原因不明的低血压，治疗一年无效，请先生诊治。主诉：胸闷气短，四肢发凉，舌淡，脉沉迟，证为胸中寒饮，阻遏胸阳，治宜温阳化饮。

　　予以四逆加人参汤：红人参9g，干姜15g，炮附子9g，炙甘草9g，水煎服。

　　服药一剂，症状显著减轻，连服一周，诸症消失，至今已近十年，血压一直正常。（《伤寒解惑论》：李克绍治案）

　　按：胸痹的发生多由于寒饮内盛，正气亏虚，痰瘀互结等因素导致胸阳不振，心脉痹阻而成。本案胸闷气短，四肢发凉，舌淡，脉沉迟，一派胸中寒饮，阻遏胸阳之象，治宜益心气，温肾阳，通心阳，故予四逆加人参汤温阳化饮，振奋胸阳，补益心气则诸症尽失。

第二节　茯苓四逆汤（《伤寒论》）

　　组成：茯苓四两　人参一两　附子一枚生用去皮破八片　甘草二两　干姜一两半。

　　上五味，以水五升，煮取三升，去滓，温服七合，日二服。

　　《伤寒论》原文："发汗，若下之，病仍不解，烦躁者，茯苓四逆汤主之。"由于汗下误施，而使阴阳俱虚，但以阳虚为主。阳虚而神气浮越，阴虚而阳无所恋，故生烦躁。以方测证，可有脉沉微、恶寒、肢厥，以及水肿、下利等症。本方系四逆汤再加大剂茯苓和人参而成，以四逆汤温阳，茯苓利水，人参补阴而除烦。

　　周连三先生善用本方，体会如下：

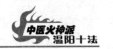

茯苓四逆汤主治，仲景仅提出汗、下后"烦躁"一证，分析其内容，包括了四逆汤、四逆加人参汤、干姜附子汤3个方剂的药物。四逆汤具有回阳救逆的功能，主治少阴病厥逆、恶寒蜷卧、下利清谷、腹疼吐利、脉沉等症，乃阳虚阴盛阳亡之证，故急以姜、附回阳。

此方比四逆汤多茯苓、人参二味，茯苓能补脾利湿，人参补益气血。四逆汤纯为回阳，本方兼以固正。

干姜附子汤治疗汗、下之后，"昼日烦躁不得眠，夜而安静，不呕不渴，脉沉微"之症，乃汗、下后阳虚阴盛，势急而病轻，故仅用姜、附二味，不用甘草，扶阳以抑阴。

茯苓四逆证，虽亦发于汗、下之后，但阳虚而正亦虚，势缓病重，故用大剂复方扶阳以补正。四逆加人参汤比茯苓四逆仅少茯苓一味，主治"恶寒脉微而复利，利止，亡血"之证，本方为阳亡正亦虚而设，故加人参以固正。阳虚者，由于寒盛；正虚者，源于脾弱。寒则多为水邪克火，脾弱多为水湿不化，故茯苓四逆汤乃以茯苓为君，伐水补脾而利湿。其力较以上三方为缓，而具有三方之作用，并有利水祛湿之功，运用范围较上三方为广，具体而言有3点体会：

（1）茯苓四逆汤温肾而燥湿，补虚而回阳，凡眼疾、下利、疟疾等病，只要具有四肢厥逆、脉沉微欲绝或浮弦、面青黑无华、舌白多津等肾寒、脾湿、正虚、阳弱证候，均可用之。

（2）病有轻重不同，证有缓急之别，故在用药上也须灵活加减，方能切中病机。如阳亡正虚烦躁之证，可重用人参以固正，茯苓以去烦；阳亡正虚的虚脱证，可重用附子、人参以温阳固正；久利不止，虚寒滑脱，可加赤石脂以固涩；癫狂后期，病转虚寒，可加龙骨、牡蛎以潜阳敛神；虚寒眼疾，血不充目，可加芍药、首乌以补血疏肝；若外感久不愈，阳弱正虚，可加桂枝、柴胡以疏利祛邪。

（3）吾平生喜用温剂，尤常用附子、干姜二药，对某些重症，每能应手取效。附子辛温，通行十二经；干姜燥烈，最易耗伤津液。但若用于寒证，切中病机，病虽危急，每收立竿见影之效。

一、厥脱

1.亡阳烦躁：故友段某，素体衰弱，形体消瘦，患病年余，久治不愈。症见两目欲脱，烦躁欲死，以头冲墙，高声呼烦。家属诉：初起微烦头疼，屡经诊治，因其烦躁，均用寒凉清热之剂，多剂无效，病反增剧。面色青黑，精神极惫，气喘不足以息，急汗如油而凉，四肢厥逆，脉沉细欲绝。

拟方如下：茯苓30g，炮附子30g，高丽参30g，炮干姜30g，甘草30g，急煎服之。服后烦躁自止，后减其量，继服10余剂而愈。（《中医杂志》1965年1期：

周连三治案）

原按：烦躁证，病因颇多，治法各异，有邪在表而烦躁者，治宜清热解表；有邪在里而烦躁者，治宜苦寒清下。此例烦躁，年高体弱，正气素亏，真阳衰败，加之久病误服寒凉泻下，伐其肾阳，败其脾胃，正虚阳亡，则大汗出；汗出多则不仅亡阳，亦亡其阴，阴阳不相顺接，则四肢厥逆；真阳欲绝，无阳鼓血脉运行，脾胃衰败，不能生血，则脉细欲绝。

盖神发于阳而根于阴，阴精者，神之宅也。故阳气升阴精不足以济上阳之亢则烦；阴气降阴虚无阳以济之，阳根欲脱则躁。本例微阳飞走，本根欲断，故生烦躁，故用此方回阳固正。阳壮正复，腠理固密，其汗自止。用此方而不用四逆者，以四逆为回阳抑阴之剂，无补虚之功。不用四逆加人参汤者，以兼有烦躁欲死之症，故以茯苓为君，补脾以止烦。

2.李某，女，35岁，农民。素阳不足，外感寒邪，发热恶寒，寒多热少，入夜尤甚，常增被而不暖。初用辛凉解表，继用苦寒泄下，以致病重，卧床不起已三月矣。现症：面色㿠白无华，精神恍惚，形体消瘦，凉汗大出，面颊沟汗满下流，语声低微，气息奄奄，四肢厥逆，六脉欲绝。

拟方：茯苓 30g，炮附子 15g，潞党参 15g，干姜 15g，甘草 15g。

上方 2 日内连服 7 剂，汗止足温，六脉来复，继服 20 余剂而愈。（《中医杂志》1965 年 1 期：周连三治案）

原按：外感之病，本应解表。但素体阳虚外感风寒者，辛凉解散、苦寒泻下均不宜用。误用之则伐其脾胃，败其肾阳，必致阴阳俱亡，精神离散，变成坏证，本证前医愈治愈重的原因即在于此。此时急宜温肾中之阳，培土固正、燥脾祛湿而温中，庶可挽回，服后果获良效。

按：如此亡阳厥逆，气息奄奄重症，用附子 15g，并非大剂量，仍能取得显效，可知并不一定概用大剂。但是 2 日内连服 7 剂，亦算重剂了。

3.肺心病：宁某，女，60岁。1968 年 12 月 15 日就诊。患有哮喘、咳嗽病已20 余年，冬重夏轻，遇寒即发，诊断为"支气管扩张、肺气肿、肺结核"，曾用抗结核、抗感染药物治疗，时轻时重，缠绵不愈。近 2 年来并发心悸、气喘、水肿等症，严重时四肢厥冷，伴发绀，小便不利，脉搏 120 次/分。诊为"肺源性心脏病"，经用强心利尿和抗感染药物治疗无效，用中药数剂也无效，反致病情加重。症见咳喘又作，胸闷气急，喘促加剧，面色苍白，全身水肿，喘咳倚息，胸闷心悸，四肢厥冷，冷汗出，烦躁不安，小便清长，大便溏薄，伴发绀，咳吐血痰，舌淡，苔白，

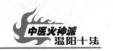

脉沉细数，心率 124 次 / 分。证属真阳不足，治宜回阳救逆。

方用茯苓四逆汤加味：茯苓 30g，炮附子 30g，干姜 30g，炙甘草 15g，桂枝 15g，高丽参 12g。浓煎，少量频服。

复诊：服药 1 剂，汗止阳回，四肢转温，咳喘减轻，烦躁止，脉搏 96 次 / 分。继服上方 15 剂，诸症减轻，调治而愈，能参加轻微活动。（周连三治案）

按：关于冠心病、风心病、肺心病等心脏三病的论治，周氏认为该三病均具有"实不受攻，虚不受补"之共同点，强调"有阳则生，无阳则死"。尝谓："心脏三病到后期的共同病机以心、肺、脾、肾阳气不足、命门火衰为本，邪气有余为标，形成本虚标实之疾。温阳祛邪，方可收功。"对于冠心病常用通阳化浊法，多用瓜蒌薤白半夏汤加味；风心病多用温阳化饮、补虚散寒法，多用木防己汤加减；肺心病用宣上运中、导水下行、前后分消法，多用己椒苈黄丸治之，且常于三方中加入附子温肾助阳。如出现四肢厥冷、大汗淋漓、面白唇淡、呼吸微弱、声音低微、舌淡苔白、脉微欲绝之危证，必回阳救逆，以挽命于顷刻。常用茯苓 30g、附子 15g、干姜 12g、党参 15g、炙甘草 12g、桂枝 30g 处治，已成套路。桂枝为通心阳之佳品，附子为温肾阳之主药，两药合用，一温一通，每能收效。心悸者重用桂枝、茯苓、炙甘草；脉迟酌加麻黄、细辛；脉细数者重用参、附，酌加五味子、麦门冬；脉结或代重用炙甘草。

4. 三阴疟疾：马某，82 岁，住城关旭光社。久患疟疾，触邪而发，六脉沉弦，寒热往来，发作有时。发则高热谵语，胸满闷而疼，曾用大柴胡汤治疗，服后下利虚脱，急请抢救。症见虚脱，倒卧于地，面色脱落，下利黑屎满身，牙关紧急，不能言语，仅有微息，六脉沉微欲绝，四肢厥逆。

拟方：茯苓 30g，炮附子 24g，炮姜 15g，人参 15g，甘草 15g，急煎服之。

1 剂泻止足温，能言气壮，六脉来复，继服 3 剂，疟疾亦随之而愈。（周连三治案）

原按：《内经》说："邪之所凑，其气必虚；真气内守，病安从来。"高龄患疟，感邪即发，热象为标，内虚为本，误服泻下必伐其正。肾中真阳飞走，脾败下利，正虚阳亡，则厥逆脉绝，已现虚脱之象。茯苓四逆汤壮肾阳、补脾胃，阳气来复，正气壮盛，正复而邪自去，故疟亦随之而愈。

5. 大汗亡阳：谭某，男，45 岁。患疟疾经治多日获愈。曾几何时突然发热不休，但口不渴，喜拥被卧，神疲不欲动，此为病久正虚之证，治宜温补。无如医者不察脉证虚实，病情真假，只拘泥于翕翕发热而用麻桂妄汗之，遂致漏汗不止。身不厥而外热愈炽，唯蜷卧恶寒，厚被自温，不欲露手足，声低息短；神衰色惨，证情严重，病家仓皇无计，邀赵氏诊治：人已不能言，汗犹淋漓，诊脉数大无力，面赤，身壮热，舌白润，无苔，不渴不呕，审系阴寒内盛阳气外格，属诸戴阳一证。治宜回阳抑阴，阳回则阴和，阴阳和则汗敛也。

思《伤寒论》中之通脉四逆汤及茯苓四逆汤，皆回阳刚剂，若以汗多亡阳而论，则通脉四逆又不如茯苓四逆回阳止汗之力大，遂用大剂茯苓四逆汤以图挽救：茯苓24g，生附18g，干姜15g，野山参12g（另蒸兑），炙甘草9g，煎好另加童便半杯冲服。

一日夜进药3剂，午夜发生烦躁，刹那即止，渐次热退汗停，按脉渐和有神。次晨口能言一二句，声音低微，气不相续，阳气虽回，气血犹虚，改进十全大补汤（桂枝易肉桂）温补气血。后又随加补骨脂、益智仁、巴戟天、杜仲等温养肾元，服药半月，病体全复。（赵守真治案）

按：大汗亡阳，处以茯苓四逆汤，附子用18g似属常量，然"一日夜进药3剂"即是54g，应属大剂了。

6.行九族弟，夏月得伤寒，初医者不知用何药。至第八日招诊，脉大而数，按则无力，身有微热，烦而不寐者三日矣。云已发汗解肌消导，皆不效，相商议下。余曰：脉大为病进，今八日已阳尽入阴之期，而汗和不解，脉反彰大，此虚阳伏阴，非温不效，用茯苓四逆汤温里收阳。彼不肯服，延杨世医决之，彼云：脉大面红，口中大臭，乃阳明内实，非大凉大下不解。见余四逆汤，摇手而去。又迎团弘春决之，弘春曰：阳气外越，里实虚寒，急服无疑，犹不敢用。

余因族谊，迂道复探，则席地而卧，烦躁不宁。余曰：病急矣，若再不药，必寒战大汗而亡阳矣。令急煎药，坐视其下咽。片刻面白合目欲卧，扶其登榻。再留二剂，通夜服完。次日脉敛热退，口亦不臭，而手足反清，就枕便寐，全见少阴本证。如此温剂十日，继用理中汤半月方愈。（郑素圃治案）

二、癫狂

1.唐某，女，43岁。1964年2月15日初诊：原患痫证，当年元月其子失踪，极为忧思郁闷，出现神情呆滞，喜静喜睡，继则昏不知人，语无伦次，神志恍惚，两目直视，心悸易惊，悲伤欲哭，诊治无效。症见面色青黄，四肢厥逆，汗出短气，倦怠无力，遗尿常湿衣裤，舌白多津，脉沉微无力。此属阳衰正弱，心神失养之证，治宜温阳扶正，镇惊敛神。

处方：茯苓30g，牡蛎30g，红参9g，干姜9g，白术15g，桂枝15g，龙骨15g，炮附子15g，甘草12g。上方服3剂，手足转温，原方加黄芪30g，白芍30g，继服14剂，诸症悉减，但仍遗尿，原方增附子为30g，服4剂而愈。（周连三治案）

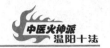

原按：周氏对癫狂之证积累了丰富经验，尝谓："癫狂之疾，属热证者有之，属寒者亦为常见。"缘于脾气不伸，运化失调，痰浊内生，痰气上逆，蒙蔽清窍，正阳不足，运化无权，以致浊阴填塞于上，亦能发病，故每见沉默痴呆，语无伦次，时悲时喜，四肢厥冷，六脉沉微，汗出遗尿等阳虚之证，治疗即以温肾补土，助阳扶正。周氏常用茯苓30g，牡蛎30g，龙骨30g，炮附子15g，潞党参15g，干姜15g，甘草9g为基本方，痰盛者瓜蒂散先吐之，再以上方加陈皮、半夏治之；语无伦次，时悲时喜者加赭石、磁石潜阳安神；气短声微加黄芪，汗出不止加白芍，并用金匮肾气丸以善后。

2.李某，女，41岁。因和爱人争吵而发病，初起喧扰不宁，躁狂打骂，动而多怒，骂詈日夜不休，经医用大剂大黄、芒硝泻下，转为沉默痴呆，舌白多津，语无伦次，心悸易惊，头疼失眠，时喜时悲，四肢厥冷，六脉沉微。

处方：茯苓30g，党参15g，炮附子15g，干姜15g，甘草12g，牡蛎30g，龙骨15g。

服3剂后，神志清醒，头疼止，四肢温，改用苓桂术甘汤加龙骨、牡蛎，服10余剂而愈。（周连三治案）

三、经闭

胡某，女，38岁。经闭4年，渐至形寒，肢冷，颤抖，全身水肿，行动需人搀扶。全身水肿，下肢尤甚，按之凹陷，遍体肌肉轻微颤抖。头昏，畏寒，不欲食，神疲倦卧，四肢清冷，声低气短。面色青暗无泽，舌淡胖有齿痕，苔薄白，脉伏。辨为少阴证经闭，阳虚水肿，法宜通阳渗湿，暖肾温中。

以茯苓四逆汤加味主之：制附子120g（久煎），茯苓30g，干姜60g，桂枝12g，炒白术12g，潞党参15g，炙甘草30g。服完1剂，小便清长，肿胀略有减轻，每餐可进食米饭50g。继服2剂，肿胀明显好转，颤抖停止。原方再进3剂，并以炮姜易干姜，加血余炭30g，返家后续服，月余病愈。（范中林治案）

按：此证属脾肾阳虚，阴寒内积，其畏寒、肢冷，神疲倦卧，声低气短，面色青暗，舌淡，脉伏，皆一派少阴寒化之明证。治以茯苓四逆汤，姜附回阳逐阴，甘草缓中，茯苓渗利，党参扶正。加白术补脾燥湿，增桂枝以通心阳而化膀胱之气；加炮姜易干姜，取其温经助血之行；再加血余炭，既有祛瘀生新之效，又具利小便之功，以促其肿胀消除。全案始终未用一味通经活血之药，径予大剂姜附温阳直取病本，"治之但扶其真元"，确显火神派风格。

第三节　当归四逆汤（《伤寒论》）

组成：当归三两（辛温）　桂枝三两（辛热）　芍药三两（酸寒）　细辛三两（辛热）　大枣二十五个（甘温）　通草二两（甘平）　甘草二两（炙，甘平）

上七味，以水八升，煮取三升，去滓，温服一升，日三服。

《伤寒论》："手足厥寒，脉细欲绝者，当归四逆汤主之。"

"手足厥寒，脉细欲绝"本是四逆辈主症，为何仲景反用当归四逆汤主之？古今学者对此争议颇多，焦点在于为何不用姜附。钱潢说："方名曰四逆，而方中并无姜附，不知何以挽回阳气，是以不能无疑也。"柯韵伯甚至认为："此条证在里，当是四逆本方加当归，如茯苓四逆之例。"

喻嘉言则认为："四逆之名多矣。寒甚而厥，四逆汤；里寒外热，通脉四逆汤；热邪传里，四逆散。此用当归四逆汤何故？盖四逆之故不同，有因寒而逆，有因热而逆；此则因风寒中血脉而逆，乃当归为君之所以立也。"（《伤寒论注十人书·尚论篇》）

高学山进而阐明："至其桂枝之变法，神妙莫测，真有上下九天九地之幻。夫桂枝汤之号召阴阳，其义已见本汤下。乃忽焉加芍药，则使下引内入以畅脾阳；忽焉加芍药而并加胶、饴，则使之内引上托而建中气；忽焉加当归、增大枣，只以细辛、通草为使，则使之深入肝肾，而为温之润之之剂。长沙制方之意，可因此而悟其余矣。"

曾辅民教授对当归四逆汤颇有研究，认为本方用于治疗血虚肝寒之厥，《伤寒论》"手足厥寒，脉细欲绝者，当归四逆汤主之"及"若其人内有久寒者，宜当归四逆加吴茱萸、生姜汤"均有明文。但须注意，本方虽用治手足厥寒，而本证之手足厥寒既不同于阴盛阳衰的少阴寒厥，又不同于热邪深伏的阳明热厥，其鉴别在于并见症的不同。

少阴阴盛阳衰的寒厥并见蜷卧肢冷、畏寒下利等症；热邪深伏的热厥并见胸腹灼热、口干舌燥、大便干结、口气臭秽等症。

脉细欲绝也不同于脉微欲绝，脉微欲绝主脏真亏损，真阳欲绝，此际当破阴回阳；脉细欲绝乃脉虽细但指下明显，将绝而不绝，为血虚寒厥所致。

临床运用本方，应注意以下几点：

1. 虚：当归四逆汤主之血虚寒厥，当有血虚见症，如唇爪不华、面色苍白、目涩、脉细等。其人平素即血虚或阳虚之体，但精血同源，肝血久亏势必影响肾精，而且营血出中焦，所谓中焦为气血生化之源，所以不仅要注意肝这一方面，同时还

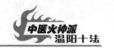

应注意肝、脾、肾三者的关系。

2. 厥：此厥寒乃血分有寒，血虚寒束，血中温气不足，故手足厥寒。其中条文中之"久寒"二字当深思，盖久寒者，长久之沉寒痼冷也。寒者当温，留者当去，治当用辛温之品，散其内伏之久寒，所谓"肝欲散，急食辛以散之"。虽当归四逆汤主治之厥为血虚寒厥，但有血虚与寒厥两方面不同侧重点，当其寒凝偏重，可加重温散之力，可于方中加附子、吴茱萸、生姜等。

3. 痛："痛则不通，此痛证之谓也"。其不通原因，又当别气血痰湿，辨寒热虚实。此痛证有全身部位不定的特点，所以温通散寒之品不可少。

一、痹证

1. 腰腿疼痛：刘某，男，60岁。腰腿关节疼痛已十余年，痛有定处，遇寒痛增。开始右膝关节较重，左腿及腰痛稍轻。1956年以后更加冷痛沉重，下肢伸屈不利，以致不能下地活动，当地医院诊为风湿性关节炎，1960年6月来诊：下肢冷，骨痛，麻木，拘挛，沉重，右腿尤甚。伸屈行动困难，须靠拐杖或搀扶方能移步。面黄晦黑，舌质微乌，苔薄灰白，脉沉细。此为气血皆虚，寒湿内搏于骨节所致。法宜养血通络，温经散寒。

以当归四逆汤加味主之：当归10g，桂枝10g，白芍10g，辽细辛3g，木通10g，大枣30g，生姜10g，苏叶10g，甘草6g，防风10g，牛膝10g，木瓜10g。

二诊：上方连服6剂，右腿已能屈伸，开始着力缓缓而行；骨节冷痛、拘挛亦减。厥阴伤寒之外证初解，多年痼疾松动；患者年已花甲，六脉沉细无力，舌仍暗淡无华，久病衰弱之象益显。法宜驱阴护阳，温补脾肾，以理中汤加味主之：党参15g，白术12g，炙甘草15g，干姜12g，肉桂3g，制附子30g（久煎）。上方服20余剂，行动自如，恢复正常工作。（范中林治案）

原按：本例下肢冷痛，骨重难举，麻木拘挛，参之舌暗淡，脉象沉细，实为风寒中于血脉，血为邪伤则营气阻滞，故病属厥阴寒证。郑重光曾指出："手足厥寒，脉细欲绝，是厥阴伤寒之外证；当归四逆，是厥阴伤寒之表药也。"这里不仅说明厥阴风寒中血脉而逆与四逆证不同，而且点出为何用当归四逆之理。今验之临床，初诊服药6剂，厥阴伤寒之外证遂除，血分之邪被逐，营气之阻滞即通，故下肢骨节冷痛拘挛诸症迎刃而解。再进理中汤加味，培补先、后二天，阴消阳长，从阴出阳，因势利导而病获愈。

按：此症"初诊服药（当归四逆汤）6剂，厥阴伤寒之外证遂除"，"再进理中汤加味，培补先、后二天"，未加一味祛痹套药，愈此10余年之顽症，值得玩味。

2.坐骨神经痛：郝某，男，70岁。曾有风湿性关节痛史。1973年冬，臀部及右腿冷痛难忍，不能坚持工作。经某医院检查，诊为"坐骨神经痛"，1974年3月中旬来诊：少腹及下肢发凉，膝关节以下微肿，行走困难，自右侧臀部沿腿至足抽掣冷痛。神疲，头昏，舌淡红稍乌暗，苔白滑腻满布，脉细弱。辨为风寒入肝则筋痛，入肾则骨痛，入脾则肉痛。显系邪入厥阴肝经，寒邪凝滞，气血受阻所致。欲续其脉，必益其血，欲益其血，必温其经。

故不以四逆回阳，而以当归四逆温经散寒、养血活络为治：当归12g，桂枝15g，白芍12g，辽细辛5g，木通12g，炙甘草6g，大枣20g，牛膝12g，木瓜12g，独活10g。服上方3剂，肢痛减轻，原方续服4剂，可缓步而行，疼痛大减。仍守原方，加苏叶10g，入血分散寒凝；加防风10g，祛经络之风邪。再服10剂，疼痛基本消失，神疲、头晕显著好转，滑腻苔减。唯下肢稍有轻微麻木感，时有微肿。寒邪虽衰，湿阻经络之症未全解，上方酌加除湿之品，以增强疗效：当归12g，桂枝10g，白芍12g，木通12g，牛膝12g，茯苓15g，白术15g，苍术10g，薏苡仁15g，炙甘草6g。1个月后病基本治愈，步履自如。追访7年病未复发。（范中林治案）

按：当归四逆汤主治"手足厥寒，脉细欲绝者"，其病机在于血虚寒滞，辨证要点在于脉细弱，加之病在下肢，系邪入厥阴肝经，选方思路在此。

3.膝关节疼痛：李某，女，49岁。膝关节疼痛近半年，不受气候影响。上下楼梯受限，走平路较轻。面部较暗，少神，舌淡，脉沉细。

此为关节失润之例，本着肝主筋，柔则养筋之理治之：当归30g，白芍30g，炙甘草30g，桂枝30g，北细辛15g，木蝴蝶20g。4剂。

方以芍药、甘草酸甘化阴，当归、桂枝一阴一阳入肝，直指筋府之地；桂甘化阳，使阳生阴长，桂芍调营卫之气，使阳气通畅，阴血不阻；阳虚则寒有湿，用桂辛温通；木蝴蝶润其燥。守方出入，加肉桂3g，巴戟肉30g，2剂。

2个月后，因他病来诊，称药后痛失。（曾辅民治案）

4.醒后身痛：冉某，女，58岁。醒后身痛近30年，屡治不效。起床活动后则痛减，穿衣而卧，注意保暖（虽炎夏亦着长袖衣裤），疼痛就会缓减，饮食睡眠均可，余无所苦，舌淡，脉沉细。

此厥阴肝病也，处方：当归30g，白芍20g，桂枝30g，生姜30g，吴茱萸20g，北细辛15g，炙甘草20g，大枣35g。6剂而愈。（曾辅民治案）

原按：《黄帝内经》有言"人卧则血归于肝"，王冰注释为：肝藏血，心行之，

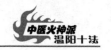

人动则血运于诸经，人静则血归于肝脏。本案抓住肝脏这一生理特性，并结合病史及舌脉，从肝论治，主用温肝散寒养血之法而收效。

5. 黎明腰痛：范某，男，36 岁。腰痛，黎明腰胀、疼痛尤甚，起床稍活动则胀痛消失，已 3 年。心烦，舌淡，脉沉细弦。其余时间身软痛，午后入暮渐加重。此黎明腰痛，予以温肝治之，药后痛基本消失。

处方：桂枝 30g，白芍 30g，生姜 70g（先煎），炙甘草 30g，大枣 25 枚，木通 10g，当归 30g，吴茱萸 30g，北细辛 30g，白酒 70mL。3 剂。（曾辅民治案）

按：此案黎明腰胀痛，判为厥阴虚寒，辨证眼目在于：心烦，脉沉细弦。以温肝法治之，果收良效。方选当归四逆加吴茱萸生姜汤，原方取用，唯加白酒温经活血，具有新意。

6. 上肢痹痛：马君，因受寒湿较重，上及肩胛，下达肘部，手臂既不能上举，又不可下垂，动作维艰，痛苦万状，祝师诊曰：寒湿入于经络，非重用辛温之剂不可，以细辛配合附子为方：当归 15g，白芍 15g，油松节 15g，川桂枝 12g，制细辛 6g，黄厚附子（先煎）18g，川羌活 15g，川独活 12g，丝瓜络 12g，制南星 12g，鸡血藤 20g，威灵仙 12g。连服 3 剂，疼痛减，再服 5 剂，手臂活动如常人。（祝味菊治案）

7. 下肢痹软：陈某，女，50 岁。双下肢发软，影响入眠 8 年。夜间醒来，下肢软而难受，难以再眠，夏季骨热（胫腓骨），心烦，倦怠，怕冷，舌淡，脉沉细弱。此肝气血不足而倦怠，怕冷；脉细弱示筋失血濡而肢软，骨热。

处方：当归 30g，桂枝 30g，白芍 20g，炙甘草 20g，大枣 35g，北细辛 15g，吴茱萸 25g，生姜 30g，白酒 70g，山茱萸 30g。4 剂。从血虚不能敛阳而骨蒸，加入山萸肉 30g。

药后明显好转，唯入夏仍骨蒸。（曾辅民治案）

按：曾氏对当归四逆汤颇有研究，认为本方用于治疗血虚肝寒之厥。但须注意，本方虽用治手足厥寒，但不同于少阴寒厥，其鉴别在于并见症的不同。此例辨证要点在于：病在下肢，脉沉细弱；心烦、倦怠提示病涉厥阴。脉细欲绝也不同于脉微欲绝，脉微欲绝主真阳欲绝，此际当破阴回阳；脉细欲绝乃脉虽细但指下明显，将绝而不绝，为血虚寒厥所致。

8. 手足拘挛：卞宅内眷屈氏，五年前便血，因医过用黄连乌梅苦寒凉药，血去肝虚，遂手足拘挛，项背强痛，两胁结块，手不能曲于后，足不能履于地，坐卧于床者四年，饮食衰少，形骸骨立。幸经水犹通，天真未绝耳。脉弦细紧，答以肝经虚冷，须服温经热药，用桂枝、细辛、当归、赤芍、半夏、茯苓、附子、吴茱萸、甘草立方，令其自制药服。彼畏药辛热，反多谤议，弃置不用。

一年后又往屈宅，别诊他病，再请诊之，病益甚，予曰：仍是前方，如放心百剂或效，然不可必也。因诸医遍治不效，不得已以余方自制，姑试服之。十数剂颇安，两手和柔。来又求诊，更加干姜。往诊十余次，皆前药加减，或官桂，或桂枝、附子，每剂钱半，姜亦如之。唯立药方，彼自制药，坚服半年，手即能举，足亦可步，胁块皆消，周身筋舒，竟为全人。屈宅本籍关东，崇敬时道，因不相信故不用药，唯立方也。（郑素圃治案）

按：本例手足拘挛，项背强痛，两胁结块，脉弦细紧，皆属肝经虚冷之证，郑氏以当归四逆汤加附子、吴茱萸、官桂、干姜、半夏、茯苓等，坚服半年，将此卧床四年、形骸骨立之痼疾治"为全人"，功效不凡。

二、妇人缩阴证

1.魏妇，45岁。天气严寒，日在田间劳作，汗出解衣，因而受寒。归家即觉不适，晚餐未竟便睡，极畏寒，夜半抖颤不已，盖双被尚不温。旋现肢厥，屈伸不利，少腹拘痛，恶心欲呕，约半时许，阴户出现收缩，拘紧内引，小便时出，汗出如洗，自觉阴户空洞，时有冷气冲出，不安之至。清晨，其夫来迎诊，切脉细微，舌苔白润，身倦神疲，饮食如常，余症若上述。据此辨认病属虚寒，由于肝肾亏损，遂被贼风侵袭，气血寒凝，经络拘急，颇类三阴直中之象；又其证所患部位，与男子缩阴证同，治法谅亦无异。不过俗传妇人缩阴多指乳房缩入，至于阴户抽搐牵引则少见也。其治当以温经祛寒为法，投以当归四逆加吴茱萸生姜汤，祛风寒，温肝肾，经血得养，其病自已。该汤日进三大剂，遂告全安，未另服药。（赵守真治案）

按：此案妇人缩阴证判为"与男子缩阴证同，治法谅亦无异"。"日进三大剂"，则显用药之重。

据刘贵仁等报道：大剂量附子治缩阴证，治疗22例，痊愈20例，显效2例。治愈者，最短疗程3天，最长1个月。处方：附子（先煎1.5小时）、炒干姜、酒白芍各30~60g，桂枝、细辛、小茴香、当归各10g，吴茱萸、炙甘草各15g。水煎2次早晚分服，晚上煎煮第三次，将药汤熏洗外阴。病轻者每日1剂，病重者每日2剂。（《黑龙江中医药》1987年2期）所用方药系当归四逆汤合四逆汤加吴茱萸、小茴香。

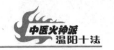

2.刘妇，年四旬余。体素虚弱，某日农作过劳，傍晚归途遇雨，衣履尽湿，归仅更衣，不甚介意。晚间又经房事，风雨之夜，寒气砭骨，夜半时起如厕，未久睡感寒甚，数被不温，少腹拘急绞痛，次第加剧。待至天将明时，阴户遽现紧缩，自觉向腹中牵引，冷汗阵出，手足厥冷，头晕神困，不能起立，服药鲜效。其夫来迎治，脉象微细，舌润不渴，乃一阴寒证也。其夫且曰："内子阴户收缩，成一杯大空洞形，时流清液，令人见而生畏。"吾曰："病虽奇，治尚易，近村魏妇病与相似，曾一方即愈，毋用惊惧。"仍书与当归四逆加吴茱萸生姜汤，嘱一日服完二大剂，并用艾灸气海、关元十余炷，又锡壶盛开水时熨脐下。次日往视，已笑逐颜开，操作厨下，唯身觉略倦而已。（赵守真治案）

按：以上两例，皆因感受寒湿发病，直中三阴。阴户属于厥阴，方选当归四逆加吴茱萸生姜汤，且日进二三大剂，辨治准确，效若桴鼓。本例并用艾灸气海、关元十余炷，又锡壶盛开水时熨脐下，配合外治。

三、缩睾证

马某，男，27岁。右侧睾丸肿痛二月余，治疗后肿痛逐渐消退。某日夜间，右侧睾丸突然收引回缩至少腹，拘挛疼痛不已，牵引腰部，痛不能伸。痛剧之时，连及脐腹，直至四肢挛急难以屈伸。颜面发青，冷汗淋漓。腹痛呻吟，愁容不展，两目无神，白睛发蓝，唇、舌、指甲均含青色，舌苔白腻，手足冰冷，脉来沉细弦紧。已两日水米不进。此系肝肾阳虚，厥阴阴寒太盛，阳不足以温煦筋脉，所谓"寒则收引"之意。法当温扶肝肾之阳，温经散寒，经脉之挛急自能舒缓。

方用当归四逆汤加味：当归15g，桂枝12g，白芍9g，细辛6g，通草6g，大枣5枚，干姜12g，吴茱萸6g，川椒5g（炒黄），乌梅4枚，附子60g。

1剂后，疼痛缓解。再剂则阴囊松缓，睾丸回复，面目、唇舌青色俱退。手足回温，诸痛皆愈。唯阳神尚虚，照原方去川椒，加砂仁9g，连服2剂，精神、饮食均恢复正常。（吴佩衡治案）

按：郑钦安谓："须知肿缩二字，即盈虚之宗旨，肝气有余便是火，即囊丸肿的实据；肝气不足便是寒，即囊丸缩的实据。""治缩者，重在破阴以回阳，吴茱萸四逆加肉桂、砂仁、小茴香，或乌梅丸倍阳药之类。治肿者，法宜破阳以扶阴，鸡子黄连与泻肝汤可施。"（《医法圆通》卷一）

四、产后身痛

1.程农长兄令媳，二月大产。天气尚寒，未满月便开窗梳洗，方满月便洗浴。因受风寒，次日头痛身疼，遍身筋惕，汗多而热不退，脉不浮而单弦。初诊便告病家，此产后中风大病，不可轻视。用当归四逆汤：当归、赤芍、桂枝、细辛、茯苓、炮姜、甘草，姜枣为引。医治三日，因本气大虚，风邪不解，更头疼如破，筋惕肉瞤，汗出如浴，手足抽搐，时时昏厥，病甚危笃。余曰：此产后气血大虚，风邪直入肝经，已现亡阳脱证，须急用人参固里，附子温经，使里气壮，逼邪外解。否则风邪入藏，必昏厥不语，手足逆冷，呕哕不食，不可治矣。未几果哕，病家遂信予言，重用参附加于当归四逆汤中，更加吴茱萸以治哕，间加天麻、半夏，兼治虚风。如斯大剂，日服人参两许，附子六七钱，半月后方渐次而回。再去细辛、吴茱萸，增芪术，四十日方能起床。（郑素圃治案）

原按：此证幸病家不吝人参，而任医得专，故获收功也。

2.隋某，女，35岁。2012年8月28日初诊：产后受风，晨醒后手足不好使8个月，喂乳后似觉加重。双腕、右下肢亦痛。易疲乏，便秘时见夹血，正汗，舌淡胖润，脉左沉弦关浮，右弦寸弱。分析产后体弱，复以受风，正虚邪实，当归四逆汤为的对之方。

处方：当归25g，白芍15g，桂枝25g，细辛10g，炙甘草15g，川牛膝25g，附子30g，炮姜30g，苍术30g，王不留行20g，麻黄5g，茯苓30g，生姜10片，大枣10枚。7剂。

复诊：手足疼痛已减，便秘已解，稍作调整，再进7剂即愈。（张存悌治案）

按：产后受风之病并不少见，部分患者觉得不好治，缺乏信心。其实本病并不难治，经治多例，均药到病除。

五、乳房胀痛

周某，女，31岁。双侧乳房胀痛难忍月余。心烦，乳房冷而时热，神倦，目眶色暗，舌尖有瘀斑，脉沉弱。此属肝寒，予以温肝散寒补肾之品治之。

处方：当归30g，桂枝30g，白芍20g，北细辛15g，炙甘草20g，大枣30g，吴茱萸20g，生姜30g，川乌30g（先煎），黑豆30g，沉香4g（冲），肉桂10g（后下）。4剂。

药后乳痛、心烦消失，精神明显好转，唯经漏不止。更方以扶阳温补肾脾之法，处方：当归30g，桂枝30g，白芍25g，北细辛30g，炙甘草20g，大枣30g，吴茱萸30g，生姜30g，山茱萸30g，川乌30g（先煎），黑豆30g，白酒10g，肉桂10g（后下）。4剂。药后乳疾解决。（曾辅民治案）

原按：乳房呈现寒热是因寒凝气郁产生之热，此类常有之，如胸冷、头冷、背心冷，日久不冷反热。

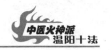
六、发热

某女，16岁。发烧咽痛3天，服抗生素和清热解毒中药效果不显。今早畏寒，其后发烧，体温38.5℃，汗出多，咽部疼痛，口苦口干欲饮冷。口中呼热气，浑身觉得发烫难忍，四肢厥冷，恶心欲呕，纳呆，二便无异常，舌略淡红，苔薄黄，舌面湿润，脉取中部弦，沉取无力。查见咽喉充血明显，双侧扁桃体不肿而色红，上附有黄脓苔。

处方：当归20g，桂枝20g，白芍20g，通草6g，细辛6g，炙甘草10g，大枣12g，吴茱萸6g，生姜5片，1剂。

次日体温降至正常，今早略有回升，咽痛稍减，多汗、口苦、口干欲饮冷之症已除，口中反觉淡而无味，大便稍溏，舌脉同前。续以上方1剂。

第3天咽痛明显减轻，咽部和双侧扁桃体色红已不甚，黄脓苔消失。但咽痒咳嗽，咳势甚剧。告知患者咳嗽在今后几天内会加剧，配合中药治疗自会缓解，改以四逆汤2剂。复诊诉咳嗽已缓，继以四逆汤2剂代茶饮，后未再诊。（庄严治案）

按：此证先畏寒，后发烧，咽痛，口苦，恶心欲呕，纳呆，明似少阳证，同时见有舌面湿润，脉沉取无力、四肢厥冷等少阴证象，辨析起来介乎阴阳两难之间。庄氏心得在于："确定为三阴病，如果具体的证表现为小柴胡汤证的口苦咽干目眩，往来寒热，胸胁苦满，心烦喜呕，默默不欲饮食者，均是以当归四逆汤作为首选，有时但见一症即可，如往来寒热，屡试而验。"经验独特，可供参考。

七、痢疾

李某，里急后重，便下脓血，少腹绞痛，以手按之，其痛稍减。前用补中益气汤加槐、榆而痛益剧，用桂枝附子汤而痛不稍减。面色淡白，手足清冷，脉沉细而迟，口不渴。判为肝受暑邪，从寒而化，用当归四逆汤加吴茱萸、生姜：当归三钱，芍药一两，炙甘草二钱，通草二钱，大枣八枚，桂枝一两，细辛二钱，黑姜一两，吴茱萸一两。重用芍药、桂枝、吴茱萸、黑姜，一服而痛减痢轻，数服病愈。由此而知，后重脓血者亦有阴寒也。此后，此证遂数见不鲜，皆从此等治法加减奏功。（吴棹仙治案）

按：吴棹仙亦近代伤寒大家，任应秋先生称"重庆吴棹仙的治伤寒学，都受到郑（钦安）氏影响较多"（《任应秋医论集》）。用当归四逆汤治痢疾，似不多见，但"此证遂数见不鲜，皆从此等治法加减奏功"，可知经得起重复。

八、肢冷

周某，女，71 岁。畏寒，肢冷尤甚，腰痛。长时静卧不活动则痛，活动 40 分钟左右痛解。便秘已久，面色㿠白，心烦，舌淡，脉沉细。此肝寒肢冷，腰痛多属骨质病变。

用当归四逆加吴茱萸生姜汤和半硫丸通阳泄浊：桂枝 30g，白芍 30g，生姜 40g，炙甘草 20g，大枣 25 枚，当归 30g，吴茱萸 30g，北细辛 30g，西砂仁 20g，法半夏 20g，制硫黄 20g，肉苁蓉 30g，白芥子 30g，白酒 70mL。4 剂。

药后肢冷便秘消失，精神好转，续与温阳补肾填精之法治之。（曾辅民治案）

按：此案畏寒，肢冷，不从少阴论治，而从厥阴肝寒着眼，根据主要在于心烦、脉沉细两点。半硫丸治阳虚便秘，通常用丸剂口服，本例提示亦可入煎。

九、顿呛

高士宗谓：连嗽不已，谓之顿呛。顿呛者，一气连呛二三十声，或十数声，呛则头倾胸曲，甚则手足痉挛。痰从口出，涕泣相随，皆由毛窍受寒致胞血凝涩，其血不能淡渗于皮毛络脉之间，气不煦而血不濡则患顿呛。用药当以治血理肝为主，蓄之于心，未曾经验。

一日有傅姓小儿，患症与高氏所论适合，他医用疏散药不应，脉之细涩，乃以当归四逆汤与之，一剂知，三剂已。（萧琢如治案）

按：顿呛之症，似与百日咳相似，以当归四逆汤治之，其理论和经验别开生面。

十、妊娠冲疝

吴饮玉兄令眷，未出室时，左肋下素有气积，时时举发而痛，在家皆用逍遥散治之罔效。嫁后怀孕三月，此积竟冲心而痛，痛甚昏厥，手足逆冷，口出冷气，脉沉弦而紧。此肝经积冷，结为冲疝，非桂附莫效。又属世医之女，且怀有孕，举世皆禁桂附，予何敢用焉？其太翁言修先生曰：大人要紧，胎且置之。

遂投以当归四逆汤：桂枝、当归、芍药、炮姜、附子、吴茱萸、甘草、茯苓，服下即应手取效。每食生冷必发，发则必须前剂，怀孕在腹，屡发屡医，而胎竟不伤。今所生之郎，已十有余岁矣。后以东垣酒煮当归丸，服三年未断，其冲疝不发并形俱消，屡屡生育。经曰：有故无殒，先圣之言，岂欺人哉？（郑素圃治案）

按：此案患者怀孕三月而发冲疝，判为肝经积冷，虽说"举世皆禁桂附"，郑氏毅然投以当归四逆汤加桂附、吴茱萸辛热之品，应手而效。且再发再投，"而胎竟不伤"，应验了"有故无殒"之经义。

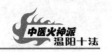

第四节 四逆当归补血汤（吴佩衡制方）

组成： 四逆汤与当归补血汤合方而用。

功用： 温阳，益气，止血；用治阳虚不能摄血引起的出血诸症。

方解： 方以黄芪大补脾胃之气为君，作用有二：其一，血脱益气，血亏之际，阳气亦浮散欲脱，黄芪有补气固脱之功，所谓"有形之血不能速生，无形之气所当急固"是也。其二，益气生血，以资生化之源，所谓"有形之血，生于无形之气"。当归本是补血正药，用为臣药；两药相合，共奏益气补血之功。

吴佩衡先生将四逆汤与当归补血汤合用，名之为四逆当归补血汤，用治阳虚失于摄血各种血证，疗效颇佳。吴氏应用本方时，经常加入阿胶、艾叶两味。

一、半产血崩

方夫人，35岁，罗平县人。素患半产，此次怀孕五月又堕。初起腰腹坠痛，继则见红胎堕，血崩盈盈成块，小腹扭痛，心慌目眩，气喘欲脱。脉芤虚无力，两寸且短，唇淡红，舌苔白滑，舌质夹青乌。据其丈夫云，是晚曾昏厥二次。由素患半产，肾气大亏，气虚下陷，无力摄血，阳气有随血脱之势，以气生于肾，统于肺，今肺肾之气不相接，故气喘欲脱。

以四逆汤扶阳收纳，启坎阳上升为君，佐以当归补血汤，补中益气而生过伤之血，艾叶、大枣温血分之寒，引血归经：黑附子150g，炮黑姜45g，炙甘草24g，北黄芪60g，当归24g，艾叶6g（炒），大枣5枚（烧黑存性）。

1剂后，血崩止，气喘平，病状已去十之六七，精神稍增，仍用原方1剂服完，证遂痊愈。（吴佩衡治案）

按： 下部出血诸症如血崩、便血等，以四逆汤启坎阳上升为君，佐以当归补血汤补中益气而生过伤之血，艾叶、大枣温血分之寒，吴氏此案用药堪作范例。

二、胎漏

范某之妻，28岁。身孕6个月，因家务不慎，忽而跌仆，遂漏下渐如崩状，腰及少腹坠痛难忍，卧床不起。延至六七日，仍漏欲堕。吴氏诊之，认为气血大伤，胎恐难保，唯幸孕脉尚在，以大补气血，扶阳益气引血归经为法。

拟方四逆当归补血汤加味治之：附子100g，北黄芪60g，当归身24g，阿胶12g（烊化兑入），制艾叶6g，炙甘草10g，大枣5枚（烧黑存性）。

服1剂，漏止其半，再剂则全止，3剂霍然，胎亦保住，至足月而举一子，母

子均安。（吴佩衡治案）

原按：附子补坎中一阳，助少火而生气，阳气上升，胎气始固；黄芪补中土之气，脾气健运，则能统摄血液以归其经；入当归、阿胶以资既伤之血；艾叶、附子相伍，能温暖下元以止腰腹之疼痛；姜、枣烧黑取其温经止血，且烧黑变苦，得炙甘草之甘以济之，苦甘化阴，阴血得生。阳气温升，阴血能补，则胎不堕矣。《内经》云："治病必求其本"，本固而标自立矣，若只以止血为主，而不急固其气，则气散不能速回，其血何由而止？

按：此案似应有炮姜一药，吴氏称炮黑姜，试看"原按"中有"姜、枣烧黑、取其温经止血"之语可知。查吴氏本节其他血证案亦均用了黑姜。

三、衄血

李某，14岁，素患鼻衄，无他痛苦，故未用药调理。某日，偶感客邪，身热恶寒，头疼体痛，喜冷饮，脉浮而细数，主以麻杏石甘汤一剂霍然。翌日外出，适值阴雨天寒，又复感冒而病，发热恶寒，头昏疼，肢体酸痛，不渴饮，脉反沉细而弱，主以麻黄细辛附子汤加桂枝尖、生姜1剂。服后汗出热退，次晨忽又鼻衄不止，用物塞鼻孔则血由口中溢出，似有不可止之状。头晕，腹痛，面色淡而无华，形弱神疲，复诊其脉迟缓而弱。此乃气血素亏，阴阳不相为守也。血虚散漫妄行，气虚则无力统摄血液，易致离经外溢。表邪虽解，气血尚虚，主以四逆当归补血汤：附子50g，炮黑姜15g，砂仁6g，大枣3枚（烧黑存性），黄芪15g，当归15g。

1剂衄血立止，再剂霍然。是夜因大便用力，起身时忽而气喘咬牙，昏厥欲绝，唇青，面色灰白，脉细迟无力，扶之使卧稍定，乃以四逆汤加上肉桂治之，连进4剂而痊。（吴佩衡治案）

四、血小板减少性紫癜

师某，女，38岁。患血小板减少性紫癜已半年，发病之初，全身紫癜，血小板只有 1.0×10^9/L，迄以西医药治疗，至作者接手时泼尼松每天用量12片。刻诊：全身皮肤散在成片紫暗斑痕，不痛不痒，齿、舌衄血，口腔黏膜多个紫疱，最大直径10mm。每因劳累、生气加重。脸庞呈虚胖状（激素所致），乏力，便溏，月经量多，口臭，渴喜凉饮，血小板为 4.0×10^9/L，泼尼松每天用量12片。舌淡赤润，手足心热，脉沉数，左脉弦。肝经似有郁火，先予丹栀逍遥散加黄芪、旱莲草、乌梅为治，半月后，口臭、渴饮、手足心热等症消失，紫癜减轻。火热之候已减，但便溏，乏力，舌淡稍胖润，脉滑软，左寸弱。

此已转为阳气虚弱，失于固摄，从扶阳温摄着眼：附子15g，炮姜25g，黄

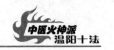

芪 30g，当归 15g，仙鹤草 30g，补骨脂 20g，阿胶 10g（烊化），白参 10g，茯苓 30g，砂仁 15g，牡蛎 50g，炙甘草 10g。

调理 2 个月余，其间出入药物尚有鹿角胶、骨碎补、龟板、山茱萸、枸杞子、熟地、黄柏等，肌衄、口舌齿衄基本控制，眠纳等一般状态均可，血小板呈上升态势，偶有反复，很快回升，守方调理半年，症情平稳，紫癜已 5 个月未发，血小板连续 4 个月检测在 $100 \times 10^9/L$ 以上，形若常人，泼尼松每天 3 片维持，随访 5 年，血小板数值正常。（张存悌治案）

第五节　金匮肾气丸（《金匮要略》）

组成： 干地黄八两　山药四两　山茱萸四两　泽泻三两　茯苓三两　牡丹皮三两　桂枝　附子（炮）各一两

上八味末之，炼蜜和丸，梧子大，酒下十五丸，加至二十五丸，日再服。

近代亦作汤剂，水煎服，用量按原方比例酌减。

方解： 本方以熟地滋阴，附子壮阳，阴阳并补，共同用为君药；复以山茱萸助熟地滋阴，桂枝（今多用肉桂）助附子温阳，共同用为臣药；另用山药、茯苓健脾而利水，泽泻、丹皮利湿而泻火，补中有泻，补而不滞，共同用为佐药；诸药合用，阴中求阳，阴阳并补而以补阳为宗，鼓舞肾气，故名为肾气丸。

《金匮要略》用肾气丸凡五条：

"虚劳腹痛，少腹拘急，小便不利者，八味肾气丸主之。"

"夫短气有微饮，当从小便去之，苓桂术甘汤主之，肾气丸亦主之。"

"男子消渴，小便反多，以饮一斗，小便亦一斗，肾气丸主之。"

"妇人病，饮食如故，烦热不得卧，而反倚息者，何也？师曰：此名转胞，不得溺也，以胞系了戾，故致此病，但当利小便则愈，宜肾气丸主之。"

"治脚气上入，少腹不仁。"

应用提示： 金匮肾气丸为补肾祖方，主治肾虚阳气不足，水液代谢失调之证。临床以腰膝酸软，小便不利或水肿，腰以下常感发凉，阳痿早泄，舌淡胖润，脉沉微尺部尤弱等为辨证要点。

吴天士、杨乘六、王雨三、郑重光等名家擅用本方，称之为八味地黄汤，用治虚阳上浮、外越以及诸虚劳损各症，颇有独到之处，对于虚阳上浮而又脉躁证躁之证，"要攻阴寒，则不可不用热药，然脉躁证躁，则热药又不可用于上焦，是当用八味地黄汤，从阴以敛阳，即从阳以驱阴。"由是倡用本方。另外"治虚人喉干，八味丸为圣药。"（吴天士语）

一、水肿

1.周某，年约三十，患水肿已半年，医药遍试，日剧。延诊时，头面、四肢、腰腹、胸背皆肿如瓜形，僵卧床席，不能转侧，皮肤胀痛异常，即被褥亦不能胜受。气喘，小便不利，脉沉而微。

诊毕就室，呼主人曰：古人言水肿死证，见一即危，如缺盆平、掌无纹、脐突、足底平皆是，今皆兼之，况皮肤痛不可支，有立刻破裂之势，须防外溃，喘满又恐内脱，虽有妙方必无幸矣，即辞不举方。

主人及病者皆曰："疾不可疗，命也，但愿得尊方入口，死亦甘休。"余闻而怜之，即疏济生肾气丸而去。越数日，来告曰：药完二剂，小溲如泉，肿消大半矣。可否再服？嘱其更进二剂，病如失。嗣以六君、八味丸汤并进而痊。甚矣，病机之难以常理测也。（萧琢如治案）

按：本案水肿危象毕现，"古人言水肿死证，见一即危"，今皆兼之，难怪萧氏辞不举方。然以济生肾气丸投药4剂，其病如失，竟收捷效，"病机之难以常理测也"。这方面前贤早有榜样：曹颖甫"先生之临险证也，明知其难治，犹必殚精竭虑，为之立方而后安。曰：毋有方而不用，宁不效而受谤。又曰：必求其生而不可得，则死者与我皆无遗憾也。"（《经方实验录》）范文甫亦说："勿以病小而玩忽，毋因病重而退缩，务求吾心之所安，于理不错，自然于人有济。"

八味地黄丸即金匮肾气丸，此方再加牛膝、车前子为济生肾气丸。

2.安某，男，50岁，工人。慢性肾衰病史一年，因头晕、乏力、恶心、呕吐1个月，以慢性肾小球肾炎（普通型）、慢性肾功能衰竭、尿毒症期收住院。

刻诊：神疲乏力，畏寒，全身重度水肿，恶心、呕吐，皮肤瘙痒，腹胀、纳差，腰酸痛，大便干，需卧床，生活不能自理。面色萎黄，舌淡胖大有齿痕，苔白厚腻，脉沉，腹部膨隆，腹水征（++），颜面及四肢水肿。

据证属脾肾气虚夹湿，予补肾健脾利水渗湿法，处方以桂附参芪地黄汤加减。服药四剂后，恶心、呕吐消失，尿量增多，水肿减轻，食欲增进。续以此方进退调理，住院3个月余，水肿、腹水消退，精神转佳，体力增进，腰酸痛及皮肤瘙痒明显减轻，生活能够自理，舌淡苔薄白，脉沉细。病情好转出院。（方药中治案）

按：桂附参芪地黄汤即金匮肾气丸加人参、黄芪。

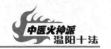

二、消渴

1.癸亥年五月，邻也兄之弟媳，年三十余。常微发热，胸膈胀闷，不进饮食，口渴之极，喜饮冷水。迎余诊之，脉沉缓无力。余曰："虚极，当用参。"其家惊骇云："如此有火，喜吃冷水，如何用得人参？"余曰："岂但用参，还要用附子。"彼不信，邻里群相劝之云，必须往见名医，不可儿戏。病人乃脱簪质资，往见名医。药用天花粉、黑参、麦门冬、丹皮、地骨皮、贝母、百合、鳖甲、香附、旋覆花，服二剂，燥渴愈甚，腹益胀满，并薄粥亦咽不下，更加蜷卧，不能坐立。

复来迎余，谓其家曰："须俟邻也兄归，相商用药，庶几有济，否则尔家必不信用。"病者曰："事急矣，不能待也，听用何药，自当遵信，前番误听人言，悔无及矣。"余用八味地黄汤去肉桂，只用附子八分，用生地三钱，加人参一钱，白术一钱，黄芪一钱五分。预告之曰，但服一剂可不思吃冷水。服二剂口不作渴，服四剂，不但食粥亦可吃饭矣。连服四剂，果一一如余所言，仍服十余剂而调复如初。（吴天士治案）

原按：一日赴席，有人问及此证如何反用此种药？可谓奇矣。余曰："无奇也。昔贤云：治虚人喉干，八味丸为圣药。盖譬之釜底加薪，则釜中津气上腾，理固然也。今人但不读书，不博求义理，又不能审脉，临证周辨。是以一见口渴，便云是火，而以寒凉清之，清之不愈，则重清之。致胃气受伤，元气侵削而不可救，诚可哀也。

按：吴氏学养深厚，析理透彻，辨阳虚口渴，喻为"釜底加薪，则釜中津气上腾"，口渴自解。今人不读书，"一见口渴，便云是火，而以寒凉清之，清之不愈，则重清之。致胃气受伤，元气侵削而不可救，诚可哀也。"实警世之语。去肉桂者，似嫌其燥也。

2.周继富，商人。禀赋羸弱，喜肥甘，耽酒色，握筹持算，劳心经营。偶感风寒，发生咳嗽，短气动悸，心烦不眠，久治依然。遂致口渴尿多，肌肉不得精液之养，日形消瘦。虽屡更医，皆未究其病源，仍以温肾为事，病情转剧，其内兄恳往治之。

伊蜷卧斗室中，见余至，起而执手相泣曰："吾病数月，服药百剂，病且益增，渴喜冷不辍，小便清长，每小时七八次，尿愈多，渴愈加，夜烦不能卧，腰至踝尤感清冷，常喜厚被温复，口虽能食，何故清瘦若是？望先生有以治之。"按脉细微而数，舌红厚腻，声低息短，大便二日一行。统观全症，因知其热渴引饮，当属上焦郁热；纵欲竭精，则不免阴亏于下而阳浮于上，以致肺欠宣发，高原之水不能敷布，乃建瓴下注也，故饮多尿多，所谓"阳强无制，阴不为守也"。至其下肢清冷，则不仅肾阴亏而肾阳亦衰，已成上盛下虚之局。本证乃肾阳衰于下、心火炎于上虚实错综之候，宗寒者温之、热者凉之、虚者补之之治法化裁为用。

用八味地黄汤滋阴益阳，人参白虎汤生津泻火：附子钱半，肉桂八分（磨冲），生熟地各六钱，山茱萸四钱，山药五钱，茯苓、泽泻、丹皮各一钱，石膏八钱，知母二钱，甘草、粳米各三钱，西洋参三钱（另蒸兑）。

连服三剂，尿渴均减而肢冷如故，仍于原方加附子为四钱，肉桂为二钱，大温下元，减石膏为五钱，去知母不用。又六剂，口不渴，尿已少，下肢亦转温，是上焦之热已清，下焦之阳亦回，前方宜加变易，改进八味地黄汤加玄参、麦门冬，一以温补肾阳，一以滋养肺阴，调理一月健复。

诸亲友庆其勿药有喜，各以肥美相遗，不禁于口，因又食少乏味，胸腹饱胀，嗳腐吞酸，所谓食复也。用平胃散（苍术易山药）加神曲、麦芽、山楂、鸡内金之属，数日寻愈。（赵守真治案）

原按：此病上盛下虚，寒热错杂，故附子与石膏并用，针对证情，覆杯即效，一有偏胜，鲜不偾事者，吾人辨证可不慎诸。

三、糖尿病

1. 王某，女，55岁。糖尿病多年，尿化验：蛋白（+++），尿糖（+）。虽是夏季，仍用头巾包裹头部，遇风则头痛。面色晦暗，腰痛耳鸣，四肢乏力，夜间口干而渴饮，多饮多尿，饮一溲二，夜寐不安。舌淡胖润，苔白，脉细弱。证属肾阳不足，气阴两虚，治宜温肾壮阳，固肾涩精。

方用金匮肾气丸加减：附子50g（先煎），肉桂10g，熟地黄10g，山茱萸10g，山药30g，益智仁10g，桑螵蛸6g，黄芪30g，麦门冬15g，泽泻10g，沙苑子15g。

复诊：服药2剂，夜尿减少为1~2次，服10余剂，尿量基本正常，化验尿蛋白（+）。连服上方15剂，尿蛋白、尿糖均阴性。（《著名中医学家吴佩衡诞辰一百周年纪念专集》：刘云珠医案）

原按：《金匮要略·消渴小便不利淋病》："消渴，小便反多，以饮一斗，小便一斗，肾气丸主之。"患者肾阳虚不能化气行水故小便多，阳虚不能化津，津不上承故口干渴。头痛恶寒皆属阳虚之证，故用大剂附子温肾壮阳，佐以肉桂共补命门之火。张景岳曰："善补阳者，必于阴中求阳，阳得阴助而生化无穷。"故用六味地黄汤益阴，加黄芪、麦门冬等益气生津。阴阳双补，肾阳振奋，气化复常，诸症皆减，药到收功。

2. 陈女士，47岁。患糖尿病已有四五年，每食糖后检测则有，停食则无。切

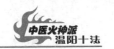

脉细微，尺寸均弱。间有心跳、气喘、头痛、难寐、腰背酸楚诸病。

夫人体凭五行之气而运化，阴阳之和而互卫，阳盛足以消阴，阴盛亦可以消阳。若阴邪偏盛，阳不帅阴而水不化气，便成下消。能增其阳气以抵消偏盛之阴邪，水能气化则溲便自清，糖分亦随而消失。故仿金匮肾气法，以桂附八味投之。又因其有心跳、气喘、头痛、难寐、腰背酸楚等杂病，乃佐以高丽参、黄芪、龙齿、远志、酸枣仁、杜仲等，酌情增减，共服30余剂，尿糖消失，诸杂病亦随之而愈。（谭述渠治案）

按：以下各案均系谭述渠先生治案，认为"仲景肾气丸一方，世认为治下消之圣方"。谭述渠先生，原籍广东新会，三世名医至先生而益著，20世纪中叶悬壶香港，名望甚隆。

"少从粤名中医陈伯坛先生及其犹子仿舟先生游，见其治虚寒病所用附子一药，轻者三四两，重者竟达十两外"，遂传承其学，重视阳气，擅用附子，以治高血压、心脏病、中风病等虚寒症驰誉于国际。因其所用真武、四逆汤等，附子每剂常用至六两、八两，而有陈氏遗风，世人多以"附子先生""谭大剂"称之。

谭先生医案，通常仅示方剂名称，药味记录很少，难以窥见全方内容，是为欠缺。

3. 甄某，男，56岁，求治于吉隆坡。患糖尿病已五六载，数年来遍治无效。切脉浮迟，尺不应指。面色黧黑，枯槁无光，腰酸足软，食欲不振，皮肤痕痒，干涩灰白，精疲力倦，两目无神，睡不安宁，气不相接，腰围瘦减，双足日肿。乃以金匮肾气丸投之，3剂后精神较好，食欲稍振，梦寐已酣。复以黄芪、党参、巴戟天、枸杞子等或调其气，或益其阳，酌情增减，炮附子增至六两（300g）。10剂后精神大振，已能持续8小时工作。黧黑之面色渐脱，干涩之皮肤渐润。再10剂，除糖尿尚有少许外，一切难病悉除，容光焕发，体重日增，判若两人。

嘱其每周服药2剂，并用8片附子炖肉以调辅，一月后减为每周一贴，肉类如常炖食。至是则腰围日增，裳见其狭；足肿渐消，履觉其宽也。一别二月再见则两颊丰益，神采胜常人。（谭述渠治案）

按：案中所称"8片附子"系名医陈伯坛先生遵古法炮治附子，选用四川产附子，先将附子以姜汤洗净，每个用泥封煨，后切为八片，再用姜汤浸过焙干，拔去毒性，多用无碍。至于倡导附子炖肉以调辅，自有其意义，读者当分析判处。

4. 梁某，男，56岁。患糖尿病已七八年，以不断服食糖尿药丸，虽无糖分排泄，但体日羸弱，精神日衰，面浮足肿，腰酸胃败，步履亦失常态矣。脉来微弱，以济生肾气丸投之，服数剂后，精神略振，水肿已减，足稍有力。但胃纳未旺，改以香砂六君子汤一二剂投之。此后则改用金匮肾气丸，或加黄芪、党参、巴戟天、枸杞子等，酌情增减，间投香砂六君子汤一二剂。于是胃纳渐旺，体力日强，精神大振，步履渐复常态，先后共服 20 余剂而愈。（谭述渠治案）

按：此案糖尿病呈脾肾两亏之象，视脾肾虚弱轻重，而相机投以肾气丸或香砂六君子汤，突出治疗重点。

5. 李某，男，63 岁。患糖尿病已 10 年，近则双足痛痹无力，右食指不能屈，常烦渴，阳不举，夜溺达七八次，睡不酣。自患糖尿以来，体重日减，今昔相较差达 13kg。近更足软无力，昔日叱咤江湖力能伏虎，今则黄口小儿可欺，言下大有英雄暮年之感。脉迟无力，尺不应指，元阳久虚矣。投以金匮肾气丸，炮附子重用六两，肉桂一钱。2 剂后痛痹减，烦渴除，夜溺减半，睡较酣。再 3 剂，阳能举，夜溺大减，睡已安。

又告谓近月来睡后体虽觉热，但双足冰冷如水，非被褥所能温。此厥也，阳虚阴盛，元阳久虚之故，改以四逆汤急救其阳。5 剂双足已温，痹痛大减。乃嘱其此后间服肾气丸，并助以 8 片附子炖肉类调辅，使肾气逐渐恢复，则糖尿亦将渐减而渐愈。（谭述渠治案）

按：此案虚衰明显，"昔日叱咤江湖力能伏虎，今则黄口小儿可欺，大有英雄暮年之感"，文采斐然。以金匮肾气丸，炮附子重用六两（180g），肾气逐渐恢复，痛痹大减，烦渴已除，阳能举，疗效颇佳。

四、戴阳

1. 戊辰夏月，岩镇方翁，年五十余，患伤寒四五日矣。初起名医予羌活、防风等发散药，汗出，发热更甚。以为表散未透，如前药更连服 2 剂，大汗不止，身热如燔灼，彻夜不寐，狂躁非常，谵言妄语，脸若涂朱，口唇焦紫，群以为是大热之证，议欲用竹叶石膏汤。家在湄系渠内亲，因劝其迎余视之。

余诊其脉，浮大无伦，按之豁如，唇虽焦紫干燥，舌是灰黑之色。余曰："此中阴证也。经云：误发少阴汗，必亡阳。凡中阴之证，必先入少阴，一用表散则孤阳飞越，乘汗而出，是以烦躁不宁，妄见妄闻，谵言乱语；若误认为火证而加以寒凉，立刻毙矣；若听其汗出不休，元阳不返窟宅，则阳气腾散，亦将毙矣。"急宜用驱阴回阳之法，又宜用敛阳归根之法。用八味地黄汤，内用大熟地五钱，附子三钱，肉桂二钱，加人参五钱。服后熟睡半日，身热渐凉，汗微敛，醒来人事顿清。

次日，仍照前方再进一剂，面赤俱退。再换理中汤，用白术、附子、肉桂各二钱，

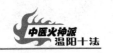

茯苓、泽泻各一钱，半夏、炮姜、陈皮各八分，炙甘草三分，人参四钱。服七八日，再去半夏，加熟地、山茱萸、当归、黄芪，用参三钱，桂、附仍各二钱，服二十余日而起。设余不至，竟用竹叶石膏汤一剂，岂不立刻杀命哉。（吴天士治案）

2.上柏朱湘波母，病热症。痰盛喘急，烦躁口渴，喉中如烟火上攻，两唇焦裂，足心如烙，小便频数。西塘董子安拟用十全大补煎送八味丸。湘波以时方盛暑，又是火证，不敢服，乃招予商之。

切其脉洪大而数无伦，按之虚软，面色游红，舌上生刺，且敛缩如荔枝。予曰："此肾虚火不归经，脉从而病反者也，当舍时舍症从脉以治之。"方用八味饮合生脉散，倍加参、地、附子。湘波见予方论与子安合，乃出子安所拟方示予，予曰："天热症热而用辛热，非有灼见不敢出此，何以疑惧为也？"乃取药浓煎探冷与饮，前症悉退。（杨乘六治案）

按：此案似乎一派热盛之象：烦躁口渴，喉中如烟火上攻，两唇焦裂，足心如烙，舌上生刺，且敛缩如荔枝，且又逢盛暑之际，确实易辨为热盛阴伤之证。然而杨氏凭"脉洪大而数无伦，按之虚软"，认定"肾虚火不归经"，当指阴阳俱虚。因此阴阳并补，方用八味饮合生脉散，浓煎探冷与饮，前症悉退。疗效明确。如此"舍时舍症从脉以治之"，非有学识者难以为之。

3.刘河汪祉繁夫人，夏秋之交患发热证，医作暑热治则热尤剧，甚至神志昏昧，时时昏晕，至晚则尤甚。颂声先生邀予诊之，见其面赤唇裂，舌短音微。其脉左不至，右微细。予曰：此系下元虚寒，元海无根，龙不藏窟，浮阳飞越于外之候也。若不大补其金水而用引火归原之法，此火终不能息。况真阴真阳并竭，危在旦夕矣。因是拟大剂附桂八味汤，掺和生脉散。无如其家人均不信任，以为热证而在此天气炎热之时，用此滋腻大热大补之药，绝无此理，置之不服。后身热昏晕尤甚，经颂声先生再三申辩，始试服予方，果身热渐退，昏晕亦定。复诊左脉虽复而犹沉微，仍照原方加枸杞子，又四剂而愈。（王雨三治案）

4.武某，57岁。1979年12月23日，忽患口、舌、唇部生疮，其症颇奇，颇急。10时发病，11时即满口满舌痛如火灼。仓促之间，向某老友求治，某老友曰："口舌生疮，小事一桩，心脾积热，不必惊慌。"未及诊脉问病，提笔即疏导赤散与凉膈散合方与服。其方甚轻，生地、连翘各10g，其余皆3~5g。患者于11时30分进头煎，药毕覆杯，立觉火从脐下直冲头面，双唇肿大如桃，舌亦肿痛更甚，且心烦懊恼，莫可名状。约12时半，其子邀诊。

　　见患者面赤如醉，舌肿塞口，诉证不清。出示所服之方，其妻代诉服后变证。按脉洪大无伦，重按则反如游丝，120 次 / 分，视其舌则边缘齿痕累累，有白色溃疡布满边尖。唇肿外翻，迸裂出血，问其二便，则大便干，小便未注意。口中亦无臭味。询其致病之由，其妻云："年终总结，连续熬夜三晚后得病。"问其渴否？患者摇头。此症颇费踌躇，望闻问切皆不得要领。细玩见症，亦难推翻前医论断，《内经》明示："诸痛疡疮，皆属于心。"且暴病多实，此病暴急有疔毒之势，是否病重药轻，杯水车薪？犹疑之间，忽见患者扬手掷足，烦躁不可名状。进门时，仓促之间见其面赤如醉，细视之则鲜艳光亮，如演员之涂油彩状。恍然悟及此与戴阳证之"面赤如妆"同义，唯戴阳证多见于外感临危之际，此则由内伤而来。摸其下肢，果见足膝冰冷。必此公下元久亏，恰值当日冬至阳生，阴不抱阳，龙火上奔无制。前医误作实火，妄用苦寒直折，致光焰烛天，不可收拾。急以大剂附桂八味冲服肉桂，以救药误而和阴阳：附子 30g，熟地 30g，生山药 30g，山茱萸 30g，茯苓 12g，泽泻 12g，五味子 10g，肉桂 1.5g（冲），水煎冷服。

　　患者服药 1 次，1 刻钟后安然入睡。2 小时许醒来，肿痛皆消，已无丝毫痕迹。次日复诊，口中仍觉麻辣，舌光红无苔，乃阴分受损见证。火不归原，本不当用大剂量附子破阴回阳之品，而前因药误，又不得不用。险证虽退，阴损未复，乃予大剂引火汤，两服痊愈。事后追忆，此证确险之又险，虽侥幸治愈，早已汗流浃背。（李可治案）

　　按：分析这例真假寒热之证，注意到发病于冬至节令前后，对阴阳的辨认具有重要意义。

五、虚阳贯顶

　　己卯七月，一族叔字维贞，发热数日矣。初用防风、柴胡等药二三剂，病不减，且加头顶痛，其痛如破，而其痛处又如有炭火在头上燔炙，奇痛奇热，将用清降药矣。余为诊之，两寸浮数无伦，按之无根，两尺沉微，举之无力，两手尖冷如冰，脚下亦极冷，时出大汗。余曰："此寒中少阴，因升散而使虚阳贯顶，以故极痛极热，切不可用凉药。"

　　余用八味地黄汤，内用大生地八钱，附子三钱，肉桂一钱半，山茱萸二钱，丹皮八分，茯苓一钱半，泽泻八分，山药一钱，加人参七钱，龟板二钱，牛膝一钱，童便半盏。服一剂，痛减十之八，热全却矣。再服一剂，痛全止，反畏寒。诊其脉，两寸脉平，两尺脉起，两关脉微弦。余曰："此又将作疟状也。"是夜，果发寒又发热，汗出甚多。遂改用人参三钱，白术二钱，陈皮八分，炙甘草三钱，肉桂二钱，附子一钱半，炮姜一钱，茯苓八分，当归一钱。服数剂，寒尽退，单发热，又加熟

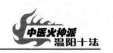

地、山茱萸，服数剂热全退，汗渐止，再服数剂而痊愈。（吴天士治案）

原按：此等证候最易错误，若不详审明确，未有不以凉药杀之者。

六、头面肿大

1.家云逸之仆，名来旺，卧病六七日，头面肿大如斗，紫赤色，起粟粒如麻疹状，口目俱不能开。咸以为风热上涌，又以为大头瘟，服清散五六剂，绝不效。渐口唇胀紧，粥汤俱不能进口，其主乃托余为视之。

两寸脉浮而不数，两尺脉沉而濡。余曰："此寒中少阴也，连日小便必少，大便必溏。"问之果然。用八味地黄汤，略兼用麻黄附子细辛汤，为定方用：大生地四钱，附子一钱，山茱萸、山药、茯苓、丹皮各一钱，泽泻一钱半，加麻黄五分，细辛三分。服一剂色退淡，略消三之一。再剂消去一半，能进粥食矣。再除去麻黄、细辛，服四剂而痊愈。（吴天士治案）

2.庚辰二月，接霞家婶头面肿大，起粟粒，镇中名医谓是风热上涌。服清散药如防风、荆芥、柴胡、薄荷、元参、麦门冬之类五六剂，不效。鳞潭家叔嘱为诊之，问是大头瘟否？余诊其脉，尺沉涩而寸浮软，口中作干。答曰："寒入少阴，每有此证，八味地黄汤可立奏功。"遂用八味一剂，次日，消三之一，口已不干，唯气不接续，微觉眩晕。次日，照前方加参一钱，服二剂而全消。再予补养气药，调理一二剂而痊愈。（吴天士治案）

3.茜泾南门外朱松泉之妻，年三十左右忽患头顶心突起如覆碗状。自以为外证，请外科医生治之，用寒凉之退毒药外敷内服，反头面肿胀如斗，眼目紧闭，咽喉窒塞，喘急舌暗。予切其脉，两尺已脱，即用大剂金匮肾气汤加磁石、薄荷服之。一剂肿势即退其大半，咽喉通而气急顿平。又服二剂而诸恙若失。（王雨三治案）

原按：此症奇险异常，危在顷刻间矣。按其病在上而用温补下元之药，似乎漠不相关。况此系急症，人皆曰急则治其标，而予则用极王道之温补药以治其本，服之果奏效如神，人皆不能信之，以为王道无近功也。要知此症由于元海无根，龙雷已上升至极巅。医不知为龙雷之火，而用寒凉药以泼之，必愈泼愈炽致变端莫测，危象频形。予用此导龙入海之法，为此症独一无二之治法，故能起死回生，谓为王道无近功，其可信乎？

七、阳虚欲脱

一管家，为医人治坏，嘱为诊之：见其人汗出不止，大热不退，人事昏乱，谵语不休，数夜不合眼，诊其脉浮而无力，按之如丝。余曰："此又发散之害也。经云：误发少阴汗，必亡阳。今乃亡阳之证，必由前医不能辨其为少阴病而误发散，故令有此。"索其前方视之，果是麻黄、防风、紫苏之类，日服不断。因叹曰："向谓地方愈大之处，愈无良医，其信然耶！"急予八味地黄汤一剂，内用熟地五钱，山茱萸二钱，附子、肉桂各二钱，山药二钱，茯苓八分，除泽泻不用，加人参、黄芪各三钱，五味子三分。服之，是夜便闭眼熟睡，五鼓热退，仍微汗。次日，照前方又予一剂，汗全敛，人事清。然后改作理中汤，服半月而痊愈。（吴天士治案）

八、咽喉肿痛

茜泾朱勤堂，年四十左右，患咽喉肿痛。医用凉表致闭塞不通，虽日开数刀而肿势反剧，呼吸几绝。予诊其脉沉微，两尺欲绝，即用附子末频吹患处，立时开通一线。再用大剂桂附八味汤频服，服之两剂，即痛止肿消。（王雨三治案）

原按：此症由于元海无根，龙雷之火随经而上冲咽门，除导龙入海外，别无治法。如用寒凉发表，反速其死也。予以导龙入海法而治愈同样之喉症已不少矣。凡喉症都由感受风寒，脉浮弦者是寒束于表之证，必须用温散，如荆、防、蚕、薄、甘、桔、羌、苏等。脉浮虚者，应用桂枝汤加生黄芪，只用一剂即愈。若寒凉遏抑，致使寒邪内陷者，是所大忌，医者宜戒之。

按：本案咽喉肿痛，"其脉沉微，两尺欲绝"，判为肾虚，因选附桂八味汤。频服者，治咽喉等上焦之疾不厌频而少，古人倡导此法。

九、口咸

邻居老妪，60岁。2000年1月于楼道中相遇，告称：自觉口咸，从牙根及舌尖溢涎发咸，感到"咸得像喝了海水一样"，曾求治于西医，称不知道是什么病，"不会治"。病因不明，病已一个月。仓促之间，无暇按脉，只看了舌头，乃胖润之舌，教服金匮肾气丸。不久又相遇于楼道，告称服药5丸，口咸即愈，问"这药怎么这么灵？"（张存悌治案）

按：五味中咸为肾之本味，口咸乃是肾虚本味上泛表现，只要补肾就可以轻松治愈。补肾有阴阳二途，余看其舌乃胖润之象，判为阳虚有据。

十、耳鸣

嘉定竹桥乡董徐友贤之妻，年三十左右。素患耳鸣头昏等症，时医用辛散药，甚至耳中似开炮，头脑如雷震，一日昏晕数次。

招予诊时，适在盛夏，见其面赤身热，神昏不语。切其脉浮散无根，知其真水

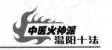

亏极，龙雷之火上冒至巅，亟用附桂八味汤加枸杞子、巴戟天，即饬佣至药肆中撮之。讵料开药肆者亦为医，与其佣人云：此方非治病之药，乃大热大补之剂。吾开药肆及行医数十年，从未见闻此大热大补药，治此发热病者。况际此盛夏，而用此大滋腻大辛热之重量药，即无病之人服之，尚恐腻滞而碍胃；不热者，犹恐肠胃如焚，况病人发热甚厉而久不进食者乎？

佣人回述其故，家人因亦疑之，并以药肆之言述于予前。予曰：药肆中所见者，皆庸流俗子之方，固无怪也。此病亦被庸医误治而至此，不服此药，命将不保。予非喜用此大热大补之药，实出于活人之热忱，不得不用此以挽救之耳。因有此症，然后可服此药。此药服后，不特可保其热退病瘥，抑且胃口亦必投其所好，尚何滋腻碍胃之有哉？如其不对，吾任其咎。由是方敢将药服之。1剂即热退神清，5剂而诸恙若失。（王雨三治案）

十一、不寐

汪翁，己未年患病，昼夜不寐者已月余矣。诊其脉虚大而数，重按豁然，日唯食清粥两三盂而已。时当仲秋下旬，衣单纱犹畏热之至，令仆挥扇方可伏枕，否则起行不能着席矣。先医用药，秘不令知，但云日服人参而已。

审其病，始于愤怒兼恐而致病，余即就病因合病状而议治焉：盖暴怒伤阴则肝气逆，恐伤肾则气下，肾水不升，心阳不降，肾肝两病，魂不归肝，气不归肾。真阳外越，脉虚大而不敛。天令虽凉而犹畏热，似与阴盛格阳同病，又非真武、四逆所能治也。经曰：阴者阳之守也，阳者阴之卫也。病始于暴怒伤阴，阴不守阳，孤阳飞越，寒之不寒是无水也。用从阴引阳法，以八味地黄汤，倍用桂附加人参，四剂病知，八剂得寐半夜，十日后即熟寐矣。（郑素圃治案）

按：分析此证，"病始于暴怒伤阴，阴不守阳，孤阳飞越，寒之不寒是无水也"。但是"脉虚大而不敛，天令虽凉而犹畏热"，则系真阳外越之象。由是辨为阴阳两虚，此乃关键，以从阴引阳法，投八味地黄汤治之，阴阳兼顾。方证相符，未用一味安眠套药，愈此昼夜不寐月余之证。

十二、子悬

牛坟家我脩内人，怀孕八个月。一日胎忽上抢塞至心口，喘满不食，自汗闷绝，促予往救。至则僵卧在床，口噤目直，视其面色不赤，舌色不青，按其两手，尚有脉息。急取丸子两许，滚水研化灌之。灌至两酒杯，胸口松动，口开睛转，手足运动而苏矣。（杨乘六治案）

原按：我脩问："是何药乃而神应？"予曰："八味地黄丸也。"又问："此

110

何病也，而用此丸？"予曰："此子悬也，其故由于下元虚冷，胞中无火以养婴儿，故特上凑以就心火之温，如人睡被中足冷则上缩也。"我俯惊服，后用芪术芎归煎送前丸，服至两月而产。

第六节　当归生姜羊肉汤（《金匮要略》）

组成：当归三两　生姜五两　羊肉一斤

上三味，以水八升，煮取三升，温服七合，日三服。若寒多者加生姜成一斤；痛多而呕者，加橘皮二两、白术一两。加生姜者，亦加水五升，煮取三升二合，服之。

《金匮要略》："寒疝腹中痛，及胁痛里急者，当归生姜羊肉汤主之。"

祝味菊等善用当归生姜羊肉汤加附子温阳补虚，为食疗补阳开一法门。

一、哮喘

应君，50 余岁。哮喘十余年之久，据其病史，断为阳气不足，痰浊内阻，用温化之法病渐缓和，遇天寒又发，如此发作不息。祝氏认为哮喘为阴阳俱虚，痰浊为祟，肺分泌痰涎愈盛则阴愈虚。阳虚用温，阴虚不能用，甘寒始克有济。即效张仲景当归生姜羊肉汤之法。

补阴用血肉有情之品，处方如下：生姜 30g，绵羊肉一具，洗净在水中浸 2 小时，再加黄厚附子 30g，生麻黄 15g，鹅管石 30g。共同煎煮，俟肉烂后去滓，分 3 天食完，间歇 3 天，再服如上法，病人觉胸腹有热感，痰易出，哮喘大为轻减，精神得振，发后再服，逐渐痊愈。（《辽宁中医杂志》1991 年 4 期：祝味菊治案）

按：祝氏善于通过食疗体现温补作用，用当归生姜羊肉汤犹加附子，为其擅用附子又一特色。

二、蓐劳

1. 沈某，女，20 余岁。产后一周，身体虚弱。面色㿠白而少血色，少腹疼痛，或轻或重，忽隐或显，四肢无力，不能起床，与床褥为伴，极为消沉。祝氏诊曰："病人阳虚，复受寒凉，阴血凝聚，腹痛连绵，此为蓐劳。"以温阳理气活血之法：黄厚附子（先煎）12g，煨姜 9g，广木香 9g，活磁石（先煎）30g，川楝子 9g，延胡索 9g，陈枳壳 9g，姜半夏 12g，桃仁 9g，当归 12g，炒白芍 12g。2 剂后病情好转，乃改用当归生姜羊肉汤之法：当归 12g，生姜 12g，羊肉 30g，共同煎汤，待肉熟后去滓饮汤。5 剂后，腹痛渐减，胃口大增，精神为之一振。（《辽宁中医杂志》1991 年 4 期：祝味菊治案）

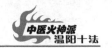

2. 周师母，产后，腹中苦寒痛，前医作气滞，久治无效，舌淡脉弱。

处方：精羊肉 30g，当归 9g，生姜 12g。

病家云："吾腹痛日久，治之无效，特从远地请范老先生高诊，并非到小菜场买小菜，处方何用生姜、羊肉？一味当归能治病乎？"答曰："此仲景当归生姜羊肉汤，治虚寒腹痛甚效，服之当愈。"隔数日，病家前来感谢，谓药到病除，诸恙若失。（范文甫治案）

按：此案腹中苦痛，久治无效，竟以寻常之当归生姜羊肉汤"药到病除"，真如刘渡舟先生所说，经方"有鬼斧神工之力，起死回生之妙"。

3. 周吉人内人，冬月产后，少腹绞痛。诸医称为儿枕之患，去瘀之药屡投愈重，乃至手不可触，痛甚则呕，二便紧急，欲解不畅，且更牵引腰胁俱痛，势颇迫切。急延二医相商，咸议当用峻攻，庶几通则不痛。余曰：形羸气馁，何胜攻击？乃临产胎下，寒入阴中，攻触作痛，故亦拒按，与中寒腹痛无异。然表里俱虚，脉象浮大，法当托里散邪。但气短不续，表药既不可用；而腹痛拒按，补剂亦难遽投。仿仲景寒疝例，与当归生姜羊肉汤，因兼呕吐，略加陈皮、葱白，一服微汗而愈。得心应手之妙，不知其然而然者有矣。（陈菊生治案）

原按：当归生姜羊肉汤：黄芪、人参、当归、生姜、羊肉（煮汁煎药），如恶露不尽，加桂行血。

按：此案所用当归生姜羊肉汤另加黄芪、人参。

三、宫寒不孕

袁女，27 岁。自幼体弱，婚后两次自然流产，近 2 年久不受孕。诊见面白畏冷、腰膝酸软、舌淡紫、脉沉细等一派阳虚阴寒之象，认为"治宜缓图，药膳调理为妥"：附子 50g，黄芪 30g，白术 30g，当归 10g，生姜 20g，羊肉 500g。每周 1~2 次，患者坚持服用半年，面色红润，体力大增，终于受孕，顺产一男婴。（《中医杂志》1996 年 11 期：李彦师治案）

按：李氏推崇附子药膳疗法，认为"久病虚寒，需要长期调治者，此法最佳"。

第七节　破格救心汤（李可制方）

组成：附子 30~200g，干姜 60g，炙甘草 60g，高丽参 10~30g（另煎浓汁兑服），山茱萸净肉 60~120g，生龙骨 30g，牡蛎粉 30g，活磁石粉 30g，麝香 0.5g（分次冲服）。

煎服方法：病势缓者加冷水 2000mL，文火煮取 1000mL，5 次分服，2 小时 1 次，日夜连服 1~2 剂。病势危急者，开水武火急煎，随煎随喂，或鼻饲给药，24 小时内，不分昼夜频频喂服 1~3 剂。

方解： 本方脱胎于四逆汤、参附龙骨牡蛎救逆汤及张锡纯来复汤，破格重用附子、山茱萸加麝香而成。四逆汤为强心主剂，救治心衰，疗效卓著。心衰患者不但阳气衰微，而且阴液内竭，故加人参成为四逆加人参汤，大补元气，滋阴和阳，益气生津，使本方更臻完善。同时，师法张锡纯"山茱萸为救脱第一要药"之意，于破格人参四逆汤中重加山茱萸、生龙骨、牡蛎，更加活磁石、麝香而成破格救心汤方。

功用： 本方可挽垂绝之阳，救暴脱之阴。凡内外妇儿各科危重急症，或大吐大泻，或吐衄便血，妇女血崩，或外感寒温，大汗不止，或久病气血耗伤殆尽……导致阴竭阳亡，元气暴脱，心衰休克，生命垂危，症见：冷汗淋漓，四肢冰冷，面色㿠白或萎黄、灰败，唇、舌、指甲青紫，口鼻气冷，喘息抬肩，口开目闭，二便失禁，神志昏迷，气息奄奄，脉象沉微迟弱，一分钟 50 次以下，或散乱如丝，雀啄屋漏，或脉如潮涌壶沸，数急无伦，一分钟 120~240 次，以及古代医籍所载心、肝、脾、肺、肾五脏绝症和七怪脉绝脉等必死之症，现代医学放弃抢救的垂死病人，凡心跳未停，一息尚存者，急投本方，1 小时起死回生，3 小时脱离险境，一昼夜转危为安。（《李可老中医急危重症疑难病经验专辑》）

应用提示： 本方为李可先生所创，认为应用本方要严格遵循辨证论治法则，胆大心细，谨守病机，准确判断病势。脉证合参，诸症若见一端即宜急服。凡亡阳竭阴之端倪初露，隐性心衰的典型症状出现（如动则喘急、胸闷，常于睡中憋醒，畏寒肢冷，时时思睡，夜尿多，以及无痛性心肌梗死之倦怠乏力、胸憋自汗等）急投本方平剂；亡阳竭阴之格局已成，急投本方中剂；垂死状态，急投本方大剂。服药方法，急症急治，不分昼夜，按时连服，以保证血药浓度，有效挽救病人生命，极重症 24 小时连服 3 剂。据李氏讲，本方"曾成功地救治了千余例心衰重症，并使百余例已发病危通知的垂死病人起死回生"。

一、心衰

1. 肺心病心衰：灵石县教育局老干部闫祖亮，男，60 岁。1995 年 3 月 24 日凌晨 4 时病危邀诊。诊见患者昏迷不醒，吸氧。面如死灰，唇、指、舌青紫，头汗如油，痰声辘辘，口鼻气冷，手冷过肘，足冷过膝，双下肢烂肿如泥，二便失禁，测不到血压，气息奄奄。询知患阻塞性肺气肿、肺心病代偿期达 10 年。本次发病 1 周，某县医院抢救 6 日，病危出院，准备后事。昨夜子时，突然暴喘痰壅，昏迷不醒。县医院内科诊为"肺心病心衰，呼吸衰竭合并脑危象"，已属弥留之际。切脉散乱如雀啄屋漏，移时一动。前人谓凡病情危重，寸口脉难凭，乃按其下三部趺阳、太

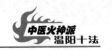

溪、太冲三脉，尚属细弱可辨。此症子时濒危未死，子时后阴极阳生，已有一线生机。至凌晨 4 时，十二经营卫运行肺经当令，本经自旺。病情既未恶化，便是生机未绝。遂投破格救心汤大剂，以挽垂绝之阳而固脱，加三生饮豁痰，麝香辟秽开窍醒脑而救呼吸衰竭：附子 150g，干姜 60g，炙甘草 60g，高丽参 30g（另炖浓汁兑服），生半夏 30g，生南星 10g，石菖蒲 10g，净山茱萸 120g，生龙骨 30g，牡蛎粉 30g，磁石粉 30g，麝香 0.5g（分冲），鲜生姜 30g，大枣 10 枚，姜汁 1 小盅（兑入）。病情危急，上药加开水 1.5kg，武火急煎，随煎随灌，不分昼夜，频频喂服。

3 月 25 日 6 时二诊：得悉于半日一夜内服完上方 1 剂。子时过后汗敛喘定，厥冷退至肘膝以下，手足仍冰冷。面色由灰败转为萎黄，发绀少退，痰鸣大减。呼之可睁眼，神志仍未清。六脉迟细弱代，48 次 / 分，已无雀啄、屋漏之象，回生有望。嘱原方附子加足 200g，余药不变，日夜连服 3 剂。

3 月 26 日三诊：患者已醒，唯气息微弱，声如蚊蚋，四肢回温，可以平卧，知饥索食。脉沉迟细，58 次 / 分，已无代象。多年来喉间痰鸣消失。其妻告知，昨夜尿湿大半张床褥，腿已不肿，正是大剂量附子破阴回阳之效。真阳一旺，阴霾自消。病已脱险，元气未复。续给原方 3 剂，去生半夏、生南星、石菖蒲、麝香。附子减为 150g，加肾四味（枸杞子、菟丝子、补骨脂、淫羊藿）各 30g，温养肝肾精气以固脱。每日 1 剂，煎分 3 次服。

3 月 30 日四诊：诸症均退，食纳渐佳，已能拄杖散步。计前后四诊，历时 5 天，共用附子 1.1kg，山茱萸 0.75kg，九死一生垂危大症，终于得救。方中生半夏为降逆化痰要药，用时以温水淘洗 3 次，加等量鲜生姜佐之，既解其毒，又加强疗效，颇有妙用。（李可治案）

2. 风心病心衰：灵石县土产公司书记吴云凯，55 岁，患风湿性心脏病 12 年，顽固性心衰 5 年，心功能Ⅲ级，近 5 年大部分时间在医院度过。1977 年 6 月 23 日，在城关医院住院治疗月余，病情加重，急性心衰合并室颤，心率 212 次 / 分，已发病危通知书，家属要求中医会诊。9 时 30 分，诊见患者目暗无神，面如死灰，头汗如油，神志昏糊，喘不能言，气息奄奄，小便自遗。唇、舌、指甲青紫，口鼻气冷，全身冰冷，仅胸部微温，腹胀如鼓，下肢烂肿如泥，吸氧，测不到血压，寸口部脉如游丝。五脏绝症已见其三，元阳垂绝，危在顷刻。所幸下三部太溪根脉微弱可辨，是为一线生机。遂投大剂破格救心汤，重用附子 200g，加沉香粉 3g(冲)，肉桂 3g(冲)，茯苓 30g，泽泻 30g，以纳气归肾利水消肿。武火急煎，边煎边灌。10 时许开始服药，一刻钟后阳回厥退，汗敛喘定。11 时 30 分，知饥索食，心率 100 次 / 分，脱险。嘱原方再取 3 剂，3 小时 1 次，昼夜连服。下午 4 时，水肿消退，心率 82 次 / 分，

已能拄杖出游。计前后 31 小时,服附子 0.75kg、山茱萸 0.5kg,古今此病为必死之症,竟获治愈。（李可治案）

3. 冠心病心衰:灵石县农牧局局长查富保,60 岁。1982 年正月初六急诊,经县医院确诊为冠心病月余,14 时心绞痛发作,含化硝酸甘油片,可缓解半小时,不以为意。18 时许,绞痛再发,含剂及亚硝酸异戊酯吸入无效。内科会诊拟诊急性心肌梗死,建议急送省级医院抢救。因时间紧迫,寻车不易,乃邀余诊视。

患者面青惨,唇、甲青紫,大汗而喘,肢冷,神情恐怖,脉大无伦 120 次 / 分,舌边尖瘀斑成条成片,舌苔灰腻厚。急予针药并施,约 10 分钟痛止。高年肾阳久亏于下,春节劳倦内伤,又过食肥甘,致痰浊瘀血阻塞胸膈,属真心痛重症,且亡阳厥脱诸症毕见,遂投破格救心汤大剂变方:附子 150g,高丽参 15g(另炖浓汁兑入),五灵脂 15g,瓜蒌 30g,薤白 15g(酒泡),丹参 45g,檀香 10g,降香 10g,砂仁 10g,山茱萸 90g,生龙骨 15g,牡蛎 15g,活磁石 15g,郁金 15g,桂枝尖 15g,桃仁 15g,灵脂 15g,细辛 15g,莱菔子(生炒各半)各 30g,炙甘草 60g,麝香 0.5g,三七粉 10g(分冲),2 剂。加冷水 2000mL,文火煮取 600mL,3 次分服,2 小时 1 次,昼夜连服。余守护病榻,20 时 10 分服第一次药后 1 刻钟汗敛喘定,四肢回温,安然入睡。至正月初七上午 6 时,10 小时内共服药 2 剂,用附子 300g,诸症均退,舌上瘀斑退净。为疏培元固本散一料治本(三七、琥珀、高丽参、胎盘、藏红花、黄毛茸等),追访 18 年未犯。（李可治案）

原按:余以上法加减进退,治心绞痛百余例,心肌梗死及后遗症 12 例,均愈。其中一例心肌下壁梗死患者,服培元固本散(约百日)后经多次 CT 复查,无异常发现,说明培元固本散有活血化瘀、推陈致新、修复重要脏器创伤的殊效。

4. 冠心病心衰:王桂梅,45 岁,1998 年 11 月 27 日,急性休克,收住某医院内科。诊为"冠心病心衰并发频发室性期前收缩及纤颤",经抢救 1 小时,病情无改善,其婿电话向余征询治法。询知患者心跳 248 次 / 分,心区剧痛,大汗不止而喘,症情凶险。遂电告破格救心汤大剂急煎令服 300mL 而脱险。次日诊之,脉促 134 次 / 分,尿多不渴,舌红少苔,腰困如折。乃嘱原方加麦门冬、五味子各 15g 以救阴,一日连进 2 剂。第 3 日下午,期前收缩消失,84 次 / 分而出院,令改服本方平剂 3 剂。每日 1 剂,以资巩固。追访 1 年未复发。（李可治案）

二、咳喘重症

1. 姚某,女,65 岁,退休教师。顽固性咳嗽已有 10 年,每次外感之后,咳嗽

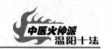

可持续半年之久，曾到北京和省、市医院就治，只能暂缓一时，无法根治，深为苦恼。近阶段由外感引起，再次出现咳嗽，一般先出现喉痒，继之出现痉挛性咳嗽，气憋胸闷，鼻涕、眼泪俱出，弯腰曲背，痛苦异常，阵发性加剧，一日数次不等，每次发作时间长短不一。夜间咽干，思饮而不多饮，舌干不能说话发音。白天畏寒肢冷，小便频多，舌体胖大，边有齿痕，脉浮硬重按无力，尺部尤大甚。证属肾不纳气，治宜温肾纳气。

方用破格救心汤加味：附子50g（先煎2小时），炮姜50g，炙甘草10g，红参10g，山茱萸30g，生龙骨30g，牡蛎30g，紫石英30g，灵磁石30g，石菖蒲20g，桔梗10g。3剂，水煎服，每天1剂。服药之后，阵发性咳嗽发作次数明显减少，症状减轻，仍然间歇发作，夜晚口渴消失，舌不干燥，小便正常。病重药轻，加大剂量：附子60g（先煎2小时），干姜50g，红参30g，炮姜50g，高良姜50g，山茱萸60g，灵磁石30g，紫石英30g，石菖蒲20g，砂仁30g。6剂，每天1剂。服药之后，病好七八成之多，偶尔发作1次，也很轻微，大喜过望，效不更方，再服上方6剂。药后咳嗽病愈，只有偶尔一声轻微，自动缓解。微微恶寒，流清水鼻涕，诊脉浮而无力。外感风寒，内犹阳虚，治宜温阳解表，方用麻黄附子细辛汤加味：麻黄10g，附子60g（先煎2小时），细辛10g，干姜30g，炮姜30g，高良姜30g，炙甘草10g，红参10g，半夏20g，桔梗10g。5剂，水煎服，每天1剂。服上方之后，外感解除，仍然恢复二诊处方，附子加量至75g，每天1剂，越吃感觉精神越好，体力增强，咳嗽未再发作，一直吃了约2个月停用。（傅文录治案）

原按：该患者咳嗽10年有余，进行性加剧，发作时喉部痉挛，气闭胸闷，甚为痛苦，经各级医院诊治未见明显效果。久病及肾，肾气归元，而喘咳自然不作。患者脉浮，系虚阳外越之证，因其脉硬与年老血管硬化有关，但重按无力，尺部尤甚，提示肾元亏损，肾不纳气之证。故而选用破格救心汤化裁，重用附子回阳固本，同时配用山茱萸，温肾收敛。一诊之后，病人畏寒肢冷缓解，夜间口渴消失，表明阳回阴生，症状逐渐解除。此类咳嗽治疗颇为棘手，一般方法难以起效，原因是诸多治疗都放在肺上，忽视了补肾纳气这一根本环节，故而久治不愈。该方看似无平喘止咳之功，却收纳气归肾之效，实为治喘咳根本之法也。

2.吴某，男，30岁，外地商人。咳嗽已有年余，就治于各级医院而无明显效果。症见先有喉痒，继之咳嗽，阵发性剧烈加重，伴气憋胸闷、眼泪出等，夜晚或遇寒冷时加重，吐出白色泡沫状痰液后，咳嗽停止，气短乏力，汗出，畏寒肢冷，不耐劳作，舌质淡，脉沉细。证属久病伤肾，肾不纳气，治宜温肾纳气。

方用四逆汤合来复汤加减：附子30g（先煎2小时），干姜30g，炙甘草10g，红参 10g，山茱萸 30g，生龙骨 30g，牡蛎 30g，紫石英 30g，灵磁石 30g，石菖蒲 20g。2 剂，水煎服，每天 1 剂。

药后咳嗽病减十去七八，甚为高兴，信心增加，再服原方 6 剂，停药观察月余，无异常。4 个月后，在外地感冒又引发咳嗽，专程返我处治疗，服上方 6 剂，病又治愈。（傅文录治案）

原按：久病咳嗽，正气亏损，肾不纳气，加之一派虚寒表现。因此，治从温肾纳气着手，方用四逆汤，重用附子温补阳气，同时合用张锡纯之来复汤，去白芍加紫石英、灵磁石、石菖蒲，以镇潜收纳气阴，使元阳归下，肾复纳气之功，看不治咳实治咳，咳嗽可止。该方经临床观察用治久病喉源性咳嗽疗效显著，是笔者对久治不愈咳嗽的一张王牌。

按：观所用方，其实有破格救心汤之意而加石菖蒲。

3. 张某，男，70 岁，退休工人。2007 年 1 月 10 日就诊。患慢性支气管炎、肺气肿病 20 余年，2 个月前不慎感冒，咳喘再度加重，中西药物治疗 2 月未见改善。症见咳、痰、喘，气短，胸闷，吐白色泡沫状痰，夜晚不能平卧休息，或平卧一会儿便憋醒，行走则气喘加剧，下气不接下气，舌淡苔白腻水滑，舌体胖大边有齿痕，脉浮重按无力，尺部大甚。证属久病咳喘，肾不纳气，肾阳亏损，治宜温阳补肾，固摄纳气。

方用破格救心汤化裁：附子 60g（先煎 2 小时），干姜 60g，炙甘草 10g，红参 10g，山茱萸 30g，生龙骨 30g，生牡蛎 30g，紫石英 30g，灵磁石 30g，石菖蒲 20g，生姜 30g，大枣 10 枚。3 剂，水煎服，每天 1 剂。

服药后症状大减，已能平卧休息，不再憋醒，白天活动后也不再气喘胸闷。原方有效，再进 3 剂。恢复原来状况，再服 3 剂以巩固。1 个月后随访，未再反复。（傅文录治案）

按：老年慢性支气管炎、肺气肿，属高年久病，反复咳喘，阳气亏损，久病及肾，已入虚寒境地。本病每逢发作，一般均抗生素、激素反复应用，虽说可能暂时缓解，然阳气日损，抗病能力每况愈下，每当风吹草动应时即发，如此恶性循环，终成顽症痼疾，临床十分常见。今从扶阳着眼，补肾纳气，方用大剂四逆汤温肾助阳；红参、山茱萸益气敛脱，加重镇摄纳之品，以助虚阳归潜，全方未用止咳平喘套药而疗效显著，确显扶阳效力。破格救心汤主要用治各种心衰，傅氏化裁该方治疗老年咳喘之症，经多例观察疗效显著，值得重视。

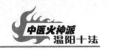

第八节　附子养荣汤（《潜邨医案》）

组成： 人参 10g，白术 15g，茯苓 15g，甘草 10g，熟地 15g，芍药 15g，当归 15g，黄芪 30g，肉桂 10g，五味子 10g，陈皮 10g，远志 10g，生姜 10g，大枣 10 枚，附子 10g。

功用： 益气补血，养心安神，兼扶阳气。

主治： 积劳虚损，症见呼吸少气、四肢沉滞、骨肉酸疼、行动喘咳、小腹拘急、腰背强痛、心虚惊悸、咽干唇燥、饮食无味、形体瘦削、虚阳外越等。

方解： 本方即十全大补汤去掉川芎，加五味子、陈皮、远志、生姜、大枣而成人参养荣汤（《太平惠民和剂局方》），再加附子即为附子养荣汤，由杨乘六命名。方中剂量系根据杨氏用药习惯所拟，观《潜邨医案》中所述"每剂参附各 10g，姜桂各 1.5g""人参 15g，加附子 10g"等语可以证明。

一、虚阳外越

1.乌程潘中建季弟浴青，回南一路劳顿，感寒发热，时作微寒，杂用散风发表药数剂，热势渐炽。改用清火养阴药又数剂，热势转甚。到家时则舌苔已由白而黄，由黄而焦，干厚燥裂，黑如炭色。神思昏沉，手足振掉，撮空自汗，危症蝟集矣。同好周庶胆、王龙谿皆郡中名手也，见其热势炽甚，以为寒之不寒是无水也，投以六味饮不应；见其舌黑如炭，燥裂焦干，又以为攻伐太过，胃阴干枯也，投以左归饮又不应。

中建乃邀予相商，予诊其脉，左关尺细而紧，右寸关大而缓，舌体浮而胖。谓中建曰："此症乃阳虚火衰症，即此舌亦非阴亏火旺舌也。盖缘阴盛于内而复益之以阴，重阴内逼，逼其虚阳于皮肤喉舌之间，故其热益炽而振掉昏沉，其苔益厚而焦干燥裂耳。若果是阴亏而火旺，则未有六味、左归滋阴猛进，而舌反加黑，苔反加厚，身反加热者也。夫舌亦有似实而实虚者，审之贵清；苔亦有似阳而实阴者，验之宜晰。今以其舌之干燥而责以阴亏，苔之焦黑而责以火旺，就常而论，谁不云是据理而断，谁得曰非？殊不知阴亏而干燥者，其舌必坚敛；火旺而焦黑者，其舌必苍老，万无干燥焦黑属阴虚火旺而舌见胖嫩者也。"

中建大服予论，乃拟养荣汤，用人参 15g，加附子 10g，一剂熟睡竟夜。翌早则舌上干燥焦黑之厚苔尽脱，变为嫩红滑润矣。仍用原方减人参 6g，附子 3g，连服 4 剂，回阳作汗而诸症悉除。（杨乘六治案）

按： 此证舌苔已由白而黄，由黄而焦，干厚燥裂，就常而论，谁不云是据理而断，谁得曰非？杨氏判为阳虚火衰的最重要依据是"舌体浮而胖""万无干燥焦黑属阴虚火旺而舌见胖嫩者也"。此乃张景岳所谓"独处藏奸"也，读者最当学此眼光。治以养荣汤加附子，5剂而诸症悉除，疗效证明辨治准确。

2.假热：归安张学海，世业医。因疲于临症，染时疫。微寒壮热，头痛昏沉。服发散药数剂，目直耳聋，病势增盛，口渴便闭，寝食俱废。改用泻火清胃解毒等剂，热势尤炽，油汗如珠，谵语撮空，恶候悉具。其大郎丹如求救于予。

趋而视之，其脉洪大躁疾而空，其舌干躁焦黄而胖。诊毕，丹如问曰：有救否？予见伊亲族在座者皆同道，因答曰："病本有可救，但有一着难救耳。"丹如又问何故？予曰："壮热谵语，口渴便秘，据其症则阳明火旺症也；躁疾无伦，洪大有力，据其脉则阳明火旺脉也；干燥无津，焦黄有裂，据其舌则阳明火旺舌也。夫合脉证舌三者，既皆属阳明火旺矣。则是拟其方白虎承气方也，而顾欲以参芪术草投之，桂附炮姜进之，则唯病家不识药性，不懂医理者或肯冒昧吞之，此其所以难救耳。"丹如曰："诸药不应，束手无计矣。果有可救则攻补寒暄唯所命也，先生其勿以掣肘为虑。"予乃写养荣汤用参、附各10g与之，曰："服此后当得睡，睡则诸脉俱静，诸症俱退而舌变嫩红滑润矣。"翌日复诊，果如所言。仍用原方减去参附一半，守服数剂而愈。（杨乘六治案）

按：此案虚寒逼阳外越导致诸般假热之象，杨氏认定假热关键，主要凭借舌、脉："岂有重按全无脉者而尚得谓之实症？满舌俱胖壮者而尚得谓之实火哉？"用人参养荣汤加附子，翌日即获显效，数剂而愈，手眼过人。

3.假热：予族倬人弟，病热症六七日不解。口渴便秘，发狂逾墙上屋，赤身驰骤，势如奔马。谵妄时不绝口，骂詈不避亲疏。覆盖尽去，不欲近衣，如是者五日矣。时予以岁试自苕上归，尚未抵岸，倬人曰："救人星到矣。"予姊母问是谁，倬人曰："云峰大兄回来也。"顷之予果至，举家及诸亲友咸以为奇。

予视之良久，见其面若无神，两目瞪视，而其言动甚是壮劲有力。意以胃中热甚，上乘于心，心为热冒，故神昏而言动狂妄耳。不然何口渴便秘，而白虎、凉膈等症悉具耶？及诊其脉，豁大无伦而重按则空；验其舌，黄上加黑而滋润不燥。始知其症是阴盛于内，逼阳于外，故壮劲有力而见症如此，乃外假热而内真寒者也。因思其于予将至而先知之者，乃阳气大亏，神不守舍，而其飞越之元神先遇予于未至之前也。遂以养荣汤加附子，倍酸枣仁、五味子、白芍，浓煎与之。一剂狂妄悉除，神疲力倦，齁齁熟睡，周时方寤，寤则渴止食进而便通矣。继用补中益气加白芍、五味子，调理而痊。（杨乘六治案）

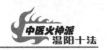

按：此案亦系假热，虽然口渴便秘，发狂逾墙上屋，似乎"白虎、凉膈等症悉具""及诊其脉，豁大无伦而重按则空；验其舌，黄上加黑而滋润不燥。始知其症是阴盛于内，逼阳于外"。仍以舌、脉为凭，勘误辨真，识破假象。

4.阳虚感冒：菱湖吴御六，病感症。先作微寒，继壮热不止。头眩恶心，吐沫不绝，胸中胀闷，出言懒怯，气难布息，四肢麻木，两腿酸疼，腰痛如折，寝食俱废，大便秘结。时在夏月，医用清暑解表、消食等剂，益热益胀，不时晕厥。

予诊其脉，左手沉细，右手缓大而皆无力。面色㿠白，舌胖而嫩且白而滑。知其多欲阳虚而致感也，乃写养荣汤加附子一方与之。旁观者以热甚又兼温胀而投温补，恐误事不敢与服。予曰："但服此方，诸症悉退。若舍是而再用芩连退火，枳朴消食，则真误事矣。"遂煎饮之，1剂即卧，醒则大叫冷甚。比及半时，汗出如雨。再剂而胸宽食进，便通热退。（杨乘六治案）

二、喉痹

射村吴云从内人，两目赤痛，上连太阳，下及肩胛。医以头风治，杂用荆防、辛芷之属，赤障如膜，目痛转盛，口燥唇干，喉中如烟火上冲，窒塞不利。医者乃重用苦寒泻火之剂，病者复纵啖生冷爽口之物，遂至咽喉肿闭，点水难吞，病势危急，张皇无措。适予由下昂旋里过射村访沈壹皆，因求诊。

其脉两尺沉而软，两寸洪而旺，两关独细而紧。舌见紫色，上加微黄而胖。正诊间，其厨下一老妪云："昨日尚吃火柿数枚，今乃滴水不能下咽，恐纵有仙丹，无奈其喉咙作坝何矣。"予得此数语，益悉其所以肿闭之故，即为想一进药之法。随令老妪取土砖一块，投火煅热，夹布数层，熨于气海，顷之觉满腹温和，试以米汤可咽矣。遂即取药立煎与服，服后即睡，安卧至晓，肿闭如失。（杨乘六治案）

原按：次早壹皆来云："昨用何药其神乃尔？"予曰："附子养荣汤耳。"壹皆曰："此何症也，而用此等药耶？"予曰："此症本以思虑郁结，伤损肝脾，以致气虚血少，怒火上冲，故目赤头疼，见症如此，其实无风可散也；医不知此而妄用发散，则火得风而益炽，血得风而益燥矣；医者以其火益炽血益燥也，而苦寒泻火之剂乃复肆行无禁；病者以其口益干、唇益燥也，而生冷爽口之物乃又纵啖不忌。重阴内逼，中气大伤，则虚火无畏而直奔于上矣。夫人之咽喉，犹夫灶之曲突也，唇口干燥而咽喉窒塞，则火气到此直达既已无门，转弯又加有凝，此其所以闭则必肿，肿则益闭，而滴水不能下也。此时若于火中沃水则寂灭矣，火上添油则焦烂矣。唯于火下加火，则同气相引，上焰即熄耳"。

三、痿证

时抢之母孀居，卧病不能起于床者两载矣。或作湿治，或作痿医，集方累帙，百无一效，因并致予诊之。其脉缓大无力，面色萎黄，舌胖而滑。予问："饮食不思，略食即饱，且梦中常见神鬼，醒来胸中战跳乎？"时抢曰："俱如所言。"予曰："此命门火衰，元阳虚惫，心火衰息，脾土不生，中气不旺，以致四肢痿软无力而不能举动也。"用养荣汤加附子，煎送八味丸，不一月而举止行动如常。（杨乘六治案）

按：本例痿证杨氏认定"命门火衰，元阳虚惫，心火衰息，脾土不生，中气不旺"所致，终归命门、心脾阳气不足，选方为附子养荣汤、八味丸，有气血阴阳并补之意，确是温补派风格。唯另加附子，彰显火神派特点。

四、慢惊风

仙潭孙自范甥孙，慢脾症。痰涎涌盛，咳嗽身热，四肢抽搐，自汗，嗜卧露睛，撮空手振。屡进补脾兼消痰逐风之剂不应，自翁录症袖方商于予。予曰："此症风自内出，本无可逐；痰因虚动，亦不必消；只补脾土，诸症自退。但据所示兼症，则其面必㿠白，脉必散大，舌必胖滑，色必嫩白，颈必软而头必垂矣。"自翁曰："诚如所言，予固知其虚也，乃救虚而不应，究何故耶？"予曰："诸症皆属寒，而诸方止救虚者也。使天柱未倒，固自响应矣。然其间逐风消痰之品尚须削除务尽也。今颈软头垂则天柱已倒，而虚上加寒显有确据，非炮姜、桂附何以追已去之阳而苏垂绝之气哉？"乃写附子养荣汤一方与之，且嘱之曰："如阻以稚幼纯阳无补阳之法，则危在旦夕，百不一活矣。"

自翁归，速命取药立煎与饮，1剂而各症悉减，3剂而各症全除。次用五味异功散加煨姜、白芍，调理而健。（杨乘六治案）

按：本例慢脾风，杨氏慧眼指明："诸症皆属寒，而诸方止救虚者也。""虚上加寒显有确据，非炮姜、桂附何以追已去之阳而苏垂绝之气哉？"强调姜桂附温阳作用。

五、腹胀

司农汪柳亭，年近六旬。春仲病腹胀兼作痛，饮食不能进。服群医药10余剂不一应，且增甚，遣人招予。诊之六脉洪大滑盛，重按益加有力，如年壮气实人。面色则㿠白而带萎黄，舌色则青黄而兼胖滑。诊毕，予索前医所拟方遍阅之，则皆香附、厚朴、乌药、木香、山楂、神曲、陈皮、半夏、藿香、延胡索、枳壳、桔梗、莱菔子、大腹皮等一派消导宽快之属。因谓柳亭曰："若但据脉证则诸方殊得当也。

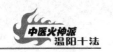

面色白上加黄，且皖而萎，舌色黄里见青且胖而滑，则症之胀痛与脉之洪盛可知皆非实候，所以陈皮、枳壳、木香、乌药等剂，日夜吞咽而腹痛依然，腹胀如故也。不知此由心机太重，心境不舒，思虑郁怒，亏损肝脾，以致肝脾两经气血两虚而脏寒生满且作痛耳。"乃拟养荣汤倍人参加附子一方与之，一剂而痛胀随灭，再剂而痛胀全除。继用补中益气加白芍调理而饮食如旧。

友人问："形盛脉大，焉知其症属虚寒乎？"予曰："凡物之理，实则坚，虚则浮，热则燥，寒则湿。今舌色青上加黄而胖，则为肝脾之虚无疑，而胀非实胀，痛非实痛可知矣；胖而兼嫩且滑，则为肝脾之寒无疑，而胀为寒胀，痛为寒痛可知矣。引而伸之，诸脏皆可类推。予兹三十年来，所挟以破群医莫破之疑，治各种难活之候而幸无或误者，所恃有此法也。使不有此法，则何以阴阳虚实见之悉得其真，补泻寒温投之则神其应哉？"（杨乘六治案）

六、产后发热

归安沈指南室人，分娩后发热，自汗，五心烦热，四肢懈怠，懒于言动。胸腹胀闷，怔忡惊悸，少寐少食。每日子后稍安，午后更甚。时在三伏，或以为暑，或以为疹，或以为瘀，或以为滞，集论纷纷，无一确见。所进汤药非清暑去疹即破瘀消滞，延至七月初，寒热如冰如烙，往来不歇，自汗如雨如油，寝食俱废，乃延予诊。

予据前症而合之面色，则白而皖，舌头则胖而滑，脉则脾肺大而缓，肝肾细而紧，按之皆无力，知其气血大虚而大寒也。以养荣汤加附子二钱与之，正在煎药，适西关外一医者至，指南出予所定方示之。医者曰："证候至此固知无生理矣，然尚有一息未断之气，或者别有商处，以庶几于万一。今以如此热天，如此热证而用如此热药，下咽后非烦躁发狂即七孔流血，不转眼毙矣，真无望也已。"

指南惧不敢服，医者乃用柴胡一钱，黄芩二钱，天花粉三钱，丹皮、山栀子各钱半，甘草五分，且谓指南曰："少阳邪气既深，阳明胃火又盛，非此清火逐邪不能救也。一线生机在予早来一刻，不使桂附入口耳。"服药后自酉及辰，扼捏不安，危剧尤甚。时吴门陆鸣九寓苕中，请诊焉。鸣九曰："此症气血大虚，肝脾将败，非具有胆识如昨用参附姜桂者不能挽矣，何不倾心任之？"指南犹豫未定，决于卜，乃复延予。

及赴诊则傍晚矣，群医尚在座，昨之西关外者亦与焉。予向指南索予所定原方，又添附子一钱五分，肉桂五分，余俱如昨。指南曰："昨因方有桂附故不敢投，今益加重，不尤令人胆怯乎？"予曰："昨多凉药一剂，今加桂附二钱，正内经所谓时必顺之，犯者治以胜也。如此热天，如此热证，如此热药，设有不投，人鬼立判，宁敢稍有误耶？下咽后即得睡矣，得睡即活矣。"比晚进药一剂，果酣酣熟睡至寅刻始瘛。瘛则汗已止，热已退，胸膈通泰，进粥碗许。

自此守服原方，每日两剂，每剂参、附各三钱，姜、桂各钱五分。至第三日，寒战索被加至三四，只叫冷甚，举家又甚惶惑。鸣九曰："莫非间日一发之疟疾乎？"予曰："此阳回佳兆，非疟疾也。助以参汤即微汗而止矣。"如言果安。照前方服至第六日，诸症悉除。继用十全、八珍等调理而愈。出步后，因迁卧上楼劳力，复发热。伊时指南因公外出，其大郎飞云以热势炽甚，疑前症复发。予曰："气虚劳复，固病后常事，补中益气加白芍多服四剂自愈耳。"如数服之而痊。（杨乘六治案）

按：此案显示寒温之争何等激烈。娩后发热，或以为暑，或以为疹，或以为瘀，集论纷纷，无一确见。杨氏据症合之面㿠色白，舌胖而滑，脉按之无力，知其气血大虚而大寒也。无奈群医不识假热，认为"如此热天，如此热证而用如此热药，下咽后非烦躁发狂即七孔流血，不转眼毙矣。"致病家犹豫，竟致"决于卜（算卦）"，乃复延杨氏，挽回垂绝，混杂着荒唐与幸运。

第九节　乌肝汤（《四圣心源》）

组成： 本方是由茯苓四逆汤加白芍、桂枝、何首乌而成。用治虚寒目疾。

应用提示： 黄元御创制本方："凡人之清旦目盲者，是其阴气亡脱，定主死期不远，名为脱阴，而实以阳根之败，《素问》所谓目受血而能视者，亦是此理。后人不解经义，眼科书数千百部，悉以滋阴凉血，泻火伐阳，败其神明，以致眼病之家逢医则盲。医理玄奥非上智不解，乃以俗腐庸妄之徒，无知造孽，以祸生灵，可恨极矣！"周连三先生善用本方。

一、虚寒眼疾

1. 马某，男，55岁。患眼疾已10余年，疼痛流泪，视物不清，目昏红肿，入冬加重，每用抗生素治疗好转。今年入冬来眼疾又发，剧烈疼痛，目赤昏花，服抗生素并外治无效，以清热明目之剂治之，效亦不佳，病延月余。症见两目微肿，内有白翳，其泪满眼，睁则下流，疼痛难忍，两目昏花，视物不清，面色青黑，头晕目眩，四肢欠温，舌白多津，脉沉弦。此属阳虚寒盛，经脉失养，治宜温肾健脾，疏肝养血。

处方：茯苓30g，首乌30g，附子15g，党参15g，白芍15g，干姜12g，甘草9g，服药3剂，疼痛止，继服上方加桂枝15g，白术15g，6剂瘥退病愈。（周连三治案）

按：周氏回顾说："我30年前治疗眼疾多用清热泻火滋阴之剂，以为眼疾全为阳热之证而无虚寒之理，后治眼疾，一遇虚寒，多治不愈。"周氏阅《黄氏医书

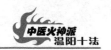
八种》，见其创用乌肝汤治疗眼疾，即合书不观，以为眼疾全为阳热之证，而无虚寒之理也。又细阅黄氏方书："窍开而光露，是以无微而不烛，一有微阴不降则雾露暖空，神气障蔽，阳陷而光损矣。""后人不解经义，眼科书数千百部，悉以滋阴凉血，泻火伐阳，败其神明，以致眼病之家逢医则盲。"黄元御自己年轻时就因眼疾而被庸医治瞎一目，乃至恨叹，"无知造孽，以祸生灵，可恨极矣！"细审其理，才知前非。自此以后，治疗眼疾，若辨证为虚寒者，每用茯苓四逆汤加减治之，疗效确为满意，本案即为例证。

2. 姬某，女，45岁。乳子年余，月经淋沥不断，经量过多。继发眼疾，目昏，视物不清，剧烈疼痛，特来求治：眼目红肿，内有白翳，其泪满眼，睁目则下流，剧烈疼痛，头晕目眩，面色青黑，舌白多津，精神萎靡，肢节困疼，腰疼如折，腹疼如绞，四肢欠温，六脉沉弦。

分析本案，经血过多，淋沥不断，经血下注，血不充目而致病；脾统血而肝藏血，木气不达，土虚失统，则经血陷流；阳虚不能温运四肢则厥逆；腰为肾之府，肾寒失温则腰疼；眼目红肿，内有白翳，睁眼即流水，此为阳虚不能温阳化气。证属虚寒，宜温肾阳，补脾胃，疏肝木，补血补荣。

处方：茯苓30g，炮附子15g，干姜15g，桂枝15g，白芍15g，首乌15g，甘草15g，党参15g。

服药2剂，痛止，月经恢复正常，改服苓桂术甘汤加白芍、首乌、丹皮，4剂翳消病愈。（周连三治案）

3. 周某，女，50岁。头晕目涩两年余，多次去大医院检查未果，间断吃中药无效。刻诊：两目干涩，视物模糊，头晕眼花，潮热出汗，口干，舌淡润，苔腻黄，脉沉左尺弱。辨证属肝肾阳虚，仿乌肝汤治之。

处方：附子30g，炮姜30g，桂枝30g，茯苓30g，红参10g，制首乌30g，龙骨60g，牡蛎60g，肉桂15g，黄柏15g，砂仁15g，苍术20g，炙甘草30g，山茱萸60g。3剂，两日1剂，水煎服。

二诊：诸症均缓解，已无潮热，唯目涩依然，舌淡，苔薄，脉沉，上方去掉肉桂、黄柏、砂仁、苍术，加枸杞子、菊花、刺蒺藜、沙苑子各30g，3剂。

三诊：诸症大减，效不更方，再开3剂。前几天来看感冒，告知已愈。（编者张同强治案）

原按：一般认为肝病只有阴虚或者火热之证，目疾尤其如此，很少提及肝阳虚一说。从《关东火神张存悌医案医话选》书中，看到老师用乌肝汤治疗目赤肿痛屡次获效，受到启发，仿照用之，竟收捷报，深感"读医不如读案"，确实有收获。

按：此案目涩两年，服中药无效，即此亦可判为不是阳热之证。试看明代名医吴球治管某眷，目患沿眶红烂，数年愈甚，百计治之，不能疗为。延吴诊之，曰：吾得之矣。为治大热之剂，数服，其病如脱，目复明。问之曰：此不难知也，此女人进凉药多矣。用大热剂则凝血复散，前药皆得奏功，此可为治眼之良法。吴擅用附子，人呼为"吴附子"。（《上池杂说》）

二、脱发

1. 王某，男，20 岁。2018 年 11 月 11 日初诊：脱发 1 年，自汗，动则汗出，手脚心凉汗，自觉体内燥热，喜食凉食，口干不欲饮，气短。舌胖润，苔白厚滑腻，左弱寸沉，右弱尺沉。证属厥阴虚寒，仿乌肝汤化裁治之。

处方：桂枝 20g，白芍 20g，附子 20g，炮姜 20g，炙甘草 10g，党参 10g，茯苓 30g，龙骨 30g，牡蛎 30g，制首乌 25g，黑芝麻 25g，大枣 15g。6 剂。

11 月 18 日复诊：服药后脱发好转，头发掉得明显减少，气短减轻，燥热好转，上方加砂仁 10g，继服 6 剂。（王松治案）

按：乌肝汤本为虚寒眼疾而设，王氏灵活用于脱发，可以说另辟蹊径。异病同治，是因为有相同的病机。骨碎补是脱发要药，不妨随证加之。

2. 王某，女，22 岁。2018 年 10 月 14 日诊：掉头发半年，平素怕冷，偶尔便溏，近日自觉燥热，眠差，易感冒，手脚凉。舌胖润，苔白滑，右略弱寸尺沉，左寸弱。

拟乌肝汤化裁治之：附子 20g，白术 30g，茯神 30g，砂仁 10g，远志 15g，龙骨 20g，牡蛎 20g，桂枝 15g，白芍 15g，制首乌 25g，黑芝麻 20g。6 剂。

10 月 28 日复诊：燥热、便溏痊愈，掉头发好转，怕冷减轻。上方附子加至 30g，加防风 10g，黄芪 30g，酸枣仁 20g。6 剂善后。（王松治案）

按：注意随访，观察远期疗效。

第十节　培元固本散（李可制方）

组成：紫河车 1~2 具，鹿茸 30~50g，红参 50~100g，五灵脂 30~50g，三七 50~100g，琥珀 30~50g，共为细末。

服用方法：小量缓补，每服 1~1.5g，每日 2~3 次，一周后渐加至每服 3g，每日 2 次于饭前服为好。切忌贪图速效而用大量。

功用：本方重建人体免疫力，健脾养胃，补肺定喘，养心安神，补气生血，填

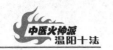

精益髓，强筋壮骨，使先天肾气旺盛，从而改善体质，促进生长发育，健脑益智，延缓衰老，祛病延年；用治一切久损不复之大虚证，先天不足，衰老退化，免疫缺陷，及虚中夹瘀、夹痰、夹积等症，泛应曲当。

方解： 肾为先天之本，久病必损及于肾，则生命根基动摇。万病不治，求之于肾，本固则枝荣，此即本方培元固本之义。方以血肉有情之品，峻补先天肾气，健脾养胃，补中有通，活血化瘀，流通气血，有推陈致新之功，从而改善体质，促进生长发育，健脑益智，延缓衰老，祛病延年。

应用提示： 李氏从 20 世纪 60 年代末开始试用以参茸、胎盘治大病后久损不复得效。唯有的患者，用后有滞闷感。盖虚必夹瘀，虚甚反不受补，蛮补反致气机滞塞，欲速则不达。遂加三七，补中有通有化，虚证用之，可以平稳收功。至 70 年代，拜读岳美中治老年病之人参、三七、琥珀末方论，大受启迪，遂成上方。经 30 年反复实验，随病症加味，治一切久损不复之大虚证，先天不足，衰老退化，免疫缺陷，及虚中夹瘀、夹痰、夹积等症，都取得了泛应曲当的疗效。

最早出现的效验为增进食欲，促进消化吸收，从而增强整体功能，使各种症状逐日减轻，符合中医学"脾胃为后天之本，万物生化之母；补中土以灌溉四旁，健后天以助先天"之理。从健脾养胃、补气生血、补肺定喘、养心安神、填精益髓、强筋壮骨，而使先天肾气旺盛，从而有改善体质、重建人体免疫力、促进生长发育、健脑益智、延缓衰老、祛病延年之效。本方补中有通，活血化瘀，流通气血，有推陈致新之功。可修复重要脏器病理损伤，促进脑细胞、肝细胞新陈代谢及再生。

临床应用综述

1. **小儿疳积：** 小儿发育不良，骨软行迟，齿迟，食少便溏，消瘦潮热，肚大筋青，毛发枯焦，面色萎黄或苍白，已成小儿疳症者，先以补中益气汤加生龙骨、牡蛎、乌梅、山茱萸、焦三仙，服至潮热退净，能食易饥时服增损培元固本散 1 料可愈。方如下：全胎盘（含脐带）1 具，鹿茸混片、蛋壳粉、鸡内金、红参、三七、炒二芽，制粉，每服 1g，3 次 / 日，少许红白糖水调服。

此法治愈小儿疳积重症 200 余例，轻症千余例。并治愈小儿大脑发育不全 1 例。患儿女，2 岁，以日夜抽搐不停、痴呆、流涎为主症，方如下：全胎盘、黄毛茸正头、蛋壳粉、羚羊角尖、全蝎尾、蜈蚣、熊胆、朱砂、麝香、琥珀各 5g，此方服 1 周，抽搐停止，去羚羊角、熊胆、朱砂、麝香，加三七、白人参，服半年，诸症均愈，9 岁上学，智力中等偏下，追访至结婚生育余无异常。脑为髓海，补肾即是健脑，本方有填精益髓之功，对各类脑系疾患、老年性退化性脑萎缩导致之痴呆，服药百日以上，即见明显改善。

2.肺系咳喘痼疾：久治不愈，直至发展为肺心病之各阶段，经对症调理病情稳定后，接服加味培元固本散，补肾气以强五脏：全胎盘 1 具，坎炁（脐带）100g，鹿茸片（中上段）、高丽参、五灵脂各 50g，三七、血琥珀、冬虫夏草、川尖贝、真沉香各 30g，灵芝孢子粉 100g，蛤蚧 6 对。上药共研细粉，第 1 阶段，每日服 3 次，每次 1.5g，热黄酒或温开水调服，用药 30 天食纳大增，可使体质增强，不再罹患感冒。第 2 阶段，每日服 2 次，每次 3g，用药 70 天，可获临床治愈。肺间质纤维化患者，可以不喘不咳，不必吸氧，体质增强，提高生存质量。有条件者本方可长服 1 年以上，以期逆转实质病变。遵春夏养阳之理，可于每年夏至节起至末伏终了，服药 2 个月左右，连续 3 年，除肺间质纤维化外，经治其他症 300 例以上，追访 5 年以上，疗效巩固。大部分患者，不仅治愈了咳喘痼疾，而且白发变黑，牙齿不再脱落，已浮动的渐渐稳固，面部皱纹消失，性功能恢复，抗衰老作用明显。

3.各型肺结核：以补土生金法（补中益气汤，生黄芪 60g，加生龙骨、牡蛎粉、山茱萸、乌梅，切忌用清热养阴退蒸诸法，若损伤脾胃之阳，必致便溏食少，肺之化源先绝，为害甚烈。）治疗半月，潮热退净后服下方，可使浸润型于 40 日左右钙化，空洞型 60 日愈合，体质改变，终身不犯。基础方重用胎盘 2 具，脐带 100g，加龟鹿二胶、冬虫夏草各 50g，蛤蚧 6 对，咯血者加白及、川贝、煅龙骨、煅牡蛎各 50g，上药制 10g 蜜丸以增强润肺功效，每日服 3 次，每次 1 丸。

4.风湿性心脏病，心肌及瓣膜受损：全胎盘 2 具，三七、红参、五灵脂、灵芝孢子粉、琥珀、炮甲珠、鹿茸片各 100g，藏红花、清全蝎各 30g，大蜈蚣 100 条，喘加冬虫夏草、蛤蚧、沉香粉。心衰明显，水肿重者，先服破格救心汤合真武五苓半个月，每剂加生黄芪 60g，服法同肺心病，每日另加生黄芪 60g，煎浓汁送服散剂。黄芪益气运血，化腐生肌，可促进心肌细胞新陈代谢及再生，对先天性心脏病、瓣膜缺损亦有效。服药百日，可使主要症状消失，恢复劳动工作能力。长服本方，有望根治。

5.各期冠心病：大三七、红参、五灵脂、血琥珀、灵芝孢子粉各 100g，全胎盘 2 具，鹿茸片、炮甲珠、血竭、生水蛭、藏红花、清全蝎各 50g，蜈蚣 100 条。服法同风心病，服药半个月，可使心绞痛不再发，服药百日，基本康复。治冠心病百例以上均愈。一例心肌下壁梗死患者，用上药加粉葛根 100g，蛤蚧 5 对，冬虫夏草 50g，百日后心电图复查无异常，3 次 CT 复查病灶了无痕迹，值得深入研究。

6.脑梗死后遗症：三七、血琥珀、红参、五灵脂、土鳖虫、水蛭、清全蝎、大蜈蚣、血竭，共为末，以黄芪 60g，煎浓汁送服，每服 3g，2 次 / 日，弛缓性瘫痪加服制马钱子粉，每睡前温开水送下 0.6g，服药 7 日，停 3 日，以防蓄积中毒。气虚甚者服补阳还五汤 10 剂。合并高血压、高血脂者，加川贝、首乌、生山楂肉、羚羊角尖、

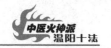

天麻、僵蚕。

7. 肝硬化：陈季英，女，60岁，1980年4月，患肝硬化7年，重度腹水，肚大如瓮，青筋外露，畏寒不渴，下肢烂肿，胸背四肢布满蜘蛛痣，面黧黑，肌肤甲错，便燥如羊粪球，三五日一行。左天枢压痛甚著，脉沉弦，舌淡边有齿痕，舌尖、舌左边瘀斑成片。予真武加红参、五灵脂、麻黄各10g，大黄䗪虫丸2丸（包煎），温通之。一服得汗，小便日夜2000mL以上，下淤泥样黑便，日二行，稍见气怯。原方去麻黄，又服10剂，腹水消尽。予本方加土鳖虫、生水蛭、清全蝎、大蜈蚣各100g，服完痊愈。追访至80岁高龄，甚健壮。此法经治重症肝硬化，有案可查者17例，均愈。

8. 胃溃疡：服下方经治百例以上均愈：鱼鳔（海蛤粉炒成珠，去海蛤粉）、大贝、乌贼粉、煅牡蛎、人工灵芝、三七、琥珀、凤凰衣、红参、五灵脂。一般服药40日大部根治。肾虚者加鹿茸片，消化迟滞加鸡内金，慢性出血加血竭，痛甚者加醋延胡索。

9. 子宫肌瘤、卵巢囊肿：二症共经治70余例，均于2个月内治愈，其中瘤体最大者15cm。方如下：大三七、血琥珀、红参、五灵脂、土鳖虫、生水蛭、清全蝎、大蜈蚣、川尖贝、丹皮、桃仁、桂枝、茯苓。上药以夏枯草、漂海藻、甘草各500g，熬膏，加炼蜜为丸15g，每日服3次，每次1丸，肾虚畏寒著者，加肉桂。

10. 老年性白内障：鹿茸片、胎盘、三七、琥珀、川贝、夜明砂、沙苑子、乌贼骨、红参、五灵脂、珍珠粉，上药以夏枯草、海藻、甘草各500g，熬膏，加炼蜜为丸10g，每日服3次，每次1丸。其中之琥珀、乌贼、珍珠、夜明砂，最善退翳明目；川贝、夏枯草、海藻、甘草，软坚散结清肝明目。老年肾虚，加茸片、胎盘、沙苑子，峻补先天，经治10余例，重者均于2个月左右视力恢复。轻症服平补肝肾明目退翳汤（见前目疾医案）半月左右即愈。

此外，本方对各种老年性退化性疾患，各种骨质增生症，前列腺肥大症，慢性出血性疾病，再生障碍性贫血，血小板减少紫癜，白细胞减少症，各种原因导致之肌萎缩，男女不孕症等多由整体虚衰，免疫力低下，导致之一切衰老退化性病变等皆有卓效。（《李可老中医急危重症疑难病经验专辑》）

第十一节　补脾方加附子

所谓补脾方，即世所公认的益气健脾的有效方剂如补中益气汤、四君子汤、大小建中汤等，火神派医家在选用这些名方时，为了增加效果，常常加入附子，凸显温阳之功，已成惯用套路。贵阳王筱萍先生认为：在健脾方中每加附子，如四君子汤或参苓白术散加少量附子，每取速效。"一味药的加减，效果截然不同。"

一、补中益气汤加附子

（一）子宫下垂

1.张某，女，30岁，职工。患者临产时，产程过长，体力消耗大，出现子宫下垂，经过休息及常规治疗，仍然不能复元。现在只要站立起来，子宫就脱出，小腹坠胀，气短乏力，身体虚胖，不耐劳作，纳差腹胀，舌淡胖边有齿痕，脉沉弱而细。证属中气下陷，治宜温中升举。

方用补中益气汤加味：党参30g，炙甘草10g，黄芪30g，苍术30g，白术30g，陈皮10g，升麻6g，柴胡6g，当归10g，枳壳30g，附子30g（先煎），淫羊藿30g，仙茅30g，补骨脂30g。水煎服，每天1剂，3剂。服药后，子宫复位，身体康复如初。（傅文录治案）

原按：以往治脏器下垂，皆用补中益气汤，方药对症，效果平平，百思不得其解。读《扶阳讲记》中卢崇汉教授说："补中益气汤加附子，疗效大增。"按照这一思路进行调治，效果显著提高，以后凡用补中益气汤，皆加附子并予重用，治疗多种下陷病症，近远期疗效均为满意。

2.有蒋姓患者，年四十余，因病后正虚，阳气下陷，子宫下垂，用补中益气法以升提，处方：炒党参20g，黄芪20g，炒白术15g，柴胡9g，升麻3g，桑寄生15g，当归身15g，陈皮9g，黄厚附子18g（先煎），槐角炭9g。此药服药6剂，子宫下垂逐渐向愈。（祝味菊治案）

原按：祝氏亦经常用升提之法，如脱肛、子宫下垂等症常用之。有门人弟子问："夫子用温潜法以治病，所向则效，虚阳易升也。今不少病例均用党参、黄芪、升麻、柴胡之属，其人亦阳虚也，何前者温潜而此则升提欤？"师曰："此辨证论治所以重要也。夫虚阳上浮，治以温潜；阳气下陷，治以升提，有是病则用是药，切勿胶柱鼓瑟也。昔李东垣用补中益气法，实一伟大发明，余用之颇获效机，倘加附子，其效更捷。"

3.李妇年五十余岁，白带较多，身体衰弱，四肢无力，时自觉腹中不舒。一月后，下腹部如有物重坠，自检阴中有物外挺，腰部酸痛，小溲频数，不能行路。请中医诊治，医曰："此病属于子宫下坠，老年妇女患此为多。"用补中益气法，如参、芪、升、柴等药。原属对症，但病深药浅，虽服20余剂，并无效果。

遂请祝师诊治，祝师曰："治病方药均可，唯药力不足。"即于方中加附子等药。处方：黄芪18g，党参18g，炒白术16g，陈皮9g，升麻6g，柴胡9g，黄厚附子18g（先

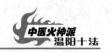
煎），活磁石 30g（先煎），桑螵蛸 12g，怀山药 9g，炙甘草 6g，当归 12g，金樱子 12g，菟丝子 12g。服药 10 剂后，少腹坠胀已轻，后在原方中加人参 12g，再服 10 剂。少腹不胀，子宫已不下坠。（祝味菊治案）

（二）脱肛

刘大民，男，69 岁。脱肛 1 年余。患者年龄较大，干活劳累后脱出，行走时回升，1 年来到处求医效不显，吃过中西药。近来精神不佳，说话无力，舌淡白，脉细，病因病机，中气虚而下陷。

方用补中益气汤加附子：人参 10g，白术 30g，当归 10g，陈皮 10g，黄芪 60g，升麻 10g，柴胡 10g，甘草 10g，制附子 30g（先煎 2 小时），肉桂 10g，肉豆蔻 10g，大枣 10 枚，枳壳 5g，7 剂，水煎服。

二诊：服药 2 剂脱肛已回升，再给 7 剂以巩固，1 年疾病 14 剂中药治愈。（《第四届全国扶阳论坛》：赵洪波治案）

按：高年患者脱肛 1 年，判为中气虚，用补中益气汤，皆为常规常法；合用附子，则显火神派风格。

（三）直肠黏膜脱垂

孟某，女，40 岁。患者确诊为"直肠黏膜脱垂症"年余，服用中西药物及外洗熏蒸等方法不见好转，且有进行性加剧趋势。每当站立时久，直肠处自觉下垂，有异物排便感，到厕所后空坐，卧床休息后可减轻，活动、劳累后易加剧，总觉得有便意感。气短懒言，畏寒肢冷，腰膝酸痛，便次增多，每天 2~3 次，便量不多，小腹胀满，纳差，脘胀，月经量少色淡，舌淡胖边有齿痕，苔白滑，脉沉弱。证属中气下陷，阳气不升，治宜升阳举陷。

方用补中益气汤加味：党参 30g，当归 10g，炙甘草 10g，苍术 30g，白术 30g，陈皮 10g，升麻 6g，柴胡 6g，黄芪 30g，附子 30g（先煎），枳壳 30g，淫羊藿 30g，仙茅 30g，补骨脂 30g。水煎服，每天 1 剂，6 剂。

二诊：全身情况略有好转，局部下垂症状改善不明显，再进原方 6 剂。为加强疗效，另用石榴皮、白矾水，外洗肛门，每天 1~2 次。

三诊：畏寒肢冷、腰膝酸痛明显减轻，肛门下垂感也明显减轻，偶有用力时才感直肠下垂，大便每天 1 次，腹胀满消失，食欲明显好转，原方有效，再资巩固。（傅文录治案）

原按：直肠黏膜脱垂症，肛肠科之疑难病症，早年曾治 2 例，方用补中益气汤升阳举陷，调治年余而效果不显，百思不得其解。学习火神派扶阳理念之后，意识

到脾阳根于肾元，中气下陷久治不愈，其本仍在肾阳不足。因此，效法郑钦安"功夫全在阴阳上打算"，在补中益气汤基础上，加用附子温补肾阳，合以二仙及补骨脂，四药皆为30g之量，提高了温肾补阳之力，得以收效。

（四）便秘

1.孙某，男，80岁。便秘十三四年。大便三四天一行，先硬后软，腹胀，畏冷，头汗多，久用芦荟胶囊、果导片，不效。宿有脑梗死、冠心病、抑郁症。舌淡赤胖润有齿痕，脉弦浮寸弱。

高年阳虚，用济川煎加味一周，仅腹胀减轻，便秘未效。询知如三天不大便，则感小腹发胀，下坠，方悟此系中气不足，溲便为之变之症，改处补中益气汤加味：附子30g，生黄芪30g，党参30g，白术120g，陈皮10g，升麻10g，柴胡15g，当归30g，枳实10g，厚朴10g，肉苁蓉30g，紫菀30g，白芍15g，炙甘草10g。7剂。

药后自行排便两次，此为前所未见。1个月后告知便秘未再复发，以补中益气丸常服。（张存悌治案）

2.赵某，男，38岁。宿患慢性结肠炎，镜检示：降结肠、乙状结肠及直肠黏膜堆积，曾因肠梗阻住院治疗。现大便困难，质黏溏，小腹下坠鼓凸，泻药用尽，迄无效果。舌淡胖润有齿痕，脉沉寸弱。

辨为中气下陷，拟补中益气汤加味：黄芪45g，白术30g，升麻10g，柴胡10g，陈皮10g，当归15g，茯苓30g，枳壳10g，肉苁蓉20g，山楂20g，神曲20g，木香10g，附子10g，炙甘草10g，大枣10枚，生姜10片。

7剂后矢气多，腹胀、下坠感消失，便秘缓解，继守原方调理，以火麻仁、小茴香等出入，疗效巩固。（张存悌治案）

（五）阴疽

某商人，秋后疽发于背，延医治之未效也。其弟叩头迎余，问何病，则曰背疽。至则肺俞处溃烂口如茶碗大，不红、不肿、不痛，肉色带青，流出黏黄水，非脓非血。而患者昏昏欲睡，精神全无。余曰："疡医谓是阴证，良不谬。然转阴为阳，尚有方术，何竟无知之者？"其弟急请之，余曰："此病余实不能动手，况此时外治亦无益，须建中提气，觉肿痛则有望矣。"乃开补中益气汤，重用参芪，并加桂附、干姜命服之。越二日，其弟又来曰："家兄疽已红肿，精神顿生，饮食小进，请施外治。"余辞曰："外治则吾不能，宜仍请前外科家治之，彼能动手，必无虑矣。"乃延前疡医敷药去腐，凡二日一洗涤，半月后疮合而愈。（王蓉塘治案）

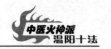

按：阴疽不要仅仅着眼于局部之症，"患者昏昏欲睡，精神全无"，提示整体状况虚弱，王氏所谓"此时外治亦无益，须建中提气"，即是此意。果用补中益气汤加桂附、干姜使患者"精神顿生，饮食小进"，为外科治疗创造了条件。

二、大建中汤加附子

腹痛

1.胡某，女，33岁。剑突下疼痛三日，不胀、不呕、不呃，痛处呈下长方形，痛处拒按。面色㿠白，神倦，眠差，大便不成条，脉沉细，舌淡，素为肾虚胃寒之体。

思之良久，多由寒郁而致，以散寒之法治之：川椒10g（去油），干姜40g，饴糖30g，炙甘草20g。1剂。数日后，因他病就诊，称服第一次药后半小时，疼痛即除。（曾辅民治案）

原按：此乃大建中法，用川椒、干姜大辛大热之品，温中散寒，饴糖、甘草温补脾胃。若不用甘草代人参效果可能更好。甘草虽补脾，但是药性缓了。寒伤阳气，用人参补气，原方更好。

2.申某，女，23岁。胃腹痛胀且冷一日，呻吟不已。便秘，怀孕已3个月。因惧流产拒绝西医处治而来。表情痛苦，肢冷面白，舌淡脉沉细。此属脏厥重症，采用大辛大热之姜椒建中散寒；寒湿所盛治以姜附之辛热；更佐以硫黄助命门之火，激发元气；兼以半夏、杏仁、肉苁蓉降气通便，助胃和降。

处方：川椒10g（炒去油），干姜50g，附子50g（先煎），法半夏30g，制硫黄20g，肉苁蓉30g，杏仁20g（打泥）。2剂。嘱2小时服1次，6小时服1剂。服药一次痛胀大减，便亦通下。幸矣！（曾辅民治案）

按：怀孕三月仍用此等扶阳大剂，非胆识兼备者不敢为也。难怪曾氏自己也称"幸矣"。用药有大建中汤合四逆汤之意，去掉人参，另合半硫丸、肉苁蓉、杏仁以应阳虚便秘。

三、小建中汤加附子

胃痛

田某，女，37岁。胃痛半年，晨起饮白开水则胃中隐痛，他时不痛。但心烦，手足心热，小腹胀痛，咽干口燥，四肢酸软，舌淡有痕，此中阳不足，肝木升降不及所致。

用建中汤加味观察：附子80g（先煎），黄芪30g，桂枝30g，白芍30g，生姜30g，大枣15枚，灵芝20g，饴糖40g（兑入），炙甘草20g。3剂，3小时服1次。

药后心烦、手足心热、腹胀等症明显好转，守方调理，继续好转。（曾辅民治案）

按：此案所用药物乃小建中汤加附子。

四、加味异功散加附子

（一）胆管癌

程某，女，69岁，2014年3月21日初诊：自述腹胀，右胁下痛，纳差，便溏便急，乏力，小便橘黄色，全身黄染，面晦无泽。肝功化验：转氨酶略高。腹部彩超示：肝内胆管异常实质性回声，性质待查，考虑胆管癌。磁共振检查提示：①考虑肝门区占位，肝内胆管扩张。②肝内多发低密度结节，不除外转移瘤。③腹腔多发肿大淋巴结。④右肝管结石。⑤脾大，脾低密度结节。某医院建议保守治疗，没有手术必要。遂请中医治疗，拟加味异功散：红参15g，五灵脂15g，茯苓30g，生半夏30g，茵陈30g，白术30g，姜黄25g，郁金20g，丁香10g，附子45g，柴胡15g，生麦芽30g，炮姜30g，淫羊藿30g，麻黄10g，炙甘草15g。水煎服，每日1剂，早晚分服。

4月19日：诸症明显好转，全身黄染渐消，腹胀消失，纳差改善，便急消失，夜尿减少。上方将附子增至60g，加黄芪30g，黄精30g，

5月19日：患者外感后出现身热，纳差，恶心呕吐，腹胀如鼓，动则心悸气短，双下肢中度水肿，少寐，大便次数多而急迫。全身黄染再现，住院治疗，恶心呕吐好转，其他症状无改善。腹部彩超示：肝右叶可见大小为5.6cm×5.1cm实性占位，性质待定。肝内胆管内偏强回声，大者为1.3cm×0.7cm。

处方：红参15g，五灵脂15g，茯苓30g，生半夏30g，苍术30g，白术30g，青皮10g，陈皮10g，姜黄20g，茵陈30g，丁香10g，郁金20g，柴胡15g，薄荷10g，附子75g，炮姜30g，黄精30g，牡蛎30g，蜈蚣2条，炙甘草15g，生姜20片，大枣10枚。诸症向好，平稳。此种重病，不发展，平稳就是佳绩。

6月1日：因外感高热，体温高达39.2℃，时有大汗淋漓，用抗生素及各种退烧药，物理降温等方法皆无效，拟桂枝汤加味：桂枝25g，白芍25g，炙甘草25g，茵陈25g，红参10g，五灵脂10g，附子30g，茯苓30g，生姜10g，大枣10枚。水煎服，每日1剂，早晚分服。上方服用3剂后，热退，改服初诊方。

2014年6月9日：胃胀及乏力好转，上方加肉桂10g，赤石脂30g。至7月6日，各症状均有缓解，唯眼皮发沉，舌淡胖，脉沉弦，上方稍作调整，隔日1剂，早晚分服。诸症继续向好，平稳。

10月21日：腹部彩超示：肝右位实性占位基本消失，肝内胆管扩张，其内可见多个弱回声，较大为1.5cm×0.7cm。胆总管内径正常。

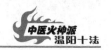
2019年5月回访,患者基本恢复正常,胜任家务,存活已经5年多。(编者任素玉、张存悌治案)

原按:加味异功散为方药中教授所拟,系在异功散基础上加味而成:党参15g,苍术10g,白术10g,茯苓30g,甘草6g,青陈皮各10g,黄精20g,当归12g,焦楂曲各10g,丹参30g,鸡血藤30g,柴胡10g,姜黄10g,郁金10g,薄荷3g。

功能健脾和胃,养肝疏肝。适应证:迁延性肝炎、慢性肝炎、肝硬化、肝癌等病,辨证为脾胃气虚肝乘,气滞血瘀者。编者用以移治肝、胆、胰腺等癌肿,收效理想,但一般必加附子。

编者一向推崇用药简练,唯独对于恶性肿瘤,用药难免偏多,概因此病症复杂,正虚邪实,多脏器受累,所谓"杂合之病,须用杂合之药治之"(清代何梦瑶语)。曹仁伯说:"每遇病机丛杂,治此碍彼,他人莫能措手者,必细意研求,或于一方中变化而损益之,或合数方为一方而融贯之。"但要注意多而不乱,分清主次,"有制之师不在多,无制之师少亦乱"。

(二)肝癌

陈某,女,39岁,教师。2011年11月14日,反复呕血,后转院重庆某医院治疗1周脱险。检查结果:慢性乙型肝炎,肝硬化失代偿期,肝硬化引起上消化道及胃底静脉曲张破裂出血。2011年12月至2013年8月原病3次复发,均急救脱险。检查结果:①原发性肝癌。②门静脉高压症。③失血性贫血重度。④甲状腺功能减退症。发病至今,一直接受西医治疗。

2013年9月21日就诊:神差乏力,面色萎黄,唇淡,牙龈时出血,咯痰时多,肢凉。眠纳较差,厌油,时欲吐,便溏,小便可。月经提前10天左右,量少色暗,痛经轻微。脉紧弱,舌淡红苔淡白润。辨证:气血两亏,脾肾阳虚,兼痰、湿、瘀、寒、郁热,蕴结中焦。身体明显虚弱,决不可用峻药攻伐,唯有培补中土,固扶宗气,才是最佳方案。拟砂半理中汤加减,守方服用64剂,出入药有藿香、生麦芽、鸡内金、佛手、郁金、木香、黄芩、茵陈、黄柏、丹参、大黄、当归、黄芪等。制附子由10g递增到30g。服药调治3个月,身体不适症状均获得改善。

继续调治7个月,用方附子理中汤合潜阳丹加味。守方服用109剂,出入药尚有桂枝尖、肉桂、茯苓、白芍、三七、鳖甲、木香、生龙骨、生牡蛎、黄精、当归、黄芪、仙鹤草、血余炭等。制附子由30g递增到60g,收到佳效。

2014年7月中旬,弟子黄某与患者同去沈阳到师父张存悌之门诊部,望、闻、问、切后处方加味异功散:红参15g,五灵脂15g,炮姜30g,茯苓30g,白术30g,陈皮 15g, 黄精 30g, 姜黄 20g, 郁金 15g, 柴胡 10g, 薄荷 10g, 制附子 45g, 吴茱萸 10g, 蜈蚣 2 条, 牡蛎 30g, 生麦芽 30g, 生半夏 20g, 砂仁 10g, 炙甘草 15g, 大枣 20 枚, 生姜 15 片。5 剂, 水煎服, 1 剂服 2 天。

上方服至 10 月 14 日, 主方不变, 随证加减。经 5 次调方, 服药 3 个月, 病情获得很好改善。如感冒另加麻黄、辽细辛各 10g; 头痛加川芎 15g, 头痛不显后去掉; 肝区隐痛加重, 加三七、川楝子各 10g; 牙龈出血增多, 心惊胆怯, 加血余炭 30g, 桂枝尖 30g, 生龙骨 30g, 制附子改成 60g。

继守前方, 稍作加减。10 月 21 复诊: 晨起现鼻塞, 咯黄色稠痰, 头昏闷痛, 颈项强痛, 疲乏。时牙龈出血量多, 肝区隐痛, 眠纳差, 夜间项部出汗多, 胃里现火辣感, 大便不成形, 小便可。脉紧微缓, 苔薄润舌尖红。处方用附子理中汤合潜阳封随丹加味: 制附子 60g, 红参 15g, 白术 20g, 炮黑姜 30g, 桂枝尖 25g, 茯神 30g, 制龟板 15g, 砂仁 15g, 生黄柏 15g, 佛手片 15g, 紫丹参 30g, 仙鹤草 40g, 血余炭 20g, 生半夏 20g, 防风 15g, 淫羊藿 20g, 炙甘草 30g, 生姜 60g。6 剂, 水煎服。

此后守方调治, 12 月 13 复诊: 面色萎黄, 疲乏, 眠纳一般, 饭后胃脘闷胀并欲吐, 时牙龈出血量少, 大便不成形, 小便可。考虑患者虚弱, 如用重剂治疗, 脾胃不能纳受, 方用附子理中汤加味: 制附子 30g, 红参 20g, 炒苍术 15g, 炮黑姜 20g, 三七粉 10g, 紫苏梗 15g, 广藿香 15g, 炙甘草 10g, 6 剂。此后一直守方调理, 随证出入。

2015 年 3 月 1 日区医院检查: 全身皮肤及巩膜无黄染, 未见肝掌及蜘蛛痣, 心肺未见异常, 腹平软, 无压痛, 肝肋下未及, 脾于肋下 3cm 扪及, 表面光滑。彩超提示: ①肝硬化, 脾大, 门脉高压。②胆囊壁水肿。③原有肝癌未发现。心理压力减轻很多, 继续服中药调治, 仍用附子理中汤合潜阳丹为主调治。近两年身体状况较好, 已上班工作, 还在间歇服药, 至今已存活 5 年 10 个月。(编者黄建华、张存悌治案)

按: 本案师徒二人合力救治, 症状得以缓解, 致 "原有肝癌未发现", 且已上班工作, 存活 5 年 10 个月, 应该算是成功的。

（三）胰腺癌

韩某, 男, 88 岁。2017 年正月十五因肠梗阻, 发烧入院, 经治疗缓解。此后一个月内曾两次发烧入院。检查腋下淋巴结肿大, 微量元素免疫指标有异常, 其他指标未见异常。转至某医大附属医院诊治, B 超显示: 胰体实质性占位, 胰周淋巴肿大, 胸腹腔少量积液。PET 显示: 胰体软组织团块病变, 量不均匀, 考虑为胰腺

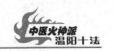

癌。胸骨剑突、胰周间隙、腹腔间隙有多个淋巴结肿大，左腹部疼痛。心律不齐，房颤（安有起搏器）。胸水严重，轻微腹水。大便细软。既往糖尿病20余年。曾邀某中医药大学中医治疗，服一周西黄丸，出现便血、呕逆、纳差、嗜睡、疲乏无神，半昧半醒。目前以西药赛莱昔布控制，停药则反复发烧。舌淡胖润苔略垢，脉左沉滑弦，右弦细寸关有浮像，偶有早搏。

前医处方：西洋参60g，炙黄芪80g，沙参60g，生地30g，麦门冬30g，五味子10g，青蒿15g，龟板30g，地骨皮30g，白花蛇舌草40g，土茯苓60g，生石膏60g，知母15g，焦三仙30g，当归20g，黄芩30g，赤芍30g，怀牛膝30g。

服药月余，精神萎靡，无力。纳差，无食欲，腹胀，略有腹痛。便血，大便不成形。下午觉得燥热，踢被子，脱衣服，面赤。脉右弦滑寸弱，左脉弦滑，舌质略红胖润。

2017年9月11日傅勇初诊：辨为脾胃气虚，木乘克土，阳气虚损，先后诊治3次，处方加味异功散加附子等，计服12剂。

复诊：精神明显好转，已能坐起，可见言笑。排便后腹胀明显改善，自述想吃红烧鱼。问及哪里还难受，回答"没哪儿难受的"，声音还挺洪亮。那天恰逢九一八纪念日，开玩笑道："等你病好了，一定要打回东北老家去。"患者哈哈大笑，并敬了一个军礼。

9月24日由张氏亲诊：精神尚好，未再发烧，午后面赤消失，腹部凉不舒服，但不痛不胀，进食少，3天未排便，尿多色淡。白细胞由之前 $30 \times 10^9/L$，减至 $4 \times 10^9/L$。口和，呃逆。舌暗赤胖苔垢，脉左弦浮尺沉，右弦浮尺沉，似有数象。

据情同意胰腺癌诊断，此前诊治三次已见显效，如精神好转，未再发烧，白细胞由 $30 \times 10^9/L$ 减至 $4 \times 10^9/L$，胸水明显减少，其他化验均趋正常。效不更方，处方：红参25g，五灵脂15g，茯苓45g，白术30g，生半夏30g，砂仁15g，丁香10g，郁金20g，柴胡10g，姜黄25g，薄荷10g，附子45g，炮姜30g，生麦芽45g，泽泻30g，龙骨30g，牡蛎30g，白芍15g，黄精30g，炙甘草15g，姜、枣为引。7剂。

计又服药21剂，附子增至75g，白术增至75g，病情平稳已经40余天，此后因故失联。（编者傅勇、张存悌治案）

按：本案前医用药西洋参60g，生地30g，白花蛇舌草40g，生石膏60g，黄芩30g等一派阴寒大剂，致脾肾阳气大衰，精神萎靡，无力，纳差，腹胀，便血等，甚至有阳气外浮之象，如午后燥热，面赤，踢被子等。照此治下去，恐致阳脱而亡。改以温通法，以加味异功散加附子等，温补脾肾，兼以疏肝，屏弃一切寒凉抗癌套药，衰颓病势得以扭转，症情明显好转，趋于平稳，连病房医生也纳闷："也没用什么有效方法，怎么就好起来了呢？"不知道患者在服中药。说明辨证正确，治疗有效，后来失联，遗为憾事。

以阴阳两纲判断，不难看出大多数肿瘤病机属于阳虚阴盛，本案即是例证。

李可先生认为：肿瘤系"寒湿为患，十占八九。损伤人体阳气者，寒湿之邪最重，阳气受损则易形成阴证。因此，肿瘤患者除肿瘤本身表现出的诸多症状以外，多数表现为口不渴，或渴不欲饮，或喜热饮，手足厥冷，小便清长，大便溏，舌色淡或暗紫，舌体胖大，苔白腻而润，脉沉细或紧硬等一派阳虚阴盛之象。有的肿瘤患者有口渴烦热、恶热、喜凉饮食、持续高热或低热不退等热象，此为假热或为标热，不能把它作为辨证用药的唯一证据而恣用寒凉。这种假热源于真寒，寒主收引，阻遏气机，气机升降出入受阻，郁而化热。此时再用寒药清热，无异于雪上加霜，犯虚虚实实之戒。"

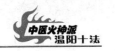

第四章 温潜法

所谓温潜法，是指温阳药与潜镇药配合的治法，温阳以治阳虚之本，药物如附子、肉桂、四逆汤之属；潜镇以治浮阳之标，药物多为金石、介类质重下坠之品，如磁石、龙骨、牡蛎、龟板等，适用阴盛于内、阳浮于外的病症。喻嘉言谓："畜鱼千头者，必置介类于池中，不则其鱼乘雷雨而冉冉腾散。盖鱼虽潜物而性乐于动，以介类沉重下伏之物而引鱼之潜伏不动，同气相求，理通玄奥也。故治真阳之飞腾霄越，不以鼋鳖之类引之下伏不能也。"（《寓意草》）指明以牡蛎、鳖甲、海蛤粉等为代表的介类药物，善治真阳外越之证。

虚阳外越，一源三歧。根源是肾阳不足，此系病本；其外越则有在上、在外、在下三种部位之别。张景岳说得非常到位："阳虚之火有三，曰上、中、下者是也""一曰阳戴于上，而见于头面咽喉之间者，此其上虽热而下则寒，所谓无根之火也；二曰阳浮于外，而发于皮肤肌肉之间者，此其外虽热而内则寒，所谓格阳之火也；三曰阳陷于下，而见于便溺二阴之间者，此其下虽热而中则寒，所谓失位之火也。"

景岳所称"阳虚之火"在人身面咽喉之间是"阳戴于上"，属无根之火，即阳浮于上，通常多称虚阳上浮，症情严重者称"戴阳"；"发于皮肤肌肉之间"者为"无根之火"，即阳浮于外，通常称"虚阳外越"，亦称"格阳"；"阳陷于下，而见于便溺二阴之间者"，是"所谓失位之火也"，属于阳陷于下，通常称为"虚阳下陷"。按照郑钦安观点，无论虚阳外越于何部，因其均有"肿痛火形"等所谓假热表现，统称之为"阴火"。因而，温潜法的"潜"主要意味着潜降阴火。

一般认为，温潜法系祝味菊先生所创，认为阳气虚弱，易于僭越，"下虚而上盛，温以潜之。""温以壮其怯，潜以平其逆，引火归元，导龙入海，此皆古之良法，不可因其外形之兴奋而滥与清滋之药也。"其用药则以"附子兴奋，配以磁石"为代表（《伤寒质难》）。此外，由于"心脏为血液运输之枢纽，其疲劳而有衰惫之象者，枣、附以强之""枣、附强心优于西药"（《伤寒质难》）。因此，他还常在温潜的同时，合用酸枣仁、茯神以强心，这样，龙齿、磁石、酸枣仁、茯神四药就成为祝氏应用附子最常见的组合，时称"祝氏附子药对"，观祝氏应用附子方案，十有七八采用了此种配伍。事实上，《伤寒论》已开温潜法肇端，桂甘龙骨牡蛎汤即是代表方剂。

火神派各家对温潜法积累了丰富经验，如陈耀堂先生认为，附子配石决明、牡蛎治阳虚头痛，用附子使清阳上升，用石决明、牡蛎以使浮阳潜降，治之多有愈者。

需要指明的是，阴盛阳浮于外，由于阴盛是本，阳浮为标，因此温阳作为治本之道，已可治疗本病，方如四逆辈、大回阳饮等，在"温阳法"已有大量治验案例，学者可互参，不要以为非得温潜合法不可。

第一节　桂枝甘草龙骨牡蛎汤（《伤寒论》）

组成：桂枝一两　甘草二两　牡蛎二两（熬）　龙骨二两

上为末，以水五升，煮取二升半，去滓，温服八合，日三服。

方解：桂枝、甘草同用，辛甘化阳，温通血脉；龙骨、牡蛎同用，平冲潜镇。

《伤寒论》："火逆，下之，因烧针烦躁者，桂枝甘草龙骨牡蛎汤主之。"

应用提示：本方主要用于心阳受损、冲气上逆所致烦躁不安、动悸不宁者。

一、失眠

杜某，女，54岁。心烦，情绪低落，叹息不止。胸闷，整夜不眠，时有汗。神差，手足麻木颤抖，舌淡，脉数大。2周前因受精神刺激而现此症。症属阳气虚极，心阳危急之症，用桂枝甘草汤加味处之，为防其奔豚发作，加山茱萸以防脱，为防脱用茯苓、五味子收敛肺气，使肝肺升降不致失控，可谓大包围了：

桂枝50g，炙甘草50g，龙骨30g，牡蛎30g，茯苓40g，五味子15g，山茱萸30g，大枣15g。4剂。

药后稍有好转，守方加大剂量，以心为主，加附子补肾使肾水化阴上济于心，免得大剂量桂枝伤及心阴：桂枝50g，炙甘草50g，山茱萸40g，附子100g（先煎），龙骨30g，牡蛎30g，茯苓30g，五味子20g，大枣20g。4剂。

药后心烦、失眠、多汗陆续好转，精神食欲转佳，舌淡，脉大无力明显改变。守方：桂枝100g，炙甘草60g，山茱萸50g，茯苓50g，大枣20g，附子100g（先煎）。4剂。药尽而愈。（曾辅民治案）

按："加附子补肾使肾水化阴上济于心，免得大剂量桂枝伤及心阴"一语，说得睿智。

二、烦躁

涂某，女，83岁。烦躁2周。始因外感，服药后感冒虽愈而见烦躁，神倦，舌质稍红，脉沉细数。细问烦躁皆在白昼，入暮则静，此因外感误汗伤阳，系心阳亏损之烦躁，予以桂甘龙骨牡蛎汤治之：桂枝30g，炙甘草30g，龙骨30g，牡蛎30g，3剂。服药后烦躁已止。（曾辅民治案）

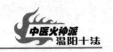

按：辨证准确，用药精当。

三、阳虚发热

柳某，女，63岁。前后二阴灼热6个月。患者系因下肢痿软来诊，予温阳补肾（肝）而缓解。但常诉阴热，结合病史考虑从虚阳外越、阳格于外治之，以白通汤加砂仁投治，初服一二剂阴热减轻，继服无效。诉阴热在午后至夜间渐重，予以阴中求阳法使龙火归原，方用引火汤加减，前后计12剂，皆无效。且肢软无力，食少恢复前状。细问知除肛门、尿道口灼热外，尚感热入直肠、尿道内，常年不饥。改从甘温治中补下之法，以补中益气汤加附子、肉桂投之，3剂后显效，尚有微热。背部灼热，动则更甚，下肢大腿外后侧亦然。来诊途中曾颜面大汗，脉甚微弱，神可。为防汗脱，姑以桂枝甘草汤加附子以助心肾之阳，甘草干姜汤温中培土，龙骨、牡蛎潜纳阳气，山茱萸防脱，急治之：桂枝50g，炙甘草50g，龙骨30g，牡蛎30g，附子80g（先煎），炮姜20g，山茱萸30g。2剂，3小时服一次，服药4次后，热退神安。（曾辅民治案）

按：此案病情复杂，前后换方3次，方见效果，最后见多汗、阳虚欲脱之际，以桂甘龙骨牡蛎汤加味治之，取得效果。

患者"阴热在午后至夜间渐重"，似属阳虚表现，此时乃阴渐盛，阳渐衰之际，证候加重当判阳虚，不宜认为阴虚，难怪用引火汤加减，前后计12剂，皆无效。由此案可知临证之复杂，为医之甘苦。

第二节　二加龙骨汤（《金匮要略》）

组成：白薇10g，芍药10g，生姜10g，附子10g，龙骨30g，牡蛎30g，甘草10g，大枣12枚。

功用：引阳入阴，潜阳敛汗；用治阳虚外越，"虚弱，浮热汗出者"。

本方系《金匮要略》桂枝龙骨牡蛎汤附方："虚弱，浮热汗出者，除桂，加白薇、附子各10g，故曰二加龙骨汤"（《小品方》）。此方主要以龙骨、牡蛎镇摄敛汗，附子温阳，白薇除虚热，治疗真寒假热。

应用提示：易巨荪先生赏用本方，治疗虚阳外浮各证。

一、假热

甲午十月，从堂弟庆铜患伤寒，往来寒热，头痛、腰痛、口苦渴。其意以为房劳伤寒，生食草药二服，触发平日痰喘咳，气逆不得卧，寒热仍在。予拟小青龙汤，以能驱外邪而治内饮也。喘咳已平，唯午后微有寒热，汗出即退，无头痛、口渴诸症。予曰："此乃假热，宜导之归原。"书二加龙骨汤，一服即退。

越数日，又复见寒热，再投二加龙骨汤不瘥，热益甚。谛思良久，乃悟曰："此症初起往来寒热，病在少阳，今寒热退而复发者，是少阳之枢欲出而不能出也，宜助其枢。"拟柴桂合汤去黄芩，重用防风、党参，加生黄芪 15g，一服寒热退去，唯夜间仍有汗，再投二加龙骨汤二剂收功。（易巨荪治案）

二、失眠

同邑李次帆茂才，夜不得睡，心烦汗出，饮食无味，形容憔悴。予初拟酸枣仁汤，从肝着眼，以人寤则魂寓诸目，寐则魂归诸肝也。不瘥。改用引阳入阴法，用二加龙骨汤，五服痊愈。以昼为阳，夜为阴也。（易巨荪治案）

按：朱卓夫经验："阳气不得入于阴，致阴虚失眠盗汗，用附子以为补阴向导，从阳引阴，每用二加龙骨牡蛎汤加酸枣仁、浮小麦。"

三、疟疾

癸巳十月，顺德何某，患疟疾过服攻伐，二月余不愈，胃口日损，形容憔悴，六脉微弱。每日午后先由背冷，旋而遍体毛窍洞开，寒冻异常，少顷乃热，汗出即退。夫背为阳中之阳，背寒已有阳虚之兆。仲师有附子汤治背恶寒法。因思此症有热，附子汤未尽中肯，改用二加龙骨汤，三服痊愈。此责之少阴者也。（易巨荪治案）

原按：疟疾一症不外少阳治法，亦不外小柴胡。视其寒多热多加减，三发后加常山以驱之，此常法也。然亦有久病责之少阴太阴者。

第三节　潜阳封髓丹（郑钦安制方）

潜阳封髓丹由潜阳丹、封髓丹二方合成。潜阳丹为郑钦安自制方，用治阳气不足、虚阳上浮诸症。

组成：砂仁 30g（姜汁炒），附子 24g，龟板 6g，甘草 15g。

"潜阳丹一方，乃纳气归肾之法也，夫西砂辛温，能宣中宫一切阴邪，又能纳气归肾；附子辛热，能补坎中真阳，真阳为君火之种，补真火即是壮君火也；况龟板一物坚硬，得水之精气而生，有通阴助阳之力，世人以利水滋阴目之，悖其功也；佐以甘草补中，有伏火互根之秘，故曰潜阳。"（《医理真传》卷二）

应用提示：封髓丹方原出于元代《御药院方》，功能降心火，益肾水，组成：黄柏 30g，砂仁 21g，甘草 9g（郑氏拟定剂量）。本方虽非郑钦安所拟，但郑氏非常推崇："此一方不可轻视，余尝亲身阅历，能治一切虚火上冲牙疼、咳嗽、喘促、

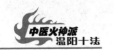

面肿、喉痹、耳肿、目赤、鼻塞、遗尿、滑精诸症，屡获奇效，实有出人意料，令人不解者……至平至常，至神至妙。"（《医理真传》卷二）广泛用治真气上浮各症，如鼻渊、鼻浊，"予治此二证，每以西砂一两，黄柏五钱，炙甘草四钱，安桂、吴茱萸各三钱治之，一二剂即止。甚者，加姜、附二三钱，屡屡获效"。头痛偏左偏右者，"予常以封髓丹加吴茱萸、安桂，屡治屡效"。

郑氏说："封髓丹一方，乃纳气归肾之法，亦上中下并补之方也。夫黄柏味苦入心，禀天冬寒水之气而入肾，色黄而入脾。脾也者，调和水火之枢也。独此一味，三才之义已具，况西砂辛温能纳五脏之气而归肾，甘草调和上下又能伏火，真火伏藏，则人身之根蒂永固，故曰封髓。其中更有至妙者，黄柏之苦合甘草之甘，苦甘能化阴。西砂之辛合甘草之甘，辛甘能化阳。阴阳合化，交会中宫，则水火既济，而三才之道，其在斯矣……仔细揣摩，而始知其制方之意，重在调和水火也。""真龙即真火，或上或下，皆能令人病。在上则有牙痛、喘促、耳面肿痛诸症。在下则有遗尿、淋浊、带诸症。学者苟能识得这一点真阳出没，以此方治之，真有百发百中之妙。"（《医理真传》）对封髓丹一方赏爱之情跃然纸上。

吴佩衡等后来诸家常将此方与潜阳丹合用，名之为潜阳封髓丹。

一、牙痛

1.孙某，男，38岁。受寒感冒，服辛凉解表银翘散1剂，旋即牙痛发作，痛引头额，夜不安寐，其势难忍。牙龈肿痛，齿根松动，不能咬合，以致水米不进，时时呻吟。舌尖红，苔薄白而润，脉虚数无力。辨为表寒误服辛凉，寒邪凝滞经络，里阳受损，虚火上浮。治宜宣散经络凝寒，引火归元，纳阳归肾，方用潜阳封髓丹加味：附子45g，制龟板9g，肉桂9g（研末，泡水兑入），砂仁9g，细辛5g，黄柏9g，白芷9g，露蜂房6g，生姜12g，甘草9g。煎服一次，牙痛减轻，夜能安寐，再服则疼痛渐止。2剂服毕，牙龈肿痛痊愈。（吴佩衡治案）

按： 此属阴火上浮所致牙痛，极易误为实火。论其牙龈肿痛，舌尖赤红，似属外感火热。然从病史看，受寒感冒，服辛凉之剂旋即牙痛，显然不符。舌尖虽红，但苔薄白而润，脉虚数无力，综合判断，属于"里阳受损，虚火上浮"，说到底是阴火。潜阳封髓丹正为此类证候而设，故而效如桴鼓。全方基本未用止痛药，完全从阳虚着眼用药。

2.王某，男，32岁。龈缝出血已久，牙床破烂，龈肉萎缩，齿摇松动且痛而痒，屡服滋阴降火之品罔效。脉沉弱无力，舌淡苔白滑，不思水饮。此系脾肾气虚，无力统摄血液以归其经。齿为骨之余属肾，肾气虚则齿枯而动摇。脾主肌肉，开窍于口，脾气虚而不能生养肌肉，则龈肉破烂而萎缩。气者，阳也；血者，阴也。阳气虚则阴不能潜藏而上浮，阴血失守而妄行于血脉之外。法当扶阳以镇阴，固气以摄血，俾阴阳调和则血自归经而不外溢矣。

拟方潜阳封髓丹加黑姜、肉桂治之：附子 60g，砂仁 20g（研），炮黑姜 26g，肉桂 10g（研末，泡水兑入），焦黄柏 6g，炙甘草 10g，龟板 13g（酥，打碎）。服 1 剂稍效，3 剂血全止，4 剂后痛痒若失。连服 10 剂，牙肉已长丰满，诸症痊愈。（吴佩衡治案）

原按：附子、肉桂温补下焦命门真火，扶少火而生气，砂仁纳气归肾，龟板、焦黄柏敛阴以潜阳，炮黑姜、炙甘草温中益脾，伏火互根，并能引血归经，故此方能治之而愈。余遇此等病症，屡治屡效，如见脉数饮冷，阴虚有热者，又须禁服也。

3. 刘某，男，38 岁。2007 年 7 月 4 日初诊：牙周炎 10 年，反复牙痛，舌疮时发，胸腹前后生疖肿如豆粒大亦反复发作，舌淡胖润苔黄，脉弦寸弱，右脉沉。分析虽见牙痛、舌疮、疖肿所谓肿痛火形，但舌、脉俱属阴象，此属阴盛逼阳上浮、外越所现假火，治当扶其虚阳，潜降阴火，处方潜阳封髓丹：砂仁 20g，附子 20g，龟板 10g，炙甘草 20g，黄柏 10g，牛膝 15g，肉桂 10g，骨碎补 25g，细辛 10g，白芷 10g。7 剂。

复诊：牙痛已止，舌疮减轻，继续服药已痊。半年后复发，仍用上方收效。（张存悌治案）

按：俗云："牙痛不算病，疼起来要命。"此症常见，但知其由阴火所致者则不多。本院口腔科主任有一天过来找我，想跟我"切磋"一下。说牙科患者经常有牙痛者，牙髓炎、牙周炎之类的，用消炎药、黄连解毒片等泻火药物，效果不明显，问我有什么好办法。当时给他讲了阴盛阳浮的道理，所谓牙痛、牙龈出血，他认为是火，我认为是寒，火是一个假象。用泻火药来治疗，是南辕北辙，肯定治不好，必须扶阳。敬云樵先生在《医法圆通》中批注："齿牙肿痛，本属小症，然有经年累月而不愈者，平时若不究明阴阳虚实，治之未能就痊，未免贻笑大方，学者勿因其小而失之。"此语意味深长，不知有多少医家至今仍在重复着这种"贻笑大方"的错误。

二、口疮

1. 陈某，女，40 岁，干部。2007 年 11 月 7 日就诊。复发性口疮数十年，跑遍全国各地医院就治，用尽中西药物而病不能根除，只能暂缓一时，甚为痛苦。症见左侧口腔黏膜多处溃烂及舌边溃烂，疮面色苍白，疼痛难忍，吃饭都困难，不敢进食热冷刺激性食物，失眠多梦，白天乏困倦怠，夜晚难以入睡，经常发作咽炎，全

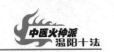

身畏寒肢冷，双下肢尤甚，冬天加剧，喜热恶凉。月经错后，量少色淡，舌淡胖边有齿痕，苔滑润厚腻，脉沉弱无力。证属虚阳上越，治宜回阳潜阳。

方用潜阳封髓丹加味：附子30g（先煎），龟板10g，炙甘草10g，黄柏10g，生龙骨30g，牡蛎30g，紫石英30g，灵磁石30g，石菖蒲20g，甘松10g，白芷10g，桔梗10g，三七10g。6剂，水煎服，每天1剂。

服药之后，口疮几乎消失，舌上厚苔消失，舌边齿痕减有七八成，咽炎消失，甚为高兴，从未有过的好现象。但感近几天头皮有多处疖疮，较为疼痛，且多年之痔疮也有复发。告之此乃"阳药运行，阴邪化去"之反应，不必担心，继续用原方：附子45g（先煎），三姜（干姜、炮姜、高良姜）各30g，炙甘草10g，龟板10g，砂仁30g，黄柏20g，生龙骨30g，牡蛎30g，灵磁石30g，紫石英30g，石菖蒲20g，甘松10g，桔梗10g，白芷10g。6剂。

三诊：头皮疮肿消失，痔疮也无感觉，食欲大开，精力充沛，夜晚睡眠安稳。近几天因月经来临，略有感冒，但很轻微。以往每当月经来必发热数天，这次如常且感冒不药而愈。告以该方药可助人体正气，故而此次经期发热才如此轻松而过。（傅文录治案）

按：顽固性口疮久治不愈，临床并不少见。时医用尽滋阴降火，或可得一时缓解，然则发作更加频繁，无法根治，原因在不识阴火，误辨误治之过。须知头面五官疾患虽显肿痛火形，像是阳热，其实多为虚阳上越之"阴火"，尤其病史长、屡治不效者。用郑氏阴阳辨诀衡量，识此并不困难。治用潜阳封髓丹加味确属效方，可说有桴鼓之应。患者服后头皮上疖疮增多，此是"阳药运行，阴邪化去"之反应，不必担心。服药之后，果然疖疮消失。

2.邱某，男，59岁。口疮、舌疮反复发作4年，加重2个月。其人口腔、舌体、上下唇屡发溃疡，此起彼伏，常服解毒片、西瓜霜等乏效。心烦，手心发热，鼻干，视物模糊，耳有时作痛，舌淡润有痕，脉沉缓寸弱。

综合观之，五官皆现阴火，以潜阳封髓丹加味主之：附子25g，砂仁25g，龟板10g，黄柏10g，肉桂10g，炮姜15g，白芷10g，蜂房10g，茯苓20g，牛膝20g，泽泻15g，五味子10g，炙甘草10g。

7剂后，口舌和唇部诸疮显著好转，视物清晰，心烦未作。药即中的，守方调理，其间曾有反复，3周后诸症平伏。（张存悌治案）

3.聂某，女，40岁。口疮反复发作10年，每因劳累则发，足凉，现正处于发作期。舌淡胖润，脉右寸尺沉，左寸尺弱。

亦按阴火口疮处理，潜阳封髓丹加味：附子30g，砂仁25g，龟板10g，黄柏10g，炮姜25g，川牛膝15g，肉桂10g，沉香10g，炙甘草60g。

3剂后口腔溃疡愈合，巩固未发。（张存悌治案）

4. 李某，女，82岁，2009年4月9日初诊：口疮反复发作，舌痛，病已3年，口干口黏，夜间起来几次漱口，牙龈肿痛，口腔医院屡治不效，西瓜霜喷药，"顶药好一会儿"。脚凉，大便艰涩六七日一行，尿等待，夜三四次，舌淡胖润，右脉滑尺沉，左浮滑寸弱。分析其症，脚凉、舌淡胖润、右脉尺沉，是为阴证；口疮、舌痛、口干则属阴盛逼阳上浮所致，用潜阳封髓丹加味治疗。

处方：砂仁20g，黄柏20g，炙甘草30g，附子20g，干姜15g，牛膝15g，肉桂10g，骨碎补20g，白术10g，茯苓30g，淫羊藿20g，通草5g，7剂，水煎服。

复诊（2009年5月5日）：1个月后，因看他病而告，服药后诸症消失，便涩亦通，迄今未犯。（张存悌治案）

按：本案阴火，用四逆汤扶阳治本；牛膝、茯苓引火归原，砂仁纳下，30g炙甘草厚土伏火，皆为引火归原之佐助方法。没用通便药物，但由于治阳虚之本，故大便也通畅了。在阴阳辨诀中，神、色、舌、脉、口气、二便这7项中，我的经验是有两项符合，个别的一项符合，所谓"但见一症便是"，比如舌胖润一项就可以确诊阴证。

三、慢性咽炎

1. 陈某，女，36岁。患慢性咽炎2年有余，常觉咽部有异物感，用过多种抗菌消炎药和汤剂及六神丸、牛黄解毒片等，屡治不愈，每在天气变化感冒时发作或加剧。近一周来因受凉又出现咽痛，吞咽时尤甚，时有阻滞感，伴咽痒欲咳，口干咽燥，声嘎不爽，无恶寒发热，手足心热，咽峡充血（+），扁桃体轻度肿大，苔薄白舌淡胖润，边有齿痕，脉弱无力。此为真阳不足，虚火上炎，治宜扶助真阳，引火归宅，潜阳封髓丹加味。

处方：制附子15g，砂仁15g，龟板30g，黄柏10g，蝉蜕5g，肉桂粉10g（另包，冲），黄连5g，山茱萸30g，炙甘草10g。3剂，每日1剂，水煎服。

服药当晚，患者来电咨询，诉药后咽痛更甚，咽中灼热似冒烟，问是否药性太热之故，是否停药改方。吾以为不然，而是药力已达病所，邪正斗争之抗病反应，建议继续服用，患者勉强接受。3剂服完，果然咽痛等症基本消失。上方附子改30g，再服7剂而愈，以桂附地黄丸巩固。随访一年多未曾再发。（《著名中医学家吴佩衡学术思想研讨暨纪念吴佩衡诞辰120周年论文集》：余天泰治案）

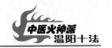

原按：慢性咽炎属喉痹范畴，辨治当分阴阳。咽喉乃少阴经脉循行之处，本例在长达2年多的时间里，用过多种抗生素及六神丸、牛黄解毒片等清热解毒药，终至苦寒伤阳，真阳不足而虚火上炎，是以虽见咽痛，但舌脉却呈阳虚之征，显然非清热解毒、利咽止痛等法所宜，治当扶助真阳，使真阳旺而虚浮之火得以回归原宅，咽喉无所困扰而诸症愈。手足心热乃虚阳外越所致，若以为是阴虚火旺而滋阴泻火则误矣。《内经》说："谨察阴阳之所在而调之。"诚然是也。

2.李某，女，60岁，农民。患慢性咽炎10年余，长期服用中西药物不愈，以清热解毒之剂越用越重。症见咽部干涩，有异物感，咯之不出，咽之不下，各种咽喉镜检均无异常。平素畏寒肢冷，舌淡苔白，脉沉细略滑而无力。证属阳虚阴盛，虚阳上越，治宜引火归原，潜阳利咽。

方用潜阳丹加味：制附子30g（先煎），砂仁10g，龟板10g，炙甘草10g，黄柏10g，牛膝10g，桔梗10g。3剂，水煎服，每天1剂。

服药3剂，咽部症状大减，全身情况改善显著，原方又进3剂，咽部干涩几乎消失，又进6剂，症状完全消失。（傅文录治案）

按：慢性咽炎，市面所售中成药甚多，均为寒凉之品。殊不知肾阳虚损，阴寒内盛，虚阳上越，看似一派"火热"之象，仔细辨认却是阴盛阳浮之症，郑钦安所谓阴火者，假火也。此种症情十分多见，俗医不知，误辨误治者多矣。

3.王某，女，37岁。慢性咽炎20年，咽部发紧，口鼻干燥，夜间尤甚。上肢发凉如冰，足亦发凉，乏力，眠差。舌淡胖润有痕，脉滑软寸弱。屡服滋阴泻火之药，迁延至今。

潜阳封髓丹加味治之：附子15g，砂仁25g，龟板10g，黄柏10g，肉桂10g，桂枝10g，僵蚕10g，茯苓30g，泽泻15g，桔梗10g，木蝴蝶15g，炙甘草10g。

7剂后，口鼻干燥显减，咽紧缓解，上肢发凉减至手指，睡眠转佳，效不更方，守方调理3周，痊愈。（张存悌治案）

按：咽喉之证，须分阴阳。本例慢性咽炎曾服大量清凉之品，病势不减。参之舌、脉，显然与邪热上犯之咽炎有别。少阴经脉循于咽喉，故咽喉之疾属少阴者屡见不鲜。此例喉痹日久20年，少阴寒化之证突出，因以潜阳引归之法治疗。

曾记广西中医学院刘力红教授治一咽喉肿痛患者，病已月余，抗生素、牛黄解毒片类已服半月，咽痛丝毫未减。诊见扁桃体肿大，满布脓点。口甚苦，舌淡边有齿印，脉沉细弱。察舌按脉，一派阴寒之象。视为龙火沸腾（郑氏所谓真气上浮）所致，理应温潜。但顾及口苦一症，乃以小柴胡汤合潜阳丹，自以为必效无疑。

5 剂后仍无点滴之效。再诊舌脉仍是一派虚寒，毅然剔除小柴胡汤，纯用温热之剂，以潜阳丹加味治之：附子、砂仁、龟板、炙甘草、桔梗、熟地。其中附子 60g，炙甘草 24g。5 剂后，咽痛消失，脓点不见，扁桃体亦明显缩小。（《思考中医》）

此例咽痛，已从舌脉判为阳虚真气上浮，显出见识。只因"顾及口甚苦一症"，参以小柴胡汤，结果影响药效。后"毅然剔除小柴胡汤，纯用温热之剂"，终获良效。其实以编者看法，此例口苦，亦是真气上浮表现，而非少阳郁热。

四、痤疮

1. 刘某，女，25 岁。痤疮 2 年，颜面丘疹呈硬结状，不痒，口疮反复发作，口苦，头痛昏沉，每月发作一二次，现正值发作，便秘而干二三天一行，手足不温，腰酸乏力，舌淡胖润有痕，脉滑软寸弱尺沉。此证手足不温，参考舌脉显出阳虚本象，痤疮、口疮、口苦乃因虚阳上浮所致，便秘而干则系阳虚失于运化，肠胃蠕动减弱引起，不应误识为阴虚阳热之证。治宜温阳潜润，方选潜阳封髓丹合济川煎加味。

处方：附子 15g，龟板 10g，黄柏 10g，砂仁 10g，川芎 20g，肉苁蓉 30g，当归 25g，牛膝 15g，升麻 10g，枳壳 10g，桃仁 15g，蜂房 15g，连翘 15g，石决明 30g，牡蛎 30g，炙甘草 10g。

5 剂后，头痛未作，痤疮皮损缩小，大便较畅，守方加减调理 17 剂，痤疮仅遗痕迹。（张存悌治案）

2. 王某，女，43 岁。痤疮年余，布于满脸。舌头灼热，手足心热，均以夜间为甚。两眼、牙龈亦感灼热，尿黄，便干如羊矢，足凉，耳鸣，不渴，舌略赤胖尤润，脉滑尺弱。各大医院治遍，屡服知柏地黄丸、一清胶囊等无效。今按虚阳上浮论处，潜阳封髓丹加味。

处方：附子 30g，龟板 10g，黄柏 10g，砂仁 25g，肉桂 10g，炮姜 30g，元参 20g，川牛膝 15g，木蝴蝶 10g，炙甘草 60g。7 剂。

复诊：痤疮已轻，手足心、两眼、牙龈灼热亦减，便干缓解，尿黄亦清，继续守方调理，出入药物尚有麻黄、蜂房、荆芥穗、桃仁、红花等。

服药 4 周，大致痊愈。（张存悌治案）

五、舌痛

李某，男，88 岁。舌边尖疼痛 2 个月，进食触之亦痛，视之并无异常。足凉，口和，唇色略紫，夜尿 3 次。舌淡胖润中有裂纹，其他似正常。脉弦软，三五不调（房颤），左寸沉。肾为相火，高年阳虚相火上僭，扰及心君，舌为心之苗，而见

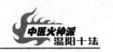

舌痛之症。治以温阳潜纳，潜阳封髓丹加减。

处方：砂仁 20g，附子 25g，干姜 15g，肉桂 10g，炙甘草 15g，黄柏 10g，牛膝 15g，益智仁 25g，通草 5g。

7 剂后即愈，随访无复发。（张存悌治案）

六、头痛

1. 刘某，女，19 岁。头痛反复发作五六年。头痛发木，口腔、舌部时有溃疡，面部痤疮二三年，纳少，口和，尿清便溏。舌淡胖润，脉沉滑软。辨为阳气不足，阴气上僭，治以扶阳潜纳，潜阳封髓丹加味。

处方：附子 10g，砂仁 15g，黄柏 10g，川芎 15g，茯苓 30g，炙甘草 15g。5 剂后，头痛已止。10 剂后，口腔、舌部溃疡消失。继续以上方合入理中丸调理，面部痤疮亦平复。（张存悌治案）

2. 马某，女，51 岁。头痛 3 年，常于每晚 5—8 点发作，偏于两侧，难于忍受。伴有眩晕，双眼巩膜赤丝缕缕，口腔、舌边溃疡反复发作，便干，近一年异常发胖，舌淡胖润，脉滑软。午后属阴，此时头痛发作应当判为阳虚所致，何况口腔、舌边溃疡反复发作亦属阴火，舌脉所示阳虚本象无疑。便干者，阳虚失于推运，不可误为阳热。

议潜阳封髓丹合温氏奔豚汤投治：砂仁 20g，附子 25g，龟板 15g，山药 30g，沉香 10g，茯苓 30g，泽泻 25g，牛膝 25g，肉桂 10g，细辛 5g，石决明 30g，川芎 20g，炙甘草 10g。5 剂，每日 1 剂，水煎服。

服 1 剂头痛即止，目赤消失。守方再服 10 剂，随访头痛迄未发作，余症若失。（张存悌治案）

七、失眠

1. 蒋某，女，54 岁。不寐有年，阴阳两虚。养心安神、滋阴潜阳之剂遍用不效。寝食几近于废，时觉上火之症状（如常起口疮、咽痛等）而购中西成药清火之剂服用，近几日益觉难寐，虽寐亦浅并时间短 2~3 小时，手脚心热，身阵阵发热，便干，尿热，舌红有津，边有齿痕，脉沉细数。

此虚阳外越之不寐也，以四逆汤加龟板、肉桂、砂仁治疗：附子 60g（先煎），干姜 40g，龟板 20g（先煎），肉桂 10g，砂仁 25g，炙甘草 20g。5 剂。

二诊：入睡改善，可睡熟 5 小时，予原方加重附子、干姜用量：附子 80g（先煎），干姜 60g，龟板 20g（先煎），肉桂 10g，砂仁 25g，炙甘草 20g。5 剂。

三诊：药后已整夜睡眠香甜，余症若失，舌仍淡，脉沉已起，与温补之剂为丸，长服善后。（曾辅民治案）

原按：阳入于阴则寐，不寐症总的病机不出阳不入阴。然导致阳不入阴的原因又各不相同，不外阴虚阳浮，相火无制；痰湿、痰血、水饮等病理产物阻滞不通；阴盛阳虚，逼迫虚阳外越不得内入。此例即属于虚阳外越之候，认证既准，方药中的，因此效如桴鼓。

按：此证不寐见有手脚心热，身阵阵发热，便干，尿热，舌红有津，脉沉细数，极易判为阴虚内热。但养心安神、滋阴潜阳之剂遍用不效，提示恐非阴虚，结合舌边有齿痕，断为"虚阳外越之不寐"，确实经验老到。所用四逆汤加龟板、肉桂、砂仁，已含潜阳丹之意，亦有吴佩衡大回阳饮之意。

2. 郑某，女，45 岁。顽固性失眠 3 年余，长期靠大量安眠药入睡，近段加大用量也难以入睡，反复服用安眠药，导致第 2 天头昏脑涨，影响生活。自述 3 年前产后操劳过度，身体很差，一天至晚头脑昏沉而难以入睡，逐渐不服药就难以入眠。症见畏寒肢冷，白天头昏无精打采，晚上则头脑清晰难以入眠，舌淡苔湿润，脉沉细无力。证属心肾阳虚，虚阳外越，治宜潜阳安神，方用潜阳封髓丹加干姜。

处方：制附子 30g（先煎 2 小时），龟板 10g，砂仁 10g，炙甘草 30g。黄柏 10g，干姜 30g。3 剂，水煎服，每天 1 剂。

服药后效果明显，安眠药可减量，又服原方 2 剂，安眠药可减半量，再服 3 剂后，不用安眠药可入睡 6 小时左右，且白天自觉精力增加，但畏寒肢冷未减轻，上方附子量逐渐加至 60g，共服 100 余剂，停药也能入睡。（傅文录治案）

原按：白天为阳，夜晚属阴。白天阳在外而动，夜晚阳入于阴而静，故而入睡。白天阳动则人应该有精神，无精打采则显然是阳气不升；夜晚阳入于阴而静则眠，今阳不入阴，虚阳外越而无法入睡，这就是失眠顽固难疗的根本。因此抓住阳虚这一环节，扶阳潜镇，阴阳交会，顽固性失眠得以调整，近年应用这种思路与方法，大大地提高了失眠的治疗效果。

3. 倪某，女，38 岁，农民。长期失眠，近期加重，白天头昏脑涨，夜晚反而精神，彻夜难眠。患慢性肾炎数年，情况时好时坏。近阶段劳累过度，双下肢水肿加剧，经中西药物调治效果不佳。尿蛋白（+++）。症见双下肢水肿，运动后加剧，气短懒言，畏寒肢冷，穿衣明显比常人多，面色青暗，纳差，腹略胀，舌淡胖大边有齿痕，脉沉弱着骨难寻。证属脾肾阳虚，升降失常，治宜温阳潜镇，利湿化浊，方用潜阳丹加味。

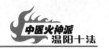

处方：附子 30g（先煎），龟板 10g，砂仁 30g，炙甘草 10g，炮姜 30g，生龙骨 30g，牡蛎 30g，紫石英 30g，灵磁石 30g，石菖蒲 20g，甘松 20g，茯苓 60g，泽泻 20g。水煎服，每天 1 剂。6 剂。

二诊：失眠明显好转，水肿大减，其他症状变化不大，病重药轻，上方加附子 45g，再进 6 剂。

三诊：失眠进一步好转，水肿消退大半，尿蛋白阴性。上方加淫羊藿、仙茅、补骨脂各 30g，再进 6 剂。

四诊：每天可入睡 2~3 小时，水肿消失，白天略有精神，畏寒肢冷明显减轻，原方再进 6 剂，以资巩固。（傅文录治案）

原按：慢性肾炎以往重点放在利湿化浊上，效果不能提高。此例患者水肿在下，阴水明显，加之失眠较重，考虑为阳虚升降不利所致，方用潜阳丹加味，重点温阳潜镇，佐以利湿化浊之法，不仅水肿渐消，而且蛋白尿也随之消失。以往治肾多重视尿液的辨证，忽略全身情况；此则重点放在全身调整上，即以治人为本，不治肾而实治肾，全身状况改善而肾炎得愈。由此感悟到阴阳辨证大法，体现在整体调节上，重在治人而其病自愈。

八、抑郁症

1. 刘某，女，55 岁，退休职工。烦躁、失眠，精神不振，情绪不稳定数年余，时好时坏，确诊为抑郁症。长期服用安定类药物而病情不稳定，近来有加剧趋势。症见白天烦躁不安，阵发性烘热汗出，畏寒肢冷，情绪不稳，喜怒无常，夜晚失眠，舌淡苔白水滑，脉沉细无力。证属肾阳亏损，虚阳上越。治宜温阳潜阳，方用潜阳丹加味。

处方：制附子 60g（先煎 2 小时），砂仁 15g，龟板 10g，炙甘草 10g，黄柏 10g，紫石英 30g，灵磁石 30g，山楂 20g。3 剂，水煎服，每天 1 剂。

服药后，患者自觉良好，情绪稳定，夜晚可安卧，胃纳少差，原药有效，再进 5 剂。情绪进一步改善，自觉精神极好，睡眠入常，胃纳增加。又进 5 剂，加强治疗效果。随访年余病情稳定。（傅文录治案）

原按：女性更年期，《内经》认为是天癸竭。天癸者，肾精也，实乃阴阳均亏而阳虚尤著。白天阳气亏损，不能正常运行与阴相争，故而烦躁不安；夜晚则因阳虚难以入阴，难入梦乡。治用潜阳丹加黄柏、紫石英、灵磁石以清相火，温元阳，助阳潜镇，服之效佳。近年来应用该法治疗多种此类病例，均收良好效果。

2. 刘某，女，40 岁，教师。患有抑郁症 10 年余，情绪低落，彻夜难以入睡，长期用抗抑郁症药、安定类药物，越吃量越大，效果越来越差，痛苦难忍。症见情绪低落，畏寒肢冷，身体稍胖，气短懒言，白天头目昏沉，无精打采，夜晚上床则头脑清晰，无法入眠，彻夜烦转不安。舌淡胖，脉沉细无力。证属肾阳虚衰，阳气外越，治宜温阳潜镇，方用潜阳丹加味。

处方：附子 30g（先煎 2 小时），龟板 10g，砂仁 10g，炙甘草 10g，黄柏 10g，紫石英 30g，灵磁石 30g，石菖蒲 20g，甘松 10g，山茱萸 30g。3 剂，水煎服，每天 1 剂。

服药之后，可以安静入睡，第 2 天精神较好，为 10 年来未有之佳象，继续服用 10 剂，附子加至 50g。

连续服用上方近 2 个月，停药观察，可以安静入眠，且第 2 天精神很好。（傅文录治案）

原按：失眠是抑郁症的一个主要症状，长期服用镇静药无效。患者一派畏寒肢冷之状，表现为阳虚之证。白天阳气该升而不升，夜晚阳气当降而不降，阳不入阴停留于外则难以入眠。潜阳丹专为潜纳浮阳而设，其镇潜之力略显不足，故而加紫石英、磁石之品，以助镇潜浮阳，阳气潜藏，阴阳交接自然恢复。

九、低热

1. 宋某，女，30 岁，农民。1 个月前患带状疱疹，经用抗生素、激素等药物治愈，但出现反复低热 37.5℃，伴白细胞增高，曾达到 20.9×10^9/L，经大剂量抗生素治疗，白细胞下降到正常范围。可停药不出 3 天，白细胞再次上升，随之感觉体力日益低落，消瘦明显，伴失眠逐渐加重，不敢再用抗生素，要求中药调治。查白细胞 11.9×10^9/L，低热，下午为重，最高可达 37.5℃，气短懒言，身体倦怠，畏寒肢冷，神不守舍，情绪不稳，精神抑郁，失眠多梦，喜长叹，自感体力不支，身体消瘦，纳呆腹胀，舌淡胖大边有齿痕，脉沉细弱而无力。证属肾阳虚衰，治宜回阳健脾，方用潜阳丹加味。

处方：附子 30g（先煎 2 小时），炮姜 30g，龟板 10g，砂仁 10g，炙甘草 10g，红参 10g。3 剂，水煎服，每天 1 剂。

服药之后，症状大减，低热消除，白细胞恢复到 10.9×10^9/L。现胃胀明显，要求加重剂量服用，调整处方：附子 50g（先煎 2 小时），炮姜 30g，砂仁 30g，炙甘草 10g，红参 10g。3 剂，水煎服，每天 1 剂。

三诊：自感病情减轻大半，化验白细胞 9.0×10^9/L，恢复正常。精神明显好转，失眠也好转，但情绪仍然不稳定，要求长期服用，处方调整：附子 60g（先煎 2 小时），炮姜 50g，砂仁 30g，炙甘草 10g，红参 10g。10 剂，每天 1 剂。服用 40 余剂，

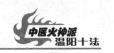

停药观察，病情稳定。（傅文录治案）

按：反复低热，白细胞增高，按西医观点是感染，应用抗生素是正常的。但患者在白细胞下降的同时，免疫功能也在下降，身体日渐虚弱，乃至不敢再用。停用抗生素白细胞又再度升高，顾此失彼，这是抗生素的一大弊端。此症此情求之于中医最为适宜。患者虽说低热，按阴阳辨诀衡量，反映的是一派阳虚之象，既然阳虚，扶阳自是治本，四逆汤加味而治，不仅发热可退，连白细胞也降至正常，充分体现了中医治病以人为本的优势。

所谓炎症非皆属火。此证若由俗辈经治，从白细胞升高着眼，势必大剂清热滋阴，不效则加大剂量，将人治死尚不觉悟，皆中医西化之咎也。做中医的始终要跟着脉证走，不要跟着西医的指标走。一旦跟着指标走，就会陷入西化误区，尽失中医本色。

2. 栾某，女，56岁。2010年10月14日初诊：膀胱癌术后42天。烘热汗出，颈部以上尤多，着急上火则加重，尿亦发热。便秘20年，大便先硬后溏，足凉如冰，夜里须另加盖被子。脏躁，眠纳尚可。舌淡赤胖润薄黄，脉沉滑数尺弱。分析癌症术后正气受损，足凉如冰乃阳虚确凿之征，烘热汗出则系虚阳上浮所致，治宜温阳潜纳浮火，处方潜阳丹加味。

处方：砂仁20g，龟板10g，附子25g，炙甘草50g，干姜25g，肉桂10g，茯苓30g。5剂。

复诊：各症均有减轻，时感头晕或痛，上方附子加至45g，另加泽泻20g，龙骨30g，牡蛎30g，守方调理2周，自觉良好。（张存悌治案）

按：本案上热下寒，但温其寒而热自降。方中龟板即是反佐之药，且有介类潜纳浮阳用意。

3. 王某，男，43岁。2011年1月19日初诊：换肾手术一年，半年前自觉火从腹部上冲至心下，呈阵发性，上半身燥热，午后加重，并发低热。咽部与牙龈时发肿痛，腰膝酸软，手足发凉，乏力，眠差，便溏，尿时黄。舌淡胖润，苔垢有纹，脉沉滑寸弱。此情类似上案，亦是虚阳上越，上热下寒之症，主以潜阳封髓丹加味。

处方：附子60g，砂仁25g，龟板15g，黄柏15g，干姜30g，炙甘草60g，骨碎补25g，山茱萸45g，茯神30g，怀牛膝15g，龙骨30g，牡蛎30g。10剂。

服药后，燥热减轻，手足凉转温，余症轻减，上方山茱萸改为75g，原方调整再服10剂，随访疗效巩固。（张存悌治案）

按：此案虚阳上越，上热下寒，重用附子温阳治本，另外选药引火归原俱有章法：镇潜以龙骨、牡蛎；引下选牛膝，泽泻亦可；酸敛用山茱萸且予重剂，乌梅、白芍亦可；纳归以砂仁为代表；补土伏火以大剂量炙甘草60g为代表，真阳浮越，上热下寒，一可使阳气守于下焦而不过于升腾，二可助药力持久释放。

4. 王某，女，75岁。每当着急上火则两胁肋发热，病已2年，此次病已3天。常觉鼻干如冒火，手足心热，便溏。慢性咽炎多年。舌淡胖润，脉弦似数而软。此证从舌脉及便溏而论，当属阴证。病在两胁属肝经部位，又与情绪相关，故从厥阴着眼。但从鼻干冒火而论，又有阴火上犯之象，拟疏肝温纳兼顾。

选用潜阳封髓丹合四逆散试之：附子25g，龟板15g，黄柏15g，砂仁25g，柴胡15g，枳实10g，白芍15g，麦芽30g，僵蚕10g，炙甘草15g，大枣10枚。

7剂后诸症皆减，药已中的，前方加肉桂10g，牡蛎30g，5剂后告愈。（张存悌治案）

第四节　补坎益离丹（《医法圆通》）

组成： 附子24g，桂心24g，海蛤粉15g，炙甘草12g，生姜5片。

功用： 治心肾阳虚诸症，尤以心阳不足，心跳心慌为适应证。

方解： "补坎益离者，补先天之火，以壮君火也。真火与君火本同一气，真火旺则君火始能旺，真火衰则君火亦即衰。方用附、桂之大辛大热为君，以补坎中之真阳；复取海蛤粉之咸以补肾，肾得补而阳有所依，自然合一矣；况又加姜、草调中，最能交通上下。"（《医法圆通》）

应用提示： "心病不安一证，有心血不足为病者，有心气不足为病者。心血不足为病者，血不足则火必旺。其人多烦，小便短赤而咽中干，肌肤枯槁憔悴，而神不大衰，甚则狂妄喜笑，脉必细数，或洪大，喜食甘凉、清淡、油润之品者是也。

心气不足为病者，气，阳也。气衰则血必旺，其人少神，喜卧懒言，小便清长，或多言多劳力、多用心一刻，心中便潮热而自汗出。言者，心之声也；汗者，血之液也。多言、劳力及用心太过则心气耗，气耗则不能统血，故自汗者。

目下市习，不辨阴阳，听说心不安宁，一味重在心血不足一边，故治之有效、有不效。其所用药品，无非人参、酸枣仁、茯神、远志、琥珀、龙骨、朱砂、生地黄、当归、龙眼肉之类与夫天王补心、定志宁神诸方。然此等方药，全在养血，果系心血不足甚宜，若系心阳衰败则不当。此属当世混淆莫察之弊，不忍坐视不言，姑酌一治心阳虚方，以补市习之漏。"

"余意心血不足与心阳不足，皆宜专在下求之，何也？水火互为其根，其实皆

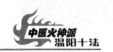

在坎也。真火旺则君火自旺，心阳不足自可愈；真气升则真水亦升，心血不足亦能疗。""此方功用最多，凡一切阳虚诸症，皆能奏功，不独此耳。"（《医法圆通》卷一）

按：吴佩衡制有"坎离丹"一方，与补坎益离丹大同小异：附子60g，肉桂15g，海蛤粉12g，炙甘草9g，龙眼肉24g，生姜24g。据称"治心病不安等症，效果极好"。与补坎益离丹比较，主要多龙眼肉一味，剂量亦较重。

一、心房纤颤

1.李某，女，72岁。2014年4月5日初诊：房颤一年半，心率50~100次/分。几乎每天发作心悸，发时觉得心颤身亦颤，眩晕，乏力，便溏，纳差，耳鸣，鼻干，眠差，后半夜睡眠差，动则汗出。舌胖润，脉沉滑，时有结代。心电图示：阵发性房颤。前服某中医之药不效，视之乃经方炙甘草汤。查其脉证乃系心脾肾三脏阳气不足，水湿偏盛，治当温扶心肾之阳，祛除湿气，方拟补坎益离丹扶助心阳，合真武汤温肾利水。

处方：桂心30g，白芍25g，附子30g，白术30g，炮姜30g，海蛤粉30g，茯神30g，红参10g，炙甘草15g，龙骨30g，牡蛎30g，生姜10片，大枣10枚。7剂。

复诊：心悸发作减少，余症亦轻。附子加至45g，服后感觉头痛而涨，遂减至40g，同时出入药物尚有黄芪、肉桂、酸枣仁、砂仁、丹参等，服药2个月，症情稳定，偶有发作，程度亦轻。（张存悌治案）

按：本例脉结代，心动悸所现之症皆属阳虚阴盛之象，前医用炙甘草汤不效势在必行，而且这种误治较为普遍，关键是这里有阴阳之异。

2.唐步祺曾治李某，男，60岁。心慌不安，脉搏120次/分，西医诊断为"心房颤动"。动则气喘，面容苍白无神，声音细小，两脚水肿。怕冷，虽暑热炎天两足亦冰凉。口干口苦，咽喉干燥，口中无津液，但不思饮水。脉浮数，舌质淡红，苔白滑。乃师法郑氏用补坎益离丹治之，连服5剂，自觉咽喉干燥减轻，口中微有津液，无其他不良反应。附子用量逐渐增加至每剂200g，连续服20剂，精神好转，两脚水肿消，不复畏寒，口中津液多，已不口干口苦，脉搏稳定在95~100次/分。继服用原方加补肾药物，如蛤蚧、砂仁、益智仁、补骨脂、仙茅、黄芪、人参等，续服20剂，脉搏85~90次/分，其他症状消失。（《郑钦安医书阐释》）

原按：此方重用附子以补真阳，桂心以通心阳，真火旺，则君火自旺；又肾为水脏，真火上升，真水亦随之上升以交于心，水既上升，又必下降；复取海蛤粉之咸以补肾阴，肾得补而阳有所附，自然合一矣。况又加姜、草调中，最能交通上下，故曰中也者，调和上下之枢机也。此方药品虽少，而三气同调，心肾相交，水火互济，故治之而愈。

3. 王某，女，62岁，农民。心慌、气短，胸闷乏力3年余，曾诊为慢性心衰、心房纤颤，长期服用中西药物，未见明显改善。近时进行性加剧，心电图报告：心房纤颤、心肌缺血，心率165次/分。症见心慌，气短，胸闷，乏困无力，动则尤甚，面色暗黑，畏寒肢冷，双下肢水肿，舌淡，苔白滑，脉沉细无力。证属心阳虚衰，虚阳上越，治宜温阳潜镇，方用郑氏补坎益离丹化裁。

处方：肉桂10g，制附子30g（先煎2小时），炮姜30g，炙甘草30g，生龙骨30g，牡蛎30g，红参10g。3剂，水煎服，每天1剂。

复诊：服药后，情况明显改善，体力明显恢复，畏寒肢冷减轻，心率65次/分，律整。原方再服3剂，病愈大半，后服附子理中丸巩固治疗。（傅文录治案）

原按：心房纤颤是比较顽固的心律失常，其特征表现在心房与心室的跳动不一致，即脉搏慢而心率快，脉沉迟无力，舌淡苔白滑，一派心肾阳虚之表现。治用郑钦安创制的补坎益离丹化裁，补坎者，补肾阳也，"补先天之火以壮君火也"；益离者，益心火也。同时佐以龙骨、牡蛎，肾阳得潜，心病自然得愈也。

二、心动过缓

孔某，女，57岁。患病窦综合征经治数年未能缓解，近年随着更年期停经，病情加剧。心率45次/分。症见心悸胸闷，畏寒肢冷，时有烘热汗出，烦躁不安，失眠多梦，气短懒言，不耐劳作，舌胖大边有齿痕，脉沉迟无力。证属心肾阳亏，虚阳上越，治宜温肾助心，镇潜活血，方用补坎益离丹加减。

处方：附子30g（先煎2小时），肉桂10g，炙甘草10g，红参10g，生龙骨30g，牡蛎30g，三七10g，灵磁石30g，紫石英30g，干姜30g。6剂，水煎服，每天1剂。

复诊，患者称近10年未有之好转，心慌胸闷消失，体质增强，烘热汗出消失，失眠好转，心电图报告：心率62次/分。原方有效，再服6剂，巩固治疗。（傅文录治案）

按：本案补坎益离丹加用干姜增加温热之功，三七以活血化瘀，生龙骨、牡蛎、磁石、紫石英镇潜虚阳，加人参益气助阴，方药对症，因有桴鼓之效。

三、心脏早搏

王某，男，36岁。2019年4月27日初诊：心脏早搏10个月，惊悸，夜间明显，

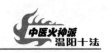

前额头痛，梦多，服血府逐瘀丸及森松养心胶囊可暂时缓解，舌胖润有痕，左脉沉滑尺弱，右浮滑尺弱。以心阳不足论治，予补坎益离丹加减。

处方：桂心25g，海蛤粉25g，附子30g，白芷10g，茯神30g，龙骨30g，生姜10g，大枣20g，炙甘草15g。10剂。

5月9日复诊：服药五六天后效果显著，早搏消失。原方加石决明30g，继服10剂，各症俱好。（张存悌治案）

第五节　祝氏温潜法（祝味菊制方）

温潜法为祝味菊最常用的配伍方法，率用"附子兴奋，配以磁石"，在温潜的同时，还常合用酸枣仁、茯神以强心，龙齿、磁石、酸枣仁、茯神四药成为祝氏应用附子最常见的药物组合，时称"祝氏附子药对"，学者称之为"祝氏温潜法"，是其对火神派用药的一大发明，后世火神派医家多有步而承之者，因此专门予以介绍。

一、伤寒厥脱

1.徐男，患伤寒甚剧，热度逐日上升，昏眩昏聩，呓语呢喃，醒时又了了自清，脉不洪数。该患即儿科名医徐小圃之子徐伯远，且系祝氏弟子。徐邀诸家名医会诊，一致认为热入心包，邪热内闭，主以清宫汤、紫雪丹凉血开窍，服之无效。徐氏方寸已乱，向祝氏讨教。祝氏仔细望闻问切，曰："患者神志昏聩系由渐而成，呓语郑声，脉现伏象，不是中热毒昏聩突然而来，实系阳虚欲脱之象，并非中热毒。吾意不能用清宫汤、紫雪丹类，君等若听吾言，信余安排，吾徒病倘不能愈，余不复言医矣！"

遂处以强心扶阳诸药，倍增其量而与之：附子12g，生龙齿30g，磁石30g，酸枣仁24g，朱茯神12g，石决明45g，桂枝9g，白芍9g，石菖蒲9g，姜半夏12g，麻黄6g。当晚服药1剂，及至天明患者汗出，热度大减，神志逐渐转清，身体颇为疲惫。仍以原方去掉麻黄，加人参9g，再服。药后呓语呕恶均止，7日而热退痛消，谈话对答颇清，继续调理而愈。（祝味菊治案）

按：此案乃祝氏一个著名案例，因为救治的是儿科名医徐小圃之子。伤寒极期是指病至危重之际，祝氏指出，伤寒极期病变"神衰"有"中毒昏聩"与"神衰昏聩"两种：因高热而中毒者，称之为"热昏"，即所谓热入心包；也有阳虚欲脱而致"神衰"的可能，也称"阳困"，其"舌如龟裂"、高热等象乃是虚阳上浮所致，断非热毒之证。前者是阳证，后者是阴证，且具有更大的隐蔽性，医多难辨，"金谓邪入心包"。二者必须分清，因为伤寒极期这种阴阳难辨的复杂局面，最是关键时刻，所谓"识见不明，误用即死"。

祝氏对于伤寒"神衰"局面，"劫病救变"积累了丰富经验："壮热无汗，或汗出不畅，是生温多而放温障碍也，麻桂所必用，清表则汗愈少而热愈壮矣；神昏有由于中枢疲劳太甚，抗力之不振，宜有以振奋之，附子所必用。清而下之，抑低其抗力，愈虚其虚矣；谵妄无度，神经虚性兴奋也，宜镇静之，龙磁所必用，无可清下也……彼舌如龟裂，每多津不上升，脉如釜沸，显见心劳力拙，将温壮之不遑，岂可以亢温为热象，而用清下哉？是伤寒极期，壮热神昏，谵语无度，舌形龟裂，脉如釜沸，不定热盛也。"（《伤寒质难》第六篇）

此番议论将"伤寒神衰"的病机一一点明，为时医指点了迷津，陈苏生将其比喻为《内经》中的"至真要大论"，听来"如饮上池水，洞见症结"。

强调伤寒极期而见阳衰者，必用麻桂、附子、龙磁等药辛开兼以温潜，"劫病救变"，断不可用清表与寒下之法，这些乃是祝氏最具见识之处，本案就是这样处理的。

此案对徐氏触动很大，"小圃原为时方论者，经斯认识，于是一反过往作风，得心应手，遂有祝派之称。其后次子仲才亦从学焉，盖体认有得也。一代名医，行道数十年，犹能从善若流，亦足多已。"（《伤寒质难》第十七篇）

2. 徐男，20 岁，伤寒高热两旬不退，渐至神昏谵妄，前医皆谓热入心包，主以清宫汤治之，罔效。祝氏诊视，谓："神已衰矣，不能作热入心包之治法"，处以温潜兼辛散之法。

处方：附子 12g，生龙齿 30g，磁石 30g，酸枣仁 15g，朱茯神 12g，桂枝 9g，生姜 9g，苏梗 6g，郁金 9g，姜半夏 9g，麻黄 6g。服后诸恙依然，未见好转，但亦没有加重，复为处方同前。徐父乃商界巨擘，另延名医会诊，认为"邪入心包，误投温燥，法在不救"。徐家上下忐忑不安，祝氏详加解释，称道：如果"病以吾药而剧，吾固不得辞其责，可毁我招牌，公之报端""为庸医杀人之戒"。令其安心，仍令服原方，且不分昼夜，连进 2 剂。次日，患者汗出热减，神静而得安寐。仍予原方再服 4 剂，2 日内服完，诸恙大愈。（祝味菊治案）

按：此案亦是祝氏一个著名案例，与前面徐伯远案例无论症情还是用药皆为相似，均系伤寒极期而见神衰，且都与温病派名医有过交锋，祝氏力排众议，一力承揽，主以大剂姜附、麻桂，终获成功，转危为安。此案令沪滨诸医钦佩不已，章次公先生甚至说道："奉手承教，俯首无辞。"

伤寒极期，患者神衰昏聩，不能配合医生检查，给辨别阴阳带来极大困难。祝氏总结的"中毒昏聩"与"神衰昏聩"的鉴别要点，堪称一绝。其要点，"大抵中

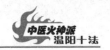

毒昏聩其来也骤，神衰昏聩其来也渐，此其别也……脑之中毒如发电中枢损伤，则灯光熄灭而一片黑暗也；脑神衰弱如发电能量不足，则灯光暗淡而模糊不明也。"具体而言，"病人昏沉不语，用种种方法不能求得反应者，中毒也。以指撒其承浆（唇下凹陷处），高呼索其舌，唇张口开而舌自伸者，其神识未泯也；再撒而重索其舌，但口张而舌不伸者，神已衰矣；三索其舌，但口张而舌不伸者，神竭矣。譬如电筒蓄电不足，遽按其纽则有光，再按则光已弱，反复按之则等于无光。此中枢因反复刺激而麻痹更甚也。病人外形昏聩而中枢尚有低微之反应者，故知其为神衰；若是中毒则浑然了无知觉，如电钮损坏则电灯熄灭，断无半明不灭之象也。以此法证之，虽不中不远矣。"（《伤寒质难》第十七篇）

二、失眠

1.刘君，40许，经常失眠，心悸怔忡，健忘多疑，耳鸣目眩，形容枯槁，四肢乏力，认为"病情多端，其根则一，并非实火上扰，乃心肾不足，虚阳上浮"。治宜温潜与补肾并行：黄附子18g，磁石30g，龙齿30g，酸枣仁12g，茯神9g，熟地18g，鹿角胶12g，巴戟天9g，淫羊藿9g，菟丝子9g，杜仲9g，半夏9g，丹参12g，炒麦芽12g。（祝味菊治案）

按：此证"病情多端，其根则一，并非实火上扰，乃心肾不足，虚阳上浮"所致，治以温潜与补肾并行，除了附子与龙、磁、枣、神这种典型的温潜配伍之外，本案还参以补肾之法，药用熟地、鹿角胶、巴戟天、淫羊藿、菟丝子、杜仲等，与附子相伍，这就有些温补风格了。从这一点看，祝氏糅合了张景岳温补派的特点，与火神派扶阳专用姜、附等热药相比，这是较为特殊的，称之为"祝派"，此为根据之一。

祝氏用附子剂量并不算很大，一般多在15~30g之间，而且此老多数情况下不加甘草。

2.某患者，近2个月严重失眠，有时彻夜不眠，痛苦不堪。曾服天王补心丹、黄连阿胶鸡子黄汤及安眠药等乏效。诊见失眠多梦，腰酸耳鸣，心悸健忘，注意力不易集中，神疲乏力，口干喜热饮，纳少便溏。舌体胖大有齿痕苔薄白，脉沉细。辨为脾肾阳虚，虚阳浮越，上扰心神，治当温补脾肾，摄阳安神。

仿祝氏温潜法：制附子20g，磁石40g，生、熟酸枣仁各30g，茯神30g，桂枝20g，远志5g，石菖蒲10g，姜半夏15g，苍术15g，炒白术15g，山楂30g，炙甘草10g，生姜15g，大枣4枚。每日1剂。

服药2剂即效，3剂基本能睡，他症亦明显改善。7剂睡梦香甜，精神倍增，将附子加倍，先煎1.5小时，桂枝改30g，再服7剂康复。（《著名中医学家吴佩

衡学术思想研讨暨纪念吴佩衡诞辰 120 周年论文集》：余天泰治案）

三、狂证

某男，20 岁。生活逾常，郁怒之余，心悸寐少，梦多不安，起床狂走，甚则喧扰不宁。舌红苔薄黄，脉象弦滑。辨为浮阳之火，夹痰蒙窍之候，以重用潜阳，佐以豁痰为治。

处方：黄厚附子 15g，磁石 45g，生龙齿 30g，瓦楞子（先煎）30g，炙甘草 9g，酸枣仁 24g，朱茯神 12g，石菖蒲 9g，天竺黄 9g，柏子仁 9g，陈胆星 9g。

本方连服 5 剂，脉转缓而带弦，心悸减轻，寐安梦稀，均属佳兆，尚有呓语，前方去磁石，继服 5 剂而愈。（《上海中医药杂志》1983 年 3 期：祝味菊治案）

按：如此狂证，且舌红苔薄黄，脉象弦滑，犹用附子，确非俗医所及。祝氏根据《金匮要略》"阳气衰者为狂"之理，认为阳气衰则虚阳必浮，故发狂。心悸一症已露心虚端倪，故而重用附子配磁石、龙齿，兴奋加镇静，既具强壮之功，又能抑制虚性兴奋，同时配以酸枣仁、朱茯神以安心神，典型的温潜配伍，至于豁痰之治本属常法。

第六节　扶阳安髓止痛汤（卢崇汉制方）

组成：制附子 60g（先煎 2 小时），炮干姜 25g，上肉桂 12g，黄柏 18g，砂仁 15g，木蝴蝶 20g，骨碎补 15g，松节 15g，牛膝 15g，炙甘草 6g，水煎服。

功用：扶阳纳气，安髓止痛；治阳虚阴火上冲所致牙痛。

方解：附子温肾扶阳，并助砂仁、炙甘草、黄柏封髓纳气；肉桂引火归原，炮姜苦温与牛膝、木蝴蝶相合，使虚燥得化，虚热下行；配骨碎补、松节引药入齿，使牙髓安宁，牙龈肿痛消失，全方共奏扶阳安髓止痛之效。

应用提示：卢崇汉用扶阳安髓止痛汤治疗阳气亏虚，阴火上冲所致牙痛，疗效十分满意，介绍如下：

诊断标准：全身有诸如形寒畏冷，腰膝酸软，神疲倦怠，头晕耳鸣，面热或热赤，口干但不思饮或饮少，舌苔白而水滑或黄润、黑润，或白腻若坐底罩黄，舌淡嫩或舌红反多津，脉沉细微或弦虚数无力等肾阳不足、阴火上干的表现。局部有牙痛、微肿或不肿、周围皮色不变或热赤、但红不鲜活、热不灼手等表现。以形寒畏冷、神疲倦怠、牙痛局部微肿或不肿、局部周围皮色不变或虽热赤但红不鲜活、热不灼手为主要诊断依据，其余可作为辅助诊断依据。

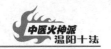

阴火牙痛

1.李某，男，65岁，退休工人。牙痛反复发作1个月，加重3天。某医院诊断为牙髓炎，采用消炎止痛治疗，牙痛未能减轻，求卢氏诊治。诊见右齿龈及右侧面颊略红肿，扪之微有灼热感，痛剧时放射至右侧头痛，咽喉干痛不思水饮，神疲腰酸，大便秘结，小便黄，纳差，舌淡，苔白腻罩黄，脉沉细略滑。证属阳气亏虚，阴火上干，用扶阳安髓止痛汤加白芷15g，法半夏20g，服完2剂，右齿龈及面颊肿痛大减，头痛及咽喉干痛消失，续用上方去白芷、半夏再进2剂，诸症均消，随访2年无复发。（卢崇汉治案）

2.孙某，男，80岁。2011年6月21日初诊：胃癌术后15年，上牙床肿痛2年。曾服龙胆泻肝丸、清胃散即好，但反复发作。鼻腔灼热如冒火，便溏，尿黄，眠差，手足冰凉，形色疲倦，纳尚可。舌淡赤胖润，脉左滑数尺弱，右沉滑尺旺寸弱。此属阴火牙痛，当扶阳治本。

处方扶阳安髓止痛汤：砂仁15g，黄柏10g，炙甘草30g，附子30g，肉桂10g，炮姜20g，牛膝15g，木蝴蝶10g，松节10g，骨碎补25g，白芷10g。7剂。

复诊：述服用头剂，牙痛反而加重，但从第二剂起，牙痛减轻，7剂服毕，牙痛已减八九成，鼻腔灼热消失。守服7剂即愈。

老先生特意给我写一信，说牙痛患者甚多，别人都治不好，唯我的药方有效，劝我打广告云云。2年后复发，仍来找我，原方仍效。（张存悌治案）

按：本案牙痛，前服龙胆泻肝丸、清胃散之类凉药也曾见好，但反复发作，迁延2年，这算治好了吗？临床上，用凉药治疗一些虚阳外越的假热假火症，可能也有一时疗效（更可能根本无效），所谓的肿痛火形如牙痛、口疮等可能暂时缓解，医家沾沾自喜，患者也觉得见效。其实这只是一种表象，其阴寒本质非但没有改善，凉药可能使之更受戕害，用不多久症状就复发了。不知这是一时的硬性将假热制伏，正所谓治标未治本。如此反复治疗，反复发作，终成"疑难病症"，这种情况比比皆是。如果能够识得阴火，从扶阳潜降入手，不但能够治好此病，最大优势还在于不再复发，因为它体现了治病求本的精神。

3.王某，女，56岁。2008年3月31日初诊：牙龈肿痛一年，龈肿不红，时出脓色黄，下门牙松动，足时凉，便时溏，口苦。舌淡胖润，右脉弦，左脉略数寸弱。诊为阴火牙痛，方用扶阳安髓止痛汤。

处方：砂仁20g，附子20g，炮姜15g，牛膝15g，黄柏15g，炙甘草30g，木蝴蝶 10g，肉桂 10g，松节 10g，白芷 10g，骨碎补 25g。7 剂。

复诊：龈肿已消，门牙松动也已恢复，口苦亦减。前方再予 7 剂。（张存悌治案）

4. 孔某，男，48 岁。2011 年 4 月 12 日初诊：牙痛反复发作 2 年，近因丢失银行卡"上火"，出现右侧上下牙连及头痛四五天，伴牙龈出血。手足发凉，麻木，中午感到特困。舌胖润苔薄黄，脉右沉寸滑，左滑软尺沉。前曾服某名医中药半月无效，据云是胃火，服其药后牙痛未效，但感"胃如石硬"。

分析本病所发虽有情志因素，且见牙痛、出血等似乎"胃火"之症，但由手足发凉、中午困倦等情可知阳气亏损，其牙痛、出血当由阴盛逼出阴火所致。若真为"胃火"，何以服药后感到"胃如石硬"？此必凉药冰胃之误。因径用扶阳安髓止痛汤：炮姜 30g，附子 30g，炙甘草 30g，砂仁 20g，黄柏 10g，牛膝 20g，肉桂 15g，松节 30g，骨碎补 30g，麦芽 30g，白芷 10g，白芥子 10g，桂枝 25g。7 剂。

5 月 3 日复诊：告称服药 3 天时，牙痛反而加重，但至第四天则痛止未发，故未来诊。近日牙痛又有反复，查舌淡胖润，脉滑软寸弱，仍予原方再投 7 剂。（张存悌治案）

按：凡服药后常有反应，这些反应有的是"药与病相攻者，病与药相拒者"，属于正常反应。比如双方对阵，你不打他，可能相安无事；现在你要打他，他要反抗，可能就有反应，甚至是剧烈反应，此即所谓药与病相攻者，病与药相拒者，"岂即谓药不对症乎？"如本案服药 3 天牙痛反而加重，即为药病相攻的反应，这需要患者少安毋躁，耐心观察一下。当然可以向医生反映一下，由他来帮你判断。

第七节　龙虎丹（戴丽三制方）

组成：川附子 30g，干姜 9g，上肉桂 6g，龙骨 15g，牡蛎 15g，炒酸枣仁 15g，茯神 15g，云黄连 5g，桂枝 9g，甘草 6g。

功用：温阳，清心，交通心肾，安神；治心烦失眠。

方解：附子、炒酸枣仁以强心，黄连、肉桂即交泰丸以交心肾，任心火下注于肾，肾水温则上济于心，水火相济则神安。桂枝、甘草、龙骨、牡蛎即《伤寒论》桂枝甘草龙骨牡蛎汤。桂枝和营血而扶心阳，龙骨、牡蛎收浮越之阳而复阴，茯神宁心安神，甘草、干姜温中阳。（《戴丽三医疗经验选》）

按：查《中医大辞典》等方书，有"龙虎丹"条，但与本方毫不相干。姑将本方视为戴氏研制，俟高明指正。

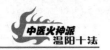

失眠

李某，男，40余岁，患头顶疼痛已历数月，兼见失眠，耳鸣，心烦，不能任劳。某医以肾阳虚论治，用附子、狗脊、白术、吴茱萸、肉桂、桑寄生、黄芪、党参和干姜等药治之。2剂后，头顶疼痛加剧，转余诊治。

查其脉弦滑，舌苔白腻。详细询问，曾因长期工作劳烦，脾阳不足，痰厥生风所致。拟方以李东垣半夏白术天麻汤加味。处方：法半夏10g，白术9g，明天麻15g，陈皮6g，茯苓10g，潞党参15g，黄芪15g，泽泻9g，焦黄柏6g，苍术9g，麦芽6g，干姜9g，神曲15g，菊花6g，蔓荆子9g。

二诊：服上方2剂，头顶疼痛大减，唯尚眩晕，耳鸣。午后心烦，唇舌略紫。此乃湿郁化热，加之元阴不足，相火浮动。拟"水中置介"法。方用自拟首乌黑芝麻散加减治之。服2剂后，头顶疼痛消失，仍有心烦失眠。用龙虎丹以交心肾，处方：川附子30g，上肉桂6g，云黄连5g，龙骨15g，牡蛎15g，炒酸枣仁15g，茯神15g，干姜9g，甘草6g，桂枝9g。

服1剂后，心烦大减，竟已得寐。嘱用原方再进2剂，并用龟龄集二瓶调理而愈。（《戴丽三医疗经验选》）

第五章　温散法

　　所谓温散法即温阳法与辛散法合用，祝味菊称"温辛法"，温阳以治阳虚，辛散以解表，温辛并行。辛散法以麻黄、细辛、桂枝、生姜等药为代表，与附子等配合而成温辛法。

　　温散法适于阳虚兼有表邪之证，内而阳气虚衰，外则寒邪侵袭，阳衰无力驱逐表邪，邪气深入肌表经络，《伤寒论》称之为"太少两感"。

　　本法以麻黄附子细辛汤为代表，其他还有乌头汤、桂枝芍药知母汤、小续命汤、乌附麻辛桂姜汤、阳和汤、补一大药汤等。

　　祝味菊先生以善用本法著称，常以附子、干姜与麻黄、桂枝合用，在伤寒治疗中尤为常见。认为伤寒"诊治之要，外视表机之开阖，内察正气之盛衰"，开表须要辛散，倡用麻桂；正衰则须温补，赏用附子，"苟其体虚而表又闭，则辛散之外，姜附亦所常用"（《伤寒质难》第十五篇），因此姜附、麻桂经常同用，为最具祝氏风格的用药特色之一。

　　本法不论病程新久，均可采用。不仅内科感受表邪发热、痹痛而投用，还在外科、五官科、皮肤科等有着广泛的应用价值。事实上，火神派名家无不善用此法，就使用频度而言，可能仅次于温阳法。

第一节　麻黄附子细辛汤（《伤寒论》）

　　组成：麻黄二两（去节，甘热）　细辛二两（辛热）　附子一枚（炮，去皮，破八片，辛热）

　　上三味，以水一斗，先煮麻黄，减二升，去上沫，内药，煮取三升，去滓，温服一升，日三服。

　　《伤寒论》："少阴病，始得之，反发热，脉沉者，麻黄附子细辛汤主之。"

　　本方用治阳虚兼有表证者，钱潢称麻附细辛汤为"温经散寒之神剂"。火神派各家常施于感冒发热、风湿痹痛、五官病症、咳喘等多种病症。

一、感冒

　　1.朱小弟，生甫两月，禀赋单薄。因感风寒而病，身热咳嗽，不思乳食，多啼。医以清热解表之剂，热不退，发惊惕。又复以追风清热镇惊等法以治之，竟沉迷不

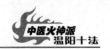

乳,体若燔炭,自汗肢冷,咳嗽喘挣不已,痰声辘辘,时作角弓抽掣,奄奄一息。后延余诊之,指纹青黑透关,面唇均含青象,舌白而腻。此为风寒误治引邪入于阴分,阳不胜阴,虚阳浮越于外,法当扶阳祛寒:附子20g,炮姜6g,京半夏6g,北细辛2g,生麻茸2g,茯苓10g,甘草3g。

频频喂服,1剂尽,汗出,热退其半,已不发惊抽掣,喘咳减,始能吮乳。再剂病退七八。去麻、辛,又服2剂后,诸症悉除。(吴佩衡治案)

按:吴氏论及麻黄附子细辛汤时说:"无论男女老幼体较弱者,如遇感冒风寒,或已发热或未发热,必恶寒,头重或昏疼,体酸困,脉沉细,舌苔薄白而滑,不渴饮或喜热饮而不多,神倦欲寐,甚则头体并痛,脉沉而紧,此为太阳少阴两感于寒之证。用此方酌情加减分量,以温经解表,扶正祛邪。其体痛者加桂枝;舌白而呕,酌加生姜、甘草;咳嗽者加陈皮、半夏,服一剂得微汗则愈……若杂以清凉之药,则易引邪深入;或加温补之剂,犹闭门逐寇,必致变证百出,重则有生命之虞。"

2.张某,42岁,昆明市人。某日返家途中,时值阴雨,感冒寒风。初起即身热恶寒,头疼体痛,沉迷嗜卧(少阴但欲寐之病情也),兼见渴喜热饮不多。脉沉细而兼紧像,舌苔白滑,质夹青紫。由肾气素亏,坎内阳弱,无力卫外固表以抵抗客邪,寒风乘虚直入少阴,阻塞真阳运行之机而成是状。

以麻辛附子汤温经解表主之:黑附子36g(先煮透),麻黄9g(先煮数沸去沫),北细辛6g,桂枝尖12g。

1剂即汗,身热已退,唯觉头晕咳嗽,神怯而已。然表邪虽解,肺寒尚未肃清,阳气尚虚,以四逆合二陈加细辛、五味子,扶阳温寒主之:黑附子45g,筠姜24g,生甘草9g,广陈皮9g,法半夏12g,茯苓12g,北细辛4g,五味子1.2g。开水先煮附子2小时再入余药煎服。

1剂尽,咳嗽立止,食量增加,精神恢复,病遂痊愈。(吴佩衡治案)

按:此案肾气素亏,少阴感寒,而致太少两感局面。方用麻辛附子汤,另加桂枝尖增强开表之力。取汗退热之后,以四逆汤合二陈汤再加细辛、五味子,温肺化痰,因表证已解,故去掉麻黄;虽用五味子与筠姜、细辛成仲景化痰定式(姜辛味),因防其敛邪,仅用五味子1.2g,显出医律之细。

3.同道孙某之孙,16岁。因高热6日不退而邀李氏往诊。初病起于风寒,因误作湿温而服三仁汤加石膏一剂,病势转增。患者恶寒发热,无汗,头身痛,四肢酸楚,神志迷蒙,肢冷。舌质淡苔薄白,脉沉紧。此属伤寒失汗,误用渗利清里,邪入于少阴而太阳之邪未罢。当即投以麻黄附子细辛汤加味1剂,温少阴之里而祛太阳之寒：麻黄 6g，附子 30g（开水先煎透），细辛 6g，甘草 3g，生姜 2 片，大枣 2 枚。

服后夜间烦热加剧，继则得汗而热退，头身疼痛亦觉减轻。唯肢冷脉弱，大便微溏，此为太阳表寒已解，少阴里寒未罢，阳气未复，兼有水湿之故，以真武汤续治：附子 30g（开水先煎透），茯苓 18g，白术 9g，白芍 9g，生姜 3 片。

服 1 剂后各症均减，手温思食，二便正常。仍觉精神倦怠，此阳气渐复，守上方以干姜 9g 易生姜，助其回阳温里之力，连服 2 剂，各症均解，脉和神复，以补中益气汤调理善后。（李继昌治案）

按：初病风寒，本应辛温发表，却误用石膏、滑石等寒凉冰伏，阳气大伤，表邪内陷，这种表证误伤寒凉之案颇为常见，本例即为典型。其关键在于不识表邪犹在，见发热径予清里，乃至引邪入里而成太少两感局面。今用麻黄附子细辛汤，于扶阳之中寓以解表。

少阴证本无发汗之理，但此为太少两感，非发汗不能解其表，非温经不能扶其阳，故温阳发汗并用，待 1 剂表解，即去麻黄、细辛之散，转为温阳、升阳以扶正，先以真武汤温壮肾阳，终以补中益气汤调理善后，层次分明。

4.李某，女，18 岁。感寒后发热 40 余日不退，曾经中西医治疗，症状如故。症见胸满，食少，日晡发热，恶寒蜷卧，不思水饮，二便自利。面色晦暗而黑，舌润滑，脉沉细如丝。证属伤寒太阳、少阴两感之重症。治宜温经解表，方用麻黄附子细辛汤。

处方：黑附子 60g，麻黄 6g，细辛 3g。附子先煎煨透，无麻味后再下余药，1 剂。

服药之后，发热竟退，余症亦减。仍宜扶阳抑阴，交通心肾阴阳，处以下二方：（1）黑附子 60g，干姜 12g，甘草 6g。3 剂。（2）黑附子 60g，干姜 15g，葱白 3 茎。3 剂。

以上两方交替服用后，精神大佳，饮食增进而愈。（戴丽三治案）

原按：发热 40 余天，查前所服处方，有按阳虚治者，用四逆汤、白通汤；有按阴虚治者，用青蒿、地骨皮、鳖甲之类及甘露饮等，均无效果。按脉证分析，戴氏认为四逆扶阳而不能解表散寒；白通交心肾之阴阳而不能交表里。用麻黄附子细辛汤交通表里，令表里相和，再投四逆扶肾阳以治本，白通交心肾之阴阳，表里内外阴阳皆和，故病得愈。太少两感之症，方用麻黄附子细辛汤较之单用四逆汤多了解表之功，正邪兼顾，故而收效。善后以四逆、白通两方交替服用，亦有新意。

5.贾某，男，70 岁。近日咳嗽，胸闷，流涕，咳嗽时咽痒、咽干，夜卧咳嗽，

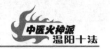

后背心冷，腰酸痛，精神差，易疲倦。舌淡，苔黄腻，脉沉。

处方：麻黄 15g，附子 60g（先煎），细辛 15g，干姜 10g，五味子 10g。3 剂，3 小时服 1 次。

服药 2 次咳嗽、流涕显减，服完而愈。（曾辅民治案）

原按：神倦，背冷，腰痛，少阴肾阳内虚所致；咳嗽，流涕，胸闷，太阴感邪痰湿侵扰。故以麻黄附子细辛汤温少阴，开太阳；干姜细辛五味子温肺止咳，亦是仲景定式，彰显经方功底。

6.张某，男，59 岁。两天前左耳中耳炎发作，耳道肿胀，流黄水，闷痛。适逢淋雨，致以头痛昏沉，低热，汗少，嗜睡，咽痛，不渴。舌淡胖润，苔白，脉弦。此证属太少两感，麻黄附子细辛汤乃的对之方。

处方：麻黄 10g，附子 15g，细辛 5g。

1 剂后汗出溱溱，低热解除，头痛、耳道肿痛显减，再剂痊愈。（张存悌治案）

二、头痛

1.邓某，男，成年。初以受寒发病，误服辛凉，病经十几天，头痛如斧劈，势不可忍。午后恶寒身痛，脉沉弱无力，舌苔白滑而不渴饮。辨为寒客少阴，阻碍清阳不升，复因辛凉耗其真阳，正虚阳弱，阴寒遏滞经脉。头为诸阳之会，今为阴邪上攻，阳不足以运行，邪正相争，遂致是症。治以辅正除邪之法，麻黄附子细辛汤加味主之。

处方：附子 100g，干姜 36g，麻黄 10g，细辛 5g，羌活 10g。1 剂痛减其半，再剂霍然而愈。（吴佩衡治案）

按：如此暴痛如劈之头痛而能治愈，未用一味芎、芷、蝎、蜈之类套方套药，仗的是治病求本，从阴寒内盛着眼，以大剂附子、干姜取效，绝非头痛医头，脚痛医脚俗辈所及。

2.薛某，女，50 岁，工人。头痛反复发作 10 余年，发则痛如剜刺，头沉，尚感腰痛而沉，周身关节串痛，颈部板滞作痛，便干，但经常腹泻腹痛，膝以下发凉，畏冷，多梦，嗜困。舌淡胖润有齿痕，脉滑寸尺沉。此阳虚与表寒俱甚明显，扶阳散寒有据，麻黄附子细辛汤加味。

处方：麻黄 10g，桂枝 15g，附子 15g，细辛 10g，苍术 20g，炮姜 20g，茯苓 30g，川芎 25g，土鳖虫 10g，石决明 30g，葛根 30g，炙甘草 15g。

7 剂后诸症均减，手足仍凉，附子增至 30g，细辛增至 15g，守方调理两周，诸

症若失。（张存悌治案）

三、痹证

1. 刘某，男，36 岁。环跳穴处疼痛两个月不愈，痛引腰中，痛剧不能转侧，且艰于行动，脉沉细而紧，舌淡苔白腻。此为风寒之邪袭入少阴，以祛风散寒温肾之品治之。

处方：制川乌 30g，制草乌 3g，附子 90g（以上三味，开水先煎透），麻黄 9g，细辛 6g，生姜 9g，独活 15g，甘草 6g。

上方仅服 1 剂，疼痛即减，知药已对症。守上方令其再服 2 剂，隔日 1 剂，先后共服 3 剂，疼痛全瘥。唯觉腰膝酸软，脉细弦，为病后体虚，肝肾不足之象，拟下方令其常服：枸杞子 24g，巴戟天 24g，补骨脂 15g，益智仁 12g。（李继昌治案）

2. 膝关节肿痛：李某，女，57 岁，农民。右膝关节肿痛数年，多方治疗时好时坏，近来有加剧之势。症见右膝关节肿痛，发凉，白天行走困难，活动后肿胀加重，畏寒肢冷，腰背酸痛。舌淡苔白滑，脉沉细无力。证属肾阳亏损，阴寒凝滞，关节经脉闭阻。治宜温肾扶阳，散寒通络。

方用麻黄附子细辛汤加熟地：生麻黄 30g，制附子 60g（先煎 2 小时），细辛 10g，熟地黄 100g。3 剂，水煎服，每天 1 剂。同时用白芷细末 100g，加白酒点燃热后外敷关节，每天 1~2 次。

复诊：服药加外敷白芷粉，全身微微汗出，右膝关节疼痛大减，肿消，原方药再进 3 剂，以巩固效果。（傅文录治案）

原按：膝关节肿痛老人多见，一般方法难以取得很好的疗效。高年体弱，肾阳亏损，阳气不到之处，便是阴寒凝滞之所，阴寒闭阻经脉，不通则痛。方用大剂麻黄附子细辛汤，重用熟地黄以调肾中阴阳，重用麻黄宣通凝滞，结合外用热敷，内外合治，加强了局部的温通作用，故而疗效显著。

按：本案以白芷细末加白酒点燃热后外敷关节，可供借鉴。

四、腰痛

1. 易某，男，36 岁。腰痛 1 日。晨起腰痛，逐渐加重。午后不能坚持上班，痛处需用硬物顶住好转。足肚亦痛，神倦，无寒热之症，身稍强，脉沉细，舌淡痕显。考痛发突然且剧烈，当属外邪寒凝而致，腰者肾府为邪所凑，其虚可知。

处方：麻黄 20g，附子 80g（先煎），北细辛 20g，苍术 30g，白芷 20g。1 剂，嘱 2 小时服一次，1 剂服 3 次，15 点、17 点各服一次，电话问之腰痛明显减轻，

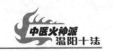

足肚痛亦减。21 点腰痛甚微，足肚痛消失。续服二次后疼痛于次晨消失。当夜口干，服炮姜、炙甘草各 20g 后一小时缓解。现仅感腰酸软不适，予补肾填精之品治之：附子 50g（先煎），肉桂 15g（后下），西砂仁 20g，淫羊藿 20g，菟丝子 20g，巴戟天 20g，枸杞子 20g，5 剂。后为拟丸剂一料续治。（曾辅民治案）

按：本例药精剂重，有经典火神派风范。

2. 李某，女，36 岁，农民。慢性腰痛 10 年余，习惯性腰扭伤，腰部发凉，经 B 超、CT 等检查未见异常。经常弯腰后不能立起，慢慢活动后才能伸展，曾经多种治疗均无显效。每次电热疗后一时好转，停后如初。症见腰背酸痛，不能过度活动腰部，弯腰后不能立即伸展，腰背部发凉，畏寒肢冷，天冷或冬季加剧，舌淡苔白滑，脉沉缓无力。证属少阴阳虚，治宜温肾壮阳，强腰通络，方用麻黄附子细辛汤加味。

处方：麻黄 10g，制附子 60g（先煎 2 小时），细辛 10g，炙甘草 10g，杜仲 10g，牛膝 10g，肾四味（枸杞子、菟丝子、补骨脂、淫羊藿）各 30g。3 剂，水煎服，每天 1 剂。

服药后，自感腰背部有类似理疗后的温热感，腰痛减轻大半，全身轻松，再进 3 剂，腰背痛消失，为巩固疗效又加服 3 剂，隔日服 1 剂。随访年余，病情无反复。（傅文录治案）

原按：腰背痛比较常见，郑钦安曾说："此肾中之阳不足而肾中之阴盛也。夫腰为肾之府，先天之元气寄焉。元气足则肾温暖和，腰痛之疾不作。"方用麻黄附子细辛汤加补肾强腰之品，既可使太阳之寒邪从外而解，又可温少阴之阳；外邪得出，肾阳得振，表里交通，内外同治。

3. 李某，女，60 岁，市民。腰痛半月余，曾在省市医院诊治未果，CT、磁共振等检查未发现异常。症见腰痛沿脊柱两侧疼痛，活动后加剧，不敢过度伸展身体，蹲下弯腰则疼痛稍轻，睡觉不敢伸展平身，追问病史，得知在 20 天前拉车子后有扭腰史，舌淡白滑，脉浮细重按无力。证属外感风寒，经脉凝滞，闭阻不通，治宜温肺散寒，温肾固本，舒筋缓痛。

方用麻黄附子细辛汤合芍药甘草汤：麻黄 10g，制附子 15g（先煎），细辛 10g，赤芍 30g，白芍 30g，炙甘草 30g。3 剂，水煎服，每天 1 剂。

服药后，腰背疼痛大减，已可平卧伸展，病减六七成，但出汗较多。原方调整剂量：麻黄 6g，制附子 20g（先煎），细辛 10g，赤芍 60g，白芍 60g，炙甘草 60g。服 3 剂而愈。（傅文录治案）

原按：高年体弱，劳作后汗出，外寒易侵，太阳受邪，故而腰背疼痛；寒则收引，故喜倦体而不敢伸展；虽病有半月之余，但外邪不祛，病无宁日，脉浮而无力，一派正虚感寒之势。麻黄附子细辛汤合芍药甘草汤，太少并治，柔筋舒肌，3剂病轻，6剂痛愈。

五、鼻炎

1. 张某，男，30岁，教师。患过敏性鼻炎病史10年余，曾服多种中西药物治疗，时好时坏难以根治。症见早晨清水鼻涕不断，喷嚏连连，冬天尤甚。畏寒肢冷，腰膝酸软，不闻香臭。舌淡苔白滑，脉沉细无力。证属阳虚阴盛，肺窍失灵，治宜宣肺温肾，方用麻黄附子细辛汤加味。

处方：麻黄10g，制附子60g（先煎2小时），炙甘草10g，细辛10g，肾四味（枸杞子、菟丝子、补骨脂、淫羊藿）各30g。3剂，水煎服，每天1剂。

药后症状大减，鼻涕消失，喷嚏减少，身上有热乎乎的感觉，腰痛减轻。药已中病，再进原方3剂，以加强疗效。半月后随访，病情无反复。（傅文录治案）

原按：过敏性鼻炎现代医学认为是免疫性疾病，根治较难。此例患病已多年，虽说步入中年，阳虚状已较显著。郑钦安曾论及本症："此非外感之邪，乃先天真阳之气不足于上，而不能统摄在上之津液故也。"故此，治用麻黄附子细辛汤，宣肺温肾，加用肾四味以加强补肾效果，用之若桴鼓之应，实在是意料之外。

2. 于某，男，17岁。2008年6月16日初诊：鼻炎自幼而起，经常鼻塞，流鼻水，纳可，便二三天一行，手足心汗出，消瘦。舌淡胖润，脉沉弦寸弱。素禀阳虚，复因寒邪侵伏。方用麻黄附子细辛汤。

处方：麻黄10g，细辛5g，附子15g，白芷10g，辛夷10g，苍耳子10g，桂枝15g，党参30g，干姜10g，白术30g，炙甘草10g。7剂。

复诊：一切均好。（张存悌治案）

按：一直认为，鼻炎是冻出来的。但是先有阳虚的前提，用麻黄附子细辛汤加味是不二选择。

3. 魏某，女，18岁。鼻窦炎3个月。鼻塞发痒，喷嚏频发，涕多时黏时稀，头痛偏于两侧，手足冰凉。平素乏力，易于感冒，痛经，嗜困。舌略赤稍胖润，脉沉滑软，寸弱。证属阳虚夹有伏寒，治宜温阳祛寒，兼以开窍，方用麻黄附子细辛汤加味。

处方：麻黄10g，桂枝15g，附子15g，细辛10g，苍耳子15g，白芷10g，辛夷15g，炮姜15g，红参10g（另炖），五灵脂10g。

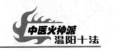

7 剂后鼻塞、喷嚏未再发作，手足转温，月经来时未痛。药已收效，附子增至25g，再加茯苓 30g，守方续服 7 剂，疗效巩固。（张存悌治案）

六、咽痛

1.王某，女，成年。始因受寒起病，恶寒，咽痛不适，误服清热养阴之剂而加重：头痛如劈，恶寒发热，体痛。咽痛，水浆不能下咽，痰涎涌甚，咽部红肿起白泡而溃烂。舌苔白滑，不渴饮，脉沉细而兼紧象。吴氏认为，此系寒入少阴，误用苦寒清热，致使阴邪夹寒水上逼，虚火上浮而成是状。取扶阳祛寒，引阳归舍之法，以加味麻黄附子细辛汤治之。

处方：附子40g，北细辛 6g，麻黄 5g，干姜 26g，上肉桂 6g（研末，泡水兑入），甘草 6g。1 剂后寒热即退，咽部肿痛减去其半，再剂则痛去七八。3 剂尽，诸症霍然而愈。（吴佩衡治案）

原按：少阴受寒误用苦寒清热养阴之剂，无异于雪上加霜。《内经》云："足少阴之脉……循喉咙，挟舌本。"风寒闭束少阴经络不通，虚火上浮冲于咽喉而肿痛者，宜用麻黄细辛附子汤治之。方中附子能扶阳祛寒，麻黄开发腠理，解散表寒，得细辛之辛温，直入少阴以温散经脉寒邪，并能协同附予纳阳归肾，邪去正安，少阴咽痛自然获愈。

按：麻黄附子细辛汤为吴氏常用方剂之一，其使用频度仅次于四逆汤，吴氏运用本方的经验是，凡"身体不好，素禀不足，一旦感冒，易从少阴寒化（体强者在太阳），脉沉细、沉弱，欲寐无神，怕冷，手足发凉，或有头痛如劈，宜用麻辛附子汤或桂甘姜枣麻辛附子汤。附子大人用 2 两（60g），体过虚者用 3 两（90g）……本方是开门方，无闭门留寇之患，若开门不用麻、辛、桂，则附子无外祛风寒之力，故开门宜加之。"

2.李某，男，36 岁。1971 年 5 月起，咽部有异物感，吞咽不利，并伴有项强、胸满、肩酸、背痛等症。某医院诊为"慢性咽炎"，服用炎得平、六神丸、四环素类，外用冰硼散治疗，病势不减。后服清咽利膈、泄热解毒中药半年，咽喉疾患益重，并现恶寒身痛，胸憋气短，胃腹胀痛，完谷不化等症，自疑癌变，思想负担沉重。1972 年 2 月求治：咽痛，吞咽如有阻塞，胸满，纳呆，便溏，头痛，咳痰，四肢清冷，舌质偏淡，苔微黄滑，脉弱无力。此病乃过服凉药，以致阳气虚微，复因旅途劳累，受风寒侵袭。本少阴喉痹，又兼太阳外邪，以麻黄附子甘草汤加细辛、生姜，扶阳解表，通达内外。

处方：麻黄 10g，制附子 60g（久煎），甘草 20g，细辛 3g，生姜 30g。4 剂后，头痛、胸满、咳痰俱减，余症无明显变化，原方再服 4 剂。身疼减，饮食增，便溏止，咽痛痹阻稍有好转。因肾阳虚衰，阴气上腾，痰湿上干清道，日久凝聚较深，致喉痹难愈。以大剂四逆汤壮阳驱阴，加上肉桂温营血，助气化，益火消阴，散寒止痛：制附子 120g（久煎），干姜 60g，炙甘草 30g，上肉桂 12g（冲服），3 剂。

咽痛痹阻之症基本消失，精神大振。久病气血皆亏，应培补脾肾，以理中丸加阴阳平补之品缓服：党参 30g，白术 30g，干姜 30g，制附子 60g，上肉桂 15g，紫河车 30g，冬虫夏草 30g，菟丝子 30g，炙甘草 20g，3 剂。共研细末，水打为丸，每日服 3 次，每次 10g。月余病愈上班。（范中林治案）

按：喉痹之证，须分阴阳。本例喉痹曾服大量清凉退热之品，病势不减反增。参之舌、脉诸症，显然与风热、燥热邪实上犯之喉痛有别。少阴经脉循于咽喉，故咽喉疼痛属痹阻少阴者屡见不鲜。此例客寒咽痛，喉痹日久，邪聚益甚，且少阴寒化之证突出。初诊时，太阳表证比较明显，故以太阳少阴两经同治，寓解表于温阳。再投四逆汤加味，以补命门，散寒滞，最后培补脾肾以收全功，处处顾护阳气，实属火神派风格。

七、暴哑

1. 某男，教师，56 岁。两个月前突降大雪，穿衣很少而受寒，出现头痛，项强，恶寒表证，连服解热镇痛片 3 片，出了大汗，头痛减轻。第二天，发现声音全哑。迭治 3 周乏效，求治于卢氏：身体壮实，刻下感觉疲倦，人有倦容，因为失音，以笔述症状：头痛，项强，身痛，微微恶寒，咽痛。舌质淡红，舌苔白润，脉沉紧。分析：患者已过中年，阳气逐渐衰落，由于突受其寒，由太阳直达少阴，加之过服发汗药物，阳气更损，肺窍更加闭塞，而致声音暴哑。病机核心就是少阴经脉凝闭而导致暴哑。从舌脉、症状来看，认为是寒中太、少二经所致暴哑，治疗宜宣肺、温肾、暖脾。

用药麻黄附子细辛汤加生姜：制附子 75g（先煎两小时去其麻，煎熟，煎透），麻黄 15g，辽细辛 15g，生姜 60g。1 剂后，汗大出，头痛、项强、身痛、恶寒明显减轻，声音能够发出一点。两剂后，头痛、项强、身痛、恶寒完全消失，声音恢复正常。微微感到乏力，去掉麻黄、细辛，加桂枝 30g，淫羊藿 20g，砂仁 15g。两剂后体力完全恢复。（卢崇汉治案）

2. 王某，男，53 岁，饲养员。1970 年 9 月就诊。患者自述在 3 年前，因采割饲料时遇雨湿衣，当晚即发烧，咳嗽，声音嘶哑，经中西医药治疗后咳止，烧退，但音声愈闭，后经多次治疗无效。症见闻其声嘶近绝，面色苍白，舌暗，苔灰滑腐厚，

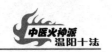

六脉沉细无力。证属寒闭太阳,湿阻少阴,治宜温阳解表,方用麻黄附子细辛汤加味。

处方:麻黄 20g,制附片 50g(先煎 100 分钟),细辛 8g,桂枝 15g,苍术 20g,草果 15g,茯苓 30g。水煎服,每天 1 剂。

复诊:上方连服 4 剂,汗出,苔退,音声恢复。(《火神派学习与临证实践》:陈潮祖治案)

按:本例暴哑,寒邪下闭肾气,上闭太阴肺气。患者素体阳虚,复感寒邪,致肺气郁闭,宣降失常,气化不利,水湿阻滞经脉而障碍发声,发为本病。治以外散寒邪,内化水湿。麻黄附子细辛汤开宣肺气,温暖肾气,表里同治,确为治寒湿暴哑之的对良方。

八、暴聋

1.王某,女,36 岁。1 周前,洗衣过程中突然停电,洗衣机不能用而改用手洗。时值隆冬,在冷水中浸泡将近 3 小时。下午开始恶寒,发热,出现耳鸣。耳鸣停止后,听力减退。次晨两耳一点声音都听不见。治疗 1 周,没有效果,求治于卢氏:身体比较瘦弱,精神较差,目光暗淡,面色青灰,听力基本没有,唯一症状是微微感到恶寒,身痛,但是都不明显。嘴唇略略发紫,舌质略绛,苔白,薄腻苔,脉沉紧。根据临床表现,认为属于寒邪直中太、少二阴,法宜温肾,宣肺,暖脾,用麻黄附子细辛汤加生姜。

用法:制附子 90g,麻黄 15g,辽细辛 15g,生姜 75g。1 剂后汗出,出汗过程中突然觉得耳朵一声硬响,不到 3 秒钟,一下完全听得到声音。2 剂后,恶寒,身痛完全消失。精神还觉不足,乏力,认为肺气已宣,肾气已通,脾阳上越,用附子理中汤 3 剂,得以恢复。(卢崇汉治案)

2.朱某,女,27 岁,会计。患者在 20 多天前行剖宫产,此后一直多汗潮热,2 天前因天气酷热难当,不听家人劝阻,洗冷水浴 1 次,当晚即身痛项强,晨起双耳听力模糊,耳心阵发掣痛,自服重感灵、感冒通不效。症见面白,夹鼻青灰,脘闷厌油,恶寒汗不出,两手指掌发紧发胀,舌淡,苔白厚,六脉沉细而紧。证属寒湿袭虚,外郁肌腠,内闭少阴,治宜温阳解表。

方用麻黄附子细辛汤加味:麻黄 10g,制附片 30g(先煎 1 小时),细辛 5g,羌活 15g,苍术 15g,生姜 20g。水煎服,每天 1 剂。

复诊:上方服 2 剂,汗出,身、耳痛愈,听力恢复。(《火神派学习与临证实践》:陈潮祖治案)

原按:本例患者,大寒袭虚,肺气闭郁不宣,肾命气化不行,气闭津壅,窍隧不利，而成暴聋之证。治用温化肾气，开宣肺气。肾气化则气津升降有序，流行无碍，肺气宣则寒凝解散，窍隧顿开，耳聋自愈。

九、暴盲

1.周某，男，43岁。25天前，因为救一落水儿童，全身湿尽。回家后拥被而卧，一直没有温暖过来，导致彻夜不寐。第二天醒来，双眼昏黑，失明，仅存光感。伴有头痛，一身疼痛，恶寒。眼科检查，双眼及眼底均没有问题，颅内检查也无异常。

治疗1周后没有改善，拖到20多天，求治于卢氏：精神较差，面色欠红润，青白相间，气不足的一种面色。全身有不灵活感觉，恶寒不明显。两眼仅仅有光感，连手指都看不见。舌淡而润，苔白腻，脉沉细，略紧。认为虽然没有明显的寒证，仍然属于寒邪直中少阴所致暴盲。治宜宣肺温肾，用麻黄附子细辛汤加生姜。

处方：制附子90g，麻黄15g，辽细辛15g，生姜95g。1剂后，感觉身上汗出，微微有一点点汗，全身不灵活、不舒服的感觉消失，身痛亦消失，两眼光感增强。2剂后，能够数指，辨清1m以内的人形。原方5剂后，视力恢复正常。（卢崇汉治案）

按：卢氏认为，从生理看肾藏五脏六腑之精，上注于目，开窍于耳，其经脉穿膈、入肺，循喉咙，到舌根，与发音、听力、视力，都有密切关系。上述3例患者，都有一个前因，即为寒邪所伤。寒为阴邪，最能损伤人体阳气，重寒、大寒袭人往往长驱直入，直中三阴。一旦伤及太阴，就会出现吐、逆；伤及厥阴，就能够导致挛痹、寒疝；伤及少阴，就可能会出现失音，耳聋，目盲。这几例都属于寒邪直中少阴，上滞窍虚，下闭肾元，伤伐肾阳，所以均用麻黄附子细辛汤来进行治疗。此方具有强大的宣肺散寒、温通肺阳、开窍启闭的功力。用来治疗寒邪困阻肾阳、窒塞清窍而引起的疾病，往往能够起到很好的疗效。

2.宋某，男，52岁，中医师。1957年就诊：以两眼视力骤降数日就诊，自述日前以冷水洗脚后当夜遗精，次日目盲不能睹物，曾自治方用驻景丸、丹栀逍遥散加味等中药治之，无效。症见脘闷增剧，温温欲吐，面色苍暗，双手冰凉，测其视力仅能数指，舌淡，苔灰滑，六脉皆弱。证属脾肾阳虚，寒中太少二阴，治宜温阳解表，方用麻黄附子细辛汤加味。

处方：麻黄15g，制附片30g（先煎1小时），细辛5g，干姜10g，茯苓20g。水煎服，每天1剂。

复诊：上方连服4剂，汗出尿畅，胃和目明而愈。（《火神派学习与临证实践》：陈潮祖治案）

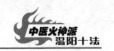

原按：本方治暴盲，证属寒邪袭虚，闭滞少阴肾和目系经俞之证。肾藏五脏六腑之精，五脏六腑之精皆上注于目而为之睛，目能明察秋毫，全赖肾精充足。阳虚寒凝，可致肾精闭阻，发为暴盲。因此，方用麻黄附子细辛汤加味，温阳解表，阳虚得补，表寒得散，故而临床疗效显著。

十、中耳炎

童某，男，5岁。左耳流脓，发高热，体温39.7℃，西医诊为中耳炎，曾用青霉素等药，发热未减，流脓依旧，延余诊治：左耳中有清稀脓液渗出，精神委顿，有"但欲寐"之势。二便通畅，舌质青滑苔薄白，脉沉细。肾开窍于耳，今寒邪侵入肾经，滞于耳窍，故现上述诸症。治宜温经散寒，鼓邪外出，方用麻黄附子细辛汤：附子30g，麻黄6g，细辛3g。

服1剂后，发热即退，面色唇口转红，脓液转稠，脉转弦数，舌质转红。病已由寒化热，所谓"阴证转阳"，其病易治。宜用清肝降火之剂，乃予龙胆泻肝汤加减：龙胆草5g，栀子3g，黄芩6g，车前子6g，柴胡6g，生地15g，泽泻6g。

服3剂后，耳中流脓渐止而愈。（戴丽三治案）

按：凡遇寒邪外遏，宜先予温经散寒，待表邪已祛，转入温扶。但若阴证转阳，则应施以清凉。本例因小儿生机旺盛，易虚易实，故1剂温扶而立见转阳。若系成人、久病，虽数剂温扶亦难有此明显转机。临证之际宜注意患者年龄、体质、病程及服药反应。尤须注意阴证转阳，切勿执于温扶，所谓药随证变、帆随风转是也。

十一、皮肤红斑

1.杨某，男，16岁。身发红斑，色淡而瘙痒，神倦，舌淡，脉沉细。此证不能按诸痒从心清热而治，当从肾治：麻黄10g，附子30g（先煎），北细辛15g，徐长卿20g，乌蛇20g。2剂。药后即愈。（曾辅民治案）

原按：为何从肾论治？从舌脉看当属肾阳虚而感寒，寒郁肌腠，阳气受阻而痒。选用温肾散寒之品，加用乌蛇托寒外出止痒，徐长卿活血治痒。

2.周某，女，37岁。身发红斑并瘙痒半月，色淡，脉沉细，舌淡。伴有心下空、慌，发则全身颤抖，寒战。发斑前亦常有此现象，病已五年。斑出于胃，但此属阴斑，与脾肾阳虚相类。心空指剑突下空，此因心阳不足而致。

处方：麻黄5g，附子40g（先煎），北细辛5g，桂枝30g，炙甘草30g，西砂仁20g，补骨脂20g，菟丝子30g，仙茅20g，徐长卿15g。3剂。

药后诸症明显好转，守方出入而愈。（曾辅民治案）

十二、乳腺炎

尹某，25岁。产后6日，因右侧乳房患急性乳腺炎经用青霉素等针药治疗，病情不减。改延中医诊治，投以清热解毒之剂，外敷清热消肿软膏。诊治10余日，寒热不退，乳房红肿疼痛反而日渐增剧，遂延吴氏诊视：发热而恶寒，体温37.4℃，午后则升高至39℃左右。头疼，全身酸痛，右乳房红肿灼热而硬，乳汁不通，痛彻腋下，呻吟不止。日不思饮食，夜不能入眠，精神疲惫，欲寐无神。脉沉细而紧，舌质淡而含青，苔白厚腻。辨为产后气血俱虚，感受风寒，经脉受阻，气血凝滞。后又误服苦寒之剂，伤正而助邪，遂致乳痈加剧。法当扶正驱邪，温经散寒，活络通乳，方用麻黄附子细辛汤加味。

处方：附子30g，麻黄9g，细辛5g，桂枝15g，川芎9g，通草6g，王不留行9g，制香附9g，生姜15g，甘草6g。

连服上方2次，温覆而卧，遍身徐徐汗出，入夜能安静熟寐，次晨已热退身凉，头身疼痛已愈，乳房红肿热痛减半。稍进稀粥与牛奶，脉已和缓。舌青已退而转淡红，苔薄白，根部尚腻。继以茯苓桂枝汤加味调之，乳房硬结全部消散，乳汁已通，眠食转佳，照常哺乳。（吴佩衡治案）

按：此证乳房红肿疼痛，发热，极易判为热证，但是投以清热解毒之剂，外敷清热消肿软膏。诊治10余日，寒热不退，可知并不支持热毒判断；而从恶寒、头疼、全身酸痛来看，又有表证；再从精神疲惫、欲寐无神、脉沉细而紧、舌质淡而含青、苔白厚腻来看，尚有阳虚之兆。外见表邪，内已阳虚，故投麻黄附子细辛汤而收效，药证相符，自然取效。整个治疗未用一味凉药，识证之准，用药之确，确显吴氏火神派功力。

第二节　新订麻黄附子细辛汤（唐步祺制方）

组成：麻黄9g，制附子31g，细辛3g，桂枝15g，干姜31g，甘草31g。

功用：温经扶阳，发汗解表；凡一切阳虚感寒之咳嗽、哮喘，皆能治之，并为治各种伤寒引起之寒痛要方。

方解：太阳与少阴为表里，本方乃针对表里同病而拟订。麻黄、桂枝，太阳证用药也；附子、干姜，少阴证用药也。恶寒发热，无汗而脉沉，是表里同病，故用麻黄以发汗解表，附子以温经扶阳，麻附配伍，可使体力增强而表邪易解，并使汗出表解而无损于心阳；更益以细辛配麻黄，能祛痰利水而治咳逆上气，配附子能温经散寒而除一切疼痛；桂枝辛温，能引营分之邪达于肌表；干姜辛烈温散，能祛寒

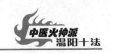

邪；甘草之甘平，调和诸药，兼以润滑喉头气管。加入桂、姜、草三味，温通散寒之力更强，且有和中而顺接阴阳二气之效，而三味又俱有治咳之功。故凡一切阳虚感寒之咳嗽、哮喘，皆能治之，并为治各种伤寒虚弱咳嗽、哮喘，以及因伤寒而引起之寒痛要方。

一、风寒外感

1.刘某，男，40岁，干部。因醉酒入睡，使用空调、电风扇，醒后即感发热恶寒，头痛身痛，关节痛甚，四肢最为显著，用激素可缓解一时，治疗10余天不见好转，症状逐渐加重，生活不能自理，由家属背入诊室。患者苦不堪言，渴而喜饮但饮不多，由于疼痛而影响食欲，大便溏薄，1天2次，小便黄，舌质淡红，苔白，脉浮沉滑而紧偏数。证属太阳伤寒，治宜温阳散寒，解表祛湿。

处方：附子30g（先煎1小时），麻黄15g，细辛12g，干姜15g，生姜15g，桂枝24g，杏仁12g，生薏仁60g，白术24g。水煎服，分3份，每4小时服1次，3剂。

二诊：患者自己复诊，症状基本消失，唯感困倦乏力，时自汗出，上方加黄芪30g，党参24g，再服3剂。服药后恢复如初。（陈守义治案）

原按：盛夏醉酒，空调、风扇久吹，风寒侵袭，肌表经脉凝滞则全身疼痛。表邪不祛，寒湿无由发泄，故而久治不愈。陈氏接诊仍从宣肺解表着手，重点温经回阳，以祛除表里之寒湿，姜、桂、附三把火一齐上阵，尽显火神派一炉火之特色。

2.宋某，女，6岁。2008年10月8日其父背来应诊：素体虚弱，感冒常作，现感冒发热3天，到某医院求治，体温39℃、扁桃体三度肿大，白细胞计数$21.8 \times 10^9/L$，中性粒细胞89.6%。住院诊疗需预缴3000余元，家中贫寒，来到顾氏诊所，刻诊：全身发烫，肢冷而掌心发热，面㿠白无神，倦怠，似睡非睡，无汗，脉沉紧，舌淡红苔白腻。以麻辛附子汤加味温经散寒解表，扶正驱邪：附子50g，麻黄6g，北细辛5g，桂枝12g，法半夏10g，茯苓10g，杏仁7g，桔梗5g，通草4g，薏苡仁10g，羌活6g，甘草5g，生姜3片。

嘱其服药后睡卧。隔日其父来告，当晚服药1次，即汗出热退，尽剂而愈。（顾树祥治案）

按：《伤寒论》："少阴病，始得之，反发热，脉沉者，麻黄附子细辛汤主之。"临床中此证多见，不分男女老少，当温经散寒，表里兼顾，扶正驱邪，往往一汗而解，脉静身凉。

二、咳喘

1.续某，女，45岁。面容水肿，色黄而暗，两眼无神，恶寒，两膝以下冰冷，如泡水中，通夜睡不暖。两腿随时发抖、抽搐，肌肉疼，气短，心累心跳，总觉精神不支，喜静坐而恶活动，胸部苦满，不思饮食，口虽干而不饮茶水；经期推迟，量少而色乌黑。平日易感冒，恶寒发热，喉管发痒即咳嗽喘促，吐白泡沫涎痰。注射青链霉素，半月或一月告愈，不久又感冒咳喘，如此循环不已。近又感冒，咳嗽喘促吐痰，嘴唇乌白，满口津液。舌质淡红，苔黄白，脉浮紧而细。

此阳虚为病之本，阳虚卫外不固，不能抵抗风寒入侵，故易感冒。因感冒引起咳嗽喘促，亦不一定是慢性气管炎复发，此为肺有沉寒，外之风寒入而附之，发为咳喘，非清热解毒一类方药所能治。此为外感风寒，由太阳而入少阴之咳喘，法当温经散寒以平咳止喘，新订麻黄附子细辛汤加味治之。

处方：麻黄9g，制附子31g，细辛3g，桂枝15g，干姜31g，甘草31g，苏叶12g，防风15g。上方服2剂，服第1剂时用童便为引，使虚热下行，第2剂可不用。据云服第1剂后，咳喘大减；2剂咳平喘止。（唐步祺治案）

2.咳喘：刘某，女，58岁，农民。素有咳喘病，每次发病严重，晚上不能平卧。此次发病，饮食减少，心累心跳，咳嗽气紧，吐白泡沫清痰，整夜不能安眠。全身强痛，背上及两脚冰冷，面容微红而现水肿，嘴唇乌白。舌苔黄腻，脉浮紧而细。此乃肺阳虚弱，复受寒邪侵袭。宜表里兼顾，温肺散寒以利咳喘，新订麻黄附子细辛汤加味治之，重用姜、桂温补肺气。

处方：麻黄9g，制附子31g，细辛3g，桂枝31g，干姜31g，生姜62g，甘草31g。

服药1剂后，痛症悉除，咳喘减轻，已能平卧，继续用附子理中汤去人参加茯苓治之：制附子31g，白术31g，干姜31g，茯苓24g，炙甘草31g。

连尽2剂，不复怕冷，咳喘大减。咳时右胁微胀痛，面容苍白无神，此肺阳偏虚。姜桂汤加味扶肺阳，肺阳旺而咳自愈：生姜62g，桂枝31g，茯苓24g，半夏18g。尽剂后而咳嗽愈。（唐步祺治案）

3.汪某，男，42岁。过去曾患肺结核，已愈。此次因淋雨脱衣感寒，咳喘大发，吐脓痰，气紧促，整夜不能睡，心慌，四肢冷，出汗，口虽干燥不思茶水，诊为支气管炎。面色青暗，精神疲乏。舌苔黄腻，脉沉细。此阳虚不能卫外，寒邪深入少阴。法当温经散寒以利咳，新订麻黄附子细辛汤治之。

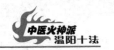

处方：麻黄 12g，制附子 31g，细辛 3g，桂枝 15g，干姜 31g，甘草 31g。

服药 2 剂后，喘咳减轻，四肢渐温，舌苔黄腻减薄。但全身胀痛，复用上方加重分量，并入生姜以散表寒：麻黄 12g，制附子 62g，细辛 3g，桂枝 20g，干姜 62g，生姜 31g，甘草 62g。

尽 2 剂，已能步行，咳喘大减，痰虽多已由脓痰变为白泡沫痰，已不出冷汗，全身胀痛减轻。但腹痛，小便不利，头眩，心下悸，用附子理中汤去参加茯苓治之：制附子 62g，干姜 31g，白术 31g，炙甘草 31g，生姜 31g，茯苓 24g。

连服 2 剂，诸症又减。唯白泡沫痰仍多，治以苓桂术甘汤加味：茯苓 24g，桂枝 24g，白术 18g，甘草 18g，半夏 18g，生姜 31g。

尽 2 剂后，基本已不咳喘，眩悸都止，整夜安睡。唯大病之后，食欲不佳，微吐清痰，用附子理中汤去参，加砂、蔻、茯苓治之：制附子 31g，白术 31g，干姜 31g，炙甘草 31g，砂仁 15g，白豆蔻 15g，茯苓 24g。连服 2 剂，咳喘告愈，上班工作。（唐步祺治案）

4.高某，女，71 岁。每年冬季都要发作咳喘，此次发病更重，咳嗽吐脓臭痰，日夜不能平卧，诊为慢性支气管炎，并发肺气肿。其脉沉迟而细，舌苔黄腻而厚，略带微白。不饮食已三日，腹痛身疼，四肢厥冷，神志已不清楚。此由阳虚不能卫外，寒中三阴，引动宿痰，并误服寒凉药味，注射青霉素，形成阳虚欲脱之症，必须大剂回阳，加散寒药味，主以新订四逆加麻黄汤。

处方：制附子 62g，干姜 31g，炙甘草 31g，麻黄 12g。尽剂后，神志渐清，咳喘略减，能吃粥一小碗，但四肢仍厥冷，上方加重分量治之。

制附子 124g，干姜 62g，炙甘草 62g，麻黄 18g。服 1 剂，咳喘大减，已能平睡，脓臭痰化为泡沫痰，四肢渐温和。舌苔黄腻减少，脉仍沉细。以新订麻黄附子细辛汤温经散寒，平咳定喘：

麻黄 9g，制附子 62g，细辛 3g，桂枝 15g，生姜 62g，甘草 31g。连服 2 剂，诸症悉退。唯胃纳不佳，微咳，吐清稀水痰。法当温脾健胃，处以附子理中汤去参加砂、蔻：制附子 62g，白术 31g，干姜 31g，炙甘草 31g，砂仁 15g，白豆蔻 15g。又服 2 剂，咳喘痊愈，饮食渐增，嘱以附子、生姜炖羊肉汤调理，以竟全功：

制附子 62g，生姜 62g，羊肉 500g。患者炖服羊肉汤两次，有如平人，不怕冷，能做些家务。第二年冬季，咳喘亦未复发。（唐步祺治案）

按：咳吐脓臭痰，兼之舌苔黄腻，一般易辨为肺热痰火。但脉沉迟而细，四肢厥冷，神志不清，不进饮食已 3 日，腹痛身疼，一派阴寒之象。脓臭痰系宿痰郁积而致，不可按痰火认证，舌苔黄腻也不单主热象，慢性咳喘久病常见此等症状，不可惑此而投寒凉之品。当从全身阴象阴色着眼，看出阳虚本质。

5. 李某，男，3 岁。患咳嗽已经月余，经医院检查诊断为百日咳，服药无效。一咳就连续一二十声，头倾胸曲，有时涕泪俱出，吐泡沫涎痰。出冷汗，喘促气紧，晚上尤甚。面色青白，唇乌暗。舌质淡红，苔白带微黄。此乃阳虚而寒重，以新订麻黄附子细辛汤治之：麻黄 3g，制附子 18g，细辛 2g，桂枝 3g，生姜 15g，甘草 15g。

服药后，喘咳有所减轻，但里寒重，必须扶阳以散寒止咳，四逆加麻黄汤治之：制附子 24g，干姜 18g，炙甘草 18g，麻黄 6g。尽剂后咳喘更减，冷汗已敛。舌苔微黄去，略现红润，涕泪俱无，四逆汤加味治之：制附子 24g，干姜 18g，炙甘草 18g，茯苓 15g，白术 15g。

连服 2 剂，喘平咳止。嘱禁食生冷瓜果，巩固疗效。（唐步祺治案）

三、头痛

李某，男，48 岁。1957 年 12 月患剧烈头痛，夜间尤甚。痛时自觉头部紧缩似鸡蛋大小，如铁箍紧束，不能入睡。住院 8 个多月，按神经症治疗，每日服安眠药强行控制。病情未见好转，被迫全休。每日剧痛发作一至数次，严重时，舌强目呆，手不能抬，脚不能移，说不出话。

1965 年来诊：头痛剧烈，连及肩背，每日发作数次。神衰气短，四肢无力，手足不温，经常下利。面色萎黄，舌质暗淡，苔黄夹白，根部厚腻。辨为太阳少阴证，多年陈寒凝聚已深，表里之邪交织难解，法宜扶阳解表，峻逐阴寒，以麻黄细辛附子汤加味主之：麻黄 10g，制附子 60g（久煎），辽细辛 6g，桂枝 12g，干姜 60g，生姜 120g，甘草 30g。

上方连服 10 余剂，头痛减轻，余症同前。病重药轻，熟附子久煎，难奏其功。遂令将上方加倍重用附子，改久煎制附子为略煎（煮沸后 20 分钟下群药）。嘱其尽量多服，若身麻，甚则失去知觉，不必惊骇，任其自行恢复。

处方：麻黄 10g，制附子 120g（略煎），辽细辛 6g，桂枝 12，干姜 60g，生姜 120g，甘草 30g。

服药半小时后，信步庭院，忽然倒下。家人抬进卧室，很快清醒。除全身发麻外，无明显不适。起身后又倒在地上，口中流出不少清涎黏液。数小时后，逐渐恢复常态。间隔数日，依上法又重复一次。从此，多年剧痛明显减轻，头、肩、背如紧箍重压之苦皆如释。令将初诊方附子久煎，又连续服用两个月，病遂基本治愈。10 余年来未再复发。（范中林治案）

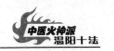

原按：此例头部剧痛，如绳索捆绑，头戴紧箍之状，乃寒湿之邪久聚，循太阳经入里，日积月深而不解。此所谓"寒中少阴之经，而复外连太阳"。以麻黄细辛附子汤加味，峻逐表里寒湿之凝滞。钱潢称此方为"温经散寒之神剂"，实临床经验之谈。

按："略煎"之法，显示了范氏对附子药性的熟谙应用。所谓"略煎"，就是改久煎为轻煎，即先煎20分钟后（而不是久煎一个半小时以上）即下其他药物，此举是为了保持附子的峻烈药性，应对阴寒重症。"嘱其尽量多服，若身麻，甚则失去知觉，不必惊骇，任其自行恢复"。

四、胸痹

陈某，女，32岁。1976年8月妊娠期外感，头疼，身痛，失眠，尤以胸背疼痛、胸中满闷为甚。产后7日，正值地震，露宿于外，病势加剧。省市医院诊为"神经症"。1977年11月初来诊：胸部疼痛年余，痞满不舒，呃逆气阻。畏寒头昏，耳如蝉鸣，骨节酸痛，纳差，多梦，行经腹痛，瘀块甚多。舌质偏淡，苔黄滑。此为产前感受外邪，产后血海空虚，又受寒湿侵袭，寒凝气滞，胸阳痹阻，清阳不升，故出现胸痞、头晕、耳鸣、失眠、身痛等症，亦即俗称之"月后寒"。法宜助阳化气，温经散寒，以桂枝去芍药加麻黄细辛附子汤主之。

处方：麻黄10g，制附子60g（久煎），辽细辛6g，桂枝10g，炮姜30g，甘草15g，大枣20g，吴茱萸10g。3剂。

二诊：胸痛已减，头晕耳鸣好转，仍觉身痛，经前小腹冷痛。属少阴阳虚，风寒湿郁闭未解，原方加减，兼佐活血化瘀之品以调其经血：

麻黄10g，制附子30g（久煎），桂枝10g，炮姜30g，炙甘草12g，吴茱萸10g，血余炭30g，当归10g。此方服至经行即止。

三诊：上方服至4剂，月事来潮。经色、经量、疼痛均大有好转，胸痛、头晕、耳鸣、体痛、失眠、纳呆亦明显减轻。原方去炮姜、血余炭、吴茱萸，加茯苓安神渗湿之品：

麻黄10g，制附子30g（久煎），辽细辛3g，桂枝10g，生姜30g，炙甘草12g，大枣20g，茯苓15g，当归10g。服10余剂后，基本治愈。1979年追访，身体一直良好。（范中林治案）

原按：《金匮要略·水气病脉证并治》云："气分，心下坚，大如盘，边如旋杯，水饮所作，桂枝去芍药加麻辛附子汤主之。"本例并无"心下坚，大如盘"之症，又非单纯水气所作，为何移用之？因此证系真阳不足，寒湿之邪乘产后阳虚而逆僭清阳之位，故不必拘泥"坚"与"盘"及水气之轻与重，亦可辨证投以本方。

既解太阳之邪，又温少阴之经。阳气升，气化行，寒凝解，胸痹诸症自平。

五、病窦综合征

阎某，女，43岁，市民。患病窦综合征已10年，长期服用中西药物不能缓解，心率经常在38~42次/分，曾在北京阜外医院考虑安装起搏器，观察月余后认定不宜。服中药未见明显改善，易于外感。心电图示：心率40次/分。症见声音沙哑，说话稍多即发不出音，每当病情加剧时，就发不出声音，久治不效。咳嗽吐痰，畏寒肢冷，心慌气短，不能上楼，上一层楼需休息5~10分钟。纳呆腹胀，舌淡水滑，脉沉细无力。证属心肾阳衰，寒邪外袭，凝滞经脉，治宜温阳解表，方用麻黄附子细辛汤加味。

处方：麻黄10g，熟附子75g（先煎2小时），细辛10g，炙甘草10g，桂枝30g，干姜60g，生姜50g。3剂，水煎服，每天1剂。

服药后症状大减，发声正常，自述前所未有的好转，再服原方，加重附子为90g。4剂。服完发声恢复正常，以生姜羊肉汤进行调理。

随访2个月，未再发作感冒，声音未再沙哑，食欲大增，体重增加5kg，精神好，可一口气上五层楼也不觉累。再服四逆汤加肉桂方：熟附子50g（先煎2小时），干姜45g，炙甘草10g，肉桂30g。每周服用1~2剂。病愈。（傅文录治案）

原按：患者患病窦综合征10年余，心肾阳虚显著，习惯性感冒不断，步入恶性循环之中。阳气不足，卫外不固，故而习惯性感冒；外感之后，内舍于肺，肺窍闭塞；肾阳亏损，少阴经脉凝滞，内外相招，故发声困难。治用麻黄附子细辛汤加味，重用附子，温肾振阳，宣窍开闭，特别是生、干姜合用，既能发散风寒，又能温中扶阳，内外同治。

六、牙痛

学生严某，门牙肿痛，口唇牙龈高凸，恶寒特甚，头痛体困，手足逆冷，口不渴，唇龈虽高肿，但皮色乌青，舌苔白滑质青，脉沉细而紧。请老师诊治，处予大剂四逆汤加肉桂、麻黄、细辛：附子90g，干姜45g，炙甘草9g，肉桂12g，麻黄12g，北细辛6g。

服后诸症旋即消失而愈。（吴佩衡治案）

按：牙痛一症，方书多认为热证，特别是急性者，最易误诊，吴氏辨为阴证处予大辛大温兼以辛散合剂，胆识过人。

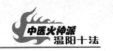

七、虚劳

李某，女，48岁。患头痛、眩晕约十年。1971年3月逐渐加重，经常昏倒，头晕如天旋地转，头项及四肢僵直，俯仰伸屈不利，身觉麻木，一年中有半年卧床不起。某医院诊为"脑血管硬化"及"梅尼埃综合征"。1974年11月就诊：卧床不起，神志不清，心悸气喘，呼吸困难，头剧痛频繁，自觉似铁箍紧束，昏眩甚则如天地旋游。头项强硬，手足厥冷，全身水肿，不欲食，只略进少许流质。两手麻木，感觉迟钝，小便短少，大便先秘后溏。经期紊乱，每月3~4次，色暗黑，血块甚多。面色苍白，眼胞双颧水肿，眼圈乌黑，舌质暗淡，苔白滑浊腻，脉微细。此证属太少二阴脾肾阳虚日甚，已成虚劳。法宜调阴阳，利气化，逐水饮，以桂枝去芍药加麻黄细辛附子汤主之：麻黄10g，辽细辛6g，制附子60g（久煎），桂枝10g，生姜60g，甘草30g，大枣30g，3剂。

二诊：神志渐清，头剧痛减，可半卧于床，原方再服8剂。

三诊：身肿、手麻稍有好转，神志已清；仍头痛眩晕，肢体尚觉沉重，稍动则气喘心累。苔腻稍减，病有转机，唯阳气虚弱，阴寒凝滞已深。方药虽对证，力嫌不足，原方附子加重至120g；另加干姜、炮姜各60g，以增强温经散寒，祛脏腑痼冷之效。连进10剂，头痛、眩晕著减，可起床稍事活动。原方附子减至60g，去干姜、生姜，再服10剂。

四诊：头痛止，轻度眩晕。活动稍久，略有心悸气喘。水肿已不明显，头项及四肢强直感消失，四肢渐温，食纳增加，诸症显著好转。但痼疾日久，脾肾阳虚已甚，须进而温中健脾，扶阳补肾，兼顾阴阳，拟理中汤加味缓服：党参30g，干姜30g，炒白术20g，炙甘草20g，制附子60g（久煎），茯苓20g，菟丝子30g，枸杞子20g，鹿角胶30g（烊），龟板胶30g（烊），上肉桂12g（冲服）。服上方月余病愈。（范中林治案）

原按：此例迁延日久，病情复杂，酿致沉疴，而出现多种衰弱证候，故病属虚劳。按六经辨证，其手足厥冷，心悸神靡，食不下而自利，舌淡苔白，实为太阴、少阴同病，一派阴气弥漫。进而剖析，头目昏眩，痛如紧捆；全身水肿，上肢麻木不仁；自利稀溏，此为阴气上腾，阳气下陷，阴阳相隔，气血无所统制，水饮搏于气，壅滞于周身，《金匮要略》桂枝去芍药加麻黄细辛附子汤方，原主"气分，心下坚……水饮所作"。尤怡注："气分者，谓寒气乘阳气之虚而病于气也。"今变通用于本例，以寒气乘阳之虚而病于气之理，温养营卫，行阳化气，助阳化饮，发散寒邪，诸症自当迎刃而解。

八、颈部瘿病

宋某，女，36 岁。体质素弱，常患感冒。1977 年 5 月患外感咳嗽，服清热止咳中药数剂后表证解。越数日忽发现颈部左侧有一包块，大小约 2cm×3cm，触之稍硬，随吞咽活动，无痛感。自觉心累，无其他明显症状。某医院诊断为"甲状腺左叶囊肿"，建议手术未允，同年 7 月求诊：左侧颈部出现包块已两月。神疲乏力，食欲不振，入夜难寐，手足清冷，恶寒，头昏。舌暗淡，苔淡黄而腻。认为此属瘿病，主证在少阴，兼太阳伤寒之表，法宜扶正驱邪，温经解表，以麻黄细辛附子汤加味主之：麻黄 10g，制附子 60g（久煎），辽细辛 6g，桂枝 10g，干姜 30g，甘草 30g。

二诊：上方服 3 剂，包块变软，心累乏力略有好转。药证相符，重剂方能速效。上方姜、附、草三味加倍，再服 3 剂。

三诊：包块明显变小，舌质稍转淡红，苔黄腻亦减。以初诊方续进 10 剂，包块逐渐消失。（范中林治案）

按：患者颈侧包块触之硬结，不与皮肤粘连，皮色如常，随吞咽而动，系瘿病证候。风寒湿邪先袭太阳，日久深入少阴，寒凝气滞，壅于颈侧而成结聚。此案未泥于一般瘿肿多属痰气郁结之认识，未用一味软坚散结套方套药，而是从太阳少阴证论治，温经解表，以畅气血；通阳散寒，以开凝聚，同样收到消瘿散结之功，体现了"治之但扶其真元"之旨。

此案三次投方用药内容未变，但药量增减变化颇有寓意。二诊时包块变软，心累乏力略有好转，认为"药证相符，重剂方能速效，上方姜、附、草三味加倍"，在取效的基础上，加重药量，可谓胆识；三诊时包块明显变小，又减量改回初诊方，可谓审慎，体现了药随证转之旨。查范氏各案初诊方附子大都未用重剂，得效后再增加用量，一般是翻番加倍。取得显效后，再减量改为初诊方，所谓"阳气渐回，则姜附酌减"。这样既防止蓄积中毒，又体现了"大毒治病，十去其六"之旨，值得借鉴。

九、肺癌

潘某，男，54 岁。初病全身发抖发冷，冷后发热，某医院治疗，先后服中、西药治疗皆无效。咳嗽、喘促，病势严重，透视检查，肺上有阴影（空洞），经一月治疗，咳、喘告愈出院。事隔三月，右边乳房痛，反射至背脊骨都痛，咳嗽吐痰，痰中带血，经 CT、化验确诊为肺癌，患者不愿手术，请唐氏出诊。唐讲我治不好癌症，亦反对以毒攻毒治法，应针对现有症状，以减少患者痛苦为主，然后在此基

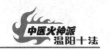

础上扶正祛邪，延长生命。

初诊：患者卧床不起，每天叠被倚床而坐，不能下地。咳嗽气紧，吐白泡沫腥臭且带血丝涎痰。全身无力，面容灰暗，两眼无神，鼻、唇色青，声音细微，呼吸喘促，恶寒特甚，虽是夏天犹穿棉袄。有时又觉心内潮热，不思饮水，喜热食，两足通夜冰凉，头项强痛，舌淡苔白腻，脉沉细。综观所有症状全属阳虚，其肺癌因阳虚引起，中年以后，身体渐衰，寒凝气滞，水湿不行，以致出现上述诸种症状。对症治疗，宜先平喘止咳，以麻黄附子细辛汤加味治之：

处方：麻黄10g，附子80g，辽细辛5g，桂枝20g，干姜40g，甘草60g，高良姜20g，半夏30g。附子先煎熬一小时，有麻黄、桂枝、细辛时皆忌吃油脂、蛋类食品。

服药2剂后，咳嗽、气促、疼痛有所减轻，考虑痰中带血，以炮姜易干姜，复就上方加重剂量治之：麻黄15g，附子100g，辽细辛8g，桂枝30g，高良姜50g，炮姜50g，甘草80g。

服上方3剂后，咳、喘减轻，痰中已完全无血，对治病增加信心。考虑过去所服中、西药过多，体内中有药毒，用单味甘草汤清解之，可作茶饮：甘草250g。

服上方后，大便溏而量多，有涎沫，矢气下行而舒畅，痰易咳出，精神转好，能起床坐一段时间，并在室内行走。自觉白天吐痰，从右边出来，痰稠浓，腥臭异常；晚上痰从左边出来，白泡沫痰，不臭。舌质淡，苔白，脉沉细。以附子理中汤加味治之：附子100g，炮姜100g，白术50g，党参50g，甘草80g，鹿角片30g。

服药3剂，咳、喘、疼痛均减轻，臭痰减少得多，饮食增多，精神转好，心里很舒适，能在附近街道走上二三百步；两足已暖，能安睡四五个小时。

根据服药情况，判断患者中、下焦阳虚影响肺脏，以致咳、喘，寒湿凝聚不散作痛，必须扶中、下焦之阳，乃就原方增加扶阳补肾药品，如肉苁蓉、巴戟天、补骨脂、韭子、菟丝子、砂仁、上肉桂等，连续服药50余剂，诸症更有减轻，服药80余剂，已能上街行走。

为巩固疗效，用潜阳封髓丹治之，以纳气归肾，使肾气不上冲而咳喘：附子100g，龟板20g，黄柏50g，砂仁40g，甘草30g。上方共服10剂，停药。到医院复查，肺上阴影缩小，病情基本得到控制，嘱其注意调护，不要感受外邪。（范中林治案）

原按：近年中医积极为治疗癌症贡献力量，已取得不少成绩，其辨证选方用药，多偏于养阴清热解毒，以毒攻毒，化瘀通络一途。我对本例肺癌，概以阳药施治，服药近百剂，时间长达半年。检查肺上阴影缩小，病情得以控制，咳嗽、喘促，不能行走，吐痰腥臭等症状得以消失。

第三节　乌附麻辛桂姜汤（戴云波制方）

组成：制川乌 10~60g，制附子 10~60g，麻黄 10g，细辛 10g，桂枝 30g，干姜 10g~30g，甘草 10g~30g，蜂蜜 30g~120g。

用法：川乌、附子加蜂蜜与水之后，先煎 1~4 小时，以不麻口为度，后下余药再煮半小时，汤成去渣，分 3 次温服。

功用：温经散寒，除湿宣痹；主治痛痹证。

方解：方用大辛大热之川乌、附子直入少阴深处，温经散寒，开筋骨之痹；桂枝温通心阳以通脉痹，干姜温运脾阳以开肌痹，麻黄宣通肺阳以开皮痹，细辛搜剔深伏之寒，领其外达，层层宣通，辛散皮、肉、筋、脉、骨之寒邪。从宣通气血角度分析，麻黄宣通气分之痹，桂枝温通血分之痹，乌附温行津液之痹，可使气血津液一齐流通。用甘草、蜂蜜，一者缓解筋脉拘急，一者制约乌附毒性。

应用提示：乌附麻辛桂姜汤为已故火神派名家、戴云波教授之经验方，乃《金匮要略》的乌头汤合麻黄附子细辛汤化裁而成，曾收载于《中医治法与方剂》。戴氏认为凡外入之风寒湿邪气，非辛温大热之品不能逐之。故擅用乌头配合附子、姜、麻、桂之类大辛大热之品治疗风寒湿痹证，附子多用 60g 以上。乌附麻辛姜桂草汤已为治痹名方，被收入全国中医高校《内科学》和《方剂学》作为新创效方。

痹证

1. 汪某，女，51 岁。肌肉、关节冷胀软痛 30 年。舌淡有痕，经治无效。处方：附子 80g（先煎），川乌 40g（先煎），北细辛 30g，桂枝 40g，生姜 70g，苍术 30g，薏苡仁 30g，威灵仙 20g，蜜糖 50g。3 剂。

药后好转明显，守方出入，共进药 10 余剂，直至痊愈：

附子 100g（先煎），川乌 30g，草乌 30g（先煎），北细辛 30g，桂枝 40g，生姜 60g，苍术 30g，乌梢蛇 20g，威灵仙 30g，川芎 8g，豨莶草 60g，蜜糖 20g。3 剂。（曾辅民治案）

2. 裴某，女，59 岁。右侧下肢冷痛 8 年，今年更剧。坐后稍久也痛，活动则痛减，时值 30℃之气候亦穿秋裤，经电扇风吹则加剧。脉沉细小，舌淡面白。此为沉寒痼冷积滞之症。始用附子 60g、川乌 30g、细辛 20g 未效，量渐增至此显效而愈：

川乌 150g，草乌 150g（先煎），附子 100g（先煎），北细辛 100g，生姜 100g，苍术 30g，荆芥穗 8g，黑豆 300g，肉桂 10g（后下），沉香 5g（冲），紫石英 50g，

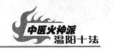

3 剂。（曾辅民治案）

按：如此乌附大剂确实罕见，显出曾氏胆识。须知系逐渐加量方用至此等剂量，绝非莽撞而为。

3.坐骨神经痛：王某，男，27 岁，工人。1 年前因用力过度而腰痛，CT 检查确诊为："腰椎间盘突出压迫神经"，经治而缓解。近阶段出差在外，着衣单薄，路上受寒，病痛再次发作。症见全身困痛，关节疼痛，尤以左下肢沿坐骨神经方向放散，酸痛难忍，呻吟不止，昼轻夜重，得热则舒，由其父母搀扶就诊。经过针灸、镇痛药等措施，只能减轻一时，苦不堪言。察舌淡红，苔白厚腻，脉象浮紧。证属寒湿在表，治宜解表温阳以散寒邪，方用乌附麻辛桂姜汤加味。

处方：川乌头 60g，草乌头 60g，干姜 30g，甘草 24g，麻黄 15g，细辛 15g，桂枝 30g，葛根 30g，白芍 30g，羌活 15g，独活 30g，乳香 15g，没药 15g，威灵仙 30g。

用法：川乌、草乌及干姜、甘草先煎 2 个小时后，再下后面诸药，水开后再煎 30 分钟得药汁为头煎。随后再加水煎，混合 2 次滤出液，分为 3 次服用，4 个小时 1 次。3 剂。

因患者未亲自听医嘱，回家后按照一般煎药方法，煎好药后 1 次将药服完。10 分钟后，突然昏不知人，口吐白沫。家属立刻询问怎么回事，陈氏随即到患者家观察，发现患者呕吐出部分药物，已浑身汗出如洗，问其有什么不适之处，患者只说疲乏，想睡觉。诊其脉浮紧已无，缓滑有力，无病之象。随后让患者服些热糖水，安睡即可。第 2 天患者骑自行车专程告知，其病若失，余下之药未再服用，病愈。（陈守义治案）

原按：此例患者由于误用常法煎服，药量过大，导致"瞑眩""如冒状"，病痛却奇迹般的解除，真所谓"歪打正着"。陈氏由"脉浮紧已无，缓滑有力"，断为取效佳象，从容安排患者饮糖水并休息，确显胆识。

4.高某，男，40 岁，市民。平素遇劳或天气变化时，腰及右下肢酸楚疼痛年余，CT 检查确诊为腰椎间盘突出症。近因气候寒冷，劳累过度，腰腿痛突然加重，多种方法治疗均未取效，痛不欲生。症见不能转侧翻身，腰臀部右下肢全足阵发放射样疼痛，如锥刺刀割，痛苦异常。舌淡红，苔薄白，脉沉缓细弱。证属风寒湿痹，治宜温阳散寒，通经活络，佐以祛风除湿。

方用乌附麻辛桂姜汤加味：川乌 60g，附子 60g，干姜 60g，甘草 30g，白芍 60g，麻黄 15g，细辛 10g，桂枝 30g，鸡血藤 30g，独活 15g，羌活 15g，木瓜 30g，川牛膝 30g，续断 15g，淫羊藿 15g，3 剂。

用法：前 4 味药物先煎 2 个小时，再下余药；水煎 2 次混合，分 3 次服。

服上方后，腰腿疼痛明显减轻，能翻身活动，右下肢阵发性放射疼痛减少。上方加温肾壮阳药：鹿角霜 15g，胡卢巴 15g，补骨脂 15g，杜仲 15g，余药同前，3 剂。

疼痛各症进一步好转，能坐起吃饭，大小便已能下床，患者喜出望外。在上方基础略作增减，共服 30 剂，病愈。（陈守义治案）

5. 黄和医师认为乌头为止痛要剂，疗效卓著，当为风寒湿痹之疼痛者首选，要在煎服法适宜，则虽为有毒之剂，亦颇安全。

曾治一位 55 岁男性患者，因睡起后出现腰背及四肢僵硬疼痛，历时半月余，身冷而头面自汗，行动转侧极是困难，全身疼痛，呻吟不止，动则疼痛尤著，曾先后就医于数家大医院而未效。刻诊：全身及四肢腰背强紧疼痛，全身颤抖，头汗，面容痛苦紧张。脉沉弦，舌绛，舌苔黄白薄腻，证属风寒外袭。

处方：附子 150~250g，制川乌 30~60g，制草乌 30~60g，细辛 30~60g，桂枝 60g，麻黄 30g，木瓜 60g，干姜 60~150g，甘草 30~60g，水煎分 4 次服。1 剂症减，3 剂大效，略事出入，7 剂症几消失，行动复常。

第四节　大小续命汤（《千金要方》）

组成： 小续命汤：防风 15g，桂心 10g，川芎 10g，麻黄 10g，人参 10g，芍药 10g，杏仁 10g，黄芩 10g，防己 10g，甘草 10g，生姜 10g，附子 20g，大枣 10 枚。

大续命汤即上方去防己、附子，加当归 10g，生石膏 60g。

功用： 祛风散寒，扶正通络；主治风中经络证。症见筋脉拘急、半身不遂、口眼㖞斜、语言謇涩、脉见浮紧等。又治风湿痹痛。

方解： 方中防风辛温散风，祛湿解痉，用为君药；麻黄、杏仁、防己、生姜发表散寒，温通经络，共为臣药；人参、甘草益气补中，芍药、川芎补血和营，桂心、附子温阳散寒，黄芩清热兼防温燥药物伤阴，共为佐药；甘草益气补中，调和诸药为使。诸药相合，具有辛温发散，扶正祛邪的作用，凡六经为风邪所中病症，均可以本方加减治疗，在《汤头歌诀》中本方归为"风痉通剂"。

应用提示： 本方出自《千金要方》，为唐孙思邈所创，用治外风即真中风，亦治风湿痹痛，临床应用以半身不遂、口眼㖞斜、语言謇涩、筋脉拘急为辨证要点。孙氏曰："卒中风欲死，不省人事，口眼㖞斜，半身不遂，言謇不能语，亦治风湿痹痛。夫风为百病之长，诸急卒病多是风，宜速与续命汤。"

李可先生认为"大小续命汤实是中风金方，由于受西化诸多似是而非观点的影响，今人久已罕用。"故而力主中风初发选用本方。大小续命汤主治相似，以小续

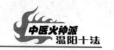

命汤为常用，不同点是大续命汤主治"卒中之壮热如火者"。

一、中风

1.汪大扶兄，年四十五，善饮贪凉，此素性也。雪途昏仆于地，抬归始醒，即遍身拘挛，腰足冷痛，手足不能举，已具六经形证，此真中风也。先医者作虚治而用人参，困顿于床。后延余治，脉弦而沉紧，此夙昔之风加以雪天新中于寒，两邪并发，致昏厥而仆，风寒未解，何用补为？余以桂枝、细辛、羌活、附子、赤芍、干姜、半夏、甘草小续命汤加减，温里解表。五六日邪气外出，脉略浮弦而增咳嗽，再加麻黄、杏仁，续续得汗而痛减。将1个月，身发瘾疹作痒，外解而痊。（郑素圃治案）

2.脑出血：患者，男，35岁。平素血压140~160/90~110mmHg，并有头痛、恶心症状。1999年1月28日因受惊而致突然神志不清，右侧半身不遂，因天气寒冷身体健侧寒战，发病4~5小时后才送某院，入院检查血压140/100mmHg，右瞳孔散大，意识不清，呼之不应，牙关紧闭，膝肘僵硬，四肢痉挛，角弓反张，全身寒战。CT示：脑基底节出血约20mL，诊为脑破裂伤伴重度昏迷。经专家会诊，予止血、脱水、抗炎、降颅压。每天输液约2500mL，吸氧，鼻饲，导尿。经治8天，昏迷加重，咳嗽气促，通知家属，病危出院。于2月9日急诊转入本院，患者昏迷不醒，舌謇肢瘫，神昏失语，四肢痉挛，角弓反张，皮肤弹性差，骨瘦如柴。入院诊断：脑中风，属中脏腑闭证。追述病史，平素血压偏高，后因抢救输入大量液体，阴长阳消，阴寒收引，肺失宣化，脑窍郁闭，急用小续命汤加减。

处方：麻黄10g，防己10g，人参10g，黄芩10g，制附子60g（先煎），肉桂15g，白芍15g，川芎20g，杏仁10g，甘草10g，防风20g。

用法：①药氧吸入（即将药液放入蒸馏瓶）。②药液热敷前后胸腹。③鼻饲或灌肠，每日6次，一次60mL，4小时左右1次。连用3日后，双眼睁开，患体肢软，抽搐停止，排出尿液，全身汗出。3月1日复查头部磁共振，诊断与1月28日CT片对比发现，出血面积缩小，脑破裂伤密度减低。仍用药氧吸入、鼻饲小续命汤治。120天后痊愈出院，1年后随访，和常人一样可以开车。（《第四届全国扶阳论坛·温热方药治疗脑中风》：高允旺治案）

原按：脑出血性中风病情严重，预后较差，占中风患者的20%~30%，病死率常高达35%~52%。由于其发病迅猛，因而很容易出现昏迷、失语、头痛等高危表现。为了应急，医者常常套用益气、化痰、活血、开窍等常法，不敢擅用温热之药。笔者临证之际，根据续命汤之方旨，大胆遣用大温大热之品，非但无损，反多受益。

3.脑出血后遗症：刘某，女，70岁，脑出血后10年。近2年右上、下肢活动不利，需拄杖方行，曾跌倒3次。语言謇涩，易悲哭，不冷，无汗，眠纳尚可。舌淡润，右脉滑尺沉，左沉尺浮。

处方：麻黄10g，桂枝15g，杏仁10g，炙甘草10g，红参10g，白芍15g，川芎15g，麦芽40g，附子25g，防风10g，防己25g，天麻30g，牛膝15g，龙骨20g，牡蛎20g。10剂，水煎服。

复诊：活动已利，可扔掉拐杖，舌淡胖润，右脉沉滑，左脉同。未再哭泣，腰也直了，语言顺畅，前方续服。（张存悌治例）

按：编者原以为小续命汤只适用于中风初发阶段，像本案脑出血后已10年，右上下肢活动不利近2年，仍以小续命汤治之竟获良效，实为意外之得。究之，虽病情已久，犹有伏邪在表，本方开表扶正，收效亦在情理之中，后用治多例，均有相当效果。

4.患者，男，21岁，本村人。1992年春，突发四肢无力，四处诊治，诊断各异，有的说是破伤风，有的说是脑血栓，有的说是低钾。后经县医院逐一排除，但也未能明确诊断，因而就诊我室。四肢对称性乏力，足不能行，手不能握，无疼痛，触觉无异常。神志清楚，无发热，舌淡红，苔薄白微黄，脉浮滑，诊为风痱。用《古今录验》续命汤：麻黄30g，肉桂30g，石膏30g，杏仁15g，太子参30g，干姜15g，甘草（炒）30g，当归30g，川芎20g，加水2000mL，煎至700mL，分3~5次于1日内服完，温覆取汗。服药3剂，汗出遍身，四肢肌力如常人，停药。至今未复发，已婚生子。（《经方杂谈》：姜宗瑞治案）

按：本案虽未确诊脑血栓，但以其突发四肢无力，足不能行，手不能握来看，符合猝然发病，类似中风特征。从选用续命汤获取良效来看，也支持这一判断。

5.陶某，男，57岁，2010年9月25日初诊：同年5月发病，双足无力，踩地没根，上肢欠灵，语言不利。经磁共振检查，显示"多发性腔梗、小脑萎缩"。双手麻木，偶尔呛水，易出汗，纳眠可，乏力，身沉。舌淡赤胖苔薄黄，脉右滑寸弱尺浮，左滑软寸弱。血压正常。

小续命汤投之：麻黄15g，桂枝25g，杏仁15g，炙甘草15g，红参15g，五灵脂10g，白芍25g，川芎15g，附子25g，防己25g，防风10g，细辛10g，半夏25g，白芥子10g，石菖蒲20g，龙骨30g，牡蛎30g。12剂。

复诊：服药后肢体活动灵活些，下肢发麻，夜尿频，尿不尽感，此示肾虚气化不足，前方附子加至45g，另加淫羊藿、补骨脂、茯神各30g，再投20剂。服药

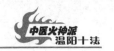

继续取效。总计服药 2 个月，肢体活动已正常，唯语言稍欠畅。（张存悌治案）

按：中风后遗症，通常都用补阳还五汤治之，早年我也用此方，效果并不理想。后学李可先生经验用小续命汤，疗效大有提高。

6.裴某，女，58 岁。2012 年 8 月 25 日初诊：脑梗死 1 个月，左半身活动不灵利，踝、膝关节疼痛。尿频尿痛时见夹血，有时憋不住，眩晕，纳少，嗜困，不易汗，乏力，形胖。舌胖润，脉左沉弦尺弱，右滑数寸弱。宿有颈腰椎病、糖尿病。

处方小续命汤加味：附子 30g，麻黄 10g，桂枝 25g，杏仁 10g，红参 15g，五灵脂 10g，白芍 20g，川芎 20g，防风 10g，防己 25g，苍术 30g，白术 30g，茯苓 30g，升麻 15g，赤石脂 30g，生姜 10 片，大枣 10 枚。7 剂。

复诊：诸症皆感轻减，踝、膝犹痛。以上方为基础，附子用至 75g，出入药物尚有细辛、淫羊藿、补骨脂、益智仁等，调理 2 个月，大致正常，身感轻松。（张存悌治案）

二、破伤风

贡某，年二十余，取耳屎时为同辈所戏，竟以铜勺刺通耳底，流血不止。延外科治耳，初不以为楚，仍行走街衢如常。旬日间即头痛，又延内科治之益甚。迎余往治，则头痛如破，身体僵直，烦躁面赤，脉弦而紧，仰卧于床，口流脓血。余沉思良久，以为此必破伤风也。检前所服之药皆石膏、栀子、芩连，作火头痛治。病人云：口吐脓血，不是喉出，不知从何而来。予曰：此的系破伤风矣。脑中脓血，流入鼻内窍而渗于口中，非由咯吐而出也。破脑伤风项强，已属不治，此幸未柔汗厥冷。用小续命汤重加桂枝、附子、干姜，去黄芩，一剂微汗，头痛减半，两剂颈柔。十数剂后，耳内结痂，脑涎亦不流，但其耳仍然无闻矣。（郑素圃治案）

按：用小续命汤治疗破伤风，方证相应，故收佳绩。

第五节　桂枝芍药知母汤（《伤寒论》）

组成：桂枝四两　芍药三两　甘草二两　麻黄二两　生姜五两　白术五两　知母四两　防风四两　附子二枚（炮）

上九味，以水七升，煮取二升，温服七合，日三服。

《金匮要略》："诸肢节疼痛，身体尪羸，脚肿如脱，头眩短气，温温欲吐，桂枝芍药知母汤主之。"

痹证

1.康某,经商外地,善于理财,凡利所在,不问寒暑冒风露以行,是以所积日富。1946年冬经商于零陵,中途突发风湿关节病,不利于行而返归,询治于余。翁身沉重,手足拘急,关节痛处微肿,走注疼痛,如虎啮,如针刺,夜间增剧,刻不可忍,有时发寒热,但无汗,脉沉紧,舌苔白润,气短难续。此即《内经》所云风寒湿痹之候。

稽诸古人叙述痹证最详者,莫如秦景明氏:"风痹之证,走注疼痛,上下走注,名曰行痹;寒痹之证,疼痛苦楚,手足拘紧,得热稍减,得冷愈甚,名曰痛痹;湿痹之证,或一处麻木不仁,或四肢不举……拘挛作痛,蜷缩难伸。"《金匮要略》更详叙其证:"诸肢节疼痛,身体尪羸,脚肿如脱,头眩短气,温温欲吐,桂枝芍药知母汤主之。"按翁病虽与秦说三证相符,尤切金匮之所说,自以桂枝芍药知母汤为适应。但其夜痛加剧,则又兼及血分,宜与张锡纯氏活络效灵丹配用,庶能统治诸候而免偏颇。且风湿蕴积日久,寒邪深入筋骨,等闲小剂殊难胜舒筋活络逐寒祛湿之重任,故大剂猛攻以作犁庭捣穴之计,始可一鼓而奏肤功。

处方:桂枝45g,芍药45g,麻黄18g,附子24g,知母12g,防风30g,当归30g,丹参30g,乳香15g,没药15g,苍术18g,白术18g,每日1剂,酒水各半煎,分早、中、晚3次服。

夜间汗出通身,痛楚略减。又续进5剂,兼吞小活络丹,每次4.5g。夜间均有微汗,痛逐减轻,脉见缓和,手足能屈伸,关节肿消,尚不能起床。然以其人思虑多,气血虚,乃师"攻衰其半"之旨,改拟攻补兼施之三痹汤,并加防己、蚕沙、海风藤、银花藤等疏络活血药,1日2剂,时历兼旬,遂得步履如常。再用十全大补汤加龟、鹿、虎三胶轮服,逐次复元。(赵守真治案)

按:风寒湿痹初以桂枝芍药知母汤合活络效灵丹逐寒祛湿,舒筋活络,攻邪为主;继以三痹汤加味攻补兼施;终用十全大补汤加龟、鹿、虎三胶交替轮服,则系补虚为主了,用药初中末层次分明,逐步移形换法。

2.某男,28岁。阳气不足,腠理空虚,寒湿侵袭,流注经络,手腕及上下肢关节痛甚,周身无力,腰部酸胀,转侧为难,局部红肿不甚,舌苔薄腻,脉象弦滑。治以寒热并用,温经通络。

处方:黄厚附子12g,桂枝9g,炒白芍9g,知母9g,麻黄9g,防风9g,炒白术12g,杜仲9g,牛膝18g,鸡血藤18g。上方服5剂后,上下肢、腰痛均减,肿胀渐消,已能行走。再续服5剂,痹痛逐步消失。(《上海中医药杂志》1983年3期:祝味菊治案)

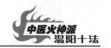

按：此乃桂枝芍药知母汤加杜仲、牛膝、鸡血藤为方，于经方法度中稍佐活血兼以引经，具变化之巧，大概因脉象弦滑，不为虚象，故附子用量不重。

3.冯某，女，30岁，农民。患风湿性关节炎10年余，服用中西药病情时好时坏，每到冬天加剧，曾服镇痛西药而诱发胃病不敢再服。症见关节冷痛，夜晚加剧，畏寒肢凉，咽干不渴，舌淡苔略燥，脉沉细而弱。证属肾阳亏损，寒邪内侵，阻滞经络。治宜疏风散寒，温肾通络，方用桂枝芍药知母汤加减。

处方：桂枝30g，白芍10g，知母10g，麻黄10g，炙甘草10g，防风10g，白术20g，制附子75g（先煎2小时），干姜30g，牛膝10g，松节10g，狗脊10g。6剂，水煎服，每天1剂。

服药6剂后，关节疼痛消失，关节处有热乎感觉，此为前所未见。原方有效，再进6剂，病痛若失，又服6剂，隔1~3天服用，以加强疗效的持久性。（傅文录治案）

原按：《素问·举痛论》中认为痛证的14种情况中有13种都是由寒邪凝滞造成的。因此，仲景创用桂枝芍药知母汤治疗痹痛，其中关键在于温通之品的应用，重用桂枝、制附子、干姜，目的在于温肾壮阳补火，"阳气流通，阴气无滞"（郑钦安语），闭阻之经络得以开启，故而疗效显著。

4.柴某，男，13岁。1975年11月在校义务劳动中遇雨，全身湿透，身觉不适。翌日，感周身骨节烦疼，服药效不显。1个月后，双膝关节逐渐肿大，膝关节周围出现硬结。1976年1月初，下肢屈伸不利，行动困难，某医院诊断为"风湿性关节炎"，同年2月初由其父背来就诊：全身关节疼痛，四肢为甚。双膝关节肿大，膝面有多处硬结，双手掌脱皮，双脚边缘红肿麻木。晚间自汗出，食欲不振。舌质较红，苔白微腻，脉浮紧数。此为太阳证历节病，法宜祛风解热，化湿散寒，以桂枝芍药知母汤加减主之：桂枝12g，赤芍12g，知母12g，麻黄10g，生姜10g，白术15g，甘草6g，防风12g，薏苡仁20g，3剂。

上方服3剂，下肢渐能屈伸，诸症皆有好转，原法加辽细辛再服2剂。

三诊：膝关节及脚肿消，膝面硬结缩小变软。全身关节仍有轻微疼痛，原方加减续服：桂枝10g，赤芍12g，麻黄10g，生姜10g，白术12g，甘草3g，防风10g，茯苓12g，川芎10g，柴胡10g，前胡10g，羌活10g，独活10g，辽细辛3g。嘱服数剂，可停药，忌食生冷和预防风寒。月余后，关节已不疼痛，双膝硬结消失，病已痊愈。（范中林治案）

原按：本例劳动中大汗出，风寒湿邪留注关节。正如仲景所云："诸肢节疼痛，身体尪羸，脚肿如脱，头眩短气，温温欲吐，桂枝芍药知母汤主之。"此例主证突出，风寒湿邪致痹，病属太阳类似证。但已有风从热化之象，故去附子，加薏苡仁以增强渗湿利痹、止痛拘挛之效。

第六节　补一大药汤（补晓岚制方）

组成：羌活、防风、天麻、藁本、白芷、蔓荆子、麻黄、细辛，附子、干姜、肉桂、川芎、茯苓、法半夏、酒大黄、泽泻。

功用：温中补火，扶正驱邪，开通经络，活动气血；可使内邪不能藏身，外邪无法侵入。平人可饮，病家宜服，有病治病，无病预防，集治病与保健于一方。一般人饮之，可以舒经络，活气血，消外感，减疲劳，提精神，壮体力，对于劳累之人见效尤著。

方解：方以附子、干姜为君，补脾肾而通任督；以防风、天麻、藁本、白芷、蔓荆子、麻黄、细辛为臣，通经络而行气血，祛除外邪；以茯苓、法半夏为佐，疏导中焦而祛痰湿，健脾和胃；以酒大黄、泽泻为使，使之通三焦而利清浊，用以引邪外出。

本方来源于前人八味大发散，即羌活、防风、天麻、藁本、白芷、蔓荆子、麻黄、细辛八味，作为祛风散寒，发汗解表之用；补氏加入了附子、干姜、肉桂、川芎、茯苓、法半夏、酒大黄、泽泻八味，赋予其新的意境，成为补晓岚"温补主轴方剂"。

应用提示：当初补氏考虑到有些患者没有时间熬药，便开始熬制"大药汤"应市。经过认真配料，用大铁锅按一定火候熬成。然后分次盛于铜壶内置于特制小炉灶上，使之不凉不滚，便于随时饮用，博得群众普遍欢迎。

1950年，西南解放军某指挥员患蛊胀病，已临垂危。先生诊视后，认为第一步重在救命，先用大药汤抢救，扶阳固正，从根本入手。服后患者神志渐有起色，俟大药汤功能达到一定火候，继用守宫尾、壁虎尾巴和砂仁、白豆蔻、厚朴、木香、槟榔等，灵活变换治之，月余即痊愈。

为增加治疗的针对性，补氏还研制出若干药粉，配合饮用。如牙痛加服肉桂粉，便秘加服酒大黄粉，气喘加服麻黄粉，咳嗽加服杏仁、半夏粉等。

亚健康状态

李某，女，40岁，教师。颈部不适，困乏无力数年余，长期到省市医院就医，确诊为神经症、胃炎、胆囊炎、颈椎病、月经不调等多种病，服用中西药物，没有明显改善，且进行性加剧。认为自己病入膏肓，无法治愈而不能自拔，曾有结束生

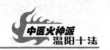

命的念头。症见唉声叹气，全身都不舒服，浑身难受，特别是颈部扭动更难受不适，坐卧不宁，咽部有异物感，纳呆腹胀，月经不调，胸胁胀满，畏寒肢冷，气短懒言，乏力倦怠，舌淡胖大，脉沉细无力。证属气血不调，治宜调气行血，通经活络。

方用补一大药汤加味：羌活10g，防风10g，天麻10g，藁本10g，白芷10g，细辛10g，麻黄10g，肉桂10g，附子10g，半夏10g，干姜10g，川芎10g，茯苓10g，泽泻10g，酒大黄10g，蔓荆子10g，葛根60g，桔梗10g。3剂，水煎服，每天1剂。

服上方之后，症状大减，自感近10年来前所未有之好，对治疗充满信心，续服上方20剂。

服药之后，情况一至很好，颈部症状彻底消失，咽部异常感也消失，恢复如常，未见反复。（傅文录治案）

原按：现代人亚健康状态十分常见，治疗并非易事。原因是患者"一身尽病"，用药往往无处下手。患者拿着处方说，这个药我用过，那种药我吃过，都没效。鉴于此，笔者近年来，凡遇此种患者，多选用补一大药汤加味而治，该方有病祛病，无病强身，调气行血，温通经脉，用于治疗这种患者多有良效，值得进一步研究与观察。

附：补一大药丸（补晓岚制方）

组成：羌活30g，防风30g，天麻30g，藁本30g，麻黄30g，细辛30g，白芷30g，蔓荆子30g，川芎30g，茯苓30g，法半夏30g，肉桂30g，吴茱萸30g，砂仁30g，威灵仙30g，牛膝30g，远志30g，酸枣仁30g，酒大黄30g，泽泻30g，附子500g，筠姜500g。

配制方法：一剂熬膏，一剂为细末混合为丸，丸如黄豆大。

用法用量：每服6丸，每日服2次。禁忌：生冷酒。

按：此大药丸与补一大药汤药品大致相同，前者较后者多了吴茱萸、砂仁、威灵仙、牛膝、远志、酸枣仁6味，大概因为丸药需要常服，故而考虑更周全一些。

第七节　麻黄真武汤（周连三制方）

组成：炮附子24g，茯苓30g，白术15g，白芍15g，生姜15g，麻黄15g。

方解：本方以真武汤温阳利水以治寒湿郁结，另加麻黄辛散表邪。

功用：温阳利水，兼以辛散；用治阳虚型疔毒以及疖肿、痤疮等。

应用提示：方书多认为疔疮为火毒结聚，治以清热解毒为主。周氏遵《内经》"气血喜温而恶寒，寒则泣不能流，温则消而去之"之旨，认为"诸毒皆宜外发，外发则吉，内陷则凶""吾非据方以对病，用温阳治疗必据其有阳虚之证。阳证疮疡多红肿高大，舌多黄燥，脉多数大等。本病则色晦暗，触之坚硬，伏于筋骨之间；舌多白或腻，口中多津，脉多浮缓或浮紧。走黄时脉浮乃正虚阳脱之象，故其病机属寒湿郁结者居多"。

阳虚型疔毒发病机理属寒湿郁结，周氏提出"毒在血中蕴，温化邪自除"的治疗原则，倡用真武汤治疗，温利同时兼以辛散，浓煎频服。因寒湿之邪郁于人体，同时重加麻黄以散表邪，用量不能少于9g，量小则固而不发，多者可用30g，仅溅然汗出，屡见速效。若汗出脉缓，颈项拘急者，不可用麻黄，可加用葛根、黄芪，增加白芍用量，以补营托毒外出。疼痛较甚者，重用附子可达30g。

按：用真武汤加麻黄治疗阴证疔疮系周氏较为成熟的经验，屡见速效，虽是一味药加入，却开辟了阴证疔疮的新一法门，值得总结，编者由是命其名，并推广用于阳虚型疖肿、痤疮等。

一、疔毒

1.张某，男，64岁。因使用疫死牲畜之皮后，右手食指尖部起小疱疹，接着溃破，色呈暗黑，多痒少痛，周围触之坚硬。继则患部剧痛，疮面流水无脓，发热，脉弦紧。此疫毒侵入，阳虚水泛，不能发泄于外。治宜温阳发汗利湿，方用：炮附子24g，茯苓30g，白术15g，白芍15g，麻黄15g。服2剂后，汗出热退，疼痛减轻，伤口流出暗黄色毒水。继服上方去麻黄加黄芪30g，疔出而愈。（《上海中医药杂志》1982年第5期：周连三治案）

2.疔毒：唐某，女，41岁。水湿中作业，左手拇指生一小疱，麻木作痒，继则红肿疼痛，翌日其肿更甚，痛如锥刺。诊见面晦，恶寒，发热，无汗，肢节疼痛，语声低颤，苔白多津，脉象弦紧。指尖发疔，指肿倍增，乍看红肿，细审晦暗。诊为水邪内侵，阳虚脾湿，治宜温阳利水，发散寒邪，方用真武汤加麻黄：附子15g，麻黄15g，白术15g，白芍15g，生姜15g，茯苓30g。2剂后，溅然汗出，寒热俱退，疼痛全止。原方去麻黄，加黄芪30g，2剂后，溃流毒水而愈（《上海中医药杂志》1982年第5期：周连三）。

3.疔毒：马某，男，35岁。从事屠宰而致右手中指生疔，初起一小疱，麻木作痒，微觉恶寒。翌日恶寒更甚，发热，指肿倍增，剧痛。诊见右手中指指眼处晦暗，汗出，肢节疼痛，面色无华，精神疲倦，苔白多津，脉浮缓无力。诊为阳虚湿毒郁结，治宜温阳利水，方用真武汤加葛根：附子30g，葛根30g，白术30g，白芍30g，茯

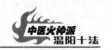
苓 30g，生姜 15g。上方服后，汗出痛减，5 剂后，疮面溃破，流出灰黑毒水而愈。（《上海中医药杂志》1982 年第 5 期：周连三治案）

二、疖疮

1. 刘某，女，26 岁。自幼身患疖疮，颜面较多，胸背俱发，大者如豆粒，小者如粟米，色红暗，不痒，此起彼伏，屡治乏效。便干艰涩，手足发凉，无汗，舌淡胖润有痕，脉滑软尺弱。用阴阳辨诀衡量舌脉显然是阴证，仿周连三先生治阳虚型疔毒法，拟真武汤加味：麻黄 15g，附子 30g（先煎 1 小时），茯苓 30g，苍术 30g，白芍 20g，炮姜 30g，桂枝 20g，炙甘草 10g，皂角刺 10g，白芷 10g，肉桂 10g，荆芥穗 15g，蝉蜕 5g，炙甘草 10g，生姜 10 片。7 剂。

药后疖肿显减，已有汗，原方去掉麻黄，附子增至 45g，再服 7 剂，全身疖肿基本消失，守方 7 剂。10 个月后因他病来诊，告迄未复发。（张存悌治案）

原按："痈疽原是火毒生"，一向被认为热毒，首选方消疮饮，用药不离金银花、蒲公英之类，以前我也是这样治的。大学同学聚会，邻座是毕业留校从事外科工作的主任，多年专攻疮疡，我问："如果我用附子治疮疡，你能接受不？"他马上说："不能！凭什么呀？"说明这种认识太普遍了。就连徐灵胎也说："外证俱属火，苟非现证虚寒，从无用热药之理。"

学习火神派以后，用阴阳辨诀衡量，发现有些疮痈是阴证，这个弯子才转过来。本案患者舌脉、手足发凉，俱为阳虚之象。阳虚阴盛，虚阳外越，化热生毒长疮，此疮乃为假火，郑钦安所谓阴火是也。

编者用此法治疗阴证疮痈五六例，均收效满意。当然不是说，凡是疮痈都是阴证，要强调的是，疮痈既有阳证，也有阴证，不要只知其一，不知其二。那些久治不愈的疮痈，多数都是阴证，用清热泻火法一辈子也治不好，关键是掌握好阴阳辨诀。

2. 高某，男，26 岁。头面上肢疖疮，此起彼伏两年，两鬓角处尤多，挤出为浓血。已因疖疮肿大动了 5 次手术。曾服解毒片等不效。正汗，舌淡胖润有痕，脉滑数软，右寸左尺弱。根据舌脉，一派阴象。疖疮是虚阳外发所致，处方真武汤加麻黄：附子 30g，茯苓 30g，白术 30g，赤芍 20g，麻黄 10g，炮姜 30g，白芷 10g，连翘 20g，生姜 10g，7 剂。嘱忌食生冷、辛辣、海鲜。

复诊 2 次，半月后，疖疮再没有发作。（张存悌治案）

原按：此案疖疮两年，先后动了 5 次手术，犹然此起彼伏，问题在于治标不治本。患者阳虚本质不改善，焉能不发？扶阳法治本有道，方绝后患，显示中医优势。

三、痤疮

1.郭某，女，30岁。2011年10月18日初诊：痤疮3个月，满面痤疮脓点，腰背、上肢亦有发作，自觉乏累，畏冷，头屑多，无汗，月经错后1周。舌淡胖苔薄黄润，脉弦软寸弱。辨为阳虚，仿周连三先生法，真武汤加麻黄等试之：附子30g（先煎1小时），茯苓30g，苍术30g，赤芍20g，麻黄15g，炙甘草10g，皂角刺15g，白芷15g，肉桂10g，荆芥穗15g，乌蛇肉30g，炙甘草10g，生姜25g。7剂。

10月25日复诊：痤疮稍轻，未汗。上方附子加至45g，麻黄20g，皂角刺25g，另加连翘20g，狼毒3g。

2012年3月29日，其母看病，告其女儿痤疮已愈。（张存悌治案）

原按：本案以真武汤温阳利水以治寒湿郁结，另加麻黄辛散表邪。用真武汤加麻黄治疗阴证疔疮系周氏较为成熟的经验，"屡见速效"，推广用于阳虚型疖肿、痤疮等，疗效颇佳，尤以脓点型痤疮为宜。

2.本人自2005年读高二时起，面部额头、唇周、两颊即生痤疮，几年后累及项部，此起彼伏，有些有硬结，有些有脓头，有些则破溃出血。当时曾用一些西药外敷，并未见效，未再治疗。

2014年6月读研二时，经同学帮助，找到名医李老师治疗，处方：酒大黄10g，黄芩10g，黄连10g，焦栀子15g，生地20g，元参20g，茯苓15g，焦白术15g，紫草20g，茜草20g，白蒺藜20g，甘草10g。上方服药后，痤疮基本消失，但服用一个半月时出现腹痛、腹泻，因思苦寒伤胃，遂停药。停药后，痤疮旋即复发，一如往常。且自此以后，若饮用凉水或冷饮便会即刻腹痛、腹泻。

遂自行以真武加麻黄汤治疗，处方：附子30g，茯苓30g，白术20g，白芍15g，生姜15g，乌蛇肉30g，皂角刺15g，荆芥穗15g，白芷15，炙甘草10g。因平素有汗，故未加麻黄。上方只服用20天，面部痤疮完全消失，至今未再复发。（王松治案）

原按：自己曾自行试用清上防风汤、枇杷清肺饮、柴胡桂枝干姜汤等方剂，均未能治愈。2017年春天，经多方涉猎，有幸于张存悌老师《关东火神张存悌医案医话选》一书中读到阴火理论，真如醍醐灌顶，乃效仿老师医案，用麻黄真武汤再治，竟然获取佳效，乃逐渐步入火神派门径，收获良多。

3.林某，男，22岁。2018年春季诊：痤疮6年，手脚凉，膝盖冷，不喜食凉，食凉腹痛，少汗，舌淡苔白。辨为风寒束表，治以解表散寒，方用麻黄附子细辛汤

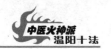
加味：附子 15g，麻黄 10g，细辛 5g，乌蛇肉 30g，皂角刺 15g，徐长卿 20g，肉桂 10g，荆芥穗 15g，白芷 15g，炙甘草 10g。6 剂。

服药后痤疮好转，手脚膝盖转暖，每天鼻衄 1 次，晨起喉中有痰。改方麻黄真武汤加味：附子 15g，白术 20g，茯苓 20g，白芍 20g，生姜 15g，乌蛇肉 30g，荆芥穗 15g，皂角刺 15g，肉桂 10g，白芷 15g。7 剂。

服药后手脚膝盖回暖，痤疮完全康复，痰减，上方加川牛膝 15g，桂枝 15g，干姜 15g，继服 7 剂调理善后，诸症痊愈。

两个月后因搬家劳累、受凉复发痤疮与腹痛，仍以上方调理而愈。（王松治案）

原按：麻黄真武汤用于治疗阴证疔疮，恩师张存悌将该方推广应用于阳虚型疖肿、痤疮等皮肤病的治疗，疗效斐然，尤以脓点型痤疮为宜。

4. 郭某，女，30 岁。2018 年 9 月 12 日诊：痤疮，汗少，眠差，余无异常。处麻黄真武汤加味：麻黄 10g，附子 20g，白术 20g，茯苓 20g，生姜 15g，白芍 15g，荆芥穗 15g，白芷 15g，皂角刺 15g，徐长卿 15g，乌蛇肉 15g，7 剂。

2018 年 11 月 5 日反馈：服药 17 剂痤疮痊愈。（王松治案）

第六章　温利法

　　所谓温利法即温阳法与利水法合用，用于阳虚兼有水饮肿湿之证。温阳以治阳虚，利水以治水饮，温利合法共奏温阳利水之功。由于水为阴邪，阳虚之人进一步发展，气化不利，水湿停聚很容易见到水肿、咳喘、眩晕、小便不利等水气病症，因此温利法是十分常见的配伍治法。

　　温阳常用附子、肉桂、干姜以及四逆汤等温热方药，利水则多用五苓散、薏苡仁等方药，一般还配合木香、砂仁、沉香等行气之品，代表方有真武汤、四逆五苓散、温氏奔豚汤、实脾散等。

　　火神派各家对温利法积累了丰富的经验，扩大了应用范围，所治病症不只限于水饮湿肿各症，还广泛用于心肝肾脏各种病症、亡阳躁狂、疔疮痈疽、虚寒目疾、各种疼痛等症，异病同治是因为有阳虚水湿偏盛的共同病机。

第一节　真武汤（《伤寒论》）

　　组成：茯苓三两　芍药三两　白术二两　生姜三两（切）　附子一枚（炮，去皮，破八片）

　　上五味，以水八升，煮取三升，去滓，温服七合，日三服。若咳者，加五味子半升，细辛一两，干姜一两。若小便利者，去茯苓。若下利者，去芍药，加干姜二两。若呕者，去附子加生姜，足前为半斤。

　　《伤寒论》："少阴病，二三日不已，至四五日，腹痛，小便不利，四肢沉重疼痛，自下利者，此为有水气，其人或咳，或小便利，或下利，或呕者，真武汤主之。"

　　本方主要用治肾阳虚衰，水湿泛滥为患之水肿、痰饮咳喘、眩晕、心悸等多种病症，适应证颇广。

一、水肿

　　1.同乡左朝东之女正月患脚痛，余断为风湿相搏，与以甘草附子汤。四月时，夜有叩门者，问之，左氏女也。见其面貌手足甚似丰满如水肿，心颇疑之。询前此脚痛之症，谅健复久矣？答曰："未也，畏服药，遂因循于兹。"既诊，云："周身皆肿，乃有水气也。"以大剂真武加桂枝，嘱其多服勿断。嗣服40余剂，获愈。（黎庇留治案）

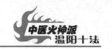

按：周身皆肿，处以大剂真武加桂枝，用桂枝者，加强气化功能。

2. 慢性肾盂肾炎：楚某，女，41岁。2012年8月30日初诊：慢性肾盂肾炎2年，反复尿路感染，夹血，高度水肿5个月，伴有胸水腹水，体重130kg（身高1.60m），在某医院住院治疗，行走不便。受家属邀请去医院看她，坐着轮椅由病房来到诊室。刻诊：腹胀，胸部憋闷，气短，身冷，尿少色淡黄，灼热，尿后余沥。无汗，纳可。舌淡红胖润，苔薄黄，脉沉滑寸弱右尺浮。尿检：潜血（+++），蛋白（+++），白细胞（+++）。出示某医大教授处方，视之乃八正散原方加金银花、连翘、蒲公英、紫花地丁，不效，且水肿日渐加重。诊为阳虚夹表，水湿壅盛，处以真武汤加麻黄等：麻黄15g，附子30g，炮姜30g，苍术30g，茯苓30g，泽泻30g，猪苓30g，桂枝30g，淫羊藿30g，砂仁10g，黄柏10g，炙甘草10g，生姜30片。5剂。

复诊：服药次日尿量即增加，达到3000mL，5天间体重减轻20kg，已见汗出。腹胀、气短均减轻，自觉身体转暖和。药已见效，前方稍作调整：麻黄减为10g，附子增至45g，另加黄芪45g，再予7剂。

三诊：保持日尿量3000mL以上，体重已减轻43kg，余症均有好转，自己步行前来，病态已无。患者病久心急上班，未再复诊。其实尿检仍有蛋白，并未彻底治愈。（张存悌治案）

原按：水肿病中医治疗效果很好，本案是症状最重的一例。虽然西医诊断为肾盂肾炎，尿路感染，但从高度水肿，伴有胸水腹水，身冷，舌淡红胖润，脉沉滑寸弱右尺浮等症情来看，显然属于肾阳亏虚，水湿内聚外溢之症，当从阳虚湿盛着眼。从尿检结果看，白细胞（+++），潜血（+++），容易让医家误解为湿热之症，如本案某医大教授处以八正散加银翘等一派苦寒之品即是例证，结果南其辕北其辙，水肿日渐加重，说到底是中医西化的毛病在作怪。

中医西化的一个突出表现就是跟着化验指标跑，搞对号入座，将白细胞、体温、血压、血糖等指标机械的理解为实热、阴虚阳亢、湿热等，由此而误治者比比皆是。有专家说："末世的很多医者确实搞不清阴阳寒热了。"毛病就出在这中医西化上。至于本案见有尿黄灼热，尿后余沥之淋证之象，可视为虚阳下泄，而非湿热之淋，仔细揣摩阴阳辨诀便可悟明。退一步说，我已用黄柏、猪苓等凉药监制了。

3. 慢性肾炎：杨某，男，28岁。2007年1月20日初诊：一年半前出现水肿，尿蛋白（+++~++++），经北京某医院穿刺诊为膜性肾炎，中西药治疗水肿消失，但尿蛋白一直不降，尿素氮、肌酐尚正常，血压不高。目前尿蛋白（+++），腰困畏冷，手脚不温，精神欠佳，疲乏倦怠，舌淡红苔白稍厚，脉沉细缓。显属阳气虚弱，处方：附子75g，白术15g，生姜50g，茯苓15g，巴戟天20g，黄芪50g，砂仁

15g，甘草 5g，威灵仙 20g。30 剂。

二诊，尿蛋白仍（+++），但以上症状均减轻。附子加至 120g，服至 150 剂，尿蛋白始由（+++）降至（+），腰困畏冷手脚凉等症状全部消失，精神转佳，舌尖稍红，苔白不厚，脉转缓不沉细。180 剂后尿蛋白转阴，此后一直未反弹。2008 年五一节结婚。此例是尿蛋白下降较慢的一案，多数在一两个月后开始下降。初诊时告知 6 个月一疗程，患者信心坚定，服药 180 剂方收全功。（《著名中医学家吴佩衡学术思想研讨纪念吴佩衡诞辰 120 周年论文集》：郭文荣治案）

按：此案看点有三：其一，加入大剂黄芪补气；其二，附子逐渐加量至 120g，方收显效；其三：守方服药 180 剂，方使尿蛋白转阴，久久为功。

二、鼓胀

陈某，男，54 岁。因嗜酒过度、生活不规律而发腹胀。初起腹部胀大，按之柔软，继则病势加重，按之坚硬，不能饮食，多医诊治无效而就诊。

见其面色黧黑，神采困惫，呼吸喘促，腹大如鼓，扣之坚硬，脐心突出，脉络显露，四肢消瘦，肌肤干燥，大便溏薄，色呈灰黑，小便短少，胸脘胀闷，不能饮食，四肢厥冷，舌苔白腻，脉弦大无力。此阳虚湿停，治宜温阳祛湿。

处方：炮附子（先煎）30g，干姜 30g，潞党参 30g，泽泻 30g，白术 30g，茯苓 60g，大腹皮 45g，甘草 12g，生姜 15g。

上方服 5 剂，阳复足温，小便通利。增利水之药茯苓、桂枝等，继服 20 余剂，诸症好转，后以益气养血，健脾疏肝药物调治，5 个月后随访，已能做轻微劳动。（《中医杂志》1978 年第 12 期：周连三治案）

按：寒湿困脾，脾阳不振，水蓄不行，则腹大胀满。进而伤及肾阳，不能温阳化气，则小便少而大便溏，肢厥脉大。此时最虑肾阳之败，当扶阳为主，利湿为辅，故用温阳扶正，燥脾祛湿，兼以通利之品，使阳壮而水去，病自向愈。治脾宜燥湿，补肾当温阳。肾暖脾燥，功能自然健运。所用之药含真武汤合理中汤之意，但去掉白芍防其敛阴，加泽泻利水，大腹皮行气消胀。

三、淋证

裴某，女，57 岁。腰痛半月，尿急而频涩滞，色黄。手足心热，大便黏溏，口干，气短，易汗。舌赤胖润，脉沉滑。尿检：蛋白（++），潜血（++）。西医诊为急性肾炎，中医诊为淋证，属于肾虚气化不及所致。

真武汤加味：附子 25g，炮姜 30g，茯苓 30g，苍术 30g，白术 30g，白芍 15g，黄芪 30g，砂仁 10g，淫羊藿 25g，牛膝 30g，乳香 5g，炙甘草 15g。7 剂。

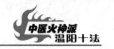

服药 7 剂诸症皆减，再服 7 剂已愈，尿检阴性。（张存悌治案）

原按：本案亦见有尿频涩滞，色黄之症，与上面楚案相似而症状较轻，治法亦相似。唯楚案无汗，因加麻黄开表，本案易汗而用黄芪益气，因急性发病，见效亦快。

四、慢性前列腺炎

郑某，男，40 岁。2009 年 5 月 25 日初诊：自幼虚弱，患前列腺炎 10 年，尿频，屡服凉药未效，畏冷，自称"用热药则肝难受"，抽搐欲吐。性功能下降，足凉，虚汗，眠差，乏力，舌淡胖润，脉右滑寸弱，左滑尺寸弱。一派寒湿偏重之象。

处方：附子 25g，干姜 20g，炙甘草 15g，砂仁 15g，肉桂 10g，沉香 10g，淫羊藿 30g，吴茱萸 15g，茯神 30g，白术 20g，红参 10g，阳起石 30g，泽泻 20g，丹参 30g。10 剂。

复诊：感觉挺好，尿频、畏冷显减，性功能提高，余症亦改善。原方出入再予 10 剂。（张存悌治案）

原按：慢性前列腺炎多从湿热辨治，诸多名医多主张清利治之。自接受阴阳为纲的理念，认证只分阴阳，心中已有定规，对此证认定为阴证，故而出手即用真武汤，自知即或不中亦不远矣，取效当在预料之中，深信郑氏理论切实可行。

五、前列腺增生

1. 江藤，58 岁，日本人。患前列腺增生，小便频急、排泄困难已有 6 年，近两三年来加重。尤其下午憋不住，频繁如厕，夜间十五六次，尿线细小无力，尿等待，每次小便起码三五分钟，小腹膨胀。卢氏接诊，从舌、苔、脉三点上看，舌质淡，舌胖边有明显齿痕，舌苔白滑腻。脉沉缓，重取无力。认为肾阳虚衰，水湿留滞。治疗方法，温阳利水。

选用真武汤：制附子 75g（先煎 2 小时），生白术 15g，茯苓 25g，淫羊藿 20g，生姜 60g。1 剂后，尿量增加，次数减少，排尿通畅一些。3 剂后，排尿很通利，夜尿已两次，仍然感到排尿力度欠佳。

二诊，在原方基础上加用桂枝 25g，排尿力度增加。

三诊加砂仁 15g，纳五脏之气归肾，一共 30 剂，病情完全改善，排尿正常，夜尿一次，精力旺盛。（卢崇汉治案）

按：卢氏认为，前列腺增生多出现在中老年，说明中老年阳气衰减，气化不及，导致水湿停滞，循少阳三焦下注前阴而潴留，最终导致前列腺增生、肿大，造成小便困难，严重者可以闭塞不通，导致癃闭。从标本来看，肾阳虚衰，气化不足是本，而尿路受压，阻塞不通为标。所以抓住"本"应温阳化气，利水泄浊。真武汤是仲景为少阴阳虚、水湿内停而设,用在中老年的前列腺肥大,效果很理想。故而常用真武汤之意化裁,改白芍而用淫羊藿,以引阳入阴,启阴交阳,通利血脉,解除筋束的挛急,从而达到畅通水道的目的。

如何判定此症是由阳虚所致呢?卢氏认为可以从舌、苔、脉这三者来确定。如果舌体胖,舌质淡有齿痕,舌苔滑;舌苔腻,舌苔白,或者是白苔做底,面罩黄苔;脉象以沉迟、沉缓、沉弱,都可以判定出少阴阳虚,水湿壅滞,属于阴寒阻滞。

2.范某,男,82岁。患前列腺增生2年,排尿慢,尿等待,夜尿三四次,晨起口黏、口苦、口干,腰酸痛,形胖。舌淡胖润,脉左弦浮寸弱,右弦数。此肾虚阳用衰减,气化不力所致,当予温肾以助气化,少佐疏肝。

真武汤合四逆散加味:附子25g,茯苓30g,白术15g,白芍30g,淫羊藿25g,牛膝30g,乳香5g,炮姜30g,柴胡15g,枳实10g,炙甘草10g,桔梗10g,生姜10片。7剂。

药后鼻流清涕较多,此为阳药运行,寒湿从上窍化去之象,乃祛病吉兆。果见尿已大为顺畅,腰酸痛已止,口黏、口苦、口干消失。上方附子加至30g,另加桂枝20g,再服7剂,基本告愈。(张存悌治案)

按:患者高龄,排尿慢,尿等待,脉证俱属阳衰,用真武汤扶阳以利气化,当为正选。之所以合用四逆散方,乃受范中林先生启发,竟收佳效。

六、尿毒症

李某,女性,50岁。因上腹部疼痛4天,于1958年6月21日,急诊入北京某医院。患者10余年来常有上腹疼痛,泛酸,服小苏打后缓解。近4日上腹部疼痛复作,以两肋缘为甚。入院前1日,疼痛加重,持续不解,大便两日未行,小便如常。

查:急性病容,痛苦表情,腹壁普遍板硬并有压痛。临床诊断为胃穿孔,合并腹膜炎。入院后,先由外科作穿孔修补及胃空肠吻合术。术后血压一直很低,尿量极少,甚至无尿,持续数日,渐呈半昏迷状态,肌肉抽动,测非蛋白氮150mg%。西医治疗无效,乃要求中医会诊:

患者神志欠清,时而躁动,手抽肉瞤,尿闭,脉细肢凉。乃用真武汤加减,回阳利尿:白术、茯苓、炮附子、薏苡仁、西洋参、杭菊,1剂之后,能自排小便,四肢渐温,肉瞤筋惕亦止,但仍神疲不愿讲话。

二诊改用红人参、白术、茯苓、车前子、牛膝、泽泻、薏苡仁,2剂后神志全清,排尿自如,精神略振,但感口干,改用党参、沙参、麦门冬、天花粉、薏苡仁、玉竹,诸症好转,血压恢复正常,非蛋白氮降至37.5mg%,最后痊愈出院。(岳美中治案)

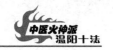

原按：本例由于手术后尿闭，产生尿中毒现象，这种肾外性尿毒症，预后虽然较好，但对本例来说，西医治疗无效，服中药后病情显著改善，可见中药是起到作用的。

七、阳痿

1. 韩某，男，32岁。性功能减退已5年，手足发凉，犯困，汗出较多，乏力，纳可，舌淡胖润，脉左滑软，右弦滑略浮寸弱。辨为肾阳亏损，湿气偏盛，治以补肾壮阳，拟真武汤加味。

处方：附子30g，茯苓30g，白术30g，白芍20g，桂枝20g，仙茅30g，淫羊藿30g，阳起石30g，韭菜子20g，肉桂10g，炙甘草10g，生姜10片，大枣10枚。7剂。

复诊：性功能明显增强，精神增旺，告称各方面都见效。因系外地人，要求再开20剂，以求多服一段时间。遂于前方减去白芍、桂枝、肉桂，加入枸杞子30g，细辛5g，携药而归。（张存悌治案）

原按：治疗阴证，我有一个思路，即扶阳治本，对症治标，标本兼顾。本案遵此思路，以真武汤扶阳治本，以仙茅、淫羊藿、阳起石、韭菜子壮阳治标，标本兼顾。

2. 张某，男，39岁。慢性前列腺炎7年反复发作，近日复发，腰酸，尿频，阳痿，阴囊潮湿，眠差，便可，无汗，舌胖润，脉沉滑寸弱。此水湿下渗，阳气受损，治当祛湿温阳并进，拟真武汤加入开表、壮阳之品，嘱节制房事。

处方：附子45g，白术30g，茯神30g，淫羊藿30g，肉桂10g，阳起石30g，韭菜子20g，苍术30g，麻黄15g，细辛15g，干姜15g，炙甘草15g，生姜15片。7剂。

复诊：据称，服药后大便增多，尿多，肠鸣，矢气多，此系"阳药运行，阴邪化去"之除病佳兆，果然阴囊潮湿、腰酸消失，上方附子加至75g，再服7剂。药后性生活改善，拟药酒方长服巩固。

处方：附子30g，淫羊藿30g，白术30g，肉桂10g，川牛膝20g，阳起石45g，韭菜子20g，枸杞20g，细辛10g，五味子10g，车前子15g，菟丝子30g，木香10g，炙甘草20g。3剂，茎片叶类各药剪成豆粒大小块，以利浸出药力。以52度白酒2.5kg，泡半月后饮用，每晚视酒量饮50mL左右。

3个月后，特意电话致谢，告知性生活正常。（张存悌治案）

3. 友人张某，男，66岁。性功能减退3年，初以为年事关系，未曾在意。后以腰膝酸软，行走乏力求治，顺便谈到阳痿，已久无房事。询可否想法令服药方便些，宜于久服。查小便不畅，小腿发凉，眠纳尚可，舌淡胖润，脉滑软，右寸弱。

辨为高年肾亏，作强失职，治以补肾壮阳，拟真武汤加壮阳之品，泡酒长服。

处方：附子30g，肉桂15g，杜仲20g，淫羊藿（免煎冲剂）30g，骨碎补25g，菟丝子25g，怀牛膝30g，桂枝30g，细辛10g，枸杞子25g，生姜30g，大枣10枚，泡饮法同上案。后告知，服药酒后性功能颇有改善。（张存悌治案）

原按：张景岳说："人于中年左右，当为大修理一番，则再振根基，尚余强半。"是说中年以后，当对身体调补一下。施今墨也认为："人到50岁以后即应追肥"。亦是提倡中年进补，药酒不失为一种选择。本方淫羊藿单用免煎冲剂，是考虑该药质轻，泡酒占地方，免煎冲剂则无此弊。

4.朱某，男，25岁。阳痿，早泄，多梦，痰白量多。舌胖大苔白腻。辨为阳虚水泛。治以温阳利水。

方用真武汤加味：附子15g，白术30g，茯苓30g，白芍20g，生姜10g，陈皮10g，桔梗10g，生甘草10g，杏仁10g，淫羊藿20g，阳起石10g，韭菜子20g。7剂。

复诊：阳痿早泄好转，痰减，舌胖大苔白腻齿痕，右脉略弦关弱尺沉，左弱尺沉。处方：附子30g，白术30g，茯苓30g，干姜15g，炙甘草10g，肉桂10g，淫羊藿30g，阳起石30g，韭菜子15g，仙茅15g，吴茱萸10g。10剂。

三诊：阳痿早泄好转，仍有多汗，上方加龙骨30g，牡蛎30g，浮小麦30g，6剂善后。（王松治案）

八、眩晕

1.汪某，女，35岁。头昏漂浮感，站立不稳，欲倒地，皆发生在瞬息之时，一日数发，已2年。怕冷，胃区痞满，剑突下梗塞感，舌淡，脉沉弱。且常感眠差，倦怠，食可便常，口和。此脾肾阳虚之证。因与《伤寒论》："太阳病发汗，汗出不解，其人仍发热，心下悸，头眩，身瞤动，振振欲擗地者，真武汤主之。"及《金匮要略》"心中痞，诸逆，心悬痛，桂枝生姜枳实汤主之"条文相合，故选用真武汤加桂枳姜汤加甘草干姜汤治之。

处方：附子80g（先煎），炒白术25g，生姜30g，白芍20g，茯苓30g，桂枝30g，枳实5g，干姜20g，炙甘草20g。3剂。药后豁然而愈。（曾辅民治案）

按：曾氏熟谙经文，此案可见一斑。

2.姜某，女，59岁。2018年9月12日初诊：头晕半年，阵发性加重，生气或高兴时易加重，高血压平素服降压药控制，偶尔口苦，多汗，乏力，怕热，舌胖大苔白腻水滑。辨为阳虚水泛。治以温阳利水，方用真武汤加味。

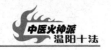
处方：附子 20g，白术 30g，茯苓 30g，白芍 20g，生姜 15g，泽泻 30g，龙骨25g，牡蛎 25g。6 剂。

复诊：头晕好转，仍乏力，上方去龙骨、牡蛎，加黄芪 50g。7 剂。

三诊：头晕痊愈，乏力好转，前几日腿部拉伤，感觉不适，上方加伸筋草20g，川牛膝 20g。7 剂善后。（王松治案）

3.陈先生夫人，前年 4 月，头晕心跳，胃弱作闷。是年 11 月起辄头眩，缠绵床笫。陈君为余挚友，延至家切其脉虚弦而有间歇，苔白，知为脾肾两虚。心跳为肾水上泛，头晕为肝虚生风，阳气断续，故脉有间歇。温经大补，方可收效。乃以大剂真武汤合吴茱萸汤，4 剂而眩晕止，能躬亲到诊。再以真武汤重加高丽参，6 剂而心跳止。又以黄芪五物汤，三剂而诸病尽除。（谭述渠治案）

4.患者女，40 岁。头晕，不清醒，失眠，胃口一般，大便便溏，小便起夜 1~2次，烘热，乏力，困倦。宿有糖尿病。脉沉细，舌体胖大，苔白厚腻有齿痕。治疗温阳化气行水。

处方：茯神 60g，制附子 30g，炒白术 60，白芍 24g，生姜 30g，生龙骨 30g，生牡蛎 30g，酸枣仁 30g，淫羊藿 30g，炮姜 30，党参 20g，炙甘草 15g。5 剂，忌食生冷辛辣。

晚上打电话来，说药刚吃完，反馈吃药疗效非常好，睡得香，头脑清醒了，身体多年没有这么舒服！告之，再吃一段时间，巩固疗效。（编者安世鹏治案）

5.夏某，女，61 岁，2019 年 4 月 27 日就诊：两月前无明显诱因，发作眩晕，甚时不能行走、站立，站立则天旋地转而倾倒，恶风，伴有心悸气短。服眩晕停后可暂时缓解。现症：头晕目眩，心悸气短，风吹后病情加重，自汗，畏寒肢冷，纳可，寐差易醒，夜尿频 3~4 次，口中常有痰液，小便黄。舌红苔薄白润，脉左寸关沉弱尺细弱，右寸关滑略数尺细弱。

余见此患一派阴盛阳虚之象，予以真武汤加减，扶阳以抑阴邪：附子 30g，苍术 15g，白芍 9g，炙甘草 6g，天麻 15g，防风 10g，茯苓 20g，山楂肉 15g，肉桂 10g（后下），生牡蛎 15g，生姜 30g。7 剂。

复诊：头晕改善，可自行活动，偶有发作，气短改善，但不可快走，腰腿酸痛。调方：附子 60g，苍术 15g，桂枝尖 15g，白芍 9g，朱茯神 15g，天麻 20g，山楂肉20g，红毛五加皮 15g，炙甘草 6g，防风 10g，生姜 60g。7 剂。

三诊：服药后头晕、心悸、气短均未发，走路快亦无气喘，寐可，夜尿减至 1 次，实属意外之喜。唯觉腿酸胀，稍有乏力，调方巩固收功：附子60g，桂枝尖15g，天麻20g，白芍9g，山楂肉20g，红毛五加皮20g，川郁金15g，苍术15g，炙甘草6g，砂仁20g，茯苓20g，生姜60g。7剂。（编者蒋博文治案）

6. 某女，47岁。眩晕20余日。患冠心病5年，经常胸部闷胀，心前区疼痛，曾因心绞痛伴眩晕住院治疗，诊为冠心病、颈椎病。经服长效硝酸甘油、潘生丁等药，数日后心绞痛缓解，颈部疼痛减轻，眩晕未减，持续20余日延余诊治。症见闭目平卧，动则眩晕加剧，心悸，汗出，四肢凉，恶寒，便溏，脉沉细而结，舌晦暗苔白腻。此系心肾阳虚，水湿上泛，脾湿阻遏，清阳不升。

方用真武汤加桂枝，温肾扶阳，化气行水：附子45g（先煮3小时），茯苓15g，白术15g，桂枝15g，白芍12g，生姜3片。连服3剂后，眩晕渐减，已能起床活动。继服3剂，眩晕大减，精神增加，汗少，心悸减，已能外出活动。后以上方生姜易干姜，去桂枝，加肉桂，3剂后眩晕愈，心悸止。随访8年，眩晕未作。（顾树华治案）

按：患者虽然诊为颈椎病，眩晕较甚，但其病机属心肾阳虚，水湿上泛，故以真武汤加桂枝取效，并未加葛根等所谓颈椎病套药，可证治病求本之道。

九、高血压

1. 萧先生，54岁。患高血压年余，初起每月晕倒一次，血压高至230mmHg，施治后减为3月晕倒一次。询其状时有心跳，失眠，肢倦，两臂作痛，夜间尿多，间有晕倒。按其脉寸关弦紧，两尺沉迟。弦为风动，紧为寒凝，两尺沉迟为肾亏，知是坎阳不足，肝风上升，心肾不交，内风掀动，形盛气虚，故有是症。

乃以真武汤治之，2剂而诸症暂止。迨去年冬12月中旬，眩晕复作，失眠，夜尿多，脉象虚迟，舌苔腻白。仍是里寒凝聚，内风时起，肾虚不能养肝，肝阳升上扰耳。嘱疗治多剂，始能根愈。遂以大剂真武汤治之，用炮附子至180g，3剂而头晕减，能安眠；复加炮附子至240g，8剂而血压减低至180mmHg。继服13剂并制膏服食，诸虚渐复，血压正常，各症均止。（谭述渠治案）

按：原发性高血压是最容易西化的病种之一，俗医跟着血压指标走，认定阴虚阳亢，即在今日医界，不知有多少所谓名医、教授，都在如此诊治高血压，说到底是被西医牵着鼻子走。

谭氏认为，高血压"属于虚者，十之八九；属于痰火者，十之一二"。二者以脉象鉴别："使用附子与否，依脉状而判定，脉浮大紧迟可用，洪数则不能用。"阳虚水泛所致者大剂真武汤治之，认为"治虚症之高血压，方剂虽多，但不若真武

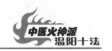

汤之能标本兼治，堪称首选也。血压过高，即为元阳飞跃，阴水泛溢，肝失其养，风火上扇。故以真武汤大补坎中之阳，大建中宫之气，使土有所运，水有所行，阳得而摄，阴得而敛，肝阳不复上亢，阴水不至泛溢，阴平阳秘，病自瘳矣"。有大量成功病例为证。痰火所致者以温胆汤治之。

　　本案虽有高血压病之名，却无阴虚阳亢之证。据其脉证，处以温阳利水之法，不但症状消除，且不治血压而血压自降，乃是辨证论治的优势使然。

　　2.伍女士，56岁。年前患高血压，血压高达260mmHg，体重比平时增加，重达152磅。近来经常头晕心跳，两手麻痹，双脚酸软，步履维艰，口呙舌强，言语失灵。月前由家人扶其到诊，按其脉寸口关上微，尺中小紧，断为风痹病。先投以黄芪五物汤，于气分中调其血，黄芪每剂用180g，桂枝尖90g，2剂而四肢筋络舒畅，口舌稍灵。继合以大剂真武汤以逐水扶阳，连服3剂，说话行动恢复正常，不需扶持而能自行。再3剂血压渐降，头晕心跳亦止，饮食起居恢复如常。（谭述渠治案）

　　按：谭氏总结："以本人二十年来临床经验而言，凡体虚血浮之原发性高血压，用附子养济归根，招纳肝阳，则血压自降，且能固本安神，不会复升。与用寒凉之剂不固其本，使血压降低后，至引起心脏病、中风等症，实不可同日而语。又因中风而至口眼呙斜，甚或手足不仁，则先用黄芪五物汤，或续命、五积诸方，通其经络，复以真武汤善其后，使体内诸风排出，真元恢复，命火有权，则愈后亦鲜有发者。"本案即遵此套路施法。

　　3.罗先生，47岁。年前患高血压，时觉头晕心跳，颈柱酸痛，四肢疲乏，精神颓丧。经西医检查，血压高达170mmHg，屡医罔效。

　　本年8月到诊，脉迟，苔薄，知为气阳不足，坎离失济。乃以真武汤治之，用8片炮附子至180g，3剂而头晕减，能安眠；复加8片炮附子至240g，6剂而血压降低至148mmHg，精神舒畅，胃口大增。前后共服9剂，现血压已回复到140mmHg之正常状态，神采焕发，尤胜病前。（谭述渠治案）

　　4.郑女士，49岁。初患高血压，以医治不当，寻且心跳头昏，腰疲足软，失眠胃呆，面浮等相继而至。虽小儿喧扰亦常受惊恐，脉来不协，两尺微不应指，此心肾两亏也。夫高血压有虚实之分，脉象浮弦洪滑者，此为实证，血有余也；反之为虚，血不足也。盖营血不足，运行失常，速于上升，缓于不降，血滞于上，至上重下轻，面有戴阳，非血有余也。非大补坎中之阳，大建中宫之气不为功。乃以真武汤加龙齿、天麻、杜仲、狗脊、陈皮、法半夏、远志、酸枣仁、砂仁等投之，10剂后面浮除，惊恐微，眩昏减，睡较安。又告谓平时头间痛，颈项常扯，为初诊时所未知者。改以真武合吴茱萸汤加羌活、蒺藜等互换予之，再服 20 剂而愈。（谭述渠治案）

5. 刘某，女，66 岁。高血压病 3 年，血压 170/100mmHg。左小腿水肿，便溏，小腹发凉，无汗，气短，心烦眠差，夜里口干，目干涩，纳可，舌淡胖润，脉左沉滑关旺，右弦紧寸弱，"三高症"经年。宿有甲状腺结节、肾囊肿、子宫肌瘤。

分析患者腿肿，小腹发凉，便溏，舌淡胖润，皆系阳虚湿盛之证；夜里口干，目干涩似属阴虚见症，其实是阳虚气化不及，津液难于上承所致，岂有阴虚而见舌淡胖润之理；心烦乃心阳不足，心神躁扰之象。治宜温阳利水，兼以潜镇。

拟真武汤加味处之：麻黄 10g，附子 30g，茯神 30g，白术 30g，红参 10g，生半夏 25g，生麦芽 30g，丹参 30g，檀香 10g，砂仁 10g，肉桂 10g，吴茱萸 10g，磁石 30g，炙甘草 10g。

复诊：出小汗，左腿水肿消退一半，口干、目干涩已缓解，余症均减，血压 135/85mmHg。信心大增，守方调整一个月，症情平稳，血压一直正常。（张存悌治案）

按：此案有高血压之名，无阴虚阳亢之实，当据症而辨析。范文甫先生说得好："我人治病，应重在辨证论治，可不必斤斤于病名之争。""为医首先要认清了证，方能治得好病，病名可不必强求。"

6. 马某，女，70 岁。2008 年 1 月 30 日初诊：原发性高血压病 5 年，血压：220/110mmHg。头面两足皆肿，心悸，气喘，经常半夜憋醒，乏力，嗜困，大便时溏，夜尿 2~3 次，发冷，无汗，皮肤瘙痒，口和，舌淡胖润略有齿痕，脉滑略数软寸浮尺沉。糖尿病 10 多年，曾因甲状腺功能减退住院治疗。此水湿偏盛，阳气亏损，兼夹表邪。

处方真武汤加味：附子 25g，苍术 15g，白术 20g，茯苓 30g，桂枝 20g，炙甘草 10g，肉桂 10g，干姜 15g，党参 30g，麻黄 10g，茯神 30g，泽泻 20g。7 剂。

复诊：尿量增加，心悸、面肿减轻，未汗。尤可喜者，血压降至 140/60mmg。上方稍作调整，服药半个月，各症大致平伏，血压正常，唯仍觉嗜困。（张存悌治案）

7. 李某，男，64 岁。眩晕，汗出，伴有心慌心跳。素有高血压病史，平时自服一种西药控制（具体不详）。5 天前与朋友喝酒后便觉头晕甚，测血压为 160/105mmHg，用了两种西药降压，疗效不显，仍眩晕，心慌。血压高低不稳，曾一度达 190/110mmHg。症见面白，神疲乏力，时有眩晕心慌，无恶心呕吐，每易汗出，睡眠不深，二便尚可，舌淡红边有印痕，舌苔薄白，脉象浮弦重按乏力。思此

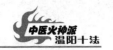

证既有阳虚水气凌心，又有虚阳外越之象。

遂处以潜阳丹与真武汤合方：黄柏 10g，龟板 20g（先煎），制川乌 30g（先煎），官桂 10g（粉冲），茯苓 30g，砂仁 10g，炙甘草 30g，吴茱萸 10g，大枣 3枚，炮姜 20g，半夏 20g（先煎），生龙骨 30g（先煎），生牡蛎 30g（先煎），黑豆 50g。3 剂。

复诊：诸症减半，血压稳定，唯不耐劳累，仍时有汗出，二便尚可。舌质淡红，苔薄白有印，脉象略弦，重按乏力。原方再服 6 剂。

三诊：述服中药后单服一种降压药，血压亦能稳定于 120/80mmHg 左右。眩晕、心悸、汗出已去七八，睡眠改善，大便不爽，舌转粉红苔薄白，弦脉略缓，关脉中取略有力。太阴素有不足，遂以附桂理中加味以善后。后诸症均除，血压稳定于115/75mmHg 左右。（编者张泽梁治案）

原按：临床中高血压不乏阳虚阴盛之真武汤证，虚阳外越之潜阳丹证，水浅不养龙之引火汤证等。余将方中附子易为川乌，意在温阳的同时，更能温通经隧，祛除有形之物，利于打开通道，后以附桂理中善后，清升浊降而血压自平。

十、咳喘

1. 刘某，年过六旬。病已月余，咳嗽哮喘而多痰。腹胀且痛，不思食，大便秘结 20 日不更衣，小便赤而长，喜热饮，夜难入寐，精神极弱。六脉沉迟无力，舌苔白腻。查前所服方药，均以清热消食降气为主，且以硝、黄峻剂通下之，仍不能便，其势较危。此系脾肾阳虚，中土失运，痰湿水饮阻逆于肺，清肃不降，致痰喘咳嗽，传导失司，无力输送。加之阳虚则气不化津，无以滋润肠道，致成气虚寒凝之便秘不通。宜扶阳温化主之，拟真武汤加味。

处方：附子 100g，茯苓 30g，白术 20g，白芍 10g，干姜 30g，北细辛 6g，五味子 5g。

1 剂见效，2 剂后喘、咳去十之六七，3 剂照原方去白芍，服后痰喘咳嗽若失，略进饮食。第 3 天以四逆汤加味：附子 100g，干姜 50g，茯苓 50g，砂仁 10g，上肉桂 10g（研末，泡水兑入），黄芪 60g。

上方服 1 剂后，是晚便意迫肛，解出干结黑色粪便半痰盂许，腹中顿觉舒缓。然因年老气虚，解便时用力过盛，旋即昏晕不省人事。急诊之，气短欲绝，脉沉迟无力，但见白苔已退，唇舌已转红润，此乃气虚下陷之故。当即以煎好之汤药喂服，俄顷人事已省，脉转有神。原方连服 3 剂，食增神健，咳喘不作，二便通达。（吴佩衡治案）

按：此证咳喘而兼便秘，用真武汤加姜辛五味，自是仲圣成法。唯虽见便秘

20 日不更衣，仍不予硝黄攻下，是因其属寒凝便结，故予大剂姜附温通化结，治病求本，1 剂而解出干结黑色粪便半痰盂许，腹中顿觉舒缓，确显火神心法。

2. 安某，女，54 岁。1966 年因受风寒，咳嗽迁延 12 年。每年入秋则发，冬季加剧，甚则不能平卧，某医院诊断为慢性支气管炎。1978 年 8 月初诊：阵发性剧咳，痰清稀量多，头晕心累，气短，昼夜不能平卧。畏寒恶风，面足水肿，脸色萎黄。舌质淡暗有瘀斑，舌体胖嫩而边缘多齿痕，苔白滑，根部厚腻。辨为少阴阳虚水泛，寒痰阻肺咳嗽，法宜温阳化气行水，以真武汤加减。

处方：制附子 60g（久煎），茯苓 24g，生姜 30g，白术 20g，桂枝 10g。

上方连服 6 剂，咳嗽明显好转，痰亦减少过半，呼吸较前通畅，渐能平卧。颜面已不觉肿，舌质稍转红润，厚腻苔减。多年之患，已获初效。宜守原法，以干姜易生姜，加强温中补脾之效。

三诊：上方续服 6 剂，诸症显著减轻。尚有轻微咳嗽，清痰少许。舌质转为淡红，乌暗瘀斑与白腻苔渐退，舌边齿痕已不明显。有时尚觉气短，心累，病有从阴出阳之势，须适应转机，通阳和中，燥湿涤饮，以苓桂术甘汤加味缓缓服之：茯苓 20g，桂枝 10g，白术 20g，法半夏 15g，生姜 20g，甘草 3g。服 12 剂后，诸症基本痊愈。入冬以来再未重犯。（范中林治案）

原按：患者每年秋冬外感，咳必复发，神疲身倦，恶寒肢冷，气短倚息难卧，面色晦滞，舌质暗淡无华，皆肾阳衰微之明证。肾为水脏，肾中真阳衰微不能化气，则水饮内停；水寒之气上泛，则头眩、心累；水气停于胸肺，则咳嗽不已，痰涎清稀量多，气短难卧；水气溢于肌表，故面足水肿沉重。舌质胖嫩，兼有齿印与瘀斑，舌苔白而厚腻，皆为水泛寒凝之象。同时年逾半百，阳虚益甚。多年前，初感寒邪病咳，正气未衰，逐风寒之邪从外而解，或可速愈；今则迥然不同，断不可舍本求标。综上所述，此属少阴肾阳衰微，水寒射肺，故投以温阳散寒、化气行水之真武汤，以芍药易桂枝者，加速温经散寒，化气行水之功。不攻肺而肺之病自愈，不止咳而咳嗽自平。

按：此证用真武汤，并未按仲圣成法加姜辛五味化痰，是因为阳虚水盛为本，痰湿为标，兼以年逾半百，阳虚益甚，故从扶阳着眼，断不可舍本求标，不攻肺而肺之病自愈，不止咳而咳嗽自平，确是扶阳高手。

3. 黄灿之媳，患咳嗽，服医生黎贡南之天门冬、麦门冬、地黄一派清润药，计过百剂，竟至阴霾四布，咳喘，无胃（没有食欲），夜不成寐，几成大肉陷下之死症，乃邀余诊。余以其家素服贡南医生，中贡南之毒已久，乍投与贡南相反之药，

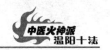
必因少见而多怪，姑作二陈汤加术与之。次日复来请诊，据云"已效"。余晓之曰："此证用二陈汤，不过杯水车薪，乌能愈？"对曰："荐之者谓先生高明也。"余曰："高明者，非处此等方剂之谓。若出好方，第恐骇怪而不愿服之。"病家肃然曰："服药过百剂，愈医愈弊，岂欲复蹈前车之失？先生但用先生之法可也。"余乃出大剂以纠前药之偏，以真武汤加减，附子由五六钱，用至一两；干姜由三钱，用至七八钱。渐有起色，由是而喘平而胃纳增进，而咳亦渐少。嘱其守服此方，至痊愈后，仍续服二三剂，则血气加增，转弱为强，幸毋枉我之苦心也。

待清明时节遇其大伯，则称谢不置，谓不特大病已愈，且血气充盈，容貌光泽，胜未病时远甚，拟以厚酬为谢云。余曰："能受吾之方治者，即吾之知己也。今睹此好景，余之喜何可言愈？讵思望报耶。"

不及端午节余返家，忽闻此妇已死。据云："贡南语其大伯云：庇留之方无病者尚不可服，况阴虚证乎？"自请为之诊视。时此妇肥美胜常，照旧操作，唯以缲丝近火，觉得口渴，贡南遂扬言热证。不知此乃身体壮健之征也，竟以天门冬、麦门冬等与之。初服犹未见弊，再服三两剂，痰饮复生，咳痰再作。自是愈服愈咳，贡南更归咎附子毒发，更投重剂，不数日而咳喘息高，遂死。（黎庇留治案）

原按：此君自诩世医，实则未知仲景之道为何，抑未知医道为何物也。无怪以阳虚为阴虚，置人于死地而不悟也。何不深加省察，以穷流溯源耶？盖前次服药百余剂乃几濒于死，而服庇留之姜附百余剂，竟强壮异于昔时，个中机窍，终茫然而弗之觉。伤哉此医，惜哉此妇！

按：此案令人颇多感慨。郑钦安曰："以三阳之方治三阳病，虽失不远；以三阳之方治三阴病，则失之远矣。"本案即是明证。黎贡南自诩世医，对此证以阳虚为阴虚，一误再误，前次服药百余剂乃几濒于死；继则置人于死地而不悟也，真所谓庸医杀人不用刀也。愿天下名医常怀反省之心。

黎氏诸案中但言附子，未提剂量，此案则明确"附子由五六钱，用至一两；干姜由三钱，用至七八钱"，可知其附子具体用量。

十一、糖尿病

1. 王某，男性，36岁。曾因口渴多饮在某医院查空腹血糖10.32mmol/L，尿糖（+++），诊断为糖尿病。口服各种降糖药，中医治疗病情时好时坏，1983年10月求治。症见面色㿠白，精神不振，头晕目眩。口渴欲饮，饮而不解，夜间尤甚，尿频，腰膝冷痛，阳痿，气短懒言。脉沉细无力，舌苔白腻质淡。空腹血糖15.26mmol/L，尿糖（+++）。此属气虚肾亏之证，治宜益气温阳，方用真武汤。

处方：附子20g，干姜20g，茯苓50g，白芍50g，白术30g。

守方 10 剂，诸症渐消，空腹血糖 4.44mmol/L，尿糖正常，脉沉缓，舌淡苔白。嘱服用金匮肾气丸 2 个月以巩固疗效。（桑景武治案）

原按：本例患者口渴欲饮，夜间尤甚，乃肾气不足，命门火衰，气不化津，津不上潮所致，故用温肾益气壮阳之法。如不加洞察，沿用常法，妄用寒凉则谬之千里，正如《医门法律》所言："凡治消渴病，用寒凉太过，乃至水胜火湮，犹不知反，渐成肿满不效，医之罪也。"

按：长春名医桑景武认为许多消渴患者并无阴虚表现，而属肾阳虚微，倡用真武汤治疗，附子常用至 20g 以上，最多用至 50g，每收佳效。

桑氏注意到很多消渴患者，久施养阴清燥之品罔效。细审其证，确无阴虚之明证，虽口渴而无舌红少津，反多舌淡齿痕、苔滑之象。且每多阳衰诸症，其口渴者乃因肾阳虚衰，气化失职，气不化津，津不上达所致；有降无升，故小便清长；脾不散精，精微不布，随小便排出，故多食善饥。对此，《金匮要略》已有明文："男子消渴，小便反多。以饮一斗，小便一斗，肾气丸主之。"以药测证，显系肾阳虚衰，不能蒸腾津液，气虚不能摄水所致，治宜温肾健脾以化饮，消除致渴之源。

桑氏认为救治肾阳虚衰，未过真武汤，温肾阳以化气，利水湿以止渴。体会用量过小则杯水车薪，无济于事。附子用量多在 20g 以上，最多用到 50g 方可奏效。茯苓、白术亦多在 50~100g 之间。无须大的增减，对于阳虚而阴竭者，需配人参，气阴双补，乃克有济。凡消渴无明显热证，舌不红者，皆以真武汤治之，以下两案可证。（《古今名医临证金鉴·消渴卷·漫云口渴多燥热，每需温阳用真武》：桑景武治案）

2. 于某，女，23 岁。1979 年罹患糖尿病，住某医院治疗，曾用 D860、降糖灵及中药治疗 1 个月，出院时空腹血糖 10.55mmol/L，尿糖（++）。因未能控制饮食，过于劳累，病情逐渐加重，消瘦，盗汗。胸片诊断：浸润型肺结核。于 1981 年 4 月来诊：面色苍白，两颧发红，精神疲惫。气短乏力，动则尤其，心悸头晕，口渴多饮，纳差，大便稀薄，下肢微肿，舌淡红苔薄白，脉细数，空腹血糖 8.88mmol/L，尿糖（+++）。此属肾气虚衰，命门之火不足，治宜温肾壮阳，化气益肺，方选真武汤加减。

处方：附子 20g，茯苓 50g，白芍 50g，桂枝 50g，干姜 20g，当归 50g，细辛 5g，甘草 10g，木通 10g，服药 15 剂。

二诊：仍咳嗽胸闷，心悸气短，其余诸症皆消，空腹血糖 4.44mmol/L（80mg/dL），尿糖正常，脉沉细，此宜益气健脾，温肺养阴以善其后，取逍遥散加味：柴胡 15g，白芍 40g，当归 15g，白术 15g，黄芪 50g，五味子 15g，山茱萸 20g，枸杞子 20g，附子 20g，龙骨 20g，牡蛎 20g，玄参 30g。守方 20 余剂，血糖、尿糖均正常。

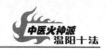

胸片：肺部阴影缩小。自觉一切正常，嘱停服上药，服金匮肾气丸1个月巩固疗效。（桑景武治案）

原按：患者口渴多饮，纳差，大便稀溏，下肢水肿为肾气虚弱，命门火衰；两颧发红，咳嗽盗汗为虚火上浮。若见渴止渴，实为南辕北辙，故治以温肾益气壮阳之品，选用黄芪、附子益气壮阳，化气生津；茯苓、白芍健脾益阴；桂枝、细辛通阳化气，引药入肾。逍遥散加味舒肝健脾调肺益气，龙骨、牡蛎沉潜固阴，以使阴平阳秘，三焦通利，病体痊愈。

按：此案初诊用方显然有当归四逆汤合四逆汤之意，但去掉了大枣。本案糖尿病合并肺结核，若不辨阴阳，跟着西医指标和诊断跑，势必滋阴犹恐不及，不效则加重剂量，把人治死犹不自省，此辈不知几何。

3.宗某，女，47岁。患糖尿病13年，1975年、1981年曾2次住院治疗，症状有所改善。1983年3月求诊：面色萎黄，全身乏力，善饥多食，口渴多饮，尿频口甜，四肢逆冷，脉沉无力，舌苔白腻，舌质淡。空腹血糖17.54mmol/L，尿糖(+++)。辨为脾肾阳虚，急救其阳，真武汤合四逆汤加减。

处方：附子20g，茯苓50g，白芍100g，白术50g，干姜20g，桂枝50g，麻黄20g。

2剂后口渴大减，四肢得温，诸症改善，效不更方，连服4剂，空腹血糖4.44mmol/L，尿糖正常。后以金匮肾气丸口服1个月，随访3年来未见病情反复。（桑景武治案）

原按：仲景在太阳篇用真武汤治疗太阳病误汗转入少阴，乃为救误而设；少阴篇则用于治疗肾阳衰微，水气不化，阳衰而不用四逆汤，缘于阳虚夹水，水盛而重用温阳，本于肾中阳微，故用真武汤阳利水而收功。本例患者久病体衰，肾气亏馁，气不化津，津凝液敛，而表现为一派津液不布之证。方用大辛大热之附子温肾助阳，化气布津，茯苓、白术健脾运湿，白芍敛阴和阳，干姜味辛入气分，可协附子温肾化气。由此可见消渴非皆燥热，每属饮证。

4.患者男性，65岁，2型糖尿病史18年。2005年7月25日初诊：自诉于3月始出现一过性视力下降，行走时有头重脚轻之感。刻下口渴喜热饮，夜间尤甚，尿频，色白如米汤，容易凝集成团。纳欠佳，伴见面色㿠白，精神萎靡，头晕，少气懒言，喜睡，畏寒，四肢肘膝关节以下发凉，阳痿，大便成形，每日1次。舌质暗淡胖伴齿痕，苔白腻，脉沉细无力。空腹血糖14.5mmol/L，尿糖（+++）。辨证：脾肾虚寒，治则温肾健脾阳，方拟真武汤。

处方：炒白术60g，茯苓30g，熟附子20g（先煎30分钟），白芍30g，干姜

25g。7 剂，每日 1 剂，夜 11—12 时服用。

二诊：服完 1 剂后，精神好转，畏寒减轻，小便次数明显减少。服完 3 剂后解出大量黑色黏冻状大便，食欲大增，面色转红，小便转清。7 剂后出现水样腹泻，量多，10 余次，但腹泻后反觉轻松，纳食转馨。嘱原方 3 剂继续服用。

三诊：面色红润，精神可，小便次数正常，色清，已无畏寒，四肢温暖。舌淡暗，苔稍白腻，舌边少许齿痕，脉沉细但应指有力。复查空腹血糖 7.8mmol/L，尿糖（－）。辨证为太阴病脾虚夹瘀，以温阳化瘀为法，方用附子理中汤加减：炒白术 30g，熟附子 15g（先煎），干姜 15g，苍术 10g，红花 5g。5 剂，夜 11—12 时服用。

四诊：5 剂后，患者自觉无明显不适。舌淡红，苔稍白腻，无齿痕，脉沉缓有力。复查空腹血糖 5.8mmol/L，尿糖（－）。予金匮肾气丸善后。随访 4 月余，已停用降糖药物，血糖及尿糖均未见异常。（《扶阳名家医案评析》：王新民治案）

按：本例初诊时见尿白、肢冷，与《伤寒论》中少阴病相符："若小便色白者，少阴病形悉俱。小便白者，以下焦虚有寒，不能制水，故令色白也。"遂投真武汤，重用炒白术为君是用其健脾燥湿利水之功，并借助附子、干姜之温化，使寒湿之邪从大便而解，邪有出路，正所谓邪去正安。

三诊时针对舌暗苔腻，主瘀，主湿。辨证为虚寒夹瘀湿，用附子理中汤去炙甘草之滋腻，加苍术之健脾燥湿，红花活血化瘀，附子气壮烈，通行表里内外，引红花至邪瘀之所，活血化瘀。瘀去生新，气化正常，津能上承，不治渴而渴自愈，不降糖而糖自降。四诊时予金匮肾气丸取"善补阳者，于阴中求阳"之意，阴得阳助，生化无竭。

中药的煎服法中，服药时间选择晚上 11—12 点之间，循《伤寒论》之理：少阴病欲解时，从子—寅上（23：00—5：00）；太阴病欲解时，从亥—丑上（21：00—3：00）。经云：子时一阳生，也是肾中真阳发动之时，助真武汤温肾助阳，阳旺阴消，使温药起到事半功倍作用。

5. 张某，女，45 岁，系学生之母。2018 年 5 月 22 日初诊：学生代诉头晕半个月，糖尿病史 5 年，平时服降糖药，血糖 12mmol/L 左右，多食易饥，口渴喜热饮。血压偏低，80/30mmHg。乏力，嗜睡，双腿无力，阵发性出汗，便溏，腹泻，喜进热食。尿黄，怕冷，痛经，经量多，舌淡胖边有齿痕。辨为肾阳不足，水气上泛。治以温阳利水，真武汤方加味。

处方：附子 20g，白术 25g，茯苓 25g，白芍 15g，生姜 20g，炙甘草 15g，桂枝 15g。7 剂。

5 月 31 日复诊：头晕明显缓解。处方：附子 20g，白术 30g，茯苓 30g，白芍

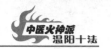

15g，生姜 20g，炙甘草 10g，干姜 10g，党参 10g。7 剂。

6月5日复诊：血糖已降至 8mmol/L，乏力、嗜睡、怕冷均有明显缓解，仍双腿无力，阵发性出汗，前几日感寒头痛，现仍后头部发紧。处方：附子 25g，白术 30g，茯苓 30g，白芍 15g，生姜 20g，黄芪 30g，川牛膝 15g，独活 15g，羌活 15g，龙骨 20g，牡蛎 20g。7 剂。

7月4日随访：除下肢仍无力外其他症状均好转，嘱其服 3 个月金匮肾气丸善后。（王松治案）

原按：世医多认为糖尿病属阴虚燥热，治疗多以养阴清热为法，然余临证所见，阳虚者十之八九，以真武汤治疗阳虚型糖尿病，疗效显著，显效后多以金匮肾气丸善后，本例即仿此而效。

十二、汗证

1.申某，久病体气已虚，不慎风寒，又染外感，只宜培补剂中佐少许表药，殊不能视同日常表证治之。前医竟用麻黄汤发汗，因之大汗不止，头晕目眩，筋惕肉瞤，振振欲仆地，小便难，肢微拘急，呈状甚危。神志尚清明，脉现细微，汗淋漓未休。此由峻发之后，卫气不固，津液大伤，肾气亏竭而小便难，血不营筋而肢拘急，阳虚则水气泛逆，冲激于上故振振而眩仆，是纯一阳虚之真武汤证，水逆之重者。若不如是辨认，泛用漏汗之桂枝加附子汤，虽能回阳而不镇水；如用苓桂术甘汤，虽能镇水而不回阳。今至阳虚水逆之本证，则以真武汤为适合，大其量以进：附子 15g，白术 12g，白芍 12g，茯苓 24g，生姜 15g，并用五倍子研末醋拌成饼敷贴脐孔，布条捆扎，又用温粉扑身。

连进 2 剂，汗渐止。再 3 剂，不特汗全收，即眩晕、拘急、尿难诸候亦均消失。后用归芍六君子汤加补骨脂、巴戟天、干姜调理培补。（赵守真治案）

按：赵氏对此大汗不止之症，考虑到阳虚水逆之情：头晕目眩，筋惕肉瞤，振振欲仆地，若"用漏汗之桂枝加附子汤，虽能回阳而不镇水；如用苓桂术甘汤，虽能镇水而不回阳，今至阳虚水逆之本证，则以真武汤为适合"，辨认类方之优劣，思路明晰，值得借鉴。

2.壬戌春月，佛岭僧人松石，患伤寒十日矣。初起大泻三日，后始发热，服表药热不退。连服三日，汗出如雨，昼夜不止，发寒战。转而为大小便闭，饮食不进，不能成寐。凡经九日，濒于危矣，迎余治之。

视其日内所服之方皆黄芩、枳壳、元明粉、木通、泽泻之类，盖欲通其二便也，而二便愈闭。诊其脉浮大虚软，重按细如丝。余曰："此虚阳外浮，阴寒内伏之证也。若用此种药通二便，再十日亦不得通，唯用姜附则立通矣。"遵仲景以真武汤敛阳制阴之法，用附子、黑姜各五分，人参一钱五分，黄芪二钱，白术、茯苓、酸枣仁各一钱。服下，安卧汗少，至半夜而小便通矣。初解出黑汁碗余，次便黄，次长而清，遂知饿食粥。余谓小便既通，大便自然亦通。因汗出亡津液，故大便闭，补养一二日，俟津液内润，自然大解，一毫劫利之药不可用。

越两日，照前药加沉香五分，服二剂大便亦微通，汗全敛，食渐多，神气爽朗，脉和平有根，万万无虑矣。无如二阴之间，出有一毒，至此日溃出脓血。盖此僧素有坐板疮，将病之前有人教以水银、雄黄熏法，疮果立愈。旋发一毒，乃疮闭之故。余再四嘱之曰："汗出大伤元气，疮毒又复出脓，人身气血几何堪此亏耗？即治毒亦唯参芪托里，切不可用清凉解毒药，重伤真元，为一指而失肩背也。"余仍予前药服之，神气渐旺。（吴天士治案）

按： 此症汗全敛，神气爽朗，后坐板疮复溃脓血，告以汗出大伤元气，治唯参芪托里，切不可用清凉解毒药，因此仍予前药服之，神气渐旺。此所谓"内证愈而外疽无所附丽也"。

3. 清晨头汗：张某，男，43岁。头汗6年，每天早晨头汗淋漓，四季皆然，虽经多法治疗而不效。近半年来加重，每至黎明前开始颜面热感，继则头汗出，汗出淋漓，全身发凉，白天困倦无力，动则心悸，颜面苍白，舌淡苔薄白，脉沉迟而细。证属阳气虚衰，阴寒内盛，治宜扶阳抑阴，方用真武汤加味。

处方：附子30g（先煎），白术10g，茯苓15g，白芍15g，黄芪30g，生姜4片。4剂。

二诊：服药后，头汗竟止，精神转佳，继以原方出入10余剂调理，以巩固疗效。随访2年未复发。（《著名中医学家吴佩衡学术思想研讨暨诞辰120周年论文集》：黄儒普治案）

原按： 但头汗出一症，临床时有所见，多属上焦邪热内扰或中焦湿热上蒸，然亦有因阳虚者。头为诸阳之会，早晨阳气发生之时，阳虚而不能固护，以致头汗自出。投以真武汤扶阳抑阴，加黄芪益气固表，使阳复阴消，疾病痊愈。

按： 临床经常遇到此症，每天清晨头汗即出，甚至大汗，似乎盗汗，多少人都从阴虚论治，非也！吴鞠通说："五更汗泄，乃阴旺也。"本案即为例证。

4. 郭某，女，40岁。烘热汗出一年余，乏力，时腹泻，足跟痛，余无明显不适。舌胖有齿痕，脉沉弦寸弱。辨为阳虚湿盛，阴火上冲，真武汤加味。

处方：附子30g，白术30g，茯苓30g，白芍30g，黄芪30g，补骨脂25g，浮小

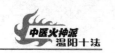

麦 30g，炙甘草 15g，泽泻 25g，姜枣为引。7 剂水煎服。

服药 1 周，诸症基本消失，守方续服 5 剂以巩固疗效。（编者任素玉、张存悌治案）

按：该患烘热汗出，阴火上冲；兼见腹泻，湿气偏盛，投真武汤加味，自是正治。

十三、心悸

1. 张某，男，65 岁。胸闷心悸 1 个月，偶发心前区疼痛，加重 1 周。伴气短、乏力，时发晕厥，自觉头身颤动，四肢麻木发凉，尿少稍黄，舌淡紫苔褐而腻，脉弦缓。心电图示心肌缺血改变，血压 170/110mmHg。前医曾用瓜蒌薤白剂开胸化痰，效果不显。综观脉证，当系胸痹，证属阳虚水泛，治宜温阳利水，以真武汤加味治之。

处方：附子 25g，白芍 20g，茯苓 30g，白术 15g，桂枝 20g，干姜 15g，龙骨 30g，牡蛎 30g，生姜 10 片。

5 剂后心悸头晕俱减，晕厥、身颤动未再发作，手足转温，上方加丹参 30g、檀香 10g、砂仁 15g，续服 5 剂，诸症大致消失，感觉良好，心电图示无异常，血压 130/85mmHg。守方续服 10 剂巩固。（张存悌治案）

2. 谭先生夫人，年 50 岁。患心跳（过速），跳时长达十余分钟不止。稍陟梯级，气喘不已，并有头晕、失眠、便闭、鼻血等，脉微弱而带间歇。查谭氏为美国罗省有名股商，谭夫人居美已久，生活优裕。推其致病之源，悉其过去除相夫教子外，助理商务者甚久，是病侵积劳而致也，此心之所以跳也，至头晕、便闭、气喘，皆相互而至。主治须壮心、扶气，益阳、逐水，故用真武汤加人参主之，并加天麻除晕，龙齿镇摄，酸枣仁、远志宁神，炮附子用至六两。4 剂后心跳减，头晕止，大便畅。再 4 剂心跳除，睡已酣，先后共服 17 剂而愈。即多年来之鼻血，亦不再见，告谓陟台阶近百级亦不心跳气喘矣。（谭述渠治案）

按：谭述渠先生出手即用炮附子六两（180g），真"附子先生"也。加龙齿、酸枣仁、远志者，具温潜之意。

十四、癫狂

1. 某人，患疟疾数月未愈，多服凉药。仍有微热，脚肿，耳聋，心悸，郑声不寐，精神恍惚，胃气弱极，手足无力，是早尚服甘遂等攻药。

予拟真武汤加桂枝、龙骨、牡蛎，见其已服大攻之剂，知恐有变，嘱明日乃可服此方。过后 2 小时，患者忽然自起，挟其卧席狂奔至后门，后门即海。其父大惊，急拥之归床。前时手足尚不能动，今忽然狂奔，此孤阳浮越也，虚极自有此状。其叔曰："先生嘱勿服此方者，或恐以此归咎耳。今若此宜速煎服之。"服后酣睡数小时，为十日来所未有者。醒即寒战，盖被再睡。明晨清爽能自起矣，是此药驱出寒气之力也。是午检前方再服，连服五六剂，脚肿全消，诸病霍然且胃气大增。调养数日，精神复原。（黎庇留治案）

按：疟疾多服凉药，且予甘遂攻下，元阳受损，已从寒化，"今忽然狂奔，此孤阳浮越也，虚极自有此症状"，万勿以为阳热狂躁也。

2.吴南皋兄家人，年二十余，五月间得伤寒。初系他医所治，至八九日忽发狂谵语，躁欲坠楼，其妻拉住，挥拳击妇，致妇胎堕，数人不能制。用醋炭熏鼻，方能握手诊脉。脉则散大无伦，面赤戴阳。此误服凉药，亡阳谵语，瞬息即脱。众药陈几，有用白虎汤者、承气汤者、柴胡凉膈者。病家云：因服香薷凉药，大汗至此，故不敢再煎，求余决之。

余辞不治，主人力嘱，遂以真武汤易干姜，用生附子三钱，令其煎成冷饮。服后片时，即登床就枕，略睡片刻，醒则再剂，加人参一钱，熟睡两时，即热退神清，询其前事，皆云不知。继用理中汤六七日而愈。其妇因击堕胎而反殂。（郑素圃治案）

按：此案阴躁发狂，"挥拳击妇，致妇胎堕，数人不能制"，因击堕胎而反殂，可见发狂躁动之程度，极易误认为阳狂之发。郑氏以脉散大无伦、面赤戴阳，辨为亡阳欲脱之证，确是高手。

十五、抽搐

1.陈某，男，71岁。双下肢抽搐四五个月，一般在清晨四点发作，劳累后加重。伴有心悸，心窝部时有汗出。足凉，嗜困，夜尿三四次，色清，纳可。舌淡胖润有痕，脉左弦右滑软。辨为阳虚水气偏盛，筋脉失于温养，方选真武汤加味。

处方：附子25g，桂枝20g，白芍90g，茯苓30g，白术15g，吴茱萸15g，龙骨30g，牡蛎30g，淫羊藿25g，伸筋草25g，炙甘草10g，生姜10片，大枣10枚。

5剂后仅抽搐1次，药已中的，前方加量再进，白芍增至100g，附子30g，另加蜈蚣2条，7剂后迄未再犯。（张存悌治案）

按：考清晨四点属阴盛之际，此刻发病当属阴寒犯事，理同五更泻。况且高年阳气已虚，察其足凉、嗜困已知。

2.张某，女，54岁。3年前与孩童吻脸时右颧部卒然被咬一口，当即肿起，色不红。此后右颧肌肉即感跳动，右手小鱼际、左小腿肌肉亦觉跳动，且时作抽搐。手足不温，畏冷。舌淡胖润，脉缓滑，中西医屡治乏效。证属一派阳虚阴盛之象，因思真武汤之"身瞤动"症与此相似，遂试以真武汤加味。

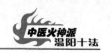

处方：附子 15g，苍术 15g，茯苓 30g，白芍 30g，麻黄 10g，桂枝 10g，龙骨 30g，牡蛎 30g，炙甘草 10g，生姜 20 片。

5 剂后，小腿抽搐消失，右颧跳动显减，手足转温，原方出入再进 10 剂，附子加至 30g，另加砂仁 15g。服毕痊愈，特赠锦旗致谢。（张存悌治案）

按：本案似属破伤风病，比较疑难费治。学经方要善于抓主症，有时"但见一症便是"。其右颧、手、腿肌肉跳动，可类比于"身𥆧动"症，因投以真武汤竟收速效。

十六、痛证

1. 头痛：李某，男，32 岁。患头痛病，每在夜间发作，疼痛剧烈，必以拳击头始能缓解。血压正常，西医检查未明确诊断。头痛不耐时，只好服止痛药片。问如何得病？答：夏天开车苦热，休息时先痛饮冰镇汽水或啤酒，每日无间，至秋即觉头痛。问头痛外，尚有何证？答：两目视物有时黑花缭乱。望其面色黧黑，舌质淡嫩，苔水滑，脉沉弦而缓。此证乃阳虚水泛上蔽清阳所致，从其色脉之诊可以决定。为疏：附子四钱，生姜四钱，桂枝二钱，茯苓八钱，白术三钱，炙甘草二钱，白芍三钱。共服六剂获安，又服苓桂术甘汤四剂巩固疗效而愈。（刘渡舟治案）

按：本案发病由于夏日饮冷过度所致。过度饮冷，必伤阳气；阳气日衰，水饮内生；水饮上泛，阻蔽清阳，气血运行不利则发头痛、目眩。舌质淡嫩，脉沉弦亦主阳虚湿盛，故遣以真武汤合苓桂术甘汤温补脾肾，通阳化饮。因切中病机，故获效甚捷。

2. 足心痛：龙田坊吴某，中年人，患脚板底痛，不能履地。面白，唇舌白，胃纳减少。屡医不效，因就诊于予，问其有花柳余患乎？曰：前治花柳，服清凉败毒剂，今则痊愈矣。予曰：足心为涌泉穴，是肾脉所发源者。肾败则痛，不能履地也。先以真武汤加茵陈，令其余邪从小便而解。继以真武，连服十余剂而愈。（黎庇留治案）

按：此证足心痛而用真武汤调治，颇具新意。揣摩黎氏问患者"有花柳余患乎？"之意，是考虑到脚板底痛或因花柳余患所致，得知"前治花柳，服清凉败毒剂"，方悟伤于寒凉，"肾败则痛"。虽然今则全愈，犹加茵陈，"令其余邪从小便而解"，堪称善变化者。

3. 胁痛：谭平端之母，病发左季胁满痛，上冲左胁，破心部，苦不能耐，有余姓医生医治已两月余矣：用药香砂六君子汤，服至七十余剂，非不温也，其病有加无减。延予诊治：见其面黄暗唇白，舌上苔滑，脉沉弦而迟，予断曰：此寒水用事也。脉弦为水，沉为里，迟为寒。肾中元阳，不能为水之主，则阴寒夹水迫于心部。遂订真武原方，无加无减。平端谓曰："方中各味，皆已备尝之矣。"予告之曰："备尝之乎？诸药分别用之，则既不成方，安能有效？此方名真武者，盖取义于镇水之神。夫经方苟能对症，固捷如桴鼓之相应也。"

次早，平端来告曰："服方后得熟睡，是前月来所无者。今晨痛已不知消散何处矣。凡七十余日，治之不验者，竟一旦而廓清之！"相约午刻往诊。及至，见患者头束绉带，告予曰："胁痛若失，转觉头痛若破。"予脉之，告曰："此元阳虚损也。头为诸阳之首，阳虚不能贯顶，脑髓空虚，故尔。"改用吴茱萸汤，头痛寻愈。次日复诊，脉象沉迟，而周身疼痛，作桂枝新加汤服之，身痛又止。（黎庇留治案）

按：郑钦安有"邪从虚处窃发"之论："要知人之所以奉生而不死者，恃此先天一点真气耳。真气衰于何部，内邪外邪即在此处窃发。治之但扶其真元，内外两邪皆能绝灭，是不治邪而实以治邪……握要之法也。"《医理真传》本案初病胁痛上攻，诊为真阳亏虚，阴寒夹水迫于心部，颇具见地，用真武原方收效。并未顾及病在胁肋而选肝经之药，是遵"治之但扶其真元"之旨，确显扶阳风格。继而头痛，判为邪从厥阴虚处窃发，选用吴茱萸汤，皆得钦安心法。

十七、不孕症

曹某，女，28岁，葫芦岛某中药店员工。2011年3月19日初诊：结婚5年未孕，其丈夫三代单传，屡治乏效，家庭关系已受影响。患者患盆腔炎半年，中等量积液，腰以下发凉，小腹胀痛，白带量较多，大便偏干艰涩，经期尚准。舌淡胖润，脉浮滑尺弱。子宫肌瘤$2.1cm \times 2.8cm$。考虑胞宫寒湿偏盛，种子着床不易，真武汤加味温阳利水，胞宫温暖，自易受孕。

处方真武汤加味：附子30g，苍术30g，白术30g，茯苓30g，干姜20g，吴茱萸10g，肉桂15g，沉香10g，泽泻20g，猪苓25g，蒲黄10g，艾叶10g，乌药10g，牡蛎45g，生姜10片，炙甘草10g。10剂。

二诊：小腹胀痛显减，腰以下发凉转温，便干改善，寸脉见沉象，前方去沉香、蒲黄、乌药，加黄芪30g，当归30g，再服10剂，不觉竟已受孕，喜出望外，辞去工作，专意保胎。足月顺产一男，今应3岁矣。（张存悌治案）

按：余先前治疗不孕症多选少腹逐瘀汤，王清任称"此方种子如神，每经初见之日吃起，一连吃五服，不过四月必成胎"。曾用治两例，均成功受孕产育。自学习火神派后，崇奉"治之但扶其真元"之论，本案即遵此旨，并未投种子套方套药，竟收佳效，诚如郑钦安所言："此处下手，便是高一着法。"

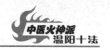

十八、厥脱

1.大汗亡阳：张某，男，34 岁，1963 年 8 月 17 日初诊。素体虚弱，外感风寒，服解表药后高热退，但午后仍有潮热，继服辛凉解表之剂，则发热渐高，持续不退，又投凉药泻下，则大汗不止，诸法救之无效，抬院诊治。症见形体消瘦，精神萎靡，汗出如雨，担架衣被浸湿，低烧仍不退，筋脉拘急，眩晕不能站立，二便均无，四肢厥冷，脉沉细。此表阳不固，虚阳外越。治宜温阳固表。

处方：炮附子（先煎）、白芍 60g，白术 60g，茯苓 60g，生姜 30g。大剂频频饮之，汗出稍止而神气复，继服上方 7 剂，汗止，发热随之亦退。（《中医杂志》1978 年第 12 期：周连三治案）

原按：发热之证，解表除热为正治之法。若长期服用解表药不解者，必须求其病源，治其根本。若辨证不明，妄投清热解表之剂，最易伐伤其阳，阳亏腠理失于固密，则大汗出矣。汗大出则伤阴伤阳，乃致过汗亡阳，虚阳外越。故用《伤寒论》真武汤，方中苓术培土制水。据临床体会，白术有较好的止汗作用；白芍、生姜补营而和卫；附子回阳益火，故能补营和卫，温阳固表以止汗。

2.仙柯侄，秋杪内伤生冷，外感寒邪，形盛气虚，中宫素冷，即腹痛作泻，呕吐发热，里证多而表热微。余初作太阴治，用苍术、炮姜、桂枝、二陈、香砂之剂。畏余药热，易医用柴苓汤，至十日寒邪直入少阴，渐变神昏不语，默默但寐，肠鸣下利，足冷自汗，筋惕肉瞤。复召治疗，病势已危，主用真武汤加人参、干姜，回阳固脱。

众医议论不合，唯秦邮孙医以予不谬。令祖晓斋先生主持，坚托余医。遂以真武汤本方，加人参三钱，干姜二钱，附子三钱，日投三剂，汗泻稍宁。其时令岳母曰：药则效矣，奈热不退何？余曰：此证以身热为可治，若不热则厥冷下利不止矣，故余"留热医"也。照上药服至三十剂，历一旬始省人事，筋惕下利方止。询其前事，全然不知，后服理中汤匝月方起。盖少阴病以阳为主，热乃可治也。（郑素圃治案）

按：素圃曰，"此证以身热为可治，若不热则厥冷下利不止矣，故余'留热医'也"。又说："余所以留热，以存阳也。"这句话与余"留热医"也，再明确不过地表明了他重视阳气的观点。

3.阴盛格阳：一人，暑月病身冷自汗，口干烦躁，欲坐欲卧泥水中。脉浮而数，按之豁然空散，按之不鼓，诸阳皆然。此为阴盛格阳，得之饮食生冷，坐卧当风所致。真武汤冷饮，一剂汗止，再进躁除，三服而安。（《宋元明清医案》：滑伯仁治案）

按：自汗身冷者，阳虚阴盛反汗出也。《素问》曰："阳气有余为身热无汗，阴气有余为多汗而寒。"仲景曰："极寒反汗出，身必冷如冰，是皆阴汗之谓也。"营阴外泄，津液亏耗，故见口干；烦躁者，阴盛于内，格阳于外使然；其脉浮而数，按之豁然空散不鼓，无根之脉，虚阳外浮者也；欲坐卧泥水中者，欲而不卧乎，假象使然欤。治与真武而不用四逆者何？此案格阳，时值夏令，一阴得生，阴盛于内，阴气有余，阴汗外泄，浊阴泛滥之谓也。急则治其标，法当驱寒镇水为务，故治以真武汤。四逆者法在招纳救阳，抑阴之功不及，此之不宜也。

十九、失眠

1. 罗少逸，以失眠求诊，脉微而弱，主以真武汤治之。罗讶而问曰："不眠，乃阴虚也。胡竟用大辛大热之附子治之？"余告之曰："阴阳之辨，有难形容。况属互根，尤易混淆。岂独君误认乎？且即微弱之脉象，苍白之面色，喘促之呼吸，恍惚之精神而论之，其为阳虚，最为确凿。何独偏听庸医之说，定谓失眠皆阴虚耶？莫逆之交，故敢相告，疑耶信耶，唯君图之。"罗闻余言，其疑冰释。连服三剂，即大效，又三剂竟获痊。（《伤寒借治论》）

按：成无己《伤寒明理论》云："热气伏于里，则喜睡；热气浮于上，烦扰阳气，故不得眠。亦有心火不降而不眠者，此即阳不交于阴耳。"成氏之言，最有心得。学者若能潜心体会阳不入阴之旨，治之不寐，何难之有。

2. 张某，男，35岁，木工。患失眠6~7年。每天至多能入睡2小时，甚则彻夜不眠。自觉迷糊，头晕心悸，胃纳不好，尿时黄，腰困，记忆力减弱，肌肉跳动。舌质红、苔淡黄稍腻，脉右虚弦左沉细缓。辨证：肾阳衰微，水气凌心。治以温阳利水。

方用真武汤：茯苓、白术、白芍、附子、生姜。

上方服2剂，即能睡7~8小时。（《山西医药杂志》1976年3期：蒋天佑治案）

按：患者脉象为右虚弦左沉细缓，辨为肾阳衰微，水气凌心，故用真武汤温阳利水而治愈长达7年之久的失眠。

二十、老年遗尿

丁亥秋，晤王君佐廷，问老年遗尿尚可治乎？吾应之曰：可。未几，有叟持佐廷名刺来谒，自言与佐廷同族也。年逾七十，体质犹强，素无他病。近觉肢冷腹痛，夜睡常遗尿。溺已顿瘳，满床渐洳，永不成寐，寐必复遗，诚苦恼也。诊之，脉沉而细。乃以镇水之真武汤主之。叟以方中诸药皆为先后所服过者，轻之。余曰："药犹字也，文章之妙在乎善于连缀，立方何独不然？"叟深然之，复问须服几剂，始

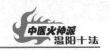

可易方。余曰："守此即可痊愈。"果未复来，仅于岁杪来函致谢。内有"经服方药，如饮上池之水"云。（《伤寒借治论》）

按：此乃阳虚阴盛寐则遗溺之案。《素问》曰："水泉不止者，是膀胱不藏也。"又曰："中气不足，溲便为之变。"肾司二阴，关门失司，是以遗溺，肾虚故也；寐者阳去入阴，纯阴用事，阴盛无制，决渎失也，故使遗溺；其脉沉细者，脏有寒，少阴脉也；阳虚不达四末，故肢冷；阴盛阳虚，无以温煦中焦故腹痛，阴盛使然。故用真武汤驱寒以镇阴水，温其元阳，使其神气得养，神完则肾固，肾固则气充，膀胱则得其气，自可关门束溺耶。

第二节　四逆五苓散（吴佩衡制方）

组成：四逆汤与五苓散合方而用。

方解：四逆汤温阳，五苓散利水，温利合法。值得注意的是，吴氏用本方时，从来不用五苓散中的白术，可能嫌其壅补，不利于水湿。

功用：温阳，利水；治阳虚水泛所致水肿、腹水等病症。

五苓散(《伤寒论》)组成：猪苓十八铢（去皮，味甘平）　泽泻一两六　铢半（味酸咸）　茯苓十八铢（味甘平）　桂半两（去皮，味辛热）　白术十八铢（味甘平）

上五味为末，以白饮和，服方寸匕，日三服，多饮暖水，汗出愈。

《伤寒论》："若脉浮，小便不利，微热消渴者，与五苓散主之。"

"发汗已，脉浮数，烦渴者，五苓散主之。"

"伤寒汗出而渴者，五苓散主之。"

一、腹水

1.肝硬化腹水：方某，男，28岁。肝脾肿大，全身发黄已8年。先后在军区、省市医院治疗，疗效不显。继而出现腹水，腹围98cm，黄疸指数100单位，剖腹探查，诊为"胆汁性肝硬化"。初诊：身形羸瘦，面黄，身黄晦滞无光，巩膜深度黄染，周身皮肤干枯瘙痒而见抓痕。精神倦怠，声低息短，少气懒言，不思食，不渴饮，小便短少，色黄如浓茶水，腹胀如鼓，四肢瘦削，颜面及足跗水肿，两胁疼痛，尤以肝区为甚。肝肿大肋下2指，脾肿大肋下3指。脉沉取弦劲而紧，舌苔白滑厚腻而带黄色，少津。辨为阳虚水寒，肝气郁结不得温升，脾虚失其运化，湿浊阻遏中焦，胆汁失其顺降，溢于肌肤，故全身发黄。阳虚则湿从寒化，肤色黄晦不鲜，似阴黄之候，即"阴瘅证"。法当扶阳抑阴，疏肝利胆，健脾除湿，以四逆茵陈五苓散加减主之。

处方：附子 100g，干姜 50g，肉桂 15g（研末，泡水兑入），吴茱萸 15g（炒），败酱 15g，茵陈 30g，猪苓 15g，茯苓 50g，北细辛 8g，苍术 20g，甘草 8g。

二诊：服上方 10 余剂后，黄疸退去十之八九，肝脾肿大已缩小，小便色转清长，肿胀渐消，黄疸指数降至 20 单位。面部黄色减退，渐现红润之色，食欲增加，大便正常，精神转佳。患病已久，肝肾极为虚寒，脾气尚弱，寒湿尚未肃清，再以扶阳温化主之：附子 150g，干姜 80g，茵陈 80g，茯苓 30g，薏苡仁 20g，肉桂 15g（研末，泡水兑入），吴茱萸 10g（炒），白术 20g，桂枝尖 30g，甘草 10g。

三诊：服上方 6 剂后，肝脾已不肿大，胁痛若失，小便清利如常。面足水肿及腹水鼓胀已全消退，饮食精神倍增。皮肤及巩膜已不见发黄，黄疸指数降至 3 单位。脉象和缓，舌苔白润，厚腻苔已退。此水湿已除，元阳尚虚，再拟扶阳温化调理，促其正气早复：附子 150g，干姜 90g，砂仁 15g，郁金 10g，薏苡仁 30g，肉桂 15g（研末，泡水兑入），佛手 20g，甘草 10g。服上方七八剂后，患者基本恢复健康。1 年后随访，未再发作。（吴佩衡治案）

原按：*以上病症，实由阳虚水寒，寒湿内滞，肝气郁结不舒所致。阳虚则水邪泛溢，肝郁则易克伐脾土，脾虚不能健运，湿从寒化，而至肝脾肿大、腹水、黄疸诸症丛生。余所拟用各方，旨在温暖肾寒、疏肝解郁，健运脾湿，化气行水。寒湿内滞之证，施以温化之剂，犹如春和日暖，冰雪消融，故能治之而愈。*

按：*病涉肝经，吴氏在用四逆五苓散的同时，常加入厥阴经药品如吴茱萸、败酱、佛手、川椒等，体现分经用药之旨。*

2.肝硬化腹水：胡某，男，53 岁。因肝硬化腹水住某医院，邀吴氏会诊：始因患红白痢证一月，继后渐感腹胀，发展而成腹水之证。面色黄暗，神情淡漠，卧床不起，腹部鼓胀膨隆，肝脏肿大，触之稍硬，小腹坠胀，小便短少，饮食不进。脉缓弱，舌苔白滑，舌质含青色。此系下利日久脾肾阳虚，寒湿内停，肝气郁结而致肝脏肿大，肺肾气虚，不能行通调水道、化气利水之职，寒水内停而成腹水鼓胀。法当温中扶阳化气逐水，拟四逆五苓散加减主之。

处方：附子 80g，干姜 30g，上肉桂 8g（研末，泡水兑入），败酱 15g，猪苓 15g，茯苓 30g，甘草 10g。同时以大戟、芫花、甘遂各等量，研末和匀（十枣汤粉剂），每日服 6~10g。服后次日，每日畅泻稀水大便数次，腹水大减，精神稍欠，继服上方。

二诊：腹水已消去一半多，体重减轻 10kg。脉来沉缓，右脉较弱，系脾湿阳虚脉象；左肝脉带弦，系肝寒郁结、寒水内停之象。舌质较转红润，白苔已退去其半，再照上方加减与服之：附子 80g，干姜 40g，川椒 6g（炒去汗），上肉桂 10g（研末，泡水兑入），吴茱萸 10g，茯苓 30g，苍术 15g，丁香 5g。如前法再服十枣汤

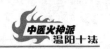

粉剂2日。

三诊：服药后又水泻十多次，吐一二次，腹水消去十分之八，体重又减轻5kg。面色已转为红润，精神不减，舌苔退，舌质亦转红活。小便清长，饮食转佳，已能下床行动。唯口中干，思热饮而不多。系泄水之后，肾阳尚虚，津液不升所致。继以扶阳温化主之：附子80g，干姜40g，砂仁10g，枳壳8g，上肉桂8g（研末，泡水兑入），猪苓10g，茯苓30g。服此方10余剂后，腹水、肝肿全消，食量增加，即告痊愈。（吴佩衡治案）

原按：寒水内停为病之标，脾肾阳衰为病之本。标实本虚治以攻补相兼之法，皆相得宜。所治之法一如离照当空，一如凿渠引水，寒水坚冰何得不去焉！如不放胆用此峻猛之剂，姑息养奸，于此危证终不免肿胀癃闭，衰竭而逝。

按：与上案相比，本例在投以四逆五苓散的同时，加用了十枣汤粉剂，攻补相兼，"一如离照当空，一如凿渠引水""放胆用此峻猛之剂"，足见胆识。

3.慢性肾炎合并腹水：沈某，男，30岁。患慢性肾炎一年余，后因发生腹水肿胀，体虚弱极而送昆明某医院治疗，其效不显，于1958年12月12日邀吴氏会诊：面部水肿，目下浮起如卧蚕，面色苍白晦滞，口唇青乌，欲寐无神，神情倦怠已极。腹内水鼓作胀，其状如匏，下肢水肿，胫跗以下按之凹陷而不易复起，身重卧床，难于转侧。语声低弱，腹中撑胀，腰背酸胀痛楚不止，小腹亦坠胀作痛，口淡不思食，不渴饮，小便短少。舌润而色淡夹青，苔滑而灰黑，脉沉迟无力。此系脾肾阳虚，水寒土湿，寒水泛滥所致，法当扶阳温寒，化气利水主之。

方用四逆五苓散加减：附子100g，干姜40g，花椒7g（炒去汗），猪苓15g，茯苓30g，条桂15g。

服4剂，小便遽转清长畅利，面足水肿消退，腹水消去十之六七，体重减轻10.5kg，腰背痛已大为减轻，仍有酸胀。稍能食，精神较增。舌苔灰黑已退，呈现白滑苔，脉转和缓。

仍以扶阳温化主之：附子100g，干姜50g，吴茱萸10g，桂枝30g，薏苡仁10g，猪苓10g，茯苓30g。

连服4剂，腹水消去十之七八，面色转好，精神、饮食较增，舌质青色已退，淡红而润，苔薄白滑，脉和缓有神根。大病悉退，阳神尚虚，余邪未净，唯有增强心肾之阳，始能效奏全功，上方加减治之：附子150g，干姜50g，上肉桂10g（研末，泡水兑入），砂仁10g，黑牵牛20g，茯苓50g，丁香10g。服4剂后，寒水邪阴消除殆尽，善后调理一周，病愈出院。（吴佩衡治案）

按：此案腹水且周身水肿，用药不过六七味，方简量重，不愧为经典火神派风格。

二、黄疸

1.李某，男，31岁，教师。病经二三个月，周身黄疸，曾服柴胡平胃、茵陈蒿汤多剂，疗效不显。症见：面目全身晦黄不荣，肌肤水肿，四肢冷，自汗淋漓，衣被尽染黄色。胸膈痞闷，食少神疲，大便稀溏，小便黄短。脉象濡滞，舌质淡苔白腻。此属久病过服苦寒，脾肾之阳受损，运化失司，邪从寒化，呈现阴黄之候，法当温运渗利兼理气和胃。

处方：制附子30g（开水先煨透），云茯苓30g，川干姜9g，茵陈蒿12g，桂枝9g，西砂仁9g（冲），广陈皮6g，炒薏苡仁12g，小枣10个。

上方服2剂，面目全身黄疸、水肿、自汗均减，肢冷转温，胸膈舒畅，小便清长，大便渐干。脉濡缓，舌白腻退。此阳气渐回，脾运复苏。寒湿未尽，续宜温运渗化：制附子30g（开水先煨透），云茯苓30g，猪苓9g，桂枝木9g，炒泽泻9g，川干姜9g，茵陈蒿12g，大枣5枚。

上方连服4剂，黄疸、浮肿、自汗诸症消失。脉弱缓，舌粉红而润。饮食增加，二便正常。病后体虚，脾肾未强，再拟下方调补，数剂而安。

制附子30g（开水先煨透），潞党参15g，白术12g，茯神15g，西砂仁6g（冲），广陈皮6g，炒薏苡仁12g，生甘草3g，川干姜6g，大枣3枚。（姚贞白治案）

按：阴黄之候，立温运渗化治则，通常选用茵陈术附汤。而姚氏始以茵陈四逆汤加砂仁、陈皮，意在调和脾胃，继以茵陈四逆汤合五苓散加减，俱未投白术、甘草，揣摩是嫌其壅滞之弊。至黄疸、水肿退净，始以附子理中汤双补脾肾，知宜知避，可供借鉴。

2.乙肝：王某，男，28岁，军人。患乙肝多次住院治疗，时好时差，终不能愈，所用西药不详，中药基本上是一派苦寒凉药，着眼于清热解毒、降酶退黄。不见改善，且有愈来愈重之势。面色晦暗青黄，虚胖，巩膜微黄，小便发黄，饮食尚可，饭后腹胀，阴天胀甚，食油腻则呕恶，大便溏而不爽，每日2次，舌质淡胖嫩，边有齿印，苔白滑津液欲滴，脉沉缓无力。证属阴黄，寒湿内阻，阳气不宣，治宜温化寒湿，湿中健脾，利湿退黄，方用茵陈术附汤与五苓散加减。

处方：附子60g（先煎2小时），干姜15g，白术30g，党参30g，茯苓15g，桂枝15g，茵陈60g，陈皮12g，郁金24g，石菖蒲15g，白豆蔻10g，泽泻15g，猪苓15g，焦三仙各15g，炙甘草9g，生姜12g，砂仁10g，大枣5枚。7剂，水煎服，每天1剂，分3次服。

复诊：面色晦暗明显好转，饮食增加，大便已成形，小便通畅，阴黄已消，效

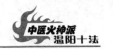

不更方，此方略有加减，附子加至120g，感冒时停服。守方治疗3个多月，化验一切正常。（陈守义治案）

按：乙肝黄疸，时俗治疗多以清热解毒、利湿退黄为主，其实这已脱离了阴阳辨证大纲，认阴为阳，寒热混淆。长期服用苦寒之品，势必损伤阳气，终为阴黄之证，临床误此者颇多，本例即为典型之案。陈氏以大剂附子振奋阳气，以真武汤、五苓散、茵陈术附汤等加减，突出温阳利湿，方为正治。此类患者，后来接治要比未经误治者多费时日。本案大剂附子服用3个月之久方愈此疾，即是明证。

三、肾结石

某男，52岁。腰痛5年余，有时绞痛难忍，X线检查：双肾肾盂有9粒结石阴影，最大1粒1.2cm×0.8cm，诊为肾结石，请顾氏诊治：腰痛甚，小腹胀痛，小便不畅而刺痛，大便稀溏，畏寒，手足冷，脉沉紧重取无力，舌青苔白腻。诊为脾湿肾寒，寒湿阻滞。投四逆五苓散去白术加细辛、薏苡仁、通草。服药9剂，小便时排出结石3粒，继以扶阳温肾，化湿排石治之。

处方：附子100g（先煎3小时），干姜15g，桂枝15g，细辛6g，茯苓15g，薏苡仁30g，生鸡内金10g，甘草6g，服药30余剂，腰已不痛，小便较畅。又服上方加减20余剂，小便通畅，体质好转。X线检查：双肾已无结石阴影。（顾树华治案）

按：此案除鸡内金外，未用其他排石套药如金钱草、海金沙之类，专从阴寒湿盛着眼，投以大剂附、姜，不治石而治人，愈此结石之症，确有火神派风范。

第三节　温氏奔豚汤（温碧泉制方）

组成：附子、肉桂、红参、沉香、砂仁、山药、茯苓、泽泻、牛膝、炙甘草。

附子轻症温养10g，大病阳衰15~30g，危重急症100~200g；山药30g；红参平剂10g，急救暴脱30g；炙甘草平剂为附子的两倍，当附子破格重用时，保持60g；肉桂平剂10g，火不归原用小量（3g去粗皮研粉，小米蒸烂为丸，药前先吞）；沉香、砂仁用小量3~5g，余药随证酌定。

煎服法：小剂，加冷水1500mL，文火煮取600mL，3次分服。大剂，加冷水2500mL，文火煮取750mL，日3夜1服。上有假热，热药冷服，偷渡上焦。

温氏奔豚汤乃山西省中医学校温碧泉老师遗方，与《金匮要略》奔豚汤同名异方，李可先生颇为赏用。本方是一首纯阳益火，救困扶危妙方。方中肉桂、沉香直入肝肾，破沉寒痼冷，温中降逆，为治奔豚之专药。于大队辛热燥药之中，重用一味山药之性润，健脾和胃益肺，补肾强精益阴之品为佐，滋阴配阳，共奏益火之原、以消阴翳之效。编者认为，本方功能主要在于温阳利水而降逆，因此将其归入温利法中。

主治：肝脾肾三阴寒证；奔豚气；寒霍乱，脘腹绞痛；气上冲逆，上吐下泻，四肢厥逆，甚则痛厥；寒疝；水肿鼓胀等症。本方运用要点，以"厥气上攻"为主症，即方名"奔豚"之取意。奔豚为一种发作性疾病，属冲脉病变。冲为血海，其脉起于小腹，循腹上行，会于咽喉。隶属肝肾，又属阳明。当肾阳虚衰，肝寒凝滞，寒饮内停，冲脉即不安于位，夹饮邪上逆奔冲，便成本证。发作时，患者自觉一股冷气从少腹直冲胸咽，使其喘呼闷塞，危困欲死而痛苦万分。其证时发时止，发则欲死，止则冲气渐平，平复如常，与《金匮要略》描述一致。李氏运用本方多年，临证加减变通，扩大应用范围，用治一切沉寒痼冷顽症、临床罕见奇症，皆能应手取效，尤对危急重症，有起死回生之功，确为火神派传人研创的一首效验良方。

一、奔豚

1.肺心病：赵某，男，64岁。1972年患慢性支气管炎，1977年发展为阻塞性肺气肿，1982年冬进一步恶化，内科诊为肺心病代偿期，已达3年。刻诊：冬至当日因感冒突然发病，其症每日寅时先觉脐下筑筑跃动，随即有冷气频频从关元穴处上攻至剑突部，即全身抖动，心悸，恐惧，自汗，暴喘。约1小时许渐止。每日如此，反复发作已20多天。患者面色灰暗，如有薄薄一层雾气笼罩，殊为罕见，恐非吉兆。唇指青紫，颈脉动甚，咳喘频频，痰如拽锯，稀而味咸。腰困如折，畏寒，入冬以来足不出户。食纳尚可，便干结，三五日一行，小便余沥不尽。四末冷，双膝尤冷。舌胖润紫暗，脉弦迟，60次/分，腹诊：脐下跃动逼指，其势直达下脘。

内科诊为肺心病急性感染，血象：白细胞19.5×10^9/L，中性粒细胞90%，似属外感无疑。然细揣证情，绝非外感小恙可比。考咳喘一症，初病在肺，久必及肾。患者年高，肾气本衰，加之久病耗伤，重伤肾气。肾在变动为"栗"，今病而颤抖，正是"栗"义。其封藏、纳气、固守之能大衰。又适逢冬至一阳来复，扰动肾宫，致元气不能下守，时时上奔欲脱。自汗者，非卫气之虚，乃肾不主闭藏也；暴喘者，非痰实气壅，乃肾不纳气也；寅时发病者，寅时属肺，乃十二经循行之始，经气之行，全赖肾气之充，今肾气衰，经气起步难，待卯时日出，阳气旺而病暂止，亦阴阳盛衰之变；心中恐惧者，肾在志为恐也；脐筑、厥气上攻者，肾元失固，且夹冲脉之上奔也；稀痰上涌而味咸者，肾液上乘也；腰困如折者，肾将惫也；且肾主二阴，阴亏失濡则大便难，阳衰失统则小便多；至若四末冷亦火之衰，阳气难达四末也。种种见证，无一不属于肾虚欲脱。救治之法，全在一个"固"字。

拟温氏奔豚汤小剂再加：熟地90g，肾四味（枸杞子、菟丝子、补骨脂、淫羊藿）、

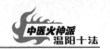

山茱萸、煅紫石英、生龙骨、生牡蛎、活磁石，阴阳并补，引火归原，纳气归肾，于发作前1小时服。

服药3剂，诸症悉除，脉沉弦72次/分，危象已退，熟地减至30g，续服3剂。再诊时患者喜不自胜，云3年来唯今冬幸未住院。予培元固本散巩固。（李可治案）

按：此案初看"似属外感无疑"，然而据症条分缕析，层层剥茧，认定"种种见证，无一不属于肾虚欲脱"，再加上脐下筑动，有冷气从关元穴处上攻，乃奔豚之主症，故用温氏奔豚汤取效。但本方为纯阳益火之剂，何以再加大剂熟地、山茱萸等滋阴之品？除了便干结一症，属于"阴亏失濡"之外，还有一点应该指出，患者系冬至当日发病，按照阴阳盛衰节律，冬至一阳生，阳气开始上升，此际发病，提示患者有阴虚之象，逢阳生之时则两热相并而发病，亦为阴虚认证依据。

2.李某，女，59岁。胃炎、胃溃疡伴幽门脓肿三四年。胃痛而胀，自觉有气从小腹上冲，头晕时作。畏冷，腰背时痛，便溏，尿时黄，口苦口臭。舌赤胖润有细纹，脉左弦寸弱，右浮滑尺沉。

此属奔豚，拟温氏奔豚汤治之：附子30g，干姜15g，肉桂10g，党参25g，山药30g，茯苓30g，泽泻15g，怀牛膝15g，砂仁10g，沉香10g，麻黄10g，细辛10g，麦芽30g，白芷10g，炙甘草15g。7剂。

复诊：奔豚上冲之状未发，胃痛消失，余症均大减，口苦已无，仍觉口臭，守方调理两周，疗效巩固。（张存悌治案）

原按：《金匮要略》："奔豚病，从少腹起上冲咽喉，发作欲死，复还止，皆从惊恐得之。""奔豚气上冲胸，腹痛，往来寒热，奔豚汤主之。"奔豚为一种发作性疾病，属冲脉病变。当肾阳虚衰，肝寒凝滞，寒饮内停，冲脉即不安于位，夹饮邪上逆奔冲，便成本证。发作时，患者自觉一股冷气从少腹直冲胸咽，使其喘呼闷塞，痛苦万分。其证时发时止，发则欲死，止则平复如常。

3.李某，女，60岁。宿有胆囊炎、慢性胃炎、结肠炎等病。其症每天凌晨四五点钟发病，自觉腹胀有冷气从脐腹上攻至心窝部，随之胸闷憋气难受，干呕，呃逆，头痛，手足心冒火感，十几分钟后各症方止，有时下午三四点钟或他时亦发作。伴有头面阵阵烘热汗出，午后多发。肠鸣，便溏，畏寒，足凉，手心发热。口苦，容易饥饿，泛酸烧心，乏力。舌淡胖润，略有齿痕，脉缓尺沉。病已一年有余，屡治无效。

此属奔豚症，病由阳气亏虚，冲气上逆所致，拟温氏奔豚汤治之：附子15g，干姜15g，肉桂10g，红参10g，山药30g，茯苓30g，泽泻30g，怀牛膝25g，龙骨 50g，牡蛎 50g，磁石 50g，麦芽 25g，乌贼骨 25g，砂仁 10g，沉香 10g，炙甘草 15g。

服药 5 剂后，矢气多，奔豚症仅发作 2 次，难受程度亦减。口苦、呕呃递减，继续加减调理 2 周，奔豚消失。（张存悌治案）

原按：俗话说，"药方对，一口汤；方不对，一水缸。"此案病已一年有余，屡治无效，是因为"方不对"也。病属奔豚症，由阳气亏虚，冲气上逆所致，用温氏奔豚汤期在必效，果收全功。

二、梅尼埃综合征

1. 赵某，女，38 岁。素瘦，近 3 年发胖，体重增加 10kg。一日凌晨 5 时，突然头眩而呕涎沫，眼睛不敢转动，左右上下不能看，头不敢转侧，稍一动时觉周围房舍飞速旋转，身若坠于深渊之下，吐出痰涎后稍好。汾局医院诊为梅尼埃综合征。3 天后同一时间，患者忽觉脐下关元穴有一股冷气直冲入脑，随即舌下涌白沫不止而昏厥。据其婆母追述，患者发病时如羊羔风，四肢冰冷。曾服涤痰汤、旋覆代赭石汤无效。按脉沉滑，形寒肢冷，面色灰滞，舌淡胖有齿痕。证属肾阳虚衰，火不生土，脾不运湿，痰饮夹冲气上攻。

予温氏奔豚汤，附子 30g，加生龙骨、生牡蛎、活磁石、煅紫石英、吴茱萸，温肾逐寒而镇冲逆，3 剂后痊愈。（李可治案）

原按：梅尼埃综合征，病理为耳迷路积水。本方功能温阳化饮，观药后小便通利可证。痰饮为病，随气升降，无处不到。迷路积水既是病理产物，则浊阴僭居清阳之位，亦痰饮之类，故治之而愈。余治此症约百例以上，少则 3 剂，多则 5 剂必愈。还曾治老妇右目暴盲，查见视神经乳头水肿，以本方小剂 5 剂，药后小便特多，3 日后视力恢复。目疾多火，然阳虚者亦不少见。

古人所论死证、死脉，未必尽然。大约脉见坚牢，多为纯阴无阳，阴霾用事之象。得阳药则釜底有火，在上之阴凝自化，人身阴阳气化之理，变幻莫测，但有一线生机，便当救治。

2. 和某，男，70 岁。1 年前开始耳鸣，9 个月前开始眩晕，头部昏沉，步履蹒跚，13 年前患脑梗死，后遗至今。大便干燥，需用泻药方解，尿清。舌淡赤胖润，脉缓滑，寸弱。血压 120/80mmHg。观其舌脉，此属阳气虚馁，大便干燥乃阳虚失于运化所致，并非阳明里实，仿李可先生法，以温氏奔豚汤治之。

处方：附子 15g，肉桂 10g，白参 10g，山药 30g，茯苓 30g，泽泻 30g，怀牛膝 20g，白术 90g，天麻 25g，何首乌 30g，白蒺藜 20g，石菖蒲 15g，牡蛎 50g，麦芽

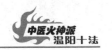

30g，砂仁 10g，沉香 10g，炙甘草 15g。

7 剂后，各症均显著减轻，大便可自排，二三天一行。原方去肉桂加黄芪 30g，火麻仁 20g，再进 7 剂告愈。（张存悌治案）

原按：温氏奔豚汤主治肝脾肾三阴寒证，而见水气冲逆各症，不一定俱见奔豚症。本人看法，温氏奔豚汤乃真武汤的扩大方，长于温阳利水，但较真武汤多了补益之品如红参、山药，更适合高年虚弱湿盛之证。此案眩晕乃水湿氤氲于头，故见头部昏沉，通俗点说，就是"脑袋进水了"，用本方治疗多例此类眩晕，屡治皆效。壮年体实者可径用真武汤加味。

3. 董某，女，82 岁。眩晕一周，乏力，左耳时鸣，尿频，夜间四五次，便干三五日一行。口干不渴，手足不温，下肢较甚，舌淡赤胖润，脉滑软，左尺右寸弱。高年阳气亏损，水湿壅盛，用温氏奔豚汤加味，注意温润通便：

处方：附子 10g，党参 25g，砂仁 15g，磁石 45g，牡蛎 40g，肉苁蓉 30g，火麻仁 10g，肉桂 10g，山药 30g，茯苓 30g，泽泻 25g，牛膝 25g，麦芽 25g，沉香 5g，炙甘草 10g，大枣 10 枚，生姜 10 片。

7 剂后眩晕已止，余症轻减，继续调理。（张存悌治案）

4. 马某，女，39 岁。2012 年 9 月 11 日初诊：眩晕反复发作 1 年，此次已经 1 个月。自觉天旋地转，呕吐，纳差，耳鸣 2 年。舌淡赤胖润，脉沉滑，右尺左寸弱。

温氏奔豚汤加味：附子 30g，红参 10g，砂仁 10g，磁石 45g，肉桂 10g，茯苓 30g，泽泻 30g，苍术 30g，川牛膝 25g，吴茱萸 10g，石菖蒲 20g，沉香 10g，炙甘草 10g，大枣 10 枚，生姜 10 片。

7 剂后，眩晕已止，守方再服 7 剂。（张存悌治案）

三、高血压

胡某，女，46 岁。患肾性高血压 5 年，低压在 110~120mmHg 之间。近 3 年异常发胖，食少便溏，呕逆腹胀，头晕畏寒，足膝冰冷。近 1 个月服羚羊粉后，常觉有一股冷气从脐下上冲至咽，人即昏厥。三五日发作一次，其眩晕如腾云驾雾，足下如踩棉絮，形胖而无力。腰困如折，小便余沥，咳则遗尿，时有咸味痰涎上壅。常起口疮，头面自觉轰轰发热，中午面赤如醉。舌淡胖，苔白腻，脉洪不任按，久按反觉微细如丝。脉证合参，认为阴盛于下，阳浮于上，上热是假，下寒是真。治当益火之原，以消阴翳。

投予温氏奔豚汤，附子用 30g，另加吴茱萸 15g，肾四味（枸杞子、菟丝子、补骨脂、淫羊藿）60g，生龙骨 30g，牡蛎 30g，灵磁石 30g，煅紫石英 30g，山茱萸 30g。加冷水 1500mL，文火煮取 600mL，每日 3 服。3 剂后，尿量增多，矢气较多，腹胀大减。头已不晕，不再飘浮欲倒，腹中觉暖，已无冷气上攻。继服 10 剂，诸症均愈，血压正常。（李可治案）

原按：据多数患者反映，服本方后，随着尿量增加，各主要症状逐步消失。余思其理，确是肾阳一旺，气化周行，清阳上升，浊阴下降，如日照当空，坚冰自然消融。则本方对肥胖病的治疗，另辟蹊径，经试多例，皆有不同程度的收效。

按：本例近 3 年异常发胖，提示痰湿凝聚于体，可供辨证参考，温氏奔豚汤可用于肥胖症，李可有成功案例。编者体会，服用本方后，不止尿量增加，还有大便溏稀而多，腹中肠鸣，矢气频多等反应，均属郑钦安所谓"阳药运行，阴邪化去"之反应，而且凡见此等反应者，疗效均佳，切不可以为药误而改弦易辙。

四、腹胀

1. 张某，女，32 岁。小腹痛胀。经查系盆腔积液，查腰腹沿带脉一周胀痛难忍，小腹冷，带多，舌淡，边齿痕明显，脉沉细。

此肝肾阳虚之证，温氏奔豚汤治之：附子 80g（先煎），红参 20g，沉香 4g（冲服），肉桂 10g，茯苓 20g，泽泻 20g，怀牛膝 25g，淮药 20g，炙甘草 20g，薏苡仁 30g，败酱 20g。4 剂。药后诸症好转，守方加猪苓 40g，4 剂。

药后腰腹痛消失，B 超复查，盆腔积液消失，续以温补肝肾之法治之。（曾辅民治案）

2. 史某，女，70 岁。带脉一周胀痛，常发生在凌晨 4—5 时明显，心烦，且胸胁不适，尿冷。脉沉小弦，舌常。此带脉之患也。

主以温氏奔豚汤：附子 40g（先煎），沉香 5g（冲服），肉桂 5g（冲服），西砂仁 5g，山药 12g，红参 20g，川牛膝 15g，炙甘草 10g，茯苓 15g，泽泻 15g，老鹿角 30g，艾叶 20g，续断 20g。3 剂。

药后胀痛、心烦好转，唯尿冷无变化，且心下空。守方加温阳之品：附子 70g（先煎），桂枝 30g，炙甘草 30g，干姜 20g，肉桂 8g（后下），沉香 5g（冲服），西砂仁 15g，淮药 15g，红参 20g，炙甘草 10g，茯苓 20g，泽泻 20g，焦艾叶 20g，老鹿角 30g，续断 20g，怀牛膝 30g。4 剂。

药后尿冷感消失，腹胀亦愈。（曾辅民治案）

按：以上两例皆系带脉一周胀痛，选温氏奔豚汤均收良效，当备一格。

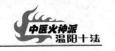

五、肠痉挛

吴某，女，47岁。1983年9月，突然少腹绞痛，阵阵发作，脉细似伏。曾按气滞腑实以小承气汤攻之，痛益甚。满床翻滚，头汗如豆。其症脐下筑动震衣，痛作时觉有块状物攻冲直奔中脘，按之痛不可忍。关元、神阙穴处冷硬如冰，膝冷。舌有黄苔，口苦烦渴，饮水则吐涎沫，小便清长，西医诊为肠痉挛。其症已缠绵5年之久，时发时止，不能根治。据其主证，断为上有假热，下见真寒。寒邪直中厥阴，寒瘀互结，诸寒收引作痛。误用寒下，引动冲气上奔。先予双尺泽穴各抽取黑血2mL，针补足三里，大艾炷灸神阙，痛缓。

予温氏奔豚汤小剂加当归30g，煅紫石英30g，吴茱萸15g（洗），温肾镇冲，破寒积而解痉挛。1剂后脉出，痛止，黄苔化净，又服5剂攻冲亦平，痉愈，追访15年未发。（李可治案）

原按：本证之关键在舍舌从证。古有"舌不欺人，黄苔主火"之论，其脉伏又类热深厥深，况又有"独处藏奸"之说，十分寒证之中，独见一处热证，则此"独见"之异，可能反映疾病本质。但若果系实热，则小承气汤当有小效，何以病反加重？热证大渴引饮，此证则饮水而吐涎沫；口苦烦渴，却非极烫之水不喝；脐冷、膝冷，又是下焦真寒的据。此等疑似处，最易致误。舌苔之生由胃气蒸化，釜底火弱，蒸化无权，舌苔亦不能反映真相。试观本病之黄苔，予本方1剂，随着痛止脉出，气化周行，其苔即已尽化。又，五苓散证本有小便不利。此证小便自利，似不属五苓。然有"水入则吐""得水反吐涎沫"，又是肝寒饮逆的吴茱萸汤证的据。其小便多，正是阳虚气化不行，水不化津，直趋膀胱而出，病机仍是火弱。寒积膀胱，亦令气化不行，非独热也。

六、缩阳症

靳某，男，21岁。某日22时许，忽觉脚背麻如电击，有一股冷气从双小腿内侧中线直冲至阴茎根部，随即全身寒战，嘎齿有声。头汗喘促，阴茎阵阵收缩入腹，恐惧异常，于清晨急诊入院，用镇静剂不能控制，邀李氏会诊。四诊未毕，突然发作，仓促之间，急令患者卧床解衣，即以纸烟头，对准关元穴着肤火灼，约2秒钟立解其危。见证为阴寒直中厥阴，肝主筋，其脉过阴器，寒主收引，故阴茎收缩入腹。

以温氏奔豚汤用附子30g，加吴茱萸（开水冲洗7次）15g，山茱萸30g，生龙骨30g，生牡蛎30g，鲜生姜10大片，大枣20枚，逐在里之阴寒，温肝肾而固元气，3剂后病愈出院。（李可治案）

原按：吴茱萸辛苦温，燥烈有小毒，入肝、胃经。治巅顶头痛、肝寒疝痛、痛经、眩晕、胃寒呕吐吞酸、噎膈反胃。外敷涌泉穴引火归原治口疮，敷脐治小儿泄泻，其功不可尽述，唯各家皆用 1.5~6g，药难胜病，故其效不著。《伤寒论》吴茱萸汤用量一升，汉制一升，约合今制 50g，方下注一"洗"字，是仲景用法奥妙所在，即以沸水冲洗 7 遍而后入煎，可免入口辛辣及服后"瞑眩"之弊。

余凡遇小儿、老人、羸弱患者则先煎沸 2~3 分钟，换水重煎，则更稳妥。其用量 10g 以下无效，15g 显效，30g 攻无不克。方中鲜生姜、大枣按《伤寒论》比例定量。伤寒方用药精纯，虽姜、枣亦寓有深意，并非点缀。

七、缩阴症

患者段桂莲，37 岁，某日 11 时突然抽搐昏迷。赶至其家时，见患者被家人揽腰紧抱，大汗淋漓，神情恐怖，面色青灰。西医按癫病给予镇静无效。病因生气之后，突然觉两乳头强烈内缩，阴道阵阵抽搐不止，旋即昏厥不省人事。醒后只觉头晕，不时呕涎沫，天旋地转，如乘船坐车心动神摇，荡漾不止，睁眼则视一为二，手指挛缩如鸡爪，腿肚转筋不止。四肢厥冷，口鼻气冷，唇舌青紫，脉象迟细 60 次／分。四诊未毕，突然再次发病。乃急灸双乳根穴，小艾炷（麦粒大）着肤灸关元穴，强针人中、内关（双）而解。

追询病史，知患者在 7 年前产后，有鸡爪风发作史，经补钙不能控制。素体瘦弱，畏寒，虽盛夏亦喜厚衣，瓜果生冷从不沾唇，脏气虚寒可知。寒主收引，故见厥、少二经中寒见证。以其肝肾阴寒之气上逆，故见呕涎沫而巅眩；寒饮凌心，故悸动不宁；暴怒而厥气上攻，故昏不知人；肾主二阴，肝之经脉络阴器，过乳头，故挛缩；精气散乱，故视一为二。拟温氏奔豚汤中剂，加山茱萸补肝肾而固脱，紫石英、生龙骨、生牡蛎、活磁石安镇冲逆，固护元气，二虫止痉，吴茱萸散肝寒，嘱服 3 剂。药进 1 剂，手脚回温，抽搐止，3 剂后诸症均愈。以黄芪桂枝五物汤加木瓜 15g，黑木耳 30g，鸡蛋壳粉 3g（冲），益气养血，柔肝缓急，连进 6 剂，其鸡爪风症亦得根治。（李可治案）

原按：男子缩阳症，临床并不少见。女子缩阴症，却临床罕见。1978 年夏，余在县陶瓷厂任职时，遇到此例。

按：治病要善于寻找切入角度。本案抽搐未见奔豚之症，因见呕涎沫而巅眩，断为肝肾阴寒之气上逆，由此选用温氏奔豚汤，不治抽而抽自止，诸症均愈，病机把握准确。全案记载具体生动，剖析症状抽丝剥茧，病机条分缕析，推定厥、少二经中寒见证，分析精辟，文笔畅达。

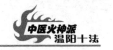

八、暴盲

某女，38岁。1983年6月27日夜半，左目暴盲。11月7日入某眼科医院，诊为"中心视网膜络膜炎，视盘水肿，灰斑病灶形成"。住院3个月，直视视力0.3。食少便溏，遗尿不禁，经治8个多月未见好转而求诊：气喘自汗，腰困如折，遗尿不禁。每日小便30次以上，偶一咳嗽即遗尿。原为瘦高体型，1982年3月以后，异常发胖，体重80kg，精力反大不如昔。怠惰思卧，畏寒不渴，口干而不能饮，饮水则呕涎沫。脉象迟弱，舌淡胖而润。

据上证情，素体阳虚湿盛，因治目疾苦寒过剂，重伤脾肾之阳。以其命火衰微不主温煦，故畏寒；釜底无火，故食少化艰；火衰不能统束膀胱，故遗尿不禁；肾之精气衰，不能纳气归根故喘。此证寒象毕露，一派阴霾用事。虽有"目疾多火"之训，乃言一般。此证既已寒化、虚化，则温阳补虚乃属治本之举。遂拟温氏奔豚汤小剂加肾四味（枸杞子、菟丝子、补骨脂、淫羊藿）各15g，供患者酌定。患者持方曾向多人请教，疑信参半，后大胆购药1剂，试服之后，当日小便次数大为减少，遂吃吃停停，共服15剂，诸症均退，视力恢复，视野扩大。（李可治案）

按：本例暴盲，一派阳虚湿盛之象：遗尿不禁，便溏，短期内异常发胖，饮水则呕涎沫，舌淡胖而润。李氏投以温氏奔豚汤加肾四味温阳利湿，治疗本病属于变法，除枸杞子外无一味明目套药，体现治病求本之旨。

九、噎膈

杨某，男，71岁。胃溃疡13年，2年前加重，朝食暮吐，呕涎沫。食道下端及幽门钡剂通过受阻，胃镜检查因贲门强烈痉挛而告失败。现症：每日可进食150g，食入即吐，或一二小时后吐出，时呕涎沫，频频打嗝。大便干结如羊粪球，当脘绞痛或绕脐作痛，日无宁时，呻吟不绝。眼眶塌陷，一身大肉尽脱。脐下筑筑跃动，甚则有寒气从关元穴处上攻胸际而晕厥，每日发作1~2次，多在午后或夜半。面色黧黑，舌淡胖多齿痕，脉迟细微。畏寒甚，虽在夏季不离棉衣。

考患者年逾古稀，积劳成损，已成噎膈重症。朝食暮吐，责之无火；当脐号称神阙，为人身元气所聚，今跃动振衣，为元气欲脱；冲气上攻，皆先天肾气不固之象。但既病经半年，百治罔效，却又病不致死，脉虽迟细未致散乱，可见生机未绝。

遂拟温氏奔豚汤温肾阳，助元气，镇冲逆，降胃气为治：代赭石末30g，生半夏30g，鲜生姜30g，肉苁蓉30g，黑芝麻30g，煅紫石英粉30g，生山药30g，吴茱萸30g（另煎3沸，去水入药），红参10g（另炖），附子10g，肉桂10g，沉香磨汁兑入、砂仁各5g（后下），茯苓20g，川牛膝10g，泽泻10g，炙甘草10g，大枣25枚。水煎浓汁，兑入参汁，姜汁1盅，小量多次缓缓呷服，待吐止，1剂分3次服，2剂。

上方服1剂后，当日呕止，进食不吐。服第2剂后，次日下午便下干结如羊粪球之大便20余粒，落地有声。今早大便1次，黄软。其下焦寒积，时时攻冲之势，亦减十之八九，腹痛亦止，原方去代赭石、生半夏，吴茱萸减为10g，10剂。

三诊：诸症均愈，已能扫地，喂猪。日可进食斤许，时时觉饿。嘱其在三伏内服鹿茸底座100g，全胎盘100g，三七50g，琥珀50g，红参50g，鱼鳔（海蛤粉炒成珠）50g，制粉，每日服2次，每次3g，热黄酒送下，以血肉有情之品温养之。此后健壮逾于往年。（李可治案）

原按：此症死里逃生，关键有三：本人一生不好女色，肾气未致败亡，一旦胃气来复，便入佳境；初诊得力于重用生半夏、鲜生姜、赭石粉之重镇降逆，破呕吐关，使药力直达病所。此症之顽固性食道、幽门痉挛，能否解除，成为生死关键。西医之"痉挛"与中医的"诸寒收引"同理。吴茱萸为开冰解冻之剂，其性辛热燥烈，直入阳明、厥阴血分，能破沉寒痼冷，解除一切痉挛（热则佐以黄连）。并加两倍之鲜生姜，大枣20~30枚，则辛烈减，可保无害。更加紫石英之善治奇经，温肾镇冲，得以奏功。

第四节　实脾散（《济生方》）

组成：茯苓30g，白术30g，木瓜30g，木香10~15g，厚朴10~15g，大腹皮10~15g，草果10~15g，附子20~60g，干姜20g，甘草15g（剂量系编者所加）。

原方用法：上药共研粗末，每次用12g，加生姜5片，大枣5枚水煎服，今多用汤剂。

功效：温阳健脾，行气利水。

主治：脾肾阳虚水肿，而以脾虚为重。

本方病机为脾肾虚寒，气不化水。方中干姜大热，温运脾阳；附子温肾助阳，化气行水，二者相合振奋脾肾之阳；白术、茯苓健脾和中，渗湿利水，合用补脾利水；厚朴、木香、大腹皮行气之中兼能利水消肿；木瓜酸温能于土中泻木，兼祛湿利水；草果辛热燥烈，善治湿郁伏邪；甘草、生姜、大枣调和诸药，益脾温中，同为使药。诸药相合，温脾暖肾，行气利水，肿证自除。本方是治疗阴水的常用方，临床应用以全身水肿，腹胀纳呆，溺少便溏，舌淡苔腻，脉沉迟为辨证要点。与真武汤、四逆五苓散偏重肾阳相比，本方更偏重于脾虚湿盛之证，行气之功也较突出。

水肿

1.慢性肾炎：陶某，女，66岁，农民。患者有数十年慢性肾炎病史，经治而愈。

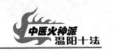

近阶段操劳过度，双下肢水肿，进行性加剧，化验尿蛋白（+++）。症见双下肢水肿，已过双膝，畏寒肢冷，纳呆腹胀，小便短少，大便秘结，气短懒言，舌淡胖齿痕，脉沉细无力。证属脾肾阳虚，阴水旺盛，治宜温补脾肾，行气消肿。

方用实脾散加味：茯苓60g，木瓜20g，苍术30g，白术30g，炙甘草10g，木香10g，大腹皮30g，草果仁10g，干姜30g，炮姜30g，高良姜30g，附子30g（先煎），厚朴20g，党参30g，泽兰30g，泽泻30g，芡实30g。水煎服，每天1剂。6剂。

复诊：水肿消减大半，食欲增加，大便每天1次，小便量增多，畏寒肢冷改善，尿蛋白（++）。原方再进6剂。

三诊：尿蛋白转阴，水肿尽消，畏寒肢冷显著好转，仍不耐劳作，腰背痛，小腿夜间偶有抽筋，上方加木瓜为30g，加仙茅30g，淫羊藿30g。再进6剂，隔天服药1剂，巩固治疗。（傅文录治案）

原按：老年肾炎，肾精已衰，加之阴盛阳衰，形成阴水。水为阴邪，水湿积聚之所，便是阳气不到之处。患者腹胀气滞，阳虚不运，其治则在脾肾脾两脏，选用实脾散加味，重用附子与三姜，以振脾肾之阳，佐以行气利湿之品，以助气化之机。方药对证，服之即效，尿蛋白也随水肿消退而消失。

2. 慢性肾炎：董某，女，60岁，市民。患慢性肾炎20年余，长期服用中西药物而病情不稳定，近阶段有加重趋势。尿化验：蛋白（+++），红细胞（++），肾功能化验正常。症见气短懒言，胸闷纳呆，双下肢水肿，活动后加重，畏寒肢冷，舌淡苔白，脉沉细无力。证属脾肾阳虚，水湿不化，清浊不分，治宜温补脾肾，化湿利浊。

方用实脾散加味：茯苓30g，苍术20g，白术20g，木瓜20g，炙甘草10g，木香10g，大腹皮20g，炮姜30g，附子30g（先煎2小时），厚朴20g，泽兰20g，泽泻20g，党参30g，三七10g。10剂，水煎服，每天1剂。

服药之后，精神大振，水肿消失，清晨仍有眼睑轻度水肿，上方加淫羊藿30g，仙茅30g，补骨脂30g，芡实30g，再进10剂。

三诊：服上方自感良好，计服药40余剂。化验小便阴性，巩固治疗，上方隔日服1剂，再服1个月。（傅文录医案）

原按：老年性慢性肾炎，多是一派虚寒之象如本例所现。患者大都中焦脾胃虚弱，下焦肾阳亏损，脾肾两亏，阳不化阴而水肿形成；脾主运化，升清降浊，今清浊不分而尿中异常；肾阳亏损，封藏失职，固摄失司而精浊混杂而下。治从先后天着手，温脾益肾，行气利水，特别是重用附子、二仙温阳助肾，阳气振奋，阴邪自散；脾主运化，肾司固摄，清浊各归其道，清升浊降而尿中异常转化也。

第七章　温化法

所谓温化法即温阳法与化痰祛湿法合用，用于阳虚兼有痰湿之证。温阳以治阳虚，化痰以治痰饮，共奏温阳化痰之功。痰湿为阴邪，阳虚之人进一步发展水湿凝聚，很容易见到咳喘、痰多、眩晕等痰湿病症，因此温化法也是十分常见的配伍治法。《金匮要略》："病痰饮者，当以温药和之。"即是温化法之肇端。

温阳常用附子、肉桂、干姜以及四逆汤等温热方药，化痰则多用二陈、瓜蒌、薤白等方药，一般常配合辛散、行气之品，代表方有四逆瓜蒌薤白汤、小青龙汤、四逆二陈麻辛汤、回阳救急汤、姜附茯半汤等，其中四逆瓜蒌薤白汤通常用于胸痹心脏病症，其余用于肺脾痰饮咳喘诸症。

火神派各家对温化法积累了丰富经验，所治病症不止限于痰饮水湿各症，还广泛用于心肺各种病症、咳喘、痹证、慢脾风、癌症、各种疼痛等，异病同治是因为有阳虚痰湿偏盛的共同病机。

第一节　四逆瓜蒌薤白汤（吴佩衡制方）

瓜蒌薤白汤是指《金匮要略》中以瓜蒌、薤白为主的3个方，可称为"瓜蒌辈"，如同称四逆汤类方为"四逆辈"一样。主要用于胸痹心痛之症，吴佩衡运用瓜蒌辈时，通常配合温阳，合以四逆汤，成为四逆瓜蒌薤白汤。

瓜蒌薤白白酒汤组成：瓜蒌实一枚（捣）　薤白半斤　白酒七升

上三味，同煮，取二升，分温再服。

《金匮要略》："胸痹之病，喘息咳唾，胸背痛，短气，寸口脉沉而迟，关上小紧数，瓜蒌薤白白酒汤主之。"

瓜蒌薤白半夏汤组成：瓜蒌实一枚　薤白三两　半夏半斤　白酒一斗

上四味，同煮，取四升，温服一升，日三服。

《金匮要略》："胸痹不得卧，心痛彻背者，瓜蒌薤白半夏汤主之。"

枳实薤白桂枝汤组成：枳实四枚　厚朴四两　薤白半斤　桂枝一两　瓜蒌实一枚（捣）

上五味，以水五升，先煮枳实、厚朴，取二升，去滓，内诸药，煮数沸，分温三服。

《金匮要略》："胸痹心中痞，留气结在胸，胸满，胁下逆抢心，枳实薤白桂枝汤主之；人参汤亦主之。"

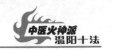

胸痹

1.杨某，50余岁。患胸痹心痛证，曾服桂附理中汤，重用党参、白术并加当归，服后病未见减。每于发作之时，心胸撮痛，有如气结在胸，甚则痛彻肩背，水米不进，面唇发青，冷汗淋漓，脉息迟弱，昏绝欲毙，危在旦夕。吴氏认为此乃土虚无以制水，阳衰不能镇阴，致下焦肝肾阴邪夹寒水上凌心肺而成是状。然寒水已犯中宫，骤以参术当归之峻补，有如高筑堤堰堵截水道，水邪无由所出之路，岸高浪急，阴气上游，势必凌心作痛。斯时不宜壅补过早，法当振奋心阳，使心气旺盛，则阴寒水邪自散矣。

方用四逆瓜蒌薤白汤加肉桂：天雄片100g，干姜30g，薤白10g，瓜蒌实10g，丁香10g，上肉桂10g（研末，泡水兑入），甘草5g。1剂痛减其半，2剂加茯苓30g以化气行水，则痛减七八分，3剂后胸痛若失。（吴佩衡治案）

按：本例先前治者亦用了温阳如桂附理中汤，唯其"重用党参、白术并加当归，服后病未见减。"吴氏喻称"骤以参术当归之峻补，有如高筑堤堰堵截水道，水邪无由所出之路，岸高浪急，阴气上游，势必凌心作痛""斯时不宜壅补过早"，改予四逆汤合瓜蒌薤白汤，摒弃参术当归之壅补之品，果获良效。

在应用附子等辛热药物治疗阴证时，是否夹用熟地等滋阴之品，是温补派与火神派的重要区别。吴氏在这一点上，表现出十分鲜明的火神派风格。他认为扶阳祛寒，宜温而不宜补，温则气血流通，补则寒湿易滞。因此他用扶阳诸方所治阴证案例，绝少夹用滋补药品，即或补气药也绝少应用，嫌其掣肘。"正治之方决勿夹杂其他药品，如果加入寒凉之剂则引邪深入；加入补剂则闭门留寇，必致传经变证，渐转危笃费治。"（《吴附子——吴佩衡》）

2.某女，46岁，干部。1999年10月16日初诊：1994年诊为冠心病，1996年因急性心肌梗死住院，白细胞计数和血清心肌酶均高，心电图提示后侧壁广泛心肌梗死，出院后请顾氏诊治：半年来因劳累，心绞痛发作频繁，今日心绞痛加重，患者极痛苦，手捂胸部，心痛如刀绞，如被人用力挤压。烦躁不安，呼吸急促，心中恐惧，如似濒临死亡。面色苍白，目光无神，肢冷汗出，唇面发麻。问诊过程中患者意识模糊，就地躺下，失去知觉。脉微欲绝，鼻息几无。以四逆汤合瓜蒌薤白桂枝汤加减，急煎以回阳固脱，强心益气。

处方：附子60g，干姜12g，桂枝15g，茯苓15g，瓜蒌12g，石菖蒲12g，川芎12g，薤白10g，甘草6g，频频喂服。约20分钟后，手足转温，眼睛微睁。连服二三盏，约半小时，各症缓解，腹饥思食，吃半碗粥后安睡。后以温阳扶正，益气补血之剂，

连服 1 周，诸症悉平，精神好转，上班工作。（顾树华治案）

原按：此阳气欲脱之际，唯以回阳固脱可救，若迟疑延时，恐贻误病机。

3. 吕某，男，79 岁。2018 年 9 月 20 日出诊：胸闷胸痛，意识不清，口中流涎，10 天内已发作两次，服速效救心丸不缓解。面色晦暗，尿频等待，或尿失禁，大便艰难，三天一行。纳差，眠差，无汗，多行则喘。舌暗赤胖润，脉沉弦寸弱，三五不调。血压 70/50mmHg。

此高年阳虚，胸阳不振，痰浊上泛，以四逆瓜蒌薤白汤出入：瓜蒌 30g，薤白 10g，桂枝尖 30g，丹参 30g，檀香 10g，砂仁 10g，附子 30g，茯神 30g，黄芪 30g，延胡索 20g，炙甘草 15g，生姜 10g。7 剂，早、午、晚饭后服药。

9 月 28 日复诊：胸闷胸痛已止，意识已清，唯感气短，上方黄芪加至 60g，再予 7 剂。至今已 10 个月未发作。（张存悌治案）

第二节　小青龙汤（《伤寒论》）

组成：麻黄三两（去节，味甘温）　芍药三两（味酸微寒）　五味子半升（味酸温）　干姜三两（味辛热）　甘草三两（炙，味甘平）　桂枝三两（去皮，味辛热）　半夏半升（汤洗，味辛，微温）　细辛三两（味辛温）

上八味，以水一斗，先煮麻黄，减二升，去上沫，内诸药，煮取三升，去滓，温服一升。

《伤寒论》："伤寒表不解，心下有水气，干呕发热而咳，或渴，或利，或噎，或小便不利，少腹满，或喘者，小青龙汤主之。"

"伤寒，心下有水气，咳而微喘，发热不渴。服汤已渴者，此寒去欲解也。小青龙汤主之。"

《金匮要略》："病溢饮者，当发其汗，大青龙汤主之，小青龙汤亦主之。"

"咳逆倚息，不得卧，小青龙汤主之。"

火神派医家在投小青龙汤时，多加入附子，增强温阳之力，颜德馨曾谓：哮喘之治，"小青龙汤散寒化饮无效时，加一味附子有立竿见影之功"。

一、咳嗽

1. 童子痨：张某，8 岁。禀赋不足，形体羸弱。受寒起病，脉来浮滑，兼有紧象，指纹色淡而青，舌苔白滑，质含青色。涕清，咳嗽而加痰涌。发热、恶寒，头昏痛，喜热饮。缘由风寒表邪，引动内停之寒湿水饮，肺气不利，阻遏太阳经气出入之机，

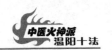
拟小青龙汤加附子助阳解表化饮除痰。附子用至30g，服后得微汗，身热始退，表邪已解，寒痰未净，守原方去白芍、麻黄加茯苓10g、白术12g连进2剂，饮食已如常。唯仍涕清痰多，面浮，午后潮热，自汗，腹中时而隐痛。

孰料病家对吴氏信任不专，另延中医诊视，云误服附子中毒难解，处以清热利湿之剂，反见病重，出现风动之状，双目上视，唇缩而青，肢厥抽掣，汗出欲绝。又急促吴氏诊视，乃主以大剂加味四逆汤治之，附子用至100g，连服2次，风状已减，不再抽掣。原方加黄芪、白术、茯苓连进数十剂始奏全功。（吴佩衡治案）

按：吴氏不仅在成人中投用大剂量附子，对婴幼儿童也敢于放手加量，胆识确非常医可及。本案8岁小儿前后共服附子量逾5000g，"并无中毒，且患儿病愈之后，身体健康，体质丰盛胜于病前，多年无恙"。

2.陆某，男，38岁。反复咳嗽半月。患者系医馆客户李经理亲戚，述患者一生未服中药，对中医信心不大。此次因屡服西药不效，经李开导愿服中药一试，遂求诊于余。见咳嗽频作，痰少色白，咳甚时有微汗，二便尚可，唯舌淡红，苔薄白润，脉濡尺沉乏力。思此证为阳虚受寒，肺失宣肃。当治以温阳解表，宣肺化饮。

拟小青龙汤加附子、杏仁去五味子：麻黄5g，桂枝10g，炮姜15g，细辛10g，法半夏12g，炙甘草20g，制附子20g，白芍10g，北杏10g。3剂。服1剂后咳嗽大减，3剂服完诸症均除，直呼中医神奇。（编者张泽梁治案）

3.刘某，系学生母亲。2018年9月24日诊：学生代诉夜晚吹空调受寒至咳嗽4日。咳吐白色黏痰，咳至声音嘶哑，无汗，腿脚略有麻木，咳嗽后服用3日凉茶，病情不减。

处小青龙汤加味：麻黄10g，桂枝15g，细辛6g，姜半夏10g，炙甘草10g，五味子10g，干姜15g，紫菀20g，款冬花20g，杏仁10g。3剂。9月28日告知服药两剂已痊愈。（王松治案）

4.治李某，女，87岁。系沈阳老同学之母，在杭州其另一个女儿家中居住。咳嗽3个月，痰多白黏，先吃各种止咳糖浆，后服当地某老中医中药半月，俱不见效，其方中有黄芩、鱼腥草之类。便干，不易汗，目赤，手足不凉。老同学（在沈阳）询求于我，我与对方电话沟通，症如上诉，想苏杭乃吴门清轻流派发源地，寒痰咳嗽误治在所难免，清肺养阴"一味误投，即能受害"（徐灵胎语），故而迁延3个月不止。

处方小青龙汤加附子：炮姜25g，桂枝20g，麻黄10g，白芍10g，炙甘草10g，细辛5g，半夏25g，五味子10g，附子20g，紫菀30g，杏仁20g，茯苓25g。

生姜 10 片。5 剂。服药后即愈。（张存悌治案）

按：患者虽有便干、目赤等症似乎热象，但是痰多白黏，咳嗽 3 个月服各种止咳糖浆及某老中医中药半月，俱不见效，可推知犹是寒痰久咳。《读医随笔》："风寒久咳……皆小青龙汤证也。"一语道尽天机。

二、咳喘

1. 李某，男，年四旬余。患痰饮咳喘病已八九年，中西医屡治未愈。面色青暗，目下浮起如卧蚕。咳痰气喘而短，胸闷痰滞，头疼目眩。食少无神，畏食酸冷，渴喜热饮而不多，小便短赤，咳时则遗。入夜难眠，行卧唯艰，值阴雨天寒尤甚。脉左弦右滑，两尺弱，心脉细短，肺脉滑大，按之则空，舌苔白滑而腻。此由脾肾阳虚，饮邪内泛，脾不运化，寒湿水饮上逆犯肺则作痰作咳。

拟方小青龙汤加减主之：附子 20g，北细辛 4g，麻黄 3g，干姜 15g，法半夏 15g，五味子 1.5g，甘草 3g。

次日复诊：头疼、咳痰稍减，痰较易咯，乃照原方分量加倍。服后痰多咳吐如涌，胸闷减，喘息较平。2 剂后，头痛若失，喘息平其大半。3 剂后，稍能食，行卧已较轻便，唯痰多，气仍短，小便转长而色仍赤。盖湿痰饮邪得阳药运行，在上由咽喉气道而出，在下则随小便而去，乃病退之兆，仍照前方加减治之。

处方：附子 100g，北细辛 10g，半夏 10g，干姜 40g，上肉桂 10g（研末，泡水兑入），茯苓 30g，桂枝尖 20g，五味子 3g，甘草 10g。

2 剂后喘咳平，痰已少。3 剂后，胸闷气短均愈，饮食倍增，弦滑之脉已平，腻苔已退。唯精神未充，苓桂术甘汤加附子、黄芪，连进 10 剂，遂得痊瘳。（吴佩衡治案）

按：吴氏用小青龙汤加附子，减去白芍，意其碍阳。初诊方各药包括附子的剂量均系平剂小量，得效后，附子则一再加大剂量，不以病减而减量，与"大毒治病，十去其六"之旨相比，另备一格。

2. 孕妇哮喘：郑某，25 岁。慢性哮喘病已 14 年，现身孕 4 月余。症见咳嗽短气而喘，痰多色白，咽喉不利，时发喘息哮鸣。面色淡而少华，目眶、口唇含青乌色。胸中闷胀，少气懒言，咳声低弱，咳时则由胸部牵引小腹作痛。舌苔白滑厚腻，舌质含青色，脉现弦滑，沉取则弱而无力。判为风寒伏于肺胃，久咳肺肾气虚，阳不足以运行，寒湿痰饮阻遏而成是证。法当开提表寒，补肾纳气，温化痰湿，方用小青龙汤加附子，附子开手即用 100g。2 剂后，咳喘各症均减。继用四逆、二陈合方加麻、辛、桂。附子加至 200g，服后喘咳皆减轻。共服 30 余剂，哮喘咳嗽日渐

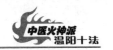

平息痊愈。身孕无恙，至足月顺产一子。（吴佩衡治案）

原按：昔有谓妇人身孕，乌、附、半夏皆所禁用，其实不然。盖乌、附、半夏，生者具有毒性，固不能服，只要炮制煎煮得法，去除毒性，因病施用，孕妇服之亦无妨碍。妇人怀孕，身为疾病所缠……务使邪去而正安，此实为安胎、固胎之要义。《内经》云："妇人重身，毒之何如……有故无殒，亦无殒也。"此乃有是病而用是药，所谓有病则病当之，故孕妇无殒，胎亦无殒也。

3.哮喘：曹某，女，40岁。十余岁开始患支气管哮喘，每年冬季发作。屡至医院急诊，输氧抢救。刻诊：咳嗽，气紧，心累，痰多不易咳出，呈泡沫状。喘则张口抬肩，哮鸣不已，出多入少，动则尤甚。恶寒，经常头晕，曾诊断为"梅尼埃综合征"。食欲不振，形体消瘦。月经量多，色乌暗，夹紫黑色瘀血，某医院妇科诊为"功能性子宫出血"，血色素仅有5g。面色萎白无华，眼胞及双颧水肿，唇乌，舌质淡而紫暗，苔灰白黄浊腻、根部厚。辨为少阴寒化证，兼太阳表证未解。

须表里同治，散外寒，涤内饮，以小青龙汤加减主之：麻黄10g，干姜15g，甘草15g，桂枝10g，法半夏18g，辽细辛5g，炮姜20g，生姜20g，4剂。

二诊：咳嗽减轻，气喘稍减，痰易咳出。此病积之已久，脾肾阳气日衰，喘时呼多吸少，肾不纳气之虚象甚显，故不宜过表，须峻补脾肾之阳，固肺气之根，扶正以涤饮驱邪。

以四逆加味主之：制附子120g（久煎），干姜60g，炙甘草45g，茯苓20g，上肉桂10g（冲服）。

上方加减服10余剂，咳喘、畏寒、眩晕等症皆显著好转。宜扶阳益气，培补先、后二天：制附子60g（久煎），炮干姜30g，炙甘草25g，炒白术30g，茯苓20g，菟丝子20g，枸杞子20g，北沙参20g，砂仁10g。

上方出入增减，服两月余。咳喘皆平，月事正常，体质逐渐恢复。（范中林治案）

按：初诊所用小青龙汤减去白芍、五味子，应是嫌其恋阴。

4.何某，男，84岁。2013年11月1日初诊：发热5天，体温37.3~39℃，咳嗽，痰多白黏夹血，尿涩（前列腺增生），插着导尿管。精神萎靡，舌淡胖润，脉浮滑尺弱，时有一止。在某医院急诊观察室诊治5天，各种检查做遍，犹未确诊，疑为"肺栓塞"，动员家属同意做肺导管检查，拟收入院治疗。其女儿觉得如此折腾下去不是个事儿，因是大学药系同学，故来找我赴诊，听听中医意见。

见症如上，辨为高年肾虚，外感未清，痰蕴肺中，当温阳开表，兼以化痰利尿，小青龙汤加附子主之。当时觉得患者虽然病势不轻，但若服药有效，亦可考虑回家专恃中医调养。

处方小青龙汤加附子：附子 90g，白术 30g，茯神 30g，炮姜 45g，桂枝 25g，白芍 20g，麻黄 10g，细辛 10g，生半夏 25g，五味子 10g，淫羊藿 30g，桔梗 20g，枳壳 10g，炙甘草 20g，生姜 15g，大枣 10 枚。5 剂。

服药 1 剂即退烧，遂决定出院，专服中药治疗。按上方再服 1 周，恢复正常。（张存悌治案）

按：患者女儿对火神派十分信服，凡亲友有病均介绍找我。其时一同事的儿子适逢发热，打几天滴流不见效果，无奈找到她。她一看，觉得跟其父亲病情差不多，干脆就拿他爸的药给他儿子喝，3 天后，竟也退烧。此非歪打正着，所谓以三阴方治三阴证，虽失不远，关键是方向对头，故能愈病。一个悟性良好的药剂师胜过庸医。

5. 胡某，女，38 岁。咳嗽微喘，发病两天，胸闷短气。因两天前劳累受寒，渐至咳喘。述早年多生子女，月中受寒，劳累有加，致每年均易发生咳喘胸闷之疾。此次因受寒旧疾复作，以往多以西药打点滴处理，虽能解一时之急，但体质日损，大不如前。此次其丈夫力主中医治疗，见痛苦面容，少咳微喘，痰少色白，微恶寒无汗，胸闷气短，呼吸费力，二便尚可，舌淡略胖，苔薄白润，脉略紧尺脉沉乏力。思此素体阳虚，复受风寒，引动内饮，致水气凌心射肺，而现咳喘胸闷诸症，治当温阳化饮，宣肺平喘。

拟小青龙汤加附子去白芍、五味子：麻黄 10g，桂枝 10g，炮姜 10g，细辛 10g，法半夏 12g，炙甘草 10g，制附子 20g，茯苓 30g，北杏 10g，3 剂。

复诊，当晚服 1 剂后诸症大减，心中暗喜，谓中医果然不是慢郎中。后以原方出入服 10 余剂，至今未再发。（编者张泽梁治案）

按：此案每年发生咳喘之疾，"以往多以西药点滴处理，虽能解一时之急，但体质日损，大不如前。此次其丈夫力主中医治疗"，服 1 剂后诸症大减，赞"中医不是慢郎中"。且"至今未再发"，表明中医治疗慢性病确实有独特优势。

6. 伊朗人杜某，男，53 岁。素体丰盛，咳嗽痰喘甚剧。新近受冷，咳嗽痰喘频作，夜不安枕，饮食少进，头重且涨，舌苔白腻，脉象浮滑。辨为盛人多痰，嗜寒饮冷，中阳不足，寒痰恋肺，治以益阳培正，温肺化痰。

处方：黄厚附子 18g，姜半夏 15g，陈皮 9g，麻黄 9g，桂枝 9g，炒白芍 15g，北细辛 3g，五味子 9g，淡干姜 6g（二味同打），莱菔子 9g，白芥子 9g，炙甘草 9g。上方服 3 剂后，咳嗽痰喘得平，病愈过半。（《上海中医药杂志》1983 年 3 期：

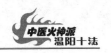

祝味菊治案）

按：本方实是小青龙汤合三子养亲汤加附子，功在扶助中阳，化痰逐饮，即扶阳逐饮之法。方证切合，收效当在情理之中。

7.李子立兄令眷，年三十外，频次半产，产后未及满月，便乘凉食瓜果。中秋夜乘凉，外感风寒，即咳嗽恶寒，呕吐痰水，又当经水大行之后，前医不辨外感风寒，犹用调经养血补剂。见咳嗽益甚，又疑去血过多，阴虚咳嗽，再用麦门冬、贝母，以致表邪不解，里冷益深。恶寒发热，汗出咳喘，坐不能卧，吐不能食，腹胀作泻，遍身麻木，筋骨冷疼。自疑必死，促备终事。

急迎救疗，脉浮细而紧，余曰：风寒积冷，表里皆邪，须重剂方解，无足虑也。以小青龙汤加减，用桂枝、细辛、防风、赤芍、附子、干姜、半夏、茯苓、杏仁、厚朴。二剂得冷汗一身，遂喘定得平卧。如斯八剂，表邪解后，咳喘身痛甫退，旋即里冷发作，腹痛下利白脓。转用附子、干姜、肉桂，合胃苓汤八剂，冷积消。胃气本厚，故易效也。（郑素圃治案）

8.肺心病心衰：某女，62岁。1979年2月4日初诊：某医院诊为"肺心病心衰并发脑危象，急性肾功衰竭"，病危出院准备后事。诊见患者深昏迷，痰声拽锯，颈脉动甚，腹肿如鼓，脐凸胸平，下肢烂肿如泥。唇、舌、指甲青紫，苔白厚腻，六脉散乱，摸其下三部则沉实有力。询知患痰喘31年，此次因外感风寒，引发暴喘。住院7日，始终无汗，已2日无尿。视其唇指青紫，心衰之端倪已露。寒饮久伏于中，复感外寒，阴寒充斥内外，蔽阻神明。拟破格救心汤平剂与小青龙汤合方化裁，温里寒，开表闭，涤痰醒神为治。

处方：附子30g，麻黄10g，桂枝10g，赤芍10g，干姜10g，细辛10g，五味子10g，石菖蒲10g，郁金10g，葶苈子10g（包），炙甘草10g，生半夏30g，茯苓30g，麝香0.3g（冲），竹沥60g（兑入），姜汁1小盅（兑入），鲜生姜10大片，大枣10枚，1剂。

2月5日二诊：服后得汗，大便1次，随即苏醒。小便甚多，一昼夜3000mL以上。腹部及下肢肿胀已消七八，足背出现皱纹，脐凸亦消。原方再进1剂。后数日遇于街头，已全好。（李可治案）

按：考李氏本案用药虽称"破格救心汤平剂与小青龙汤合方化裁"，仔细揣摩，究以小青龙汤成分为主，包括了本方全部药品。若论破格救心汤则已缺少人参、山茱萸、磁石、龙骨、牡蛎之属，似已不构成破格救心汤方意。毋宁说，本方乃为小青龙汤加附子更确切。

第三节　四逆二陈麻辛汤（吴佩衡制方）

四逆二陈麻辛汤为吴佩衡创制，由四逆汤合二陈汤加麻黄、细辛，用治一切肺部痰饮阴证如新老咳嗽、哮喘，咳痰清稀，白痰涎沫多者，吴氏屡用有效。如果表证明显者，吴氏用小青龙汤加附子，二方虽同属温化治痰法，但前者偏重于里，后者偏重于表。

一、咳嗽

桂某，女，36岁。咳嗽已近1个月，住某医院已28天，咳嗽加剧，症见咳声不断，咳而不畅，咽痒痛难忍，胸闷气短，咳时小便自出，舌淡苔白，脉沉紧，口干而不渴。问其缘由，因受寒感冒，咽不适，自服清热解毒、润肺化痰之药，病未愈而咳加重，气短乏力，神疲体倦，又自认为体虚，喝鸡汤进补，又输液而成是状。

用麻辛附子二陈汤，温肺化饮：附子60g，麻黄8g，桂枝15g，北细辛6g，陈皮10g，法半夏15g，茯苓20g，杏仁10g，枳壳10g，苏叶10g，桔梗6g，甘草6g，生姜3片。2剂，剂尽而症大减，痰易略出，胸闷愈，能安睡。后以四逆二陈汤加减3剂而痊愈。（顾树祥治案）

二、咳喘

1.麻疹危证：陶某，32岁，住上海。有四子一女，1932年3月值麻疹流行，将长、次两子（7~9岁），送往苏州躲避，孰料去后均出麻疹，误服寒凉之药相继夭亡。三、四两子，2~4岁，在上海亦患麻疹，住某广东医院治疗。病至严重时，诊断为"肺炎"，延吴氏诊视：两孩麻疹虽免，但发热不退，喘咳痰鸣，满口涎痰随时流出口外。颜面青暗（阴象外露），两颧发赤（虚阳外泄），唇色青紫，指纹青黑出二关，脉搏紧急（寒极之象），大便鹜溏（水寒土湿，木邪贼土），乳食不进（胃中虚寒，司运失权）。当即告以病势危笃，已成三阴寒极之症，寒痰内壅，真阳外泄，有风动或衰脱之势，急宜扶阳抑阴，温逐寒痰，若服后涌吐寒痰，系病除之兆。如热退喘平，尚可转危为安。陶某要求设法抢救，纵虽不起，决无怨言。

遂拟四逆二陈汤加丁香、肉桂、少佐麻黄、细辛，分量加重，与两孩同服：附子100g，干姜24g，肉桂10g（研末，泡水兑入），法半夏10g，广陈皮6g，茯苓15g，细辛3g，丁香6g，炙麻黄3g，甘草10g。

服后，均呕吐涎痰碗许，自汗淋漓，大便泄泻。次日复诊，发热已退十之七八，喘平十之五六，口中涎沫减去十之八九，喉间痰鸣亦减去其半，略进乳食。

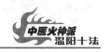

照原方加量去麻、辛治之：附子130g，干姜36g，肉桂10g（研末，泡水兑入），化橘红6g，茯苓15g，法半夏10g，丁香6g，甘草10g。服后又各吐涎痰碗许。第三日复诊，已脉静身凉，喘平泻止，眠食较佳，咳减十之六七，颜面及指纹青紫均退。照原方去丁香加细辛、五味子、黄芪，连进3剂，诸病痊愈。

渠之另一女孩，5岁多，亦继出麻疹。初起即发热、涕清，而加咳嗽，呕吐泄泻，目泪盈眶。拟以桂枝葛根汤加防风、薄荷，服上方后麻疹渐出。第二剂去葛根加黄芪16g，服后全身透达。第三剂黄芪桂枝五物汤，服后疹灰脉静身凉，平安而愈。（吴佩衡治案）

原按：陶某5个小孩，长、次两子，远避隔离不能幸免，误于寒凉之药而夭亡。三、四两子转"肺炎"而严重，得回阳救逆之剂抢救而全活。一女孩用药适当，两三剂平淡之药而治愈。以此观之，凡治麻疹一证，立方用药，务须细心审慎。明朝李念莪《内经知要》关于"少火生气"云："特须善为调剂，世之善用苦寒，好行疏伐者，讵非岐黄之罪人哉。"此为医医之言，须熟记之。

2.麻疹转肺炎：朱女，5岁，住昆明市。于1939年春出麻疹，住某医院诊治，麻疹免后，转为"肺炎"，病势沉重，遂出院回家。延余诊视，见其脉来沉弱，面色青暗，唇口淡红而焦，舌苔白厚而燥，不渴饮，夜发潮热，形神瘦弱，咳嗽气短而喘促，腹痛食少。据以上病情，属于素禀不足，麻疹免后，正虚阳弱，寒湿内伏上逆于肺，阳不足以运行所致。法当温中扶阳，开提肺气，化痰止咳。

以四逆二陈汤加味主之：附子50g，干姜15g，法半夏10g，陈皮6g，茯苓12g，肉桂10g（研末，泡水兑入），砂仁6g，细辛3g，五味子2.5g，甘草6g。

次日复诊，喘咳已减轻，唇舌较润，面色青暗稍退，饮食略增，夜热已退，照原方再服1剂。第三日续诊，喘咳止，精神饮食较增，白苔退去十之八九，唇舌已转红润，颜色青暗已退十之七八。续以四逆汤加砂仁、肉桂、茯苓连进3剂，津液满口，食增神健，诸病痊愈。（吴佩衡治案）

3.唐某，女，56岁。咳嗽年余，精神疲困，肢楚食少，咳喘不能平卧，夜不能眠已达数月。面色㿠白，昏暗黄滞，口干烦躁但不欲饮，六脉沉迟，舌质淡，苔白腻。前期误投发表阴腻之品，气血耗散过甚，导致肺肾失权，气虚肝郁，寒湿夹痰浊上逆，咳喘迁延不愈。

亟须温肾助阳与祛风豁痰同时兼顾，方能挽回颓势：川附子120g，干姜50g，姜南星40g，法半夏40g，炙麻黄10g，茯苓25g，甘草10g。

上方服1剂，便感胸中舒适，并能短时起坐言谈，唯咳喘仍剧，自汗多，将上方减去麻黄，加砂仁 6g，连服 3 剂。

三诊：各症均有好转，夜间能安睡，已收开冰释冻之效，然久病亏损太甚，致使肾阳难复，夜间及早晚，仍有阵发性咳喘。

故以温水燥土，疏肝达木为治：川附子 150g，炮川乌 30g，干姜 40g，法半夏 20g，桂枝 25g，细辛 6g，茯苓 30g，砂仁 10g，炙甘草 20g，大枣 30g。

服完 3 剂，风痰平息，喘止咳减，各症相继平复，继以桂附八味汤及人参养荣汤加减，调理月余而愈。（《危症难病倚附子》：王子泉治案）

第四节　回阳救急汤（《伤寒六书》）

组成：人参 10g，茯苓 15g，白术 15g，半夏 15g，陈皮 10g，肉桂 10g，熟附子 10g，干姜 10g，五味子 10g，炙甘草 10g，生姜 3 片。临服时加麝香 0.1g，调服。

功用：回阳救急，益气生脉；主治三阴寒逆。寒邪直中三阴，真阳衰微，症见：恶寒蜷卧，四肢厥冷，吐泻腹痛，口不渴，神衰欲寐，或身寒战栗，或指甲口唇青紫，或吐涎味，舌淡苔白，脉沉微，甚至无脉。虚阳外越者也可用本方。（《伤寒六书》）

本方即四逆汤合六君子汤再加肉桂、五味子而成，主治脾肾阳虚兼有痰湿之证。清代吴天士、当代李统华先生擅用本方，是其治疗阴证的首选方剂，有多个案例为证。

另外近代补晓岚先生制有同名方剂，与本方组成不同：附子 60g，干姜 120g，肉桂 15~24g，党参 30~60g，黄芪 30~60g，白术 30~60g，麻黄 15g，细辛 15g。主治大病阳虚气脱危殆者。可供参考。

一、咳喘

吴某，男，54 岁。咳喘八年，此次发作月余，自觉口鼻冒火，口苦口干，渴喜冷饮，剧咳多痰，痰浊色黄，每日吐痰百口以上。稍动则张口抬肩，夜晚咳喘不得卧，肌肤发热，自汗淋漓，手足心烙，舌质淡苔薄白而润，脉象细弱。西医诊断为慢性支气管炎合并肺气肿。

此证颇似肺肾阴虚，而舌脉均为阳虚之证。盖咳喘日久，肺病累肾，肾阳已衰，虚阳上浮，故自觉口鼻冒火，口苦咽干；虚火浮游于胃，故得冷饮则舒；阳虚水泛，上溃于肺，虚火灼津，故痰量多而色黄；痰阻气管，肺失宣肃，肾失摄纳，故咳喘气逆；阴盛阳浮，故肌肤发热，手足心烙；阳虚则卫气不固，故自汗淋漓。治宜健脾化痰，温肾纳气。

处方：附子 25g，干姜 10g，党参 15g，苍术 15g，白术 15g，茯苓 15g，陈皮 10g，半夏 10g，补骨脂 15g，菟丝子 15g，牙皂 10g，椒目 10g，白芥子 10g，

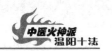

甘草 3g。

服药 3 剂，喘咳吐痰基本消失，余症悉愈。上方去牙皂、椒目、白芥子、苍术，加枸杞子 12g，沙苑子 12g，杏仁 12g，款冬花 15g，紫菀 15g，调理而安。（李统华治案）

按：此案咳喘 8 年，由舌脉断为阳虚之证。其他热象"颇似肺肾阴虚"，实则皆由阴盛阳浮引起，李氏条分缕析，明辨阴火："虚阳上浮，故自觉口鼻冒火，口苦咽干；虚火浮游于胃，故得冷饮则舒；阳虚水泛，上渍于肺，虚火灼津，故痰量多而色黄……阴盛阳浮，故肌肤发热，手足心烙。"

二、肺炎

任某，男，71 岁，家属。发热咳嗽半月，用青链霉素治疗两周无效，于 1979 年 12 月 1 日来我院门诊就医。体温白天在 38℃以上，凌晨 1—3 点高达 40℃。咳嗽，吐黄痰，口苦，喜热饮，喜重衣厚被，食少便溏。经 X 线透视，诊为"左下肺炎"。面色晦暗，形瘦神疲，舌质淡蓝，苔黄腻，脉细数而有间歇。中医辨证：面色晦暗，形瘦神疲，畏寒喜暖，为阳虚阴盛；口苦吐痰黄浊，苔腻多津，为虚阳上浮所致；子夜后阴虚更甚，逼阳外越，故体温升高；舌质淡蓝，脉细数无力而间歇，亦为阴盛阳浮之象。治宜温肾健脾，化痰止嗽。

处方：附子 25g，干姜 10g，党参 25g，白术 15g，陈皮 10g，半夏 10g，肉桂 3g（冲），杏仁 12g，款冬花 15g，紫菀 12g，百部 15g，补骨脂 15g，菟丝子 15g，甘草 3g。服药 3 剂，体温降至 38℃以下，咳嗽减轻，精神好转，饮食稍增，大便仍溏。继服 3 剂，体温恢复正常。胸透：左下肺仍稍有阴影。再服三剂，肺部阴影消失，食纳好转。上方去杏仁、款冬花、百部，加焦三仙、藿香、草豆蔻各 12g，调理而安。（《河南中医》1982 第 4 期：李统华治案）

按：此案肺炎，高烧，有 X 线透视报告，诊断明确。在许多人看来，这种炎症一定是火热，用药无非清热泻火，几成惯例。

本案李氏坚持"按中医辨证，面色晦暗，形瘦神疲，畏寒喜暖，为阳虚阴盛；口苦吐痰黄浊，苔腻多津，为虚阳上浮所致；子夜后阴虚更甚，逼阳外越，故体温升高；舌质淡蓝，脉细数无力而间歇，亦为阴盛阳浮之象"。方用回阳救急汤加减，不但症状消失，肺部阴影亦消失，完全治愈。

搞中医的一定要坚持以中医理论辨析病症，掌握阴阳辨诀两把尺子。

三、肺结核

1.结核性胸膜炎：杨某，男，18 岁。结核性胸膜炎 9 个月，近日突然高烧畏寒，体温 39.8℃。胸部 X 线示：急性粟粒性肺结核并结核性胸膜炎。白细胞 7.8×10^9/L。抗结核治疗效果不显。由李统华教授会诊：精神萎靡，形体消瘦，呼吸急促，面色㿠白，口唇淡白，舌淡胖，边有齿痕，苔薄白润，脉细数无力。虽值夏日，仍觉不温，身覆厚被。诸症合参，认为肾阳虚衰，阴寒内盛，虚阳外越。治宜急温少阴，益气摄阳。

处方：制附子 15g，干姜 9g，黄芪 30g，党参 15g，茯苓 12g，白术 12g，半夏 10g，陈皮 9g，肉桂 1g（冲），甘草 3g。6 剂后体温降至 36.8℃，续服 1 周，体温正常（《中医杂志》1998 年 5 期：李统华治案）。

按：结核病也是最容易陷入西化误区的病种之一。提到本病总是想到气阴两虚、阴虚燥热、骨蒸劳热之类的病机。李氏不为结核病诊断所动，脉证合参，认为肾阳虚衰、阴寒内盛乃是病本，高烧则系虚阳外越之象，以温补而获良效，堪称处治西医病症的范例。

编者不是说结核病、炎症发烧之类病症就都是阳虚，而是要有两分法观念，强调要用阴阳辨诀来判别，留住中医的根。

2. 粟粒性肺结核：徐某，男，18 岁，学生。1978 年元月因低热咳嗽住某医院，X 线胸部摄片诊断为"左下胸膜炎伴少量积液"。长期应用抗结核药、抗生素等，胸水大致吸收，形成包囊性积液。6 月 12 日，突然高热畏寒，头痛剧烈，经 X 线检查，见两肺有均匀、弥漫的细小颗粒状病灶，左肺炎症部分有不规则透明区，体温 39.8℃，白细胞 7800×10^9/L，血沉 20mm/h，脉搏 100 次/分。诊断：①结核性胸膜炎。②急性粟粒性肺结核。治以链霉素、利福平等，并用哌替啶控制头痛，效果不显，精神萎靡，食纳极差，呼吸急促。已下病危通知，邀李氏会诊。

时值炎夏，患者身盖厚被，面色㿠白，形瘦神疲，语言低沉，自述头痛剧烈，食纳极差，唇舌俱淡，舌根苔黄黑而润，脉细数无根。《伤寒论》曰："病人身大热，反欲近衣者，热在皮肤寒在骨髓也。"患者炎夏厚被，精神萎靡，实为肾阳虚衰、阴寒内盛之真寒假热证。肾阳为一身阳气之根，肾阳不足，不能温煦脾阳，则脾阳亦衰，是以食少形瘦；气血生化不足，故面色㿠白，唇舌俱淡，语音低沉；阴盛阳浮，故头痛剧烈，体温升高，舌根苔黄黑而润，脉细数无根，为阴极似阳之象。治宜益气养血，急温少阴。

处方：附子 15g，干姜 9g，黄芪 30g，党参 15g，白术 12g，安肉桂 1g（冲），陈皮 9g，半夏 9g，茯苓 12g，当归 9g，甘草 8g。每日 1 剂，连服 6 剂后，阳气来复，体温降至 36.8℃。头痛消失，换盖薄被，食纳稍增，但睡眠不佳。上方加酸枣仁 15g，合欢皮 15g，五味子 15g。服药 1 周，体温在正常范围内，夜已安寐，但仍

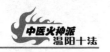

食少腹胀。上方加代代花 10g，麦芽 15g，继续调理。（《河南中医》1982 第 4 期：李统华治案）

按： 此案与上案异曲同工。

四、中寒

1. 辛巳夏日，潜口汪玉依兄，发热头痛，服解表药 6 剂，汗多，热不退。余视为劳倦内伤，服八珍汤，用参二钱，热立退，再剂痊愈矣。

越十余日，复来余馆就诊，云大发热，胸前胀，腰痛作呕，脉浮大，按之无根，舌色灰黑。余惊曰："此中寒证也。"即予理中汤二剂，用附子、肉桂各一钱，白术一钱半，陈皮、茯苓、半夏、炮姜各八分，甘草三分，泽泻八分。初起故轻用，服二剂，热减，膈稍宽。复视之，将前药各加半倍，加人参二钱，服之更效。嗣是六七日，不复赐教。（吴天士治案）

按： 此案发热，以脉浮大按之无根，舌色灰黑，判为中寒证。此老用回阳救急汤时，多加泽泻，值得注意。

本方是吴氏治阴证最常用之方，他称之为"理中汤加味"。除原方外，辛热药常加肉桂、川椒、吴茱萸等；引火归原多用茯苓、泽泻；降逆化痰多选半夏、陈皮；理气选木香、砂仁；人参必用，否则代以黄芪，有时参芪并用；由于半夏、陈皮、茯苓在多数情况下都被加用，所以吴氏治阴证方也可以理解为六君子汤合四逆汤加肉桂等，大致是回阳救急汤格局。

2. 乙丑夏日，本县父母靳公一管家病大发寒热，迎余至署。见其人魄汗淋漓，诊其脉浮数虚大，按之绝无。其时正将服药，余问："此药从何来？"云是城中专治伤寒者。余问："据此专治伤寒医人，认是何病？"答云："彼认是疟疾。"余曰："危矣！危矣！彼认是疟，必用小柴胡汤，内必有黄芩，若服此一剂，神仙不能救矣。"索方视之，果是小柴胡汤。急令将药倾去，另为立方。用附子、肉桂、炮姜各二钱，白术一钱半，陈皮、半夏各八分，茯苓、泽泻各一钱，人参四钱。靳公见方惊骇，问："如此大热天，奈何用此大热药？"余答曰："治病只论证，不论天气。若云大热天气，不当用大热药，则大热天气便不当害大寒病。此乃中阴、中寒之证，即俗所谓阴证伤寒也。不用热药，便不可救，不用大剂热药亦不能救。"力为剖析，始信服。服后大热遂退，二便俱利，汗少神安，始信心无疑。（吴天士治案）

按： 此案发热，以脉浮数虚大，按之绝无，判为"中阴、中寒之证"。

五、慢惊风

1.棠友弟之子,甫二岁,禀质弱极。癸亥年七月间,向幼科处讨末药予服。服后每日必泻五六回,弟媳辈甚喜,谓是痰滞皆去,归功于末药。泻至第七日,夜发大热,至天明不退。更加吐泻,一日吐泻各三十余次。下午接幼科视之,云一块火,药用清解,加黄连二分。服一剂,是夜吐泻不休,发热更甚。

余次早闻之,急令一看:唇白面青,瘦脱人形,喉间喘急之甚。强抱竖起,眼略开即闭下,如欲睡状,此慢惊将成也。余且恨且惧,急命倾去前药勿服。用人参、白术、茯苓、炙甘草、陈皮、半夏、附子、肉桂、炮姜、黄芪、丁香,速令煎服。服下吐遂止,大睡一二时。醒来喘觉稍定,热亦温和,泻只一次。午后仍照前再予一剂,热退喘定。至夜深又复发热,次日仍照前药服一剂,泻全止,热全退。夜又服前药一剂,热退尽,夜不复发。次日去附子,只用六君子汤加姜、桂,仍用参八分。服四剂而神采始旺,吐去痰涎若干,始不复嗽。乃予人参五钱,服十日而后复元。(吴天士治案)

按:此案所用药物当系回阳救急汤方意,另加黄芪、丁香。

2.杨某,男,3岁,住昆明市。病经半月,始发烧咳嗽,呕吐腹泻,经服中西药物,烧热渐退而腹泻不止,呕吐仍频。又进清凉退热剂,反而抽风阵作。延3日神迷抽搐,面目指甲青暗,指纹青紫透过三关。且自汗、便溏、呕逆,手足厥冷。舌淡苔白,脉细微。此因发热后,脾胃虚弱,误服寒凉,伤及中阳,发为慢风之症,急拟下方:川附子9g(开水先煨透)、川干姜4.5g、焦白术9g、茯苓9g、潞党参9g、法半夏9g、广陈皮3g、西砂仁3g(冲)、生甘草2.1g、炒老米6g。

1剂后,神迷未全苏,抽搐尚作,而脉较起,略进饮食,啼声不扬。此脾胃阳虚,惊风未平,原方加减:川附子9g(开水先煨透)、川干姜4.5g、潞党参9g、焦白术9g、茯苓9g、炒吴茱萸1.5g、西砂仁3g、双钩藤2.4g、生甘草3g、炒老米6g、鸡内金1个。

进2剂神识全苏,抽搐、呕泻均止。手足转温,面色转润,爪甲口唇青暗全消,啼声清扬。指纹淡红,退至风关,舌润,脉调。此惊风已平,中阳渐复。仍气虚脾弱,续宜温暖调理:上党参9g、焦白术9g、茯苓9g、西砂仁3g、川干姜4.5g、炒白芍3g、生甘草3g、大枣2枚、炒玉6g、老米6g、川附子9g(开水先煨透)。连进5剂,痊愈。(姚贞白治案)

原按:烧热呕泻,误进凉遏,致脾虚气弱,阴寒难散。心阳不振,神明不安,筋脉失濡,遂发抽搐。内经云:"阳气者若天与日,失其所,则折寿而不彰,故天

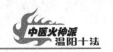

3. 李某，1岁零3个月。患结核性脑膜炎住某医院儿科，因病情危重，入院时即下病危通知，邀李氏会诊。

泄泻月余不止，每日2~4次，色绿黄，蛋花状。一周来体温39℃以上，出冷汗，口鼻气冷，沉睡露睛，双目凹陷，瞳左大右小，手足瘈疭，微咳作呕，时吐清涎，呕时爪甲面目俱青，颈项强直，四肢厥冷。舌质淡苔薄白，脉虚数，指纹青紫，射至气关以上。此脾肾阳虚，阴寒至极，元气无根，孤阳外越，脾虚则风木乘之，发为痉厥。法当温补脾肾，回阳救逆，佐以息风定痉。

方用：川附子15g（开水先煎透），小白附子9g（开水先煎1小时），吉林红参6g（另煎兑服），白术9g，化橘红4.5g，法半夏6g，朱茯神12g，磁石15g，明天麻9g，全蝎4枚，甘草4.5g，生姜汁一小酒杯（分次兑服）。

连服3剂，体温降至37.8℃，指纹退至气关以下，色转淡红，舌质淡，苔薄白润，脉虚细，咳呕泻均减。仍沉睡，咽中痰声，手足瘈疭，病有转机，守前方加减续治：川附子15g（开水先煎透），小白附子9g（开水先煎1小时），干姜6g，吉林红参6g（另煎兑服），化橘红6g，京半夏6g，制南星3g，石菖蒲4.5g，炙远志6g，郁金4.5g，甘草3g，八宝盐蛇散1瓶，分次调入药汤服。

连服3剂，脉静身凉，饮食略进，咳呕泻均止，唯身体羸弱，神志呆钝，惊惕，口唇手足瞤动，有时头摇，此正元未复，余风未净，清窍不利之故。方用：明天麻15g，石菖蒲15g，炙远志15g，上琥珀15g，碾为末，每日6g用猪脊髓30g，蒸熟和药粉3次服，服完痉厥一直未作。（李继昌治案）

按：此案用六君子汤加附子同时，另加小白附子、天麻、全蝎以息风定痉；石菖蒲、远志、郁金以醒脑开窍；制南星化痰，均属对症治标，唯四逆汤乃是扶阳治本。

六、肿瘤

1. 肺癌：丁某，男，53岁。2009年11月10日初诊：左肺下叶小细胞肺癌半个月，化疗1次。现呕恶，食不消化，咳嗽，无痰，咽痛，乏力，不大便，舌淡紫胖润有痕，脉弦浮右尺弱。辨证为脾肾阳气亏损，肺有痰积，益气扶正为主，兼化痰积，回阳救急汤出入。

处方：党参30g，茯苓30g，苍术25g，炙甘草15g，生半夏25g，陈皮10g，厚朴15g，麦芽30g，附子30g，炮姜20g，丁香10g，大黄10g，麻黄10g，细辛5g。10剂。

复诊：呕恶消失，乏力轻减，舌干。守方调理，其间化疗6次，放疗28次，

服用中药60剂，各症平伏。至2011年6月14日来诊，自觉精神很好，纳眠均佳。（张存悌治案）

按：肿瘤已是常见病、多发病，更属于疑难病，其辨治大有争议。大多数医家包括非常出名的肿瘤专家都认为肿瘤是热毒之症，癌细胞等同于热毒，用药不离白花蛇舌草、半枝莲之类寒凉解毒之品，其疗效不尽人意，这是目前肿瘤治疗现状。如果以阴阳辨诀为指导，不难看出，大多数患者的病机属于阳虚阴盛。即如本例，舌淡紫胖润有痕，右尺脉弱，显系阴证。因其系小细胞肺癌，对化疗较为敏感，故攻癌的任务由化疗担当。中医治疗着眼于扶正为主，调整由化疗引起的种种副作用，这里有个名堂，即减毒增效——减轻化疗的毒副作用，增加化疗效果。一般不必加用所谓抗癌之药，即使是最强的攻癌中药，也赶不上化疗效果。

火神派治癌多从阴证着眼，有很多成功案例。天津肿瘤专家孙秉严先生认为，肿瘤患者"不论是长江以北还是长江以南，也不论是沿海还是内地，寒型和偏寒型证候者最多，约80%"。这是据其对1000例患者总结分析得出的结论。由此，他擅用大剂量附子（30g）、干姜、肉桂治愈许多癌症患者。

2.直肠癌：盖某，男，64岁。2016年12月27诊：直肠癌术后（未改道）2月，已经转移。曾化疗一次，大便一日一二十次，夹有黏液，肛门疼痛，尿少，纳少，眠差，形体消瘦，未见乏力，舌胖苔略黄，左脉沉滑寸弱，右沉滑尺弱。判为脾胃阳气受损，腹内有痈脓。

治以回阳救急汤合薏苡仁附子败酱散加减：红参10g，五灵脂10g，茯神30g，白术30g，生半夏20g，陈皮10g，炮姜30g，薏苡仁30g，败酱15g，附子30g，肉桂10g，肉苁蓉20g，黄芪30g，炙甘草15g。10剂。

2017年1月5日复诊：便次减少，黏液已无，肛门疼痛减轻，纳增，上方附子、黄芪加至60g，另加升麻15g，赤石脂30g，去掉败酱，再予10剂。

调理两月，2019年5月其亲戚就诊时述其状况很好，无异于常人，已存活两年半。（张存悌治案）

按：实体肿瘤多有阳虚痰凝之病因病机，回阳救急汤温阳化痰，兼具扶正之功，在实体肿瘤的治疗方面大有可为，历年所治病例不少，有待整理中。

第五节　姜附茯半汤（《医理真传》）

组成：生姜60g（取汁），附子30g，茯苓25g，半夏21g。

功用：回阳降逆，行水化痰。用治阳虚兼见痰湿诸症。

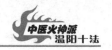

方解： "按姜附茯半汤一方，乃回阳降逆，行水化痰之方也。夫生姜辛散，宣散壅滞之寒；附子性烈纯阳，可救先天之火种，真火复盛，阴寒之气立消；佐茯苓健脾行水，水者痰之本也，水去而痰自不作；况又得半夏之降逆化痰，痰涎化尽，则向之压于舌本者解矣。清道无滞，则四肢之气机复运而伸举自不难矣。"（《医理真传》）

一、痹证

唐步祺先生曾在德国、瑞士等国讲学。有一天晚上，一个叫卡尔的学员打来长途电话，称她的手臂抬不起来了，唐步祺询问病情后说："开两剂姜附茯半汤，吃了准好。"第三天，卡尔打来电话说，痹证全好了，手臂活动自如，"唐老师太好了，中医实在太好了！"（《郑钦安医书阐释》）

二、胸痹

何某，女，44岁。傍晚至21时之间胸闷，气紧，呼吸困难，必须仰头呼吸，喷射激素药物始缓解，病已10余年。脉沉细，舌红，边齿痕明显。患者感觉呼吸困难则痰多，当喷注激素药后痰减少，呼吸困难缓解。面色㿠白，畏寒。治则当考虑扶阳祛痰之法。

处方：生姜60g（去皮），附子50g（先煎），茯苓20g，法半夏20g，干姜30g，炙甘草30g，灵芝20g，补骨脂20g。3剂。

药后显效，守方再治而愈（曾辅民治案）。

按： 胸痹心痛因痰湿所致者常用瓜蒌薤白剂，此例用姜附茯半汤治之，为本病治疗另开法门。

三、痉咳

张某，女，74岁。阵发性痉咳1个月，有黏痰，咳出黏痰则咳减，怕冷怕风，眠差易醒，胸部觉热，欲饮冷，饮入而又觉不适。舌淡红，白润苔，脉左略数，右弦。

处方：生姜40g（去皮），生半夏20g，茯苓20g，附子30g（先煎），白芥子10g。3剂。

药后咳痰均减轻，继以上方3剂而愈。（《擅用乌附——曾辅民》）

按： 此例阵发性痉咳，用姜茯附半汤加白芥子取得良效，为此病治疗另辟蹊径。

四、哮喘

梁某，女，30岁。哮喘3年。过敏性哮喘每夜发作，以喷雾激素控制，否则不能平卧入眠。胸闷痰多，发则喉间痰鸣，恶寒甚，胸骨及喉间有阻塞感。食可，神可，易倦腰酸，舌略淡，脉沉细，尺不显。

处方：生姜50g（去皮），茯苓20g，法半夏20g，附子40g（先煎），干姜12g，五味子12g，射干8g，麻黄8g，大枣8g。4剂。

药后好转，夜喷激素由2次减为1次，剂量亦减半。现便秘，胃区冷。守方：生姜50g（去皮），附子50g（先煎），茯苓20g，生半夏20g（开水冲洗4次），干姜15g，五味子15g，麻黄8g，大枣10g，射干8g，沉香4g（冲服），巴戟天20g，制硫黄20g。5剂。

药后哮喘明显好转，现已隔日用1次激素，量亦减，痰鸣哮喘基本不发作。唯阻塞感未减，夜间平卧阻塞感明显，当从阳虚阴盛考虑：生姜60g（去皮），附子60g（先煎），干姜30g，炮姜20g，茯苓30g，法半夏30g，陈皮10g，枳实5g，桂枝30g，白芷20g，炙甘草30g。6剂。

后访，病愈。（曾辅民治案）

按：本例哮喘三次调方均以姜附茯半汤为主，合射干麻黄汤化裁成方，收尾方有四逆汤合二陈汤意。因便秘加硫黄与生半夏合为半硫丸。

五、手指麻木

崔某，女，55岁。右手中指麻木、发胀1个月，大指、食指亦渐发作，晨僵，不凉，有汗，舌淡胖苔薄黄，脉滑数寸弱，形体偏胖。证属痰湿阻络，须防中风之变，治以姜附茯半汤加味。

处方：生姜20片，附子25g，茯苓30g，生半夏25g，枳壳10g，白芥子10g，桂枝25g，白芍20g，炙甘草10g，大枣10枚。5剂。

服药即效。（张存悌治案）

原按：麻木一症，并不好治，临床体会似乎比疼痛难治。

第六节 四妙姜附茯半汤（张存悌制方）

组成：附子30g，生姜15g，茯苓30g，生半夏30g，苍术30g，黄柏10g，川牛膝30g，薏苡仁30g，

功用：回阳降逆，行水化痰。用治阳虚痹风症。

余平生治病多用前人成方，自己制方不多，该方因屡用有效，故收录之。

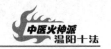

痛风

1. 王某，男，45 岁。此亦重庆弟子黄某电话求教案例。患者右踝关节及大足趾关节疼痛红肿，走路、夜间加重已近 10 年。9 年前发现尿酸偏高，近时项背强痛，夜间发热未汗，睡眠很差，纳食一般，大便不成形。看过多处中西医效果都不理想。脉浮紧弦，舌苔淡质红润。西医诊断：尿酸增高，下肢痛风性关节炎；高血压，高血脂，血糖偏高，肝功异常。

经黄某治疗 3 个月，颈项强痛消失，睡眠好多了，右踝关节及大足趾关节受凉后加重，怕冷。2013 年 5 月 29 日右踝关节及大足趾关节疼痛难忍，约 1 小时，电话求诊，由黄某查告：其脉沉紧，舌苔淡白质红润。

授方：生麻黄 10g，北细辛 15g，制附子 30g，苍术 30g，生黄柏 15g，川牛膝 30g，薏苡仁 30g，茯苓 30g，生半夏 30g，枳壳 10g，芒硝 10g（冲服，便泻后去掉），生甘草 10g，生姜 30g。10 剂。

6 月 15 日复诊：右踝关节及大足趾关节疼痛消失，唯走路及上楼时还有点痛，近几天出现遗精、性欲淡漠，前方加茵陈 20g，赤石脂 30g，续服 5 剂。

药后踝关节及大足趾关节肿痛消失。

3 个月后复诊：病情无复发，要求开中药打粉长期服用以巩固。（张存悌治案）

按：痛风现在已是常见病。因秋水仙碱副作用大，且有伤肝、肾，故一直在摸索痛风的中医治疗。分析该病多发病突然，关节卒肿，符合"中痰"之证，故治以姜附茯半汤；因多累及足踝关节，当属寒湿下注，合入四妙散。据此设计一方，名之为四妙姜附茯半汤。初起有表证者，加麻黄、细辛；大便不溏即加芒硝，泻后去掉；另外有时加白芥子、枳壳、威灵仙。并不用虫类、活血药，治疗多例，均收捷效。

2. 赵某，男，64 岁。2013 年 5 月 30 日初诊：痛风病 5 年，每因进食肥甘厚味、饮酒发作，须服秋水仙碱缓解。此次发作两天，左膝突然肿痛，艰于行走，时发抽搐。胸闷不适。舌淡胖润苔白，脉弦寸弱。

即用上案自治方投之：附子 30g，生姜 15g，茯苓 30g，生半夏 30g，枳壳 10g，细辛 10g，苍术 30g，黄柏 10g，川牛膝 30g，薏苡仁 30g，丹参 30g，檀香 10g，砂仁 10g，炙甘草 10g。5 剂。

药尽肿消痛止。（张存悌治案）

3. 2011 年 9 月 3 日晚，余和朋友在澳洲布里斯班参加晚间的河节庆祝活动受寒，左膝突然疼痛肿胀，皮色未变，压痛 3（＋），屈伸不利，难以行走，上下楼梯尤痛。

次日针灸 2 次，加上理疗反有加重之势，不像风湿痹证所致。忽然想起当晚曾进食西餐，吃牛排，喝红酒，宿有痛风之症，尿酸一向偏高，因想此必由痛风引发，按中痰论处，以姜附茯半汤合指迷茯苓丸投之。

处方：附子 30g，生姜 15g，茯苓 30g，生半夏 30g，枳壳 10g，细辛 10g，芒硝 10g（烊化，得泻后停用）。因痛极难忍，4 小时服药 1 次，一昼夜连进 2 剂。次日痛减大半，可以行走，又进 2 剂，疼痛已止。（张存悌治案）

按：本案获效还得益于日前进 2 剂的给药频次。火神派重用附子，有一种方式是平剂频进：即用附子常规剂量如 15g、30g，似乎并不算大，但是危重症时日进 2~3 剂，频服而进，则其一天的总量也达到 45~90g，堪称重剂了。此法优势在于虽系重用附子，但每次进服药量并不算大，安全性高，且保证药效的持续性。本法为清代吴天士、郑重光和当代吴佩衡、李可等所赏用，值得推介。

第七节　姜桂苓半汤（戴丽三制方）

组成：生姜 12g，桂枝 12g，茯苓 15g，胆炒半夏 9g。

方解：本方以生姜、桂枝为君药。生姜性温，黄坤载谓："生姜疏利通达，下行肺胃而降浊阴，善止呕哕而扫瘀腐。""入肺胃而驱浊，走肝脾而行滞，荡胸中之瘀满，排胃里之壅遏，善通鼻塞，最止腹痛，调和脏腑，宣达荣卫，行经之要品，发表之良药。"桂枝辛甘而温，张锡纯谓："通阳化气，力善宣通，能升大气（即胸中之气），降逆气，散邪气……诸家本草，鲜有言其能降逆气者，是用桂枝而弃其所长也……乃医者皆知麻黄泻肺定喘，而鲜知桂枝降气定喘，是不读《本经》之过也。"

生姜与桂枝相伍，则辛温助阳，相须为用，故两者相伍，既温扶心阳，又宣通肺气，使周身阳气通调，气血流畅。在此方基础上，佐以半夏和茯苓健脾燥湿，温化痰饮之功益胜。且茯苓甘淡，宁心安神。本方用药四味，平平无奇，但其理甚深。既能扶阳强心温肺，又能宣通表里，交通上下。使上中下及人体内外得以一致，符合机体的统一性。

功用：扶阳强心温肺，宣通表里，交通上下；治心阳不足或心肺阳虚所致诸症，以及升降失调、上下不通等，或因心肺阳虚导致中焦寒湿、肝胃虚寒等。通过调理心肺阳气，温通气血，可治疗多种疾病。经临床 40 余年之实践证明，功效卓著。兹结合临床实践阐述如下：

（1）各种心脏病，当出现心阳不足时（包括心气不足），症见：心悸、气短、自汗、劳累则加剧，面㿠神疲，目瞑喜卧，畏寒肢冷，舌淡而胖，苔薄白或白滑，

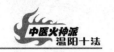

脉浮大或濡缓或沉细而结代，可用本方加酸枣仁、龙眼肉、砂仁，温阳益气，养心安神；若气虚明显者，加苏条参或太子参，或加黄芪、党参；兼胸痛、胸闷或胸痛彻背者，加香附、麦芽；若心肾阳衰，症见面浮肢肿，手足厥冷，面色灰暗，口唇发青，原方生姜易干姜，重用茯苓，再加附子、上肉桂，强心温肾，化气行水。

（2）心肺阳虚，久咳不止，咯痰清稀，气短乏力者，用本方加苏子、陈皮、炙远志，温肺强心，降逆止咳。

（3）心肺阳虚，又兼气阴不足，症见气短乏力，动即作喘，自汗，心烦潮热，舌淡红，脉虚大或虚数。用本方合生脉散加山茱萸、橘络、乌梅，温阳益气，养阴生津。

（4）心肾阳虚，神不内守，心阳外越，出现惊悸多梦，夜眠不宁者，本方加炙远志、石菖蒲、山茱萸、枸杞子、龙眼肉、秫米之类，交通心肾，宁心安神；甚者加龙骨、牡蛎、砂仁、炙甘草，潜镇浮阳，收纳心气。

（5）心肺阳虚，兼肺气郁滞、咳嗽喘息者，本方重用生姜30g，加桑白皮、苏子、白蜜，温肺散郁，降逆止喘。若心肾阳虚明显者，原方加附子、砂仁、五味子，生姜易干姜，温肾强心，化痰平喘。

（6）高血压出现心肾阳虚症状者，用本方加杜仲、天麻、钩藤、砂仁、荷叶，温通心肾，平肝息风。

（7）小儿百日咳后期，肺阴肺阳俱虚，阳不化阴，余咳不止，面浮色青，舌淡，脉沉细，本方生姜易炮姜，加炙甘草、五味子、白蜜，扶阳益阴，降气止咳。

（8）脾胃虚寒，寒气上逆，胸闷恶心，脘腹胀满，本方加砂仁、麦芽，温中散寒，降逆止呕。

（9）肝寒气郁，胆气上逆，寒气滞于肝胆经脉，出现两腮硬结日久不散，皮色如常，或发青者，用本方加柴胡、香附、麦芽，温肝舒郁，行气散结。

（10）脾胃寒湿，兼肝气郁滞，出现肝区疼痛或见痞块者，本方加乳香、没药、丹皮、郁金、佛手、紫丹参，以温肝达木，活血祛瘀，理气止痛。（《戴丽三医疗经验选》）

血痹

阎某，女，39岁，妊娠2个月。近5日来右下肢疼痛，继之咳嗽，痰清带血，咳引右侧肩背疼痛，胸闷痛，上气喘息，头目眩晕，尿少，食欲减退。经摄胸部X线片等检查，诊断为右下肢栓塞性静脉炎合并肺梗死。延余会诊，详询病史，平素工作疲劳之时常感喘息、胸闷、心悸、短气乏力。此次妊娠后出现右下肢疼痛，逐日加剧。近半月来咳嗽痰血一直未止。小便短少，每日仅2~3次。查得舌质青润，苔薄白，脉沉，面青，神疲欲寐，右下肢轻微水肿，但不红，自觉疼痛拒按，不能站立。脉、舌、症三者合参，系平素心肺阳虚，寒邪凝滞。万全之策，宜先复心肺之阳兼以散寒为治，以俟转机。

方用自拟姜桂苓半汤加龙眼肉：生姜 15g，桂枝 15g，茯苓 15g，法半夏 9g，龙眼肉 15g。

二诊：上方服 3 剂后，上气喘息减轻，胸、肩、背疼痛渐趋缓解，舌质由青转红，脉由沉转弦，苔白腻。但大便不通，下肢疼痛不减，头痛隐隐。继用自拟天麻汤加减调治。（戴丽三治案）

第八节　温肺汤（吴天士制方）

组成： 炮姜 15g，白术 15g，半夏 15g，黄芪 25g，人参 10g，茯苓 25g，肉桂 10g，橘红 10g，桔梗 10g，甘草 10g。

方解： 方中黄芪、炮姜、人参、白术补气温肺，半夏、橘红、茯苓燥湿化痰，肉桂温阳，桔梗利咽，甘草护脾，调和诸药，共奏温肺益气、化痰止咳之功。

功用： 温肺益气，化痰止咳；用治肺气虚寒之咳痰喘促之证。

应用提示： 吴天士对各种肺气虚寒、痰喘咳嗽之证，赏用温肺汤，治愈多例，"乃知此汤之治肺气虚寒，诚屡试屡验，百发百中者也""喘嗽之有温肺汤，乃气虚肺寒的对之药，投之得安，无不立效"。

按： 《中医大辞典》收有同名方 3 个，均与本节温肺汤不同，或系吴氏研创，留待高明指正。

咳喘

1.癸亥年九月，汪石老一仆妇，年二十余，极瘦弱。咳嗽，气喘促，不能卧，并一步不能移动，已经七日。所服之药，皆系防风、杏仁、麦门冬、贝母、桑皮之类，愈服愈剧。偶过潜里，石老邀为视之。脉极数乱，却极绵软无力。其数乱者，乃气喘促之故；其软而无力则脉之真象也。余断为肺气虚寒，宜用温肺汤：炮姜、肉桂、白术、半夏、黄芪、人参、茯苓、甘草、橘红、桔梗。服一剂，是夜遂不喘，可以安卧。次日即能行走，再剂痊愈。

前此里中有一仆人，时发哮喘。发时一连二十余夜不能卧，遇寒更甚。余以此汤投之，彼下人无参，重用黄芪三钱，一剂立愈。嗣后将方时刻佩带身边，间一发时，照方市药一剂即愈。

又梅村叶兰友兄，亦有此症。壬戌冬月正发，余投以前药，当夜即安卧。连服八剂，半年不发。后一发时，照方服药即愈。后兰老以余方夸示医者，医者茫然不

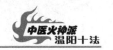

解。未几往雄村治病，病证相合。见前诸医所用之药，悉是黄芩、麦门冬之类，喘嗽月余，终不能卧。因以余方试之，一剂取效，始自叹服云："吾行医一世，从不知有此治法。"（吴天士治案）

原按：不知何故，近来医家凡遇此证，必用麦门冬、贝母以重寒其肺，否则桑皮、白前、苏子以重泻其气，甚至黄芩、天花粉使雪上加霜，而病无瘳时矣。若告以当用参、芪，则笑为荒诞；告以当用姜、桂、白术，则畏若砒霜。致使昔贤垂示后人之正法不能复明于世，无怪乎夭枉者多也。

2. 申冬月，棠友弟媳年二十余，出麻后，咳嗽不止。舍弟只谓麻后咳嗽为常事正不经意。嗽渐甚，渐不出声，渐不能卧，不唯不能卧并不能直坐，必俯首而坐。如是者十四昼夜，渐觉一息欲绝矣，棠友始彷徨告余。

余为诊之，脉浮候绝无，略重按亦绝无，唯中候有一线如蛛丝然，余深为惊惧，嘱其另延医视之。舍弟泣告，谓不但力不能延医，即延医至亦不过通套果子药，未必能有济于事。余思脉仅一线，指下模糊，此神气欲离之候也。细思之犹幸一线在中候，乃痰隔脉阻，未即脱去，若在浮分则死在顷刻矣。

立方用六君子汤加黄芪二钱，用参一钱，煨姜三片。服后略可侧卧，次日嗽声稍响，喉间有痰响，正似水鸡声。余谓幸未出汗，再一汗出遂难保矣。言未毕，汗大出，忙为借参三钱，仍照前药去半夏，倍黄芪，煎服，汗遂止。至下午，又忽口噤眼倒，手脚厥冷，竟欲绝矣。又急为借参三钱，照前药加附子、肉桂、炮姜，急煎灌下，又渐苏。次日棠友以田质资十金，买参救之，每日药二剂，共用参六钱，黄芪一两，附子、煨姜各一钱。既无汗，仍用半夏，余照前白术、茯苓、陈皮、甘草，更加姜汁，连服三日。至薄暮忽一大口吐出寒痰二三碗，便倒身而卧，直至次日早饭尚不醒，盖半月余未曾得睡故也。

以后每日只服药一剂，用参四钱，姜、附各八分，更加姜汁。每日咯出硬痰共有碗余，另大吐出清痰二三碗，视之如清水，扫之极稠黏。其冷如冰，从口中过，觉齿舌皆冷而战栗。如是者吐七八日，共吐过清冷之痰有四五小桶。渐觉手足遍身肌肉皆空，内如虫蚁行动。盖肌肉经络之间，皆痰饮流注在内，非此温药，寒饮亦不能滑；非此补助正气之药，气弱痰饮亦吐不出；非此温补之药固其元气，痰饮即尽去，而元气顿空，命亦随殆矣。嗣后参渐递减至一钱，姜附渐减至五分，前药渐加归地，调理月余而痊。（吴天士治案）

按：此症咳喘服用温药后，每日咯出硬痰碗余，清痰二三碗，乃驱逐痰饮之象，邪尽方入坦途。温肺汤加入附子属锦上添花之义。

3.本人女儿六岁半。平时遇冷易咳，运动易喘。入冬以来咳嗽逐渐加重，咳重时会微喘，睡前咳重伴呕吐，咳白痰有沫。近半年身体肿胖，食欲减退，大便艰难。服用成药小青龙颗粒，效果不明显。舌淡胖润，脉沉濡。

从脾虚痰盛着眼，处方：黄芪30g，党参25g，陈皮15g，生半夏30g，炮姜20g，肉桂10g，茯苓20g，白术30g，附子30g，麻黄10g，生姜20g，大枣10枚。3剂，一剂服两天。

服药6天后，肿胖明显改善，体重减轻。咳嗽也好转多半。守方继续服用12天，咳嗽基本治愈。（编者王天罡治案）

原按：女儿从小食用水果过多，脾胃素虚，故而虚胖。进一步导致肺气不足，稍有风寒外感或运动，便咳喘加重。整体上以虚寒为主，痰湿偏盛。因此用温肺汤加附子和麻黄，疗效满意。

第九节　阳和抗痨方（李可制方）

组成：生黄芪30g，九地30g（砂仁10g，拌捣），山茱萸30g，生山药60g，红参10g（另炖），五灵脂10g，麻黄根30g，白芥子10g（炒研），鹿角胶（化入）10g，肉桂（研吞服）3g，姜炭10g，生半夏30g，茯苓30g，五味子10g，细辛10g，炙甘草10g，鲜生姜10片。

方解：本方似由阳和汤合小青龙汤加入红参、生黄芪、山茱萸、生山药、五灵脂等化裁而成。阳和汤温阳通滞，小青龙汤散寒化痰，红参、黄芪、山茱萸、山药益气敛阴以扶正。

功用：温阳散寒，化痰通滞，兼以扶正；治各类结核病兼夹寒饮者。

应用提示：李氏以本方治各类结核病10余例，均在短期内治愈。历来视痨瘵为死症，有"风劳气臌膈，阎王座上客"之谚。以余浅见，治虚损痨瘵，当遵"劳者温之，虚则补之"之旨，师仲景血痹虚劳之意，在调补肺脾肾之中，佐以活血化瘀之法，把定脾胃元气一关，凡一切有碍脾胃元气之品，皆摒弃不用。阴分有亏者重用山药，或以鲜山药佐餐。选乌梅、山茱萸酸甘化阴，敛阴固脱。

凡用滋阴退蒸、苦寒泻火之法而治痨瘵之虚热者，"十死不救，医之罪也"（喻嘉言）。（《李可老中医急危重症疑难病经验专辑》）

寒饮结核

灵石县剧团教练赵改莲，女，44岁，1984年3月26日初诊。病史：1983年11月X线片示："两上肺均显示有点片状、云雾状新老病灶，以右上肺为著，两

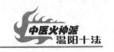

肺结核（浸润型）。"患者工作繁重，日夜排练剧目，随团下乡演出，40 岁后体质渐虚，劳倦内伤，积劳成损。1983 年 9 月，因潮热盗汗服知柏六味加秦艽鳖甲 6 剂。热退后渐变五更泄泻，食少神倦，动辄自汗喘促，咳嗽痰多，有明显的咸味，喉间有水鸣声，腰困如折，整日怠惰思卧，日渐消瘦，4 个月体重减 5kg。今春以来，特殊怕冷，三天两头感冒，每排练一场戏，全身汗出如洗，遂病休 1 个月。服抗痨药引起呕吐厌食，每日午后发热一阵，出冷汗，夜夜盗汗。面色萎黄，眼圈发黑，手指、膝盖发凉。脉沉细而弱，极数，每分钟 100 次以上。舌淡胖润，齿痕累累。纵观脉证：数脉主热，此为常；数则为虚为寒，此为变。肺痨脉皆数，无一例外。数至七急八败，阴阳气血皆欲脱，非虚寒而何？误用苦寒，胃气先伤；盗汗 5 个月，阴损及阳；喘咳不休，肺病及肾。虽有中午一阵潮热，亦属肝虚失敛，疏泄太过。虚证、寒证、阴证显然。此为肺痨之本质，其他皆为假象。劳者温之，虚者补之。拟用本方，甚为合拍。连服 5 剂，多年喉间水鸡声消失，喘汗减，食纳佳，去生半夏、细辛、五味子，3 剂。

4 月 13 日三诊：诸症向愈，痰又多，晨喘重，腰困甚。加生半夏、细辛、五味子，青娥丸（盐补骨脂、胡桃肉），冬虫夏草 4g，蛤蚧尾 1 对，红参 10g，研末吞服，沉香 3g（磨汁兑入），5 剂。

4 月 25 日四诊：稳步好转，晨泻止，便成形，精神食纳已如常人。加三七 5g，胎盘 5g（研末冲服），补先天肾气，缓化血瘀。上方加减进退共服 30 剂，至 6 月初拍 X 线片，双肺结核钙化，体重回升，超过病前，恢复排练演出。（李可治案）

第十节　痰饮三合方（李可制方）

组成：泽泻 90g，白术 36g，野党参 30g，吴茱萸 30g（开水冲洗 7 次），炙甘草 15g，生半夏 30g，茯苓 30g，紫石英 30g，生龙骨 30g，生牡蛎 30g，活磁石 30g，鲜生姜 30g，姜汁 20mL，大枣 20 枚，浓煎，缓缓呷饮，呕止后每次 200mL，3 小时 1 次，日夜连服 2 剂。

方解：泽泻利水排饮，使水饮从小便而去；白术补中燥湿，以杜生痰之源，使痰饮不复再聚；小半夏加茯苓汤降逆止呕，利水化饮；吴茱萸汤暖肝和胃，降逆补虚，温化寒饮。三方合用，使浊阴下泄，清阳上升。吴茱萸更擅解一切痉挛，迷路之痉挛解，积水去，耳窍复清虚之常，其症自愈。

功用：降逆止呕，化饮利水；治内耳眩晕症。

应用提示：内耳眩晕症相当于中医之"眩晕"。其病因、病机，古人有"无虚不作眩，无痰不作眩，无火不作眩"之论。根本之点，在一虚字。由虚生痰，为本病之主因。或肾阳虚，火不生土，脾失健运，痰湿内生；或肾阴虚，五志过极化火，津液熬炼成痰，痰既成则随气升降，无处不到。入于经络则疼痛、麻木、瘫痪、结核；入于肌腠则凝滞成痈；犯肺为咳、为喘；凌心则悸；犯胃则呕；冲于上则为眩晕；入于脑络则为痰厥、癫痫、痴呆、昏迷；流于下则为痿痹、鹤膝、骨疽。总之，痰生百病，怪病多痰，与《金匮要略》关于痰饮的论治十分契合，篇中治饮有三方："支饮苦冒眩，泽泻汤主之。""卒呕吐，心下痞，膈间有水，眩悸者，小半夏加茯苓汤主之。""干呕，吐涎沫，头痛者，吴茱萸汤主之。"今三方合用，更加紫石英、生龙骨、生牡蛎、活磁石温肾镇冲，协调上下，实为本病特效疗法。李氏治此症约 200 多例，用此方者约占 2/3。（《李可老中医急危重症疑难病经验专辑》）

　　按：该方名系编者所拟。

眩晕

　　曹乃勤，62 岁，乡镇局驻站人员。1987 年 10 月 17 日急诊。患者于昨晚 1 时许，睡梦中突然剧烈心跳惊醒。随觉脐下有气上攻，呕吐痰涎不止，头痛、眩晕，不能自持，觉整座房屋如走马灯相似，旋转不停，心中恐惧，闭目宁神亦无济于事。10余分钟后稍好，移时又发作如前。天亮后请西医检查，心脏、血压正常，诊为梅尼埃综合征。询知患者一生嗜酒如命，痰湿内蕴。近来郁怒伤肝，致痰随气升，犯胃则呕，凌心则悸，上冲清窍则眩迷。且患者高年，肾亏于下，冲脉不守，冲气夹痰饮上攻，故见上症。诊脉沉滑，舌胖苔腻。考痰饮之为病，其本在肾。肾虚则命火衰，脾胃失其温煦，则饮食不化精微而为痰涎。饮属阴邪，子时阳气大虚，阴气独盛，故病作。因以上方浓煎，缓缓呷饮，日夜连服 2 剂。10 月 18 日再诊，已能下床活动，腻苔退净，唯觉腰困如折，予原方去吴茱萸（性燥烈，为开冰解冻圣剂，只可暂用）加肾四味（枸杞子、菟丝子、补骨脂、淫羊藿），滋养肝肾，又服 3 剂而愈，追访 2 年未犯。（李可治案）

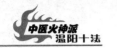
第八章　温通法

所谓温通法即温阳法与疏通经络，理气活血法合用，用于阳虚兼有气血壅滞之证。温阳以治阳虚，理气活血以疏通经络，共奏温阳通络之功。

阳虚失于温煦推动之功，气血经络则易于瘀滞，其时当予温通之法。郑钦安说："各部肿与痛而不喜手按者，或发热，或不发热，恶寒喜热，舌黄，便赤，脉息有神，乃为气血壅滞，皆有余之候，宜活血、行气、清凉之品。"（《医理真传》卷四）在论治胃病不食等多种杂病时，郑氏亦反复强调"饮食积滞，仍当推荡。"（《医法圆通》卷四）如气滞、血瘀、痰湿、食滞等，当按实证处理，不可一例扶阳，免犯"实者实之"之戒。均强调活血、行气，"推荡"治法，"阳气流通，阴气无滞"（郑钦安语），本法常用于阳虚兼气血瘀滞、疼痛肿胀之证。

第一节　乌头赤石脂丸（《金匮要略》）

组成： 川椒一两，乌头一分（炮），附子半两（炮），干姜一两，赤石脂一两。

《金匮要略》："心痛彻背，背痛彻心，乌头赤石脂丸主之。"

一、胸痹

1.赵某，女，58岁。胸痛彻背，反复发作5年。平时常觉胃胀，且畏寒。舌淡紫暗，边有齿痕，脉沉细。此阴寒痼结之证。

用乌头赤石脂汤加细辛：川椒7g（去油），川乌30g（先煎），附子80g（先煎），干姜30g，北细辛15g，赤石脂30g，黑豆30g（先煎）。4剂。

药后痛逐减，停药数日皆未出现胸痛，续与扶阳散寒治之。（曾辅民治案）

按： 本案主症胸背疼痛，兼怕冷，脉沉，断为心阳大虚，阴寒窃据阳位而致，首诊处以乌头赤石脂丸原方加细辛，即获良效。另加黑豆是为监制川乌毒性，曾氏善用川乌，但必加等量黑豆。

2.邹某，女，39岁。腰痛背痛，胸闷痛，觉物压感，病已1月。伴胸前稍怕冷感，精神差，心慌，舌淡白，薄白润苔，脉沉紧。

处方：川乌30g（先煎），赤石脂15g，茯苓30g，法半夏30g，北细辛15g，川椒5g（去油），黑豆30g。4剂。

药后胸痛背痛消失，胸闷物压感消失，自觉身心清爽，精神佳。现略胃脘隐痛，左颈肩部扯痛。舌淡白边有齿痕，苔白润，脉沉紧。

处方：川乌30g（先煎），法半夏30g，茯苓30g，赤石脂20g，川椒5g（去油），红参20g，饴糖40g。5剂。（曾辅民治案）

原按：此例初诊心前物压沉紧感，胸痛及背，伴稍怕冷，曾师诊为心阳损伤，阴寒窃据阳位，以乌头赤石脂丸温阳破寒，兼通阳化痰为治，获得良效。二诊胃脘隐痛，颈肩部扯痛，阴寒破而不尽，前方去细辛，加红参、饴糖，寓大建中汤意，调中缓急止痛，诸症均解。曾师对于胸痛胃脘疼痛诸疾，常常处以本方而获良效，诚善用此方者也。

3. 黄某，男，32岁。胸背疼痛较剧，怕冷，加班后觉疲劳感明显，2个月。舌淡红边齿痕，白润苔，脉沉。

处方：附子80g（先煎），川乌30g（先煎），干姜30g，赤石脂30g，川椒5g（去油），桂枝30g，炙甘草30g。5剂。

胸背疼痛大减，偶有疼痛，下肢觉疲软，口渴不欲饮，纳差，口中无味，身冷，面觉热，大便不成形。舌淡红边齿痕明显，黄润苔，脉沉小弦。

附子100g（先煎），川乌50g（先煎），细辛20g，干姜30g，川椒5g（去油），红参20g，桂枝30g，砂仁20g，生姜40g（去皮）。5剂。（曾辅民治案）

4. 余之从兄念农，其室朱某，时年30岁。云患气痛已数年，医治益剧，时值冬月，怯风异于常人。询知胸及背胁牵痛，头重不举，手足酸软不温，面色黧暗，舌苔湿滑而厚，时时欲呕，脉沉迟而弦紧。予瓜蒌薤白半夏汤不应，进人参汤亦不应。乃用乌头赤石脂丸并入蜜作汤冷服，痛稍减，即嘱其相机递加分量，连服不断，以疾愈为度。后两月乌头、附子已增至每剂二两，服药时毫无痛苦；但停药三四日或五六日，疾又作，根未拔，故再请方。余为改用生乌头二个，计重二两，入前汤内，以清水七大碗，煎至四大碗，候冷，分七次或八次，渐次增加进服。奈朱某贪求速效，又因曾服附子近二十斤，有益无害，心信坚，胆亦壮，遂取进1/3，约至二句钟，不见变异，续进1/3。忽面如火烘，手足顽痹，口中麻，知药力发作，强忍之不令人知，拥被而卧。约一句钟，身渐渐汗出。次日促诊，告以昨晚各情，并述今早诸病如失，后当不复作矣，请疏善后方。为疏理中汤加附子，并令以温补美膳调养而瘥。（萧琢如治案）

原按：念兄以症奇方奇，询余曰："阅历多矣，从未见此等方并大剂者，岂他医皆不知耶，抑知之而不敢用耶？"余曰："唐宋以来医家，多以模棱两可之方试病，

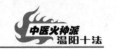

又创古方不可今用之说，故《内经》之理，仲景之方，几成绝学，间有一二卓荦者，倡而无和，道阨不行，亦如孔孟身当周末，终于穷老以死也。

医者治病，必先炼识，一识真病，一识真方。仲师之方即真方也，识既真则胆自壮，一遇大病，特患病家不坚信耳，信苟坚，除不治症外，未有不愈者。"

按：本案胸背彻痛，予瓜蒌薤白半夏汤、人参汤皆不应。乃投乌头赤石脂丸，相机递加分量，连服不断，直至乌头、附子已增至每剂100g，确实剂量超常。患者因服药有效，心信坚，胆亦壮，增加药量，每次服药由一剂的七八分之一增加到1/3，虽有"面如火烘，手足顽痹"诸般反应，认定系药力发作，从容应对，终于获愈。

"原按"中萧氏一段议论颇显见识："医者治病，必先炼识，一识真病，一识真方。"说得深刻。

5. 杨某之妻，32岁。于1939年冬，患寒水凌心，胸痹心痛，甚则彻背彻心，经某西医诊治，无效尤重，且断言无救，延余诊视：唇舌淡白，脉来一息两至，形消神愆，水浆不进，气息奄奄，呻吟不已，据云曾昏厥两次。如是险象，危在旦夕，判断病源，扶阳抑阴，以乌头赤石脂汤大剂连进，更佐以巴豆霜一钱，使排泄寒水由二便而退，一剂后即畅泻数次，病退七八，继以扶阳辅正3剂全瘥。（吴佩衡治案）

按：本例胸痹心痛，形消神愆，气息奄奄，昏厥两次，脉来一息两至，似显虚象，俗医难免用补。吴氏则着眼于阴寒固结，选用乌头赤石脂汤大剂连进，药皆祛寒峻品如乌头、椒、姜类，不夹一味补药，尤其更佐以巴豆霜一钱排泄寒水，致畅泻数次，病退七八，显现尚攻胆识。

二、腹痛

腹膜炎：珠市桥恒益店刘夫人，年20岁，患腹膜炎，经某西医诊治，月余日益加重，竟断言无救。饮食不进，形消神愆，腹中痞块如石，胀痛不止，奄奄待毙。延余诊视，以中医的旧理论判断病源，以仲景之乌头赤石脂汤，姜桂乌附加减配合，大剂连进，旬余疗愈而复健康。（吴佩衡治案）

按：腹膜炎经西医确诊，治疗无效，时俗多从热盛毒聚诊治，投以寒凉之药。吴氏不为西医诊断所惑，从神色舌脉断为阴寒内盛，治以乌头赤石脂汤、姜桂乌附等温热之剂，且大剂连进，于短期内治愈，确显见地。因系《驳冯友兰论中西医药》一文所录病例，故医案中有"以中医的旧理论，判断病源"等语，含有讥讽之意，特予点明。

第二节　乌头汤（《金匮要略》）

组成：麻黄　芍药　黄芪各三两　甘草（炙）　川乌五枚（㕮咀，以蜜二升，煎取一升，即出乌头）

上五味，㕮咀四味，以水三升，煮取一升，去滓，内蜜煎中，更煎之，服七合。不知，尽服之。

《金匮要略》原文："病历节不可屈伸，疼痛，乌头汤主之。""乌头汤方治脚气疼痛，不可屈伸。"

一、颈椎病

于某，男，50岁。1年前患左侧颈、肩部疼痛，每遇阴雨或受寒加重，虽经中西医多方治疗，均未能愈。3天前因过劳，又值天气骤寒，疼痛大发，除肩、颈部外，并向左前臂及拇指放散，昼轻夜重，疼楚不堪，夜间需用哌替啶方能止痛。X线诊断为左侧颈椎病。面色晦暗，舌淡苔黄而不干，口渴喜冷饮而不多，溲黄便秘，不思饮食，患肢厥冷，脉弦滑略有数象。此乃痛痹日久，渐至血瘀，此次发病急骤，伴有瘀而化火之象。病以阴寒内盛为本，治宜温经散寒，活血化瘀，稍佐清热利湿，乌头汤加减。

处方：麻黄5g，白芍20g，甘草10g，川乌5g，附子15g，鸡血藤30g，当归15g，桂枝15g，黄柏10g，防己15g，水煎服。服药1剂后酣睡一夜，其痛若失。又服1剂，前症稍有反复。小便清长，大便通下1次；舌苔转白，中心罩黄，脉弦而弱已无数象。原方中加入淫羊藿15g、川断10g、熟地20g，黄柏减为5g，连服5剂，疼痛明显减轻。以后遇劳虽偶有发作，但程度甚轻，且服此方一二剂即愈。（王德光治案）

原按：王氏认为，乌、附性虽辛热，但其应用范围却并不限于里寒，于温阳育阴、行气活血、逐表达里之剂中，只要配伍得当，用之皆可提高疗效。本例因痛痹日久，渐致血瘀，此次因操劳而暴发，兼有郁而化火之象，证虽寒热错杂，实以寒滞血瘀为本，故用乌、附、桂、麻以通经活络、散寒止痛，并用养血活血之品以散血瘀，少佐黄柏、防己以清热利湿，药证相投，故效如桴鼓。本例仅用乌头5g、附子15g，与群药同煎，剂量虽然不大，但能使此等非哌替啶不能止痛的病例，疼痛基本缓解，可见乌、附应用得法，即或小剂也能散寒通络、逐瘀活血而收效甚捷。

按：此案选用乌头汤，但舍黄芪而不用，恐碍开表之力。

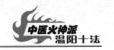

二、四肢麻木

鸡爪风：宋巧荣，女，26岁。产后9个月，春末忽觉四肢麻木，气怯神倦，腰困如折，劳累或气候突变则加重。近1个月来，麻木一旦发作，手脚便频频抽搐如鸡爪状，内科诊为缺钙性抽搐，补钙亦不能控制。视其面色萎黄欠华，脉细舌淡。断为产后血虚，肝失所养，故挛急。

遂予加味芪桂五物汤益气养血，补肾益精，柔肝缓急：生黄芪45g，当归30g，白芍90g，桂枝10g，红参10g（另炖），肾四味（枸杞子、菟丝子、补骨脂、淫羊藿）各10g，黑木耳30g，炙甘草10g，鲜生姜10片，大枣10枚，胡桃肉20g，7剂。

二诊：药后精神健旺，面色红润，气怯腰困麻木均愈，遇冷仍有抽搐。详询病史，知产后未及满月，淘菜洗衣不避冷水，致寒湿深入血分，正虚不能鼓邪外达。寒主收引，故经脉挛缩，且同气相引，内寒久伏，复感外寒，两寒相迫，症状加剧。前方虽曾治愈多例鸡爪风，但本例主证有变，故仅有小效。上药为补益气血，滋养肝肾之剂，无直接祛寒效用。服后仅体质改善，病根未拔，故遇寒便发。且本例之寒，非表寒可比，乃深伏厥、少二经之伏寒，非大辛大热温通十二经之猛将不能胜任。乃选《金匮要略》乌头汤加滋养肝肾及虫类息风之品进治：生黄芪90g，当归45g，白芍45g，川乌30g，炙甘草60g，麻黄15g，桂枝15g，细辛15g，肾四味（枸杞子、菟丝子、补骨脂、淫羊藿）各30g，防风30g，黑小豆30g，全蝎12只、蜈蚣4条研末冲服，蜂蜜150g，鲜生姜10大片，大枣10枚，核桃（打）4枚。加冷水2500mL，文火煮取600mL，日分3次服，3剂。

上方服后诸症均愈，恐日后复发，又照方连服6剂。计9日内服川乌270g之多，其症得以根治，追访10年未犯。（李可治案）

第三节　改良乌头汤（李可制方）

组成： 川乌30g，附子30g，麻黄15g，黄芪120g，防风30g，桂枝45g，白芍45g，蜂蜜150g，炙甘草60g，黑小豆30g，老鹳草30g，豨莶草30g，当归30g，细辛20g，生姜45g，大枣20枚。

煎服方法： 加冷水2500mL，文火煮取600mL，费时约2小时半，3次分服，3小时1次，腰痛如折加肾四味（枸杞子、菟丝子、补骨脂、淫羊藿）120g。

功用： 温经散寒扶正，通络止痛；用治急慢性风寒湿痹、急性坐骨神经痛、腰椎间盘突出急性期重症。

方解： 本方由《金匮要略》乌头汤、当归四逆汤合方加味而成，重用川乌、附子、细辛等辛热之药，加黑小豆、防风、蜂蜜与甘草共同制约乌附类剧毒，老鹳草、豨莶草用以增强祛风通络止痛之功。方中增入防风、黑小豆，两倍量之炙甘草，大剂量蜂蜜、鲜生姜、大枣，更加水文火煮2小时以上，可有效破坏乌头剧毒，治病救人而无害。配伍齐全，又加久煎，放胆使用，"可谓万无一失"。李氏"一生运用此方在万人次以上，从无一例中毒。"（《李可老中医急危重症疑难病经验专辑》）

痹证

1.1987年治灵石县煤矿工人王长锁，59岁。坑下作业14年，久受寒湿成痹，失治，演变为风湿性心脏病。2年前，腰胯痛不能步，经县医院诊为坐骨神经痛，久治不愈。退休后，环境改变，近2年生活改善，觉体质较前些年大为好转，但病反加重特来求治，并要求解答疑难。诊脉滑数，视舌黄燥。询之，知在坑下14年，病后虽盛夏亦畏寒。唯独今年发热，且四肢关节皆热肿，手腕肿不能翻，不能持箸，进食需人喂。扪之灼热，精神食纳均好。余因思忖此证之机理，颇有启迪。盖邪之所凑，其气必虚，且病与人之关系，人为本，病为标。邪之所中，视人体禀赋强弱为转移。正虚则邪从寒化、虚化；且由皮毛、肌肉、经络而深伏脏腑，而不能透达于外，故久治不愈。今正气已旺，"满座皆君子，小人无存身之地"，故从热化、实化。病热虽重，乃由阴转阳，由里出表之佳兆。乃因势利导，予补阳还五汤重用生黄芪120g，加肾四味（枸杞子、菟丝子、补骨脂、淫羊藿）120g，益气壮腰，增强肾气，以一味荆芥穗深入血分，引伏邪外透。药进3剂，四肢关节肿甚，伏邪尽透发于外。

乃予大乌头汤加减，温清并重，以求根治：生石膏30g，川乌30g，附子30g，生薏苡仁30g，骨碎补30g，黑小豆30g，木瓜30g，楮实子30g，川牛膝30g，防风30g，细辛15g，知柏15g，苍术15g，甘草15g，威灵仙15g，麻黄15g（先煎去沫），"全蝎3g（研末冲服），蜈蚣2条"（研末冲服），桂枝15g，蜂蜜120g，鲜生姜15g，大枣10枚，加冷水2500mL，文火煮取600mL，每日分3次饭后服。

上方加减进退，主药川乌不变，服至9剂时，肿痛全消，改补阳还五汤加肾四味（枸杞子、菟丝子、补骨脂、淫羊藿）60g，又服3剂，12年痼疾得以痊愈。10月上旬遇于街头，脚踏自行车，速度不让青年。据追述，曾患突发心动过速5年，每年均有一二次发作，最严重时1分钟心跳超250次，休克，后住院，也一并治愈，心律保持在80次/分上下。（李可治案）

原按： 以乌头汤为主，治风湿性、类风湿性关节炎、坐骨神经痛，2000例以上，正虚加大剂量生黄芪，肾虚加肾四味，久病加虫类药，关节变形者加制马钱子粉，每次0.15g，渐加至0.6~0.8g，每日服2次，连服10日间息5日，用绿豆汤佐餐。

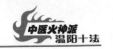

多数病例 10 天痊愈，最长 1 例两个半月。合并风湿性心脏病者以温氏奔豚汤治本。

余用川乌类剧毒药，以黑小豆、防风、甘草、蜂蜜制其毒，文火煮 2 小时半，无一例中毒。黑豆不仅能解百药之毒，且入肾补虚，下气消胀，活血治疮；防风主大风，又为风药中润剂，祛风胜湿治诸痹，可舒筋脉，伸挛急，活肢节，起瘫痪，并能解乌头、附子毒。再加蜂蜜、甘草之解百毒，则乌头汤类方可谓万无一失。配伍齐全，又加久煎，可放胆使用。治疗过程，以绿豆汤佐餐，可免马钱子蓄积中毒。凡大毒治病，中病即止，以培补脾肾收功。

2. 灵石县城关派出所所长高兴亮，51 岁。患者于 1941 年护送抗大学员赴延安时，路经山西宁武县之摩天岭，严冬大雪封山，雪深没膝，冻死 7 人，冻掉手指足趾多人。本人虽幸得肢体完好，但已受严重冻伤。1966 年发现双下肢冷痛，多次住院治疗无效，发展至 1976 年病情恶化。在 5 所大医院住院 7 个月，确诊为脑动脉硬化、心肌下壁梗死、双下肢血栓闭塞性脉管炎。后又赴某医院接受下肢放血疗法，10 余日无效，建议高位截肢。绝望之下，患者于 1976 年 9 月 7 日求治于余。诊见双下肢膝以下冰冷，左侧尤重，足趾青紫，电击样剧痛日夜不休，左上下肢麻本。胸部憋胀刺痛，发作时以硝酸甘油片维持。脉沉细迟微，双足背动脉消失。面色苍白晦暗，畏寒神倦。此证由寒邪深伏血分，痹阻血脉，已成真心痛及脱疽重症。且病经 30 年之久，已成沉寒痼冷顽症，非大辛大热温通十二经表里内外之乌头、附子猛将不能胜任。

遂拟当归四逆加吴茱萸生姜汤合乌头汤，加虫类入络搜剔，麝香辟秽通窍，合而为大辛大热，开冰解冻，益气破瘀，通络定痛之剂：生黄芪 240g，附子 60g，当归 60g，川乌 30g，丹参 30g，黑小豆 30g，川牛膝 30g，防风 30g，麻黄 15g，桂枝 15g，细辛 15g，赤芍 15g，桃仁 15g，肉桂 10g，吴茱萸 20g（开水冲洗 7 次），另用麝香 1g、炮甲珠 5g、生水蛭 3g、全蝎 3g、蜈蚣 2 条研粉分冲，蜂蜜 150g，鲜生姜 40g，大枣 20 枚。加冷水 2500mL，文火煮取 500mL，兑入黄酒 500mL，日 3 夜 1 服，4 剂。余住其家，寸步不离，以使家人放心。服 1 剂，当夜安然入睡。又连服 3 剂，诸症均退。原左足大趾内侧之溃疡亦收口愈合，心绞痛及下肢电击样剧痛亦消失。后患者注射毛冬青针 15 盒，遂痊愈。

原按：寒凝型血栓闭塞性脉管炎之电击样剧痛，以改良乌头汤重用生黄芪至 240g，合当归四逆加吴茱萸生姜汤（必须原方折半计量）煎汤送服散剂（加味偏正头风散）3~4g，益气破瘀破沉寒痼冷，开冰解冻，12 小时即可止痛，余治愈本型患者 9 例。

按：此方疑遗漏炙甘草 30g，按李可先生用药习惯，凡用乌、附大剂时，必配合炙甘草 30g。

3. 1978 年治王庄煤矿女会计张某，25 岁，脑瘤术后复发，头痛如破，呕涎沫而肢厥，睛突目糊，口眼喎斜，右侧肢体失灵。辨属产后藩篱失固，贼风袭络，三阴寒凝，大气失运，浊痰死血深伏脑络，予改良乌头汤加吴茱萸 30g，生半夏 45g，川芎 30g，白芷 15g，麝香 1g 分冲，引诸药直捣病巢，冲服散剂（加味偏正头风散）3g，3 次 / 日，1 剂痛止呕罢，后予散剂方加守宫、炮甲珠、带子野蜂房、川贝、麝香，以夏枯草 1500g，依法熬膏合炼蜜为丸 15g 重，每日服 2 次，每次 1 丸，以海藻、甘草各 30g，煎浓汁送服，相反相成，激荡磨积，以加强软坚散结之力，服药 75 日赴京复查，病灶消失，恢复工作，现仍健在。（李可治案）

第四节　乌头桂枝汤（《金匮要略》）

组成： 乌头

上一味，以蜜二斤，煎减半，去滓，以桂枝汤五合解之，得一升后，初服二合，不知，即取三合；又不知，复加至五合。其知者如醉状，得吐者，为中病。

《金匮要略》原文："寒疝腹中痛，逆冷，手足不仁，若身疼痛，灸刺诸药不能治，抵当乌头桂枝汤主之。"

寒疝腹痛

1. 袁某，青年农妇，体甚健，经期准，已育子女三四人矣。一日少腹大痛，筋脉拘急而未稍安，虽按亦不止。服行经调气药不止，迁延十余日，病益增剧，迎余治之。其脉沉紧，头身痛，肢厥冷，时有汗出，舌润，口不渴，吐清水，不发热而恶寒，脐下下痛，痛剧则冷汗出，常觉有冷气向阴户冲出，痛处喜热敷。此由阴气积于内，寒气结搏而不散，脏腑虚弱，风冷邪气相击则腹痛里急，而成纯阴无阳之寒疝。

窃思该妇经期如常，不属于血凝气滞，亦非伤冷食积，从其脉紧肢厥而知为表里俱寒，有类于《金匮要略》之寒疝，其谓："腹痛，脉弦而紧，弦则卫气不行，即恶寒；紧则不欲食，邪正相搏即为寒疝。"又"寒疝腹中痛，逆冷，手足不仁，若身疼痛，灸刺诸药不能治，抵当乌头桂枝汤主之"。本病症状虽与上述原文略有出入，而阴寒积痛则属一致。因处以乌头桂枝汤：制乌头 12g，桂枝 18g，芍药 12g，甘草 6g，大枣 6 枚，生姜 3 片。水煎，兑蜜服。

上药连进 2 剂，痛减厥回，汗止人安。换方当归四逆加吴茱萸生姜汤：当归 15g，桂枝 6g，细辛 3g，芍药 9g，木通 9g，甘草 6g，吴茱萸 6g，生姜 3 片。以温通经络，清除余寒，病竟愈。（赵守真治案）

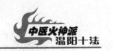

2. 郭某，年六十余。腊月间患疝病，外肾根部，肿硬如鸡卵，疼痛非常，恶寒不热，口干，舌光无苔而色不红。盖寒疝也，其坚硬如鸡卵者，寒邪搏结得温则消散也，乃以乌头桂枝汤：蜜炙乌头三钱，桂枝、白芍各二钱，甘草一钱，加党参二钱，干姜八分，小茴香、当归各三钱，木香一钱，作煎剂。服后至夜间痛始定，肿硬亦消，口干亦止。翌日，以原方用羊肉汤煎药，并令其煨食羊肉而痊。（袁桂山治案）

第五节　大建中汤（《金匮要略》）

组成： 川椒二合（去汗）　干姜四两　人参二两

上三味，以水四升，煮取二升，去滓，内胶饴一升，微火煎取一升半，分温再服；如一炊顷，可饮粥二升，后更服，当一日食糜，温覆之。

《金匮要略》条文："心胸中大寒痛，呕不能饮食，腹中寒，上冲皮起，出见有头足，上下痛而不可触近，大建中汤主之。"

胃痛

丁某，女，49岁。4天前因咳嗽，处以清燥救肺汤3剂，胃稍感不适。复进食两瓣柚子不到一时胃痛冷胀、痞闷不适。舌淡，脉沉细弦。

予以处方： 川乌30g（先煎），川椒7g（去油），干姜40g，红参20g，五灵脂20g，炙甘草20g，丁香15g，郁金10g，黑豆30g。3剂。

服药1剂后痛止，药完胃冷、痞闷均消失。（曾辅民治案）

按： 观其用药，亦有大建中法之意。

第六节　黄芪桂枝五物汤（《金匮要略》）

组成： 黄芪三两　芍药三两　桂枝三两　生姜六两　大枣十二枚

上五味，以水六升，煮取二升，温服七合，日三服。

《金匮要略》条文："血痹，阴阳俱微，寸口关上微，尺中小紧，外症身体不仁，如风痹状，黄芪桂枝五物汤主之。"

一、中风

1. 陈女士，61岁，患右半身不遂已8个月，右足不能成步，右手无力难举，且口渴便艰。上年冬初，突然昏倒，不省人事，施救后虽复苏，但右半身已不遂矣。右足拖曳，无法举步。尺脉弱寸口紧，弱为虚，紧为寒，虚寒相搏，腠理顿开，外邪趁虚而入，追辗转传入于经，发而为中风致半身不遂也。

以黄芪桂枝五物汤加防风、白术、杜仲、狗脊、地龙等投之。黄芪初用四两，桂、芍各一两半，数剂后口润便畅，唯手足之进展仍缓。后增黄芪为六两，桂、芍为三两，则进步日增。服至 15 剂后，足能举步而行，不须搀扶。服至 20 剂后，已能登楼，右手亦能高举及肩矣。再服 10 余剂而愈。

又，陈女士，53 岁，初起于高血压，1959 年已患右半身不遂，愈七八成。1960 年冬再度复发，猝然昏倒，苏醒后右足不能动，右手不能举，舌强难言，口喝便闭。后入医院留医，数月仍未康复。用药与上案陈女士大致相同，黄芪初用 4 两，桂、芍各两半，便难畅而手足无进展。后增黄芪用六两，桂枝三两，白芍三两，再十剂语言始复，手足略为有力，至 20 剂始能举步。服至四十余剂，足已有力，短程慢步，不再搀扶。然是时亦仅愈其病之六七耳，乃着其每周服药二剂，并以黄芪炖肉类调补，冀有再进。（谭述渠治案）

按：上两案半身不遂均用黄芪桂枝五物汤，黄芪初用四两，桂、芍各一两半，数剂后手足进展仍缓。增黄芪为六两，桂、芍为三两，方才进步日增。加重剂量乃是取效关键。

2. 某男，45 岁，印度人。初患高血压，以调治不当，病变致左半身不遂，手不能举，足不能行者已半年余。在医院留医期间，大便闭结，医嘱其日啖西橙数枚以利大便，手足略拘挛矣。脉来迟缓，迟为寒，缓为虚，虚寒交织，故有是病。

乃以黄芪桂枝五物汤加杜仲、狗脊、防风、白术、羌活、党参、地龙等投之。黄芪用 300g，桂枝 150g，白芍 150g，初服并无所觉，至 10 剂始有轻微进步，15 剂手略能举，足较有力，拘挛略减，至 20 剂能行数步。乃嘱其继续服药，以竟全功。（谭述渠治案）

原按：经曰："八风皆从其虚之乡来，乃能病人。"体虚气弱，故为内致之因。

3. 马先生，65 岁。患高血压已 4 年，诊前 1 个月突然右半身不遂，言语涩艰，脉紧苔厚，此风邪闭络，痰阻舌根所致也。夫风为百病之长，善行而变，血虚者袭其左，气虚者袭其右，右半不遂，气虚必矣。且肺主气，气虚则生痰，痰压肺窍而涌阻于喉底，此语言之所以涩艰也。《内经》曰："邪之所凑，其气必虚。"用黄芪桂枝五物汤加防风、竹沥、半夏投之，第 3 剂再加杜仲、狗脊，第 4 剂又加白术、巴戟天、地龙等，随证增减。第 3 剂后言语稍朗，9 剂后足较有力，共服 20 余剂而愈。（谭述渠治案）

原按：方中以黄芪为主，借以鼓舞正气，其加防风者，以黄芪得防风之助，其

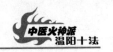

功愈大，一攻一补，相须相得之义也。

4.桑女士，60岁，患左手不遂。体胖，平时已有高血压未予注意。一夕睡醒，左手即不能举。脉迟而缓，此中风也。以黄芪桂枝五物汤加防风、白术、羌活等投之，黄芪用200g，桂、芍各用150g。1剂而病愈其半，再剂而愈八九，3剂而尽愈之。此病之治，效如桴鼓。盖病未深，用药亦重固也。（谭述渠治案）

5.吴先生，50岁，今春手足麻痹，头涨眩晕。初延西医诊疗，断为高血压病，血压高达195mmHg。驯致右手足瘫痪，四肢水肿，转入某大医院留医。医者认为脑出血，调治两月罔效。出院后，改延中医诊治，连服补阳还五汤15剂，右手虽略能移动，仍无显著之功。

按其脉紧，苔腻。由于风邪入络，湿痰内蕴，遂致右半不遂，运行手足不利，乃以黄芪桂枝五物汤治之。两剂而右足举动有力，右手恢复知觉。再4剂能起立。再5剂，不须人扶而能自行到诊。又连服6剂，则行动舒畅，四肢肿浮亦消。前后共服30剂，行动如常。继投大剂真武汤加高丽参以固其本。（谭述渠治案）

二、痹证

1.伍女士，56岁。年前患高血压症，血压高达260mmHg，体重比平时增加，重达68kg。近来经常头晕心跳，两手麻痹，双脚酸软，步履维艰，口喎舌强，言语失灵，由家人扶其到诊。按其脉寸口关上微，尺中小紧，断为风痹病。先投以黄芪桂枝五物汤，于气分中调其血，黄芪每剂用300g，桂枝尖150g，2剂而四肢经络舒畅，口舌稍灵。继合大剂真武汤以逐水扶阳，连服3剂，说话行动恢复正常，不须扶持而能自行。再3剂，血压渐降，头晕心跳亦止，因是起居恢复如常。（谭述渠治案）

按：本案因两手麻痹，双脚酸软，步履维艰，口喎舌强，言语失灵之风痹证突出，故先投以黄芪桂枝五物汤，于气分中调其气血，黄芪用至300g，桂枝尖150g，2剂而四肢经络舒畅；继则合以大剂真武汤逐水扶阳，以图标本兼顾。

2.类风湿性关节炎：某女，50岁，重庆人。2016年7月10日来诊：1年前检查提示：类风湿性关节炎。血沉38mm/h，类风湿因子185mm/h。先后看过多处中西医专家，效果不稳定。主症：双手指关节胀痛并晨僵已1年余。头昏闷痛，时咽痒咳嗽咯痰。颈强痛伴左耳鸣已3年。近2年口腔易溃疡，时烦躁，气短出汗，疲乏。面色萎黄，时腹痛，大便溏，小便可。脉紧微浮，苔白腻润质红。辨证：①气虚血痹，元阳不潜，虚阳上浮。②太阴寒湿痰阻兼营卫不和。

拟先祛寒湿痰阻，桂枝汤合封髓丹加减：桂枝尖15g，苍术15g，茯苓15g，半夏20g，陈皮15g，葛根30g，羌活15g，砂仁15g，黄柏10g，石菖蒲20g，小茴香15g，炙甘草5g，生姜30g。7剂，水煎服。

复诊：头昏闷痛、颈强痛已减半，余症均减轻。脉紧尺稍弱，苔薄润质红。转方用黄芪桂枝五物汤合潜阳封髓丹：黄芪50g，桂枝尖25g，白芍25g，干姜25g，制附子30g（先煎1小时），制龟板15g，砂仁15g，黄柏10g，当归15g，香附15g，炙甘草10g，大枣25g，生姜30g。

守方共服药172剂，出入药物尚有党参、苍术、松节、徐长卿、威灵仙等。

2017年元月19日：手指胀痛减轻，精神、眠纳均可，脉紧，苔淡润质稍红。检查指标已正常：①血沉3mm/h。②类风湿因子1mm/h。调方黄芪桂枝五物汤合附子理中汤加味：黄芪150g，桂枝尖60g，白芍60g，炮附子120g，生晒参60g，炮姜60g，白术60g，大枣60g，砂仁60g，龟板胶60g，鹿角胶60g，枸杞子60g，补骨脂60g，小茴香30g，炙甘草60g，1料。上药共为粉末，每次服6g，每天服2~3次，开水冲服。

调治8个月，来电告说，原症状均消失。随访2年未复发。（编者黄建华治案）

按：此症类风湿性关节炎颇为难治，短时间不易收效，建华调治8个月而痊诚为不易。因有全身寒湿痰阻，虚阳上浮之象，故先予桂枝汤合封髓丹肃清外围，得手后转方用黄芪桂枝五物汤合潜阳封髓丹治其尪痹，守方治疗，先汤药，后予末药，终于愈此痼疾。

3. 黄某，女，59岁，农民。2019年1月12日就诊：去年12月29日去区医院做核磁共振检查：腰椎退行性变，第4、5腰椎椎间盘膨出，第5腰椎、第1骶椎椎间盘向后突出。主症：腰疼难以转侧，四肢麻木，疼痛，以双下肢为甚已1个月余，加重1周。时现腹痛，大便溏，小便可。脉紧微浮，舌质暗红少苔。辨证：气血亏虚，肝肾不足。

方用黄芪桂枝五物汤加味：黄芪40g，桂枝尖20g，白芍20g，干姜15g，大枣15g，当归15g，白术15g，桑寄生30g，炮狗脊20g，油松节20g，独活15g，石楠藤20g，小茴香20g，怀牛膝15g，炙甘草10g。5剂，水煎服。

复诊：原症状均减半，脉紧，苔淡薄润质稍暗红。继服原方5剂。

三诊：原症状均减大半，可以做轻微家务。继服原方5剂。

四诊：症状均较上周更加好转，时现口渴，饮水量少。原方调整：黄芪50g，桂枝尖20g，赤芍15g，干姜15g，大枣15g，当归15g，党参30g，盐杜仲30g，炮狗脊20g，油松节15g，石楠藤20g，小茴香20g，炙甘草10g。5剂。

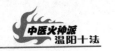

服完上方病痛消失，随访至今未复发。（编者黄建华治案）

按：疗效不错，药物可再精练些。

第七节　真理五物汤（周连三制方）

组成：白芍 30g，白术 30g，茯苓 30g，炮附子 30g，桂枝 30g，潞党参 30g，干姜 15g，甘草 15g，黄芪 60g。

功用：温肾疏肝，通阳复脉；治疗脱疽。

剖析本方是由真武汤（炮附子、白术、茯苓、白芍、生姜）、理中汤（潞党参、干姜、白术、甘草）合黄芪桂枝五物汤（黄芪、桂枝、白芍）而成，编者由是命其名。

应用提示：周氏认为脱疽由于心阳不足，功能紊乱，影响到气血运行，气滞血瘀，当寒邪内侵，肾阳式微，一派寒象相继出现。心肾失调，肝郁不舒，则经络阻塞，气血不通，不通则痛，诸症丛生，此乃心、肝、肾三经之证，病属阴证范畴。治疗主张以温肾疏肝，通阳复脉为法。常用治疗各种脱疽多能收效。疼痛甚加麻黄；湿重加苍术、薏苡仁；病在上肢增桂枝，病在下肢加牛膝，气血瘀滞加桃仁、红花、水蛭、乳香、没药；有发热者去干姜，但附子不可去，否则无效。周氏曾报告治疗6 例脱疽治验，患者均有受寒史，症状多表现为"黑、冷、疼、硬、肿、烂"，经用本方治疗后，1 例截肢，5 例黑、冷、疼均消失，足部跌阳脉恢复正常，坏死溃烂者愈合，参加工作。服药最少者 22 剂，最多 60 剂。

脱疽

徐某，男，57 岁。1969 年 4 月 13 日诊治：1967 年因严冬涉水，受寒冷刺激而诱发左下肢发凉、麻木、跛行、疼痛，色变暗紫，确诊为"血栓闭塞性脉管炎"，后于某医院做左侧下腰交感神经节切除术，服中西药均无效，有 40 年的吸烟史，每天 1 包以上。症见四肢麻木凉困，剧烈疼痛，夜难成眠，痛时发凉，暖则稍减，左下肢呈潮红，抬高苍白，下垂暗紫，左第 2、4 趾尖部干性坏死，其他足趾暗紫，趾甲干枯不长，肌肉萎缩，汗毛脱落，肌肤枯槁。左腿肚围长 29.5cm，右腿肚32cm，腿不能伸直，左足背、胫后、腘动脉均消失，合并浅表性静脉炎。形体消瘦，面色青黑，舌质淡，苔薄白，腰背痛，小便清长，脉沉迟细。证属阳虚正亏，脉络瘀阻。治宜温阳益气，通瘀活血。

处方：炮附子 30g，干姜 30g，潞党参 30g，黄芪 30g，甘草 30g，当归 30g，白芍 30g，川牛膝 30g，乳香 9g，没药 9g，红花 15g。上方服 20 剂疼痛消失，35 剂时伤口愈合，共服 116 剂，温度恢复正常，行走 5km 无跛行感，趾甲汗毛开始生长，肌肉明显恢复,右腿肚 33cm,左腿肚 31.5cm,腘胫后动脉搏动恢复,足背动脉仍无,能参加工作。(《中医杂志》1965 年第 9 期:周连三治案)

第八节　阳和汤(《外科证治全书》)

组成:熟地黄一两　鹿角胶三钱　白芥子二钱　肉桂一钱　甘草一钱　姜炭五分　麻黄五分

上药酒水各半煎去渣,入鹿角胶溶化和服。

功能:温阳散寒,解凝消滞。

主治:阴疽、贴骨疽、鹤膝风,症见局部漫肿,皮色不变,舌淡,脉沉迟等。后世医家多有用治肿瘤者。

祝味菊嫌阳和汤温热不足,认为加入附子、磁石效果更佳,"盖此方能振奋阳气,祛寒消肿也,但方中缺乏附子,为美中不足,余每次用均加附子"。

一、阴疽

1.潘君,年龄 74 岁,性情急躁,喜食酒肉,体格尚称强健,唯左腿忽然肿胀疼痛。疡医谓之膏粱之变,足生大疔,况酒肉皆能化热,热聚毒壅成病。

处方:金银花 12g,连翘 12g,白芷 9g,蒲公英 15g,防风 9g,生甘草 6g。共服 3 剂,不见起色,患处平塌硬肿,日夜呻吟,莫可名状。

乃辗转至祝门求医,诊其脉沉缓,视其患处肤色灰暗,平塌硬肿,肿处有一白头,摸之则痛。师曰:"此病实为阴疽而非痈也。属穿骨流注,缩脚阴疼一类之疾,为阴寒凝聚而成。"治以阳和汤温散之法:熟地 12g,麻黄 6g,白芥子 6g,炮姜 6g,炙甘草 6g,附子 12g,鹿角胶 9g,党参 9g,茯苓 9g,炒白术 12g,制穿山甲 6g。此方仅服 2 剂,患处转为红肿,疼痛更增。患者信仰动摇,师嘱照前方续服2 剂,患处化脓,脓赤白黏稠而出,肿痛立止,患者甚喜。(祝味菊治案)

原按:祝师医治内科各病以温药为主,外科亦不脱离此种方法,治阴疽每以阳和汤为主再加附子。尝曰:"阴疽之病,皆由自身阳弱和感受寒凉得之,外受寒邪,理应温散,用辛凉苦寒甚至甘寒,邪留不去,日益加重。如阴疽平塌无头,边缘由软转硬,由阳虚所致,旷日持久,预后多凶。阳气者若天与日,若得其所则阴寒痰湿一扫而光,气血旺盛,血行流畅,则病斯愈矣。"

2.张君,年 30 岁,体质一般,住于低洼之地,经常着水湿浸。为日既久,左足胯部生硬块一个,始则有蚕豆大小,逐渐发展有鸡卵大,边缘不清,不红。左下

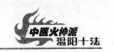

肢呈痉挛状不能屈伸，手触患处，痛不可忍，行路维艰。不能起立，动则疼痛更剧，硬块如铁板一块。面容晦暗枯萎，不思饮食，每日下午低热37.5~38.5℃，已一月有余。自思此系一极恶之病，恐不起矣，思虑越多，病乃愈重。

一疡医为其诊治，曰："此病为寒湿交阻，瘀血内结，经络失和，故身不能动作耳。用活血化瘀、祛湿通络之品，如当归、赤芍、桃仁、红花、丹参、丝瓜络、防己之属。"临行时告患者曰："服此药数剂后，当可好转。"患者信其言，即服药4剂，但毫无效果，心中更急。

其友邀祝师诊治，并递前医之方，祝阅后即曰："诊断尚属中肯，但用药太轻而不能中的，故病情无进步也。依余之见，首宜温阳化湿，活血化瘀次之。附子为阴疽必用之药，以温热鼓舞气血之流行，帮助正气之恢复，然后再活血化瘀，通利经络，则疗效指日可待也。"患者大喜曰："诚如君言，能使吾脱离病魔之苦，诚为幸事，不过吾系阴亏之体，服前医之药后头昏口干，附子为大热之品，其可服乎？"祝师曰："对症用药何所惧也，不听吾言，当敬谢不敏。"

处方：黄厚附子（先煎）18g，大熟地18g，川桂枝9g，生白芍9g，麻黄9g，活磁石（先煎）30g，白芥子9g，炮姜9g，党参18g，当归9g，炒白术9g，茯苓9g，制穿山甲9g，黄芪20g。服药2剂，自觉患处有热感，硬块略松。又2剂后，疼痛减轻一半，硬块已消，胃纳转馨，精神渐振，再照原方服6剂而病愈。（祝味菊治案）

原按：祝师曰："阴疽之病，皆缘人体正气无力抵抗外来之细菌。治疗之法，必须增加人体之力量，使由阴转阳，方为顺事。"故祝师治阴疽，每以阳和汤再加附子。

3.杨某，男，34岁。一个月前，左膝突然疼痛，痛若针刺，牵及下肢，屈伸不利，夜甚于昼。足凉过膝，不能盘腿，跛行。查左膝内侧长有一包，鸽蛋大小，质软，皮色微红，按之并不痛。饮食、二便正常，服过多种药不效。察舌淡紫胖润，脉弦。分析此症肢膝疼痛，应按寒湿痹证论处；膝侧包块虽肿微红不痛，当以阴疽看待。统而观之，患者足凉过膝，舌淡紫胖润，显系阴证，治痹用桂枝芍药知母汤，阴疽用阳和汤，今以二方合用。

处方：附子15g，熟地20g，鹿角胶10g（烊化），干姜10g，桂枝10g，麻黄10g，白芥子15g，赤芍15g，白芍15g，知母10g，苍术15g，白术15g，防风10g，牛膝15g，乌蛇肉15g，炙甘草10g。

服药5剂，诸症均减。续服10剂，疼痛已无，包块消失，痊愈。（张存悌治案）

按：此案膝侧包块虽肿微红，不能以阳热疮肿看待，观其总体脉证，纯系一派阴象，不难认定。

二、痹证

1. 鹤膝风：某男，38 岁。气血不足，形瘦畏寒，面色萎黄，两膝肿大，右甚于左，两足发冷，疼痛无时，屈伸为难，舌胖苔白，脉象沉迟。证属阳气衰惫，三阴虚损，寒湿内侵，气血凝滞，为鹤膝风重症。治以补阳益阴，补气养血，温经活血通络。

处方：黄厚附子 24g，黄芪 6g，人参（先煎）9g，熟地 24g（砂仁 3g 拌），当归 12g，丹参 12g，牛膝 12g，麻黄 9g，炮姜 9g，鸡血藤 18g，鹿角 9g。此方服 20 余剂，膝部肿痛逐渐减轻，下肢转温。续服 10 剂，病即逐步痊愈（《上海中医药杂志》1983 年 3 期：祝味菊治案）。

2. 鹤膝风：周女，9 岁。左膝关节肿大，某医院诊为"骨结核"。治疗 2 月，开刀 5 次，病情如故，请余会诊：面色㿠白，左膝关节肿大且僵冷，不能站立。开刀之处涔涔流下清稀黑水，无疼痛感觉。终日嗜睡，舌润无苔，脉沉迟无力。询知发病于冬令玩雪引起，寒邪侵入经脉，治不得法，迁延日久，郁而不解。

当用通阳化滞和血之法，用阳和汤加味：麻黄 6g，熟地 15g，白芥子 9g，鹿角霜 15g，桂枝 6g，上肉桂 5g，炮姜 9g，当归 15g，甘草 9g。

服 5 剂后，面色渐转红润，左膝关节稍转温，肿势渐消。原方去鹿角霜，加服鹿茸粉 1.5g 兑入，再服 5 剂。取其补精髓，壮元阳，大补督脉，强筋健骨。

服后膝关节转温，且能站立。面色红润，食欲增进，精神转佳，患部所流之清稀黑水转为黄色脓液。此肾阳虽复，尚须补气活血、生肌。方用内托生肌散加减：生黄芪 30g，天花粉 10g，乳香 6g，没药 6g，山茱萸 15g。全方共呈益气生肌、排脓疏络、解毒之功。服用 7 剂后，创口逐渐愈合。（戴丽三治案）

原按：阳和汤一方，为治阴疽内陷方，具有通阳化滞和血之功，故名"阳和"，如日光一照，寒邪悉解。唯原方剂量过轻，不能胜病，故师其意而不泥其方。病无常形，医无常方，药无常品，顺逆进退存乎其时，神圣工巧存乎其人，君臣佐使存乎其用。如墨守成方，执不变之方以治变动不居之证，虽属效方，亦难取效。

3. 张君，男，年龄 60 余岁。腰部及两下肢酸痛，转动维艰，经用活血通络之品效果不显。另请一医治疗，曰："此为风湿相搏，一身尽疼痛，仲景桂枝芍药知母汤、桂枝附子汤均可用之。"服药稍有效果，但起立转动仍然不便，辗转请祝医诊治。

患者曰："素闻君善用经方大名，吾亦服附子不少，所患非疑难之病而不见效

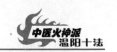

者，此何故焉？"祝师曰："前方为温阳活络之通剂，汝所患者为寒入于阴，阴阳俱亏，所以其效不彰也，阳和汤为祛阴霾回阳之品，古人所谓益火之源，以消阴霾，则气血得和，经脉可通。"

处方：黄厚附子16g（先煎），大熟地16g，麻黄6g，川桂枝9g，炮姜9g，党参16g，活磁石30g（先煎），白芥子9g，姜半夏12g，炒白术12g，鸡血藤16g，怀山药14g，炒麦芽16g，威灵仙12g，鹿角胶9g。服药3剂，举动轻便，不更前方，继服6剂，其病若失。（祝味菊治案）

按：此症下肢痹痛，桂枝芍药知母汤、桂枝附子汤确实均可投用，亦服附子不少，但服后效果不理想。祝氏认为阳和汤为祛阴霾回阳之品，加入附子投之，乃锦上添花之义，为痹痛治疗开一法门。方中所加桂枝、姜半夏尤为恰当。

三、癌症

1. 胰腺癌术后肝转移：左某，男，62岁，某国画院画师。曾做过阑尾切除、胆囊切除手术。2006年9月15日体检发现左肾肿物、胰腺肿物，当即做左肾切除术、胰腺占位切除术，术后病理检验为腺癌。

2007年3月18日复查发现肝转移。右叶4处，大小不等，分别为3.8cm×0.7cm，1.0cm×0.8cm，0.5cm×0.4cm，0.7cm×0.4cm。右下肺见一小结节灶，不排除转移。西医建议做介入治疗，否则生存期不超过3个月。

4月2日求诊：面色萎黄灰暗，体瘦，精神尚可，舌淡紫无苔齿痕。畏寒甚，食生冷瓜果立觉冷彻心脾。腰困如折，二便调，食纳不香，脉微。自觉病处无所苦，谈笑自如，把生死看得很淡。诊为劳倦内伤，痰湿中阻，肾气大虚。治法固本消积。

处方：大熟地30g，麻黄5g，紫肉桂10g（后五分下），鹿角霜45g，姜炭15g，白芥子10g（炒研），制附子45g，高丽参15g（另煎），五灵脂30g，漂海藻30g，炙甘草30g，全蝎12只，大蜈蚣3条（研末冲服），生半夏75g，生南星10g，大贝120g，茯苓45g，辽细辛45g（后下），生姜45g。制附子逐日垒加10g，无上限，直至出现瞑眩反应时降低10g，加水3000mL，文火煮取400mL，每日分3次服。连服2月。

5月4日二诊：已服药30剂，制附子加至每剂395g。主症悉退，面色灰暗退去大半。守方续用，另外加服固本散，以固先天肾气：三七200g，高丽参、血琥珀、二杠鹿茸、血河车、灵芝孢子粉各100g，止痉散50~60g，制粉冲服，每次3g，每日3次。

6月25日：CT复查与3月18日对照，肝部较大两处病灶已消，仅肝右叶内1.1cm×1.3cm，右顶叶0.5cm×0.5cm两处，已较前明显缩小，肺部肿物亦消。患者已无所苦，脉沉缓。效不更方，制附子从 45g 始日加 10g，已增至每剂 465g，守方加两头尖 45g，30 剂。

8 月 16 日：共服药 90 剂，制附子加至每剂 755g，转移灶 4 处已消 3 处，所剩最大的一处由 3.8cm×3.7cm 已消至 1.11cm×3cm，已照常工作 2 个月，自觉较病前更加精力充沛，体重增加 5kg。

处方：（1）制附子 200g，姜炭 15g，大熟地 30g，麻黄 5g，白芥子 10g（炒研），紫肉桂 5g（后下），鹿角霜 45g，高丽参 15g（研冲），五灵脂 30g，生半夏 45g，生南星 15g，大贝 120g，漂海藻 60g，两头尖 45g，茯苓 45g，辽细辛 45g（后下），炙甘草 60g，生姜 45g，止痉散 3~6g（冲），加水 3000mL，文火煮 2 小时，取 400mL，每日分 3 次服。30 剂。

（2）三七 200g，高丽参、血琥珀、二杠鹿茸、血河车、灵芝孢子粉各 100g，川尖贝 100g，五灵脂 100g，两头尖 100g，止痉散 60~100g，制粉冲服，每次 3g，日 3 次。

2008 年 3 月 31 日：CT 显示肝病病灶较前缩小。食纳佳，精神饱满，上下楼跑步锻炼，体重由 55kg 增至 68kg，已无病容，正常工作 1 年多，唯肝部转移灶仍有残留，仍以扶正消积为治。5 月 28 日周身出现红疹、瘙痒，此属病邪出表佳兆，守方。

2009 年 8 月 24 日电话随访，已痊愈，状况一直较好。（李可治案）

按：此例肝转移癌经李氏治疗效果满意。用方以阳和汤为主，同时合以麻黄附子细辛汤温阳开表，重用附子剂量由 45g 加至 465g、755g；高丽参、五灵脂一对反药扶正化瘀；海藻、炙甘草一对反药及两头尖、止痉散用以攻癌消瘤；生半夏、生南星、大贝软坚散结；另用扶元固本散提高正气，李氏治癌套路大致如此。

2.肺癌：姚某，男，50 岁，浙江人，患二期硅肺。2007 年 7 月 13 日诊为左上肺癌，双肺转移，肺门及纵隔、腋窝淋巴结转移，少量胸腔积液，正在接受化疗。食纳可，动则喘，余况不明，女儿代诊。

8 月 10 日一诊：嘱其停止化疗，扶正为主。处方：熟地 30g，麻黄 5g，白芥子 10g（炒研），鹿角霜 45g，肉桂 10g，姜炭 10g，制附子 45g，高丽参 15g（冲），生半夏 45g，生南星 30g，两头尖 45g，漂海藻 45g，止痉散 3~3g（冲），干姜 30g，辽细辛 45g，炙甘草 30g，山茱萸 60g，生姜 90g，加水 2500mL，文火煮取 600mL，日分 3 次服，10 剂。

二诊：服药后，精神、体力均有好转。处方：①固本散加止痉散 100g，川尖贝 100g，制粉，每次 5g，每日服 3 次。②熟地 30g，麻黄 10g，白芥子 10g（炒研），鹿角霜 45g，肉桂 10g，制附子 90g，生晒参 30g，五灵脂 30g，生半夏 45g，生南星

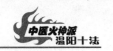
30g，大贝120g，辽细辛45g，干姜90g，白术90g，两头尖45g，漂海藻50g，甘草50g，生姜45g，30剂。

10月20日四诊：患者从浙江来到灵石县，入住后即不能行动，喘憋甚，几不能呼吸。诊其脉微细，三五不调，已并发心衰。疑路途中颠簸致肿物破裂出血，压迫心肺。处方：炙甘草120g，干姜90g，高丽参30g，生山茱萸30g，三石（磁石、龙骨、牡蛎）各30g，制附子100g，茯苓45g，瓜蒌30g，薤白30g，生半夏30g，白酒150mL，加水2500mL，武火急煎取500mL，小量多服，1剂。苏合香丸3丸，3小时1丸。服后仍憋喘严重。

在山西某医院行胸腔镜微创术，抽出血性胸水、黑血块，并予止痛。急则治标，包裹性胸腔积液致胸中紧滞。处方：制附子100g，干姜75g，高丽参15g（冲），五灵脂30g，芦根45g，丹参120g，檀降香10g，砂仁10g，桂枝45g，桃仁30g，红花30g，茯苓45g，泽泻30g，炙甘草60g，葶苈子10g，车前子10g，紫肉桂10g，生姜45g，大枣30枚，加水2500mL，文火煮取300mL，每日分3次服，30剂。

2008年1月4日：仍有少量胸腔积液。服药120剂，已无病容。

处方：（1）生附子30g，干姜30g，炙甘草60g，漂海藻45g，晒参30g，生半夏45g，大贝120g，两头尖45g，木鳖子30g，辽细辛45g，白芥子10g（炒研）。

（2）固本散加守宫、蜂房各50g，川尖贝100g，二杠鹿茸100g。

3月6日：服药165剂，已无病象病容，固本消积为治。

处方：（1）炙甘草90g，生山茱萸60g，乌梅30g，生附子45g，干姜45g，漂海藻50g，生晒参30g（捣），生半夏45g，大贝120g，两头尖45g，白芥子10g（炒研），肉桂（后下），45剂。

（2）固本散加止痉散、守宫、蜂房各50g，川尖贝100g，制粉。

5月25日：稳步好转，腋下、肺门淋巴结肿大结节已消近半，已无病容。方用阳合汤合攻癌夺命汤加减。至9月27日，仍在守方继续治疗。（李可治案）

按：本例初诊所用方药与上案大致相似。针对肺癌胸水，转方用四逆汤合丹参饮，另加利水之品如茯苓、泽泻、葶苈子、车前子，活血之品如桃仁、红花，以及芦根、桂枝、肉桂等药，服药120剂，已无病容。然后仍以四逆汤加生晒参以扶正，漂海藻、生半夏、大贝、两头尖、木鳖子以攻癌，属攻补兼施之法。另在固本散中加守宫、蜂房等系针对肺癌用药，亦补中寓攻之意。以硅肺而患肺癌，又有胸水及多处淋巴结转移，病情严重，治疗存活年余，已属不易。

3.肝癌：李某，男，60岁，河南濮阳人。2006年5月28日因纳差、厌油腻体检，经北京301医院确诊为"原发性肝癌晚期"。左肝3个肿物，分别为6.0cm×5cm，

2.9cm×3.1cm，5.0cm×2.6cm；右肝一个肿物7.5cm×4.1cm。2006年5月29日介入化疗1次，致精神倦怠，不能自由活动。

6月11日：患者赴灵石县求诊李可先生，已无法行动，面色苍黄晦暗，气短神疲。舌胖淡紫齿痕中裂，苔白腻，舌边瘀斑成片，脉微细而数疾，120次/分。纳差，二便调，体重61.5kg。诊为高年阳衰，寒湿凝聚三阴，处方：麻黄5g，大熟地90g，鹿角霜45g，姜炭5g，紫肉桂10g（后下），白芥子10g（炒研），制附子45g，漂海藻30g，甘草30g，清全蝎12只，大蜈蚣12条，鸡矢藤60g，高丽参15g（研冲），五灵脂15g（研冲），加水3000mL，文火煮500mL，日分3次服。10剂。

患者服至第3剂，因吃油腻食物呕吐，处方：生半夏130g，生姜130g，姜汁10mL，1剂呕止。

6月23日：患者不能前来就诊。CT检查，肿物未增大。脉微细，100次/分。守前方，制附子增至90g，服至2006年7月21日，B超查见，右肝肿物略缩小，左肝肿物略增大。体重增加2kg。

7月21日处方：制附子150g，干姜90g，白术90g，党参90g，五灵脂30g，漂海藻30g，炙甘草30g，止痉散4~6（冲），鸡矢藤60g，木鳖子30g，高丽参15g（冲），麻黄5g，辽细辛45g（后5分），紫肉桂10g（后下），鹿角霜45g，白芥子10g（炒研），生姜45g（切），葱白12cm，煮法同前，10剂。服3剂后，食纳大增，再服10剂，可随意运动，已无病容，信心大增。

8月30日：患者亲自来灵石县就诊，虽坐车9小时并未觉累。守方，制附子加量至200g，精神、体力均好转，可骑自行车10km而不累。服后觉身痒，渐痒甚，抓后起红斑疹。此属病邪出表，排病反应，嘱不可止痒。服药至2006年9月13日，B超检查，右肝肿物缩小至3.0cm×2.5cm，2.4cm×2.1cm，左肝无异常发现。共服药101剂，病退十之八九。

10月18日：患者亲自来灵石县面谢，身轻体健，声若洪钟，体重增至70kg，守方，制附子增量至250g。2007年2月3日，B超显示右肝肿物略缩小，左肝无异常。

2007年5月2日：坐车一夜并不觉累，脉沉且缓。已服药260剂，肝肿物已近全消，右肝仅余2.0cm×1.3cm结节。守方，制附子加量，每3日加10g。

7月上旬，患者出现沥青样黑便10日，吐血一口，气陷血脱，休克一次，现已恢复。查出贲门恶变6cm，溃疡4cm，现吐白痰，食入胀知，耳鸣如潮。

9月5日，患者吐血一口，去医院治疗，打针止内出血，出现晕针昏厥，苏醒后呕吐不止，大量胃出血，抢救无效死亡。（李可治案）

按：天下第一难治的就是肿瘤。此例肝癌经李氏治疗，虽然最后死亡，但存活已15个月，由无法行动，面色苍黄晦暗，气短神疲到治疗后，"精神、体力均好转，

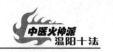

可骑自行车10km而不累"。缓解症状,提高了生存质量,疗效应予肯定。

所用方药与上案大致相似,不同的是本案攻癌还选加了鸡矢藤、木鳖子,未用生半夏、生南星、大贝;本案扶正合以理中汤,未用扶元固本散。

4.肝癌:应某,女,62岁。2009年3月24日初诊:乙肝5年,肝硬化3年,右肝巨块型肝癌3个月。肝区疼痛,按之作痛,大便溏泻,尿偏黄,纳差,乏力,手足发凉,腹水少量,精神萎靡。舌暗赤胖润,苔薄黄,脉左沉滑软寸弱,右沉弦寸关弱,西医断定活不过3个月。辨为阳气亏损,脾胃虚弱,肝郁痰结,拟扶阳补脾,疏肝散结,阳和汤加味治之:附子60g,熟地30g,鹿角霜30g,炮姜30g,肉桂10g,麻黄10g,白芥子15g,红参10g,五灵脂15g,茯苓30g,生半夏30g,牡蛎45g,姜黄15g,郁金15g,炙甘草30g,生姜10片,大枣10枚。5剂。

复诊:感觉良好,腹泻已止,以上方为基础,随证出入,加药有黄芪、苍白术、柴胡、生麦芽、砂仁、蜈蚣、猪苓、丁香、丹参等,附子增加到90g,两周调方一次,病情基本稳定,纳眠、精神尚好。直到两年半后,因腹水控制不利,病情转重而死去。(张存悌治案)

按:晚期癌症邪势嚣张,正不压邪,似乎命数已定。即便如此,通过恰当的中药调治,仍可减轻痛苦,缓解症状,延长生命,或者说带瘤延年,本案即是例证。"西医断定活不过3个月",经过中医治疗,活了两年半,且生活质量不差。曾治过多例晚期肝癌、胃癌、脑瘤等患者,虽然最终仍旧死去,但均可收到不同程度的效果。

第九节　温通化瘀止痛汤(卢崇汉制方)

组成:制附子60g(先煎2小时),桂枝30g,小茴香20g,生蒲黄15g,吴茱萸15g,青皮15g,台乌15g,当归15g,苍术15g,炙甘草6g,生姜50g。每日1剂,水煎3次,分3次温服。

功用:温经散寒,化瘀止痛;用治虚寒痛经。

方解:制附子、桂枝、吴茱萸、生姜温阳通络以活血,疏畅血脉推动血行;当归、青皮、小茴香、生蒲黄、苍术、台乌行气活血祛瘀以开瘀通阻,祛瘀生新。以上药物合用,具有缓解血管蜷缩,使脉道通畅,温之则寒散,化瘀则生新,而开瘀通阻推动血行,寒散则瘀滞可消,经络得以通畅。

应用提示:卢氏应用温通化瘀止痛汤治疗痛经206例,疗效显著,临床痊愈187例,占90.8%;好转19例,占9.2%。7剂为1疗程,服药时间最短1个疗程,最多3个疗程。病程短者疗效好,疗程短,病程长者疗程较长。

一、痛经

1.王某，女，18岁，学生。平时喜吃生冷水果，14岁第一次月经来潮，时值盛夏，经水未净而去游泳，发生腹痛。以后每当月经来时，腹痛即发，逐渐加重，持续1周左右，待月经净后疼痛才能缓解，至今已4年之久。时正值月经来潮，腹痛难忍，面色苍白，畏寒肢冷，头部汗出，神倦不语，脉沉紧，苔薄腻。此乃寒凝血滞胞宫，冲任不和，经水难以畅流导致腹痛，治宜温经散寒，用温通化瘀止痛汤主之：制附子60g（先煎2小时），桂枝30g，小茴香20g，苍术15g，生蒲黄15g，吴茱萸15g，青皮15g，当归15g，乌药15g，五灵脂15g，炙甘草6g，生姜50g。

服药2剂，经水已畅，腹痛消失，四肢转温，畏寒已解，脉沉缓，苔薄白。仍宜调协冲任，温暖胞宫为法，前方增损：制附子60g（先煎2小时），桂枝30g，苍术15g，生蒲黄15g，吴茱萸15g，当归15g，青皮15g，益智仁20g，小茴香20g，淫羊藿20g，炙甘草6g，生姜50g。

服上方3剂后，自觉一切正常，食欲睡眠均佳，每月经行畅利，未发生腹痛和其他症状。2年后随访，痛经再未复发。（卢崇汉治案）

2.李某，女，32岁，某市医院妇产科医生。患者15岁月经初潮开始，即现少腹疼痛至今，每次经来时小腹疼痛难忍，服用中西药物无数未解除痛苦。来诊时月经将至，少腹坠胀疼痛，呕吐泄泻，脉沉紧略数，苔白腻。治宜温经散寒，用温通化瘀止痛汤主之：制附子60g（先煎2小时），桂枝30g，小茴香20g，苍术15g，吴茱萸15g，当归15g，青皮15g，生蒲黄15g，乌药15g，艾叶12g，炙甘草6g，生姜50g，干姜30g。

服药2剂，经水畅，腹痛消，泄泻止。脉沉缓，苔薄白根略腻，仍宜温血海，暖胞宫，化寒凝，温水土，调冲任，上方增淫羊藿20g。

三诊：昨日月经来潮，色量均正常，无疼痛，脉沉缓，苔薄白，现气血已和，治当温中暖下，使冲任得调，上方增损：制附子90g（先煎2小时），苍术15g，上肉桂15g，砂仁15g，当归15g，青皮15g，吴茱萸15g，生蒲黄15g，益智仁20g，大麦芽20g，小茴香20g，炙甘草10g，生姜75g。5剂后，自觉一切正常，随访3年，痛经未再发生。（卢崇汉治案）

3.侯某，女，45岁。2011年6月4日初诊：受邀在葫芦岛某中药店出诊，适逢老板娘痛经发作，卧床不起，且头部两侧亦痛，伴心烦。告称素来痛经，本次头一天发作，痛得厉害。自谓每次月经来时，则折腾得"像死过去一回"，查舌淡胖，

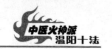

脉滑软寸弱。按虚寒痛经论治，处温通化瘀止痛汤：

处方：附子30g，干姜15g，炙甘草15g，乌药10g，吴茱萸15g，肉桂10g，苍术25g，青皮10g，蒲黄10g，小茴香10g，当归20g，白芷10g，细辛10g。7剂。

服药2次，痛经第二天即止。连续2个月经来未痛。后再发时，服上方仍效。（张存悌治案）

按：余用本方治痛经多例，均收良效。

4. 刘某，女，21岁。痛经5年，痛至面色苍白，需贴暖贴缓解，量少。面部、前胸痤疮两年，痒。恶寒，脚冷，汗少，易怒，易醒，喉中有痰，舌略胖苔白，脉右尺沉，左关迟沉。

处以温通化瘀止痛汤加味：附子20g，生姜15g，炙甘草10g，乌药10g，吴茱萸10g，肉桂10g，青皮10g，苍术20g，蒲黄10g，当归15g，麻黄8g，白芷15g，皂角刺10g，荆芥穗15g，徐长卿15g。6剂。

复诊：痛经痊愈，心情好转，痰减，痤疮减轻，有汗出，舌胖大苔白滑，右关迟沉，左尺沉。处方：麻黄10g，附子20g，细辛6g，白术20g，茯苓20g，白芍10g，生姜15g，白芷15g，皂角刺15g，荆芥穗15g，徐长卿15g，蝉蜕5g。6剂。

三诊：痤疮基本痊愈，患者欲巩固痛经，处方：附子20g，干姜15g，炙甘草10g，乌药10g，吴茱萸10g，肉桂10g，青皮10g，苍术20g，蒲黄10g，当归15g，小茴香10g。6剂善后。（王松治案）

5. 某女，26岁。2018年6月25日诊：痛经，每次月经前两日即疼痛，偶有血块，便溏，小便黄，多梦，乏力，手脚凉，怕冷，眩晕，汗少，偶尔舌疮，咽喉痛，乳腺增生，经期及生气时乳房胀痛，舌红少苔。

处方：附子15g，生姜15g，乌药15g，吴茱萸10g，炙甘草10g，肉桂10g，青皮10g，苍术20g，蒲黄15g，小茴香10g，当归15g，白芍15g，细辛5g，黄柏10g，砂仁10g。7剂。

7月6日：痛经减轻，仍乏力，舌疮。咽痛痊愈，乳房仍有胀痛。处方：当归10g，白芍15g，桂枝15g，肉桂10g，细辛5g，炙甘草10g，益母草15g，吴茱萸10g，生姜15g，乌药10g，附子15g，柴胡15g，枳实10g，香附10g。7剂。

9月17日：痛经缓解，经量偏少，脚凉。处方：附子15g，干姜15g，炙甘草10g，乌药10g，吴茱萸10g，肉桂10g，青皮10g，苍术15g，蒲黄10g，当归20g。7剂。

9月25日：痛经痊愈，乳房疼痛减轻，上方加香附10g，姜半夏10g，牡蛎20g。7剂善后。（王松治案）

6.郑某，女，26岁。2016年12月8日初诊：自初潮起即发痛经，近年加重，需用布洛芬缓释片控制，曾服中西药物无效，纳便眠均可。工作压力大，常加班熬夜，时心慌、胸闷。舌略胖润，苔薄白，脉沉滑寸弱，此属胞宫虚寒。

处温通化瘀止痛汤：附子30g，干姜15g，桂枝30g，小茴香10g，苍术25g，吴茱萸15g，当归20g，青皮10g，生蒲黄10g，乌药15g，艾叶12g，炙甘草10g，生姜10g。15剂。

12日开始服用，21日因出差外感风寒，出现咳嗽，咽痛咽干，怕冷，神差，有痰。遂嘱其停药，另开小青龙汤加味7剂，服药后表证解除，继服先前药物。

2017年元旦患者惊喜告知，这次经期没发生痛经，没用止痛药，叹曰中医神奇。（编者傅勇治案）

二、闭经

1.辛某，女，41岁。2011年5月6日初诊：月经素来提前，痛经。但半年前开始，一个半月左右一次，血色浅淡，至今已6个月次，此次又逢经期未至。舌淡紫胖润，左滑数软寸浮尺弱，右滑寸弱，卵巢囊肿4cm×4cm。考虑前有痛经，后来经闭，总归胞宫有寒，气血凝滞所致，温通化瘀止痛汤正可一用。

处方：乌药10g，吴茱萸10g，肉桂10g，附子25g，干姜15g，炙甘草10g，苍术25g，青皮10g，蒲黄10g，小茴香10g，当归25g，黄芪30g，桂枝25g，茯苓30g。7剂。

服药3日，经血即至。（张存悌治案）

按：温通化瘀止痛汤本来为寒瘀痛经所设，余用治妇科寒瘀所致其他病症亦多收效，正合异病同治之旨。

2.葛女士，25岁，辽宁人在香港工作。2018年11月7日来诊，自述3月份来最后一次月经，至今闭经，宿有痛经。怕冷，无汗，手心热，脚底凉，头痛，多梦，右下腹痛，易饿。近半年胖了5kg。舌瘦小水润，脉弦浮。在香港当地西医就诊未效。

组方：附子30g，干姜20g，吴茱萸10g，蒲黄15g，小茴香10g，肉桂10g，苍术20g，茯苓35g，生姜20g，砂仁15g，乌药15g，青皮15g，麻黄10g，细辛10g，炙甘草15g。15剂。早晚饭前服，忌食生冷。

因次日回香港，故而开了两周中药。服药4天后，微信告知月经来了，当天较痛，之后转轻。继而告之，吃5天中药瘦了2.5kg，睡眠规律，偶有多梦。人一下精神了许多，十分感叹中医的神奇。（编者王天罡治案）

原按：治疗月经病是中医长项，但闭经半年以上4剂药就解决，堪称速效。患

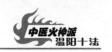

者舌小水润，提示其闭经属元阳不足，阴寒内积所致，少阴寒化之证。理应回阳化阴、温经活血着眼。同时有怕冷无汗、近期肥胖兼症，提示有表邪不解，痰饮凝聚。应以"开表"为先，同时宣肺利水，通调水道；再以温扶下元、散寒暖宫之法。无奈患者远在香港，复诊不便，故双管齐下，竟然速效。患者每次服药都会出大汗，半小时后恢复正常，足见解表在治疗中发挥重要作用。

三、月经后期

1. 郭某，女，33 岁。2018 年 6 月 2 日诊：唇周起痘两个月，红肿，服益母草膏后连续两次月经延期 20 天，量少，微痛，色红，失眠，手脚凉，怕冷，舌胖大薄白，尖红。

处温通化瘀止痛汤加味：附子 15g，生姜 15g，乌药 15g，吴茱萸 10g，肉桂 10g，青皮 10g，苍术 20g，蒲黄 15g，小茴香 15g，当归 15g，大枣 3 枚，皂角刺 15g，荆芥穗 15g。7 剂。

6 月 10 日复诊：服药后痤疮消失，处方：生姜 15g，乌药 15g，吴茱萸 10g，肉桂 10g，青皮 10g，苍术 20g，蒲黄 15g，小茴香 15g，当归 15g，桂枝 15g，细辛 5。7 剂。患者不愿服用附子，遂去之。

7 月 11 日告知服药后月经周期恢复正常。（王松治案）

按：月经延期系由寒凝所致，异病同治，用温通化瘀止痛汤取效在情理之中。有意思的是，服药后痤疮亦消失，扶阳治本之义也。

2. 吴某，女，22 岁。2018 年 10 月 28 日诊：平素月经延期 1 周，量少，本次延期 1 个月未至，多梦，手脚冷，舌胖大苔白腻，左寸尺弱，右寸弱尺沉。

处方：附子 20g，干姜 15g，炙甘草 10g，乌药 10g，吴茱萸 10g，肉桂 10g，青皮 10g，苍术 20g，蒲黄 10g，小茴香 10g，当归 20g。6 剂。

11 月 4 日复诊：服药两剂即来月经，未痛，眠差，冬天下肢冷，上方加茯神 30g，川牛膝 30g，桂枝 20g。6 剂善后。（王松治案）

3. 李某，女，系伤寒课学生。2018 年 10 月 9 日诊：平素月经延期 7 天左右，本次延期 11 天，褐色，量少，小腹胀，下肢沉，经前起痘，不喜食凉，偶尔便溏，手脚凉，无汗，舌略胖苔薄白水滑。

处以温通化瘀止痛汤加味：附子 20g，干姜 15g，炙甘草 10g，乌药 10g，吴茱萸 10g，肉桂 10g，青皮 10g，苍术 20g，蒲黄 10g，小茴香 10g，当归 20g，荆芥穗 15g，皂角刺 10g，白芷 15g。7 剂。

11月7日告知：本次月经如期而至，十分准时。（王松治案）

四、不孕症

1. 贾某，女，29岁。2019年2月14日诊：婚后7个月未孕来诊，平素月经后期，痛经，偶尔头痛恶心，双脉略滑，舌胖大苔白滑。

治以温通化瘀止痛汤：附子30g，干姜15g，炙甘草15g，乌药10g，吴茱萸10g，肉桂10g，青皮10g，苍术20g，蒲黄10g，小茴香10g，当归20g，川芎15g。18剂。

3月7日复诊：本次月经延后7天，痛经缓解，头痛恶心痊愈。胃胀，上方去川芎、干姜，加生姜20g，生麦芽30g，陈皮10g，厚朴10g。6剂。

3月14日复诊：胃胀减轻，上方去生麦芽、陈皮、厚朴，加续断15g，菟丝子10g，桑寄生15g。12剂。

4月2日电话告知：查出已怀孕1个月。（王松治案）

按：温通化瘀止痛汤本系卢崇汉所拟治疗痛经的验方，编者移来用治不孕症，屡获佳绩，算来也有二三十个成功案例了，本案系弟子学有所得的一个成功案例。

2. 平某爱人杨某，女，33岁，居苏州。患者为老友夫妇，相隔万里不能面诊但体质比较熟悉。2019年1月24日初诊：结婚两年多未孕，一直求治未果。经期腹痛严重，经血有大量血块，怕冷，喝红糖姜水轻微缓解。乏力，入睡难，浅睡多梦。舌暗胖润有痕苔薄白，辨为少阴病胞宫虚寒。

处麻黄附子细辛汤合温通化瘀止痛汤：麻黄10g，附子30g，细辛10g，炙甘草10g，青皮10g，蒲黄10g，小茴香10g，乌药10g，干姜10g，吴茱萸10g，当归10g，肉桂10g，苍术30g。令抓中药配方颗粒30剂。嘱避风寒，忌食生冷。

2月23日一大早，平某发微信激动地告诉，爱人已怀孕。起初怀疑试纸假阳性，再测一遍，依然显示阳性。

3月2日，患者突然下部出血，小产征兆，服用保胎药地屈孕酮片，仍有出血，并伴食欲差，偶恶心。处附子理中汤：白术30g，炮姜炭30g，红参10g，炙甘草10g，煎出过滤后放入淡附子配方颗粒30g。7剂。

当晚服药一次，血即已止。食欲已转好，一切正常。（编者傅勇治案）

按：本案以治疗痛经为目的，服药22天，却意外受孕，似乎无心插柳柳成行，歪打正着，其实是在情理之中。温通化瘀止痛汤在四逆汤温暖胞宫的基础上，兼顾理气活血，不仅治疗痛经，且让女子胞成为阳光普照，气血和煦之温暖宫巢，为精卵受孕创造良好条件。

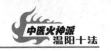

患者出现先兆流产时，用附子理中汤服药一次，血即已止，处理亦颇妥当。理中汤4味药煎好后，放入附子免煎颗粒，是为省却附子久煎之累，不失为一种巧法，不少医家都在用。

五、腹痛

盆腔积液： 杨某，女，32岁。2018年10月23日诊：盆腔炎、积液二三年，不定期右侧少腹疼痛，便溏，多梦，怕冷，易生气，手脚多汗。舌胖大苔白腻，左脉关尺略弱。

处方：附子20g，干姜15g，炙甘草15g，乌药10g，吴茱萸10g，肉桂10g，青皮10g，苍术20g，蒲黄10g，小茴香10g，当归20g，川芎15g，砂仁10g，龙骨20g，牡蛎20g。7剂。

10月30日复诊：服药3剂后痛止，腹胀，便溏，怕冷，手脚凉汗，舌胖大苔白腻，右略弦细尺沉，左弦细寸弱。上方去砂仁、龙骨、牡蛎，加延胡索10g，枳壳10g。7剂。

11月13日复诊：腹痛痊愈，手脚凉汗减，上方加小茴香10g，吴茱萸10g，延胡索10g，7剂善后。（王松治案）

第十节　益元暖宫汤（吴佩衡制方）

组成： 本方由当归四逆汤合四逆汤加吴茱萸、艾叶、香附、丹参而成。

方解： 当归四逆汤温经养血散寒，四逆汤、吴茱萸温阳扶正，艾叶、香附、丹参理气活血。

功用： 温经散寒，理气养血；用治妇科宫寒各症。

闭经

宋某，女，27岁。禀赋素弱，婚后多年未孕。初始月经参差不调，需用药调治方能应期而潮。但每次行经量少而黑，少腹坠胀冷痛，如是两三年后，经血渐少以致闭结，迄今已经6年之久。症见面色萎黄不泽，神情倦怠，少气懒言，毛发稀疏而焦黄。自月经闭止以来，常感头昏耳鸣，心中烦闷。日间困倦思睡，入夜又不能安眠。口淡无味，不思饮食。腰脊酸痛，腿膝酸软无力，手足厥逆，少腹亦感冰冷不适。脉象沉涩，舌质淡嫩，色暗夹瘀，苔薄白而润。此系元阳不足，冲任俱虚，血寒气滞，胞宫寒冷所致。治当温扶下元，温经活血，散寒暖宫。

自拟益元暖宫汤治之：附子100g，干姜15g，当归15g，赤芍9g，桂枝12g，细辛6g，吴茱萸9g，制香附12g，丹参15g，炒艾叶12g，甘草9g。

　　服上方 3 剂后，腹部疼痛减去七八，少腹冰冷感觉减轻，尚有坠胀感。食思增进，手足四肢回温，心中已不烦闷，夜已能熟寐。脉仍沉涩，舌质淡，瘀暗稍减，苔薄白。继以上方加红花 5g 以助温经活血之功，并嘱服药时滴酒少许为引，以促其温行血脉之效。告知患者，服药后诸症均见好转，唯腰及少腹又复酸胀痛者，为月经欲潮之兆，幸勿疑误。

　　上方连服 8 剂，果如所言。原方中去赤芍加川芎 9g，阿胶 15g（烊化兑服），药炉不辍连服 5 剂，经水即潮，先行者为黑色血块，继则渐红。次日，腰腹疼痛随之缓解，行经 5 日而净。继以八珍汤加香附、益母、炒艾等调补气血。连服 10 余剂后，面色毛发润泽，精神眠食转佳。其后经信通调，应时而潮，一年后顺产一子。（吴佩衡治案）

　　按：6 年闭经之症，判为元阳不足，冲任俱虚，血寒气滞，胞宫寒冷所致，从温扶下元，温经活血，散寒暖宫着眼，调理月余而愈，确是火神派风格。

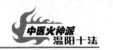

第九章　温清法

所谓温清法即温阳法与清热法合用，用于寒热兼见的复杂病症。温阳以治寒，清凉以治热，温清合用共奏温阳清热之功。《伤寒论》中附子泻心汤主治"心下痞，而复恶寒汗出者"，《金匮要略》中薏苡附子败酱散治疗肠痈，均是以温阳与清热药合用之例。祝味菊先生赏用本法："附子、石膏同用，一以扶阳，一以制炎……此复方之妙也。"（《伤寒质难》第十四篇）又说："羚羊治脑，附子强心，阳气虚而有脑症状者最宜。"陈耀堂先生谓："附子配白薇、银柴胡治低热、虚热，患者形寒怯冷，虚汗倦怠，用一般退热药无效者，每以附子加白薇、银柴胡、生牡蛎、浮小麦及生姜、大枣，投之辄能应手奏效。"张琪温清并用治疗尿路感染，以薏苡附子败酱散加白花蛇舌草30g，甘草15g，也用来移治慢性前列腺炎，均提供了宝贵经验。

温阳常用附子、干姜以及四逆汤等温热方药，清热多用石膏、黄芩、黄连等药，代表方有薏苡附子败酱散、乌梅丸、连附龙磁汤等。

第一节　薏苡附子败酱散（《金匮要略》）

组成： 薏苡仁十分　附子二分　败酱五分

上三味，杵末，取方寸匕，以水二升，煎之减半，顿服（小便当下）。

《金匮要略》："肠痈之为病，其身甲错，腹皮急，按之濡，如肿状，腹无积聚，身无热，脉数，此为腹内有痈脓，薏苡附子败酱散主之。"

一、肠痈

1.张某，男，23岁。由饮食不节而诱发腹痛，发热呕吐，继则腹痛转入右下腹，经西医诊断为急性化脓性阑尾炎，先后用抗生素等药物治疗，疼痛持续不解，发热呕吐，建议手术治疗，因家属不愿手术而求诊于周氏。症见面色青黑，神采困惫，右少腹持续疼痛，阵发性加剧，畏寒发热，剧痛时四肢冰冷，右少腹有明显压痛、反跳痛及肌紧张，包块如掌大。舌黄有津，脉滑数。此属寒湿热郁结，治宜温阳祛湿清热：薏苡仁90g，炮附子30g（先煎），败酱30g，浓煎频服。

服后疼痛大减，呕吐止，4剂后体温正常，但余留右少腹下包块不消，继以上方服20余剂包块消失而愈。（周连三治案）

按： 周氏谓："肠痈是内痈，气血为毒邪壅塞不通所致，若气血畅通，痛无由生。

而气血的运行，依凭着阳气的鼓动，今阳郁湿盛，气血不能畅流，是其主要病机之一。"周氏并不全用温阳，强调辨证施治，据临床所见，初以发热、呕吐、腹痛为主，而其疼痛阵发，脚蜷屈，时呈肢厥，舌多白腻，有津不渴，若转为慢性则多呈寒湿之象，他提出热可清，寒可温，湿宜燥的治疗原则，据证凭脉，灵活施治，多能取效。

肠痈之病血象多高，周氏谓："疾病的发展过程并非固定不变，今血象虽高而呈寒象，就应温阳散寒，仲景立温阳之法，热药治之收效。"总结60余年经验，用仲景薏苡附子败酱散治疗急慢性肠痈，辨其证有寒湿证者屡见速效，附子用量在30~45g之间，薏苡仁90g，败酱30g，若腹痛甚加白芍30g，大剂频服，药少性猛，功专力宏。曾诊治数百例患者，每收捷效。

2.周某，男，37岁。2018年11月3日诊：阵发性腹痛两个月，呈窜痛，右下腹为甚。发作时欲排便，得便后痛减。不易出汗，畏寒，纳可，不乏力。既往20年慢性阑尾炎病史。荨麻疹数年，遇冷则发。舌淡胖有痕，脉左沉滑尺弱，右滑软尺弱。此为腹内有痈脓，兼见太少两感局面。

予薏苡附子败酱散合麻黄细辛附子汤加味：薏苡仁50g，附子30g，败酱20g，干姜15g，大黄10g，麻黄10g，细辛10g，生姜10g，大枣20g，炙甘草15g，服药10剂。

2019年1月15日复诊，感觉良好，腹痛等诸症皆减，荨麻疹未发，汗多。前方去麻黄、细辛，加桂枝尖25g，白芍25g，再服10剂后，腹痛消失，大便规律。（张存悌治案）

按：慢性阑尾炎自当投以薏苡附子败酱散；荨麻疹遇冷则发，系营卫失和，故合麻黄细辛附子汤；腹痛欲便，便后痛减提示肠胃积滞，因加大黄。全方融开表通里，温中扶阳于一炉，所谓"杂合之病，须用杂合之药治之"（清代何梦瑶语）。清代曹仁伯亦说："每遇病机丛杂，治此碍彼，他人莫能措手者，必细意研求，或于一方中变化而损益之，或合数方为一方而融贯之。"

二、痤疮

1.张某，女，25岁。青春痘密布满脸，痘疮之间有扁平疣如芝麻样，手指、背亦散布，扁平疣已3年。脉细小，舌淡，畏寒。此阳虚寒湿凝聚。

处方：附子50g（先煎），薏苡仁30g，败酱12g，皂角刺15g，松节30g，乳香8g，蜈蚣2条（冲），全蝎5g（冲），白芷15g，刺猬皮15g，仙茅20g，冬葵子20g。5剂。

药后痘疮基本消失，手、背扁平疣亦有消失。医患皆喜，戏曰：满天星忽变而

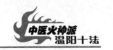
晴空万里！守方加丹参饮活血行气，乌蛇以通络解痉，增强解除肌肉之患。

处方：附子40g（先煎），炮姜20g，薏苡仁30g，皂角刺15g，刺猬皮20g，松节30g，白芷15g，肉苁蓉30g，白鲜皮20g，乌蛇20g，蜈蚣2条（冲），全蝎5g（冲），丹参30g，檀香8g（后下），西砂仁10g。5剂。

三诊：痘疮又有反复，散在发生。究其原因吃了冰淇淋，可见其寒毒之重，其体之虚，嘱严禁寒凉清热之品。因素有气短不足以息之证，故加入升陷汤。黄芪解气陷，又托毒而出之：生黄芪30g，知母6g，升麻6g，柴胡6g，附子40g（先煎），炮姜20g，薏苡仁30g，刺猬皮20g，王不留行20g，蜈蚣2条（冲），全蝎5g（冲），丹参30g，檀香10g（后下），西砂仁20g，乌蛇20g，松节30g。皂角刺15g。4剂。

2个月后因他疾来诊，述痘疮未发，后悔过去所服清热解毒之剂。（曾辅民治案）

按：痤疮之症，表现为"肿痛火形"，时医多从风热、肺热辨治，用枇杷清肺饮之类套方套药，果真是风热、肺热引起者，可能取效。然而验之临床，许多病症并无效果，如本例"遍服中西药物加外敷，均无显效"即是。仔细辨证，发现此类患者多有阴盛阳虚表现，依据郑钦安阴阳辨诀判之，显系阴证，其"肿痛火形"则为阴火之象，颇为惑人。识得寒热真假，用药自然别开门径。

此系借用薏苡附子败酱散治阳虚内痛之方，移用于面部疮病，本异病同治之理。曾氏以本方治疗痤疮，实开皮肤病一新法门。

2.郑某，男，20岁。面部痘疮，前额密布，面颊也多，大者如豆，硬而痛，洗脸则有脓血挤出，病已两年，手冷。舌淡痕显，脉沉细。

处方：附子35g（先煎），薏苡仁30g，败酱20g，皂角刺10g，白鲜皮30g，乌蛇20g，川乌30g（先煎），炮姜20g，徐长卿30g，黑豆30g，穿山甲5g（冲），生黄芪30g。5剂。

药后好转，痘形减一半，形已不高突，精神好转，手仍冷，汗多肤现湿润，偶有新痘疮，舌脉同前，守方出入：附子35g（先煎），薏苡仁30g，川乌30g（先煎），乌蛇20g，败酱20g，白鲜皮20g，皂角刺10g，冬瓜仁30g，徐长卿20g，生黄芪30g，黑豆30g，枳壳10g，生姜30g，白豆蔻20g，白芷20g。5剂。

药后痘疮好转变少，高突变低1/3，色变淡，痘形已瘪扁，精神好转。仍肢冷有汗，肤湿润，精神食欲好转，加大温药之量观之。

处方：附子40g（先煎），薏苡仁40g，败酱20g，川乌30g（先煎），生黄芪30g，白鲜皮20g，徐长卿20g，皂角刺10g，乌蛇20g，麻黄8g，杏仁15g，生甘草10g，黑豆40g。（曾辅民治案）

3.任某，女，19岁，大学生。上初中时即面生痤疮，多年经治，开始有点儿效，过不几天效果就不行了。遍服中西药物加外敷，均无显效，甚为苦恼。症见痤疮满脸，大小不一，此起彼伏，部分已有脓液形成，脚手湿冷，冬天更甚，喜食生冷食物，舌淡苔白滑，脉沉细略滑。证属寒湿阴盛，湿郁化热，治宜温阳解毒。

方用薏苡附子败酱散加味：附子20g（先煎1小时），败酱30g，薏苡仁30g，白芷10g。3剂，水煎服，每天1剂。

服药之后，感觉很好，痤疮有好转趋势，且胃口觉得很好，手脚湿冷略改善。方药对症，再服6剂。

三诊：原有痤疮明显恢复，皮肤变化明显，化脓的痤疮均脓液自行排出，仔细观察面部痤疮已不明显。原方再服6剂。上方共服1月有余，面部痤疮基本消失，面部皮肤已光滑白润。随访半年有余，远期效果也较为满意。（傅文录治案）

按：用药简练，疗效迅捷。

三、疮疡

1.刘某，男，30岁，农民。2007年3月1日就诊。患者每年春季都会有全身疮疡发生，已有数年，今年复发已有月余。曾用中西药物治疗不能根除，此伏彼起。5年前曾求治笔者治愈，现再次就治。症见前胸后背布满多发性疮疡，大小不等，新旧不一，红肿热痛，头皮及项背也有多处大小疮疡。畏寒肢冷，双下肢尤甚，舌质淡体胖大，边有齿痕，脉沉细无力。证属阳虚外越，化毒生疮，治宜温阳解毒，方用薏苡附子败酱散合神效托里散加减。

处方：附子20g（先煎），白芷10g，淫羊藿30g，生薏苡仁30g，败酱30g，生黄芪30g，当归20g，炙甘草10g，金银花30g。3剂，水煎服，每天1剂。

服药后，疮疡红肿热痛减轻大半，未再复发新疮，原方再进6剂。药后全身疮疡已经消失，患者要求再服以防复发，又进6剂。1月后因他事顺便告知，病未复发。（傅文录治案）

按：察患者全身状况，一派阳虚寒凉之象。阳虚阴盛，逼阳外越，化热生毒长疮，此乃为假火，阴疮是也。故而扶阳抑阴治本，解毒消肿治标。阳气得补，下潜归肾，正气得复；阳热毒邪得以清解化消，看似矛盾，实则各行其道，相互为用。方用薏苡附子败酱散加白芷、淫羊藿以扶阳解毒消疮；神效托里散托毒生肌，二方合用，正气得补，浮阳下潜，热毒得化，故而病愈未再复发。对于一些慢性疮疡施以温阳解毒之法是行之有效的，本例即为证明。

2.高某，女，16岁，学生。2007年7月20日就诊。每年夏天之时，都会遍身

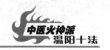

生疮，彼此起伏，数月不断，甚为苦恼，长期应用抗生素不能根治。症见遍身疮疡，红肿热痛，痛痒难忍，抓破之后流脓水，畏寒肢冷，脘胀纳差，喜食冰冷食物，舌淡胖大，边有齿痕，苔白滑，脉沉细无力。证属阴盛阳衰，虚阳外越，化毒生疮，治宜回阳解毒，方用薏苡附子败酱散加味。

处方：薏苡仁30g，附子10g，败酱30g，白芷10g，石菖蒲20g，生黄芪30g，当归10g，炙甘草10g，金银花20g。6剂，水煎服，每天1剂。嘱其不要再吃冰冷食物。服药之后，身疮渐愈，未再发生新的疮疡，痛痒消失，再进6剂。

三诊：服药之后，发现又出很多斑点，稍痒，问是否继续服药？解释说，这是体内排毒表现，不影响服药。继服之后，斑点很快消失，病情渐愈。为巩固治疗，又服6剂。（傅文录治案）

按：患者嗜食冰凉食物，损伤阳气，阴寒内盛，逼阳外浮，遍身生疮，是为阴火一种。至其此伏彼起，经年不愈，提示久病阳根亏损，逢寒即发。夏天加重原因是，嗜食冰冷，重伤其阳，逼阳外越，浮阳与天道之热相合，自然症情加重。治用薏苡附子败酱散，加白芷、金银花解毒散结，石菖蒲温通化痰，合当归补血汤以扶助正气。方药对症，初服即效。服药期间出现新的斑疹，当系阳药运行，阴邪化去之反应，不必疑虑，其特点是不久即自行消退，若疑为附子热性所犯而改弦易辙，施以清凉，恐怕越旋越远矣。

第二节　吴茱萸四逆薏苡附子败酱散（吴佩衡制方）

关于厥阴病主方，郑钦安基本上认定吴茱萸四逆汤："诸阴之脉至颈而还，唯厥阴脉会顶巅。厥阴又属至阴之所，邪入此从阴化者亦多。顶痛多兼干呕吐涎，爪甲、唇口青色、肢冷腹痛。主以吴茱萸四逆汤，是回阳降逆祛阴之意也。""若脐下独痛，是厥阴之气不宣也。审是烦满囊缩，脐下病痛者，厥阴之阴寒太甚也。法宜回阳祛阴，如吴茱萸四逆汤、白通汤之类是也。"（《医法圆通》卷一）

从吴佩衡肝病用药来看，也以吴茱萸四逆汤为主，但多数例案均合以薏苡附子败酱散，由此编者将其定名为"吴茱萸四逆薏苡附子败酱散"，作为吴氏自制方之一。

在投用吴茱萸四逆薏苡附子败酱散时，依据症情，有些加味基本上是固定的，如黄疸者必加茵陈；有腹水合以五苓散；通常视病情常用加味者还有小茴香、佛手、椒目、肉桂等，俱系厥阴经之药。

一、慢性肝炎

魏某，男，25岁。患"肝炎"已半年余，右胁疼痛，双目白睛发黄，色晦暗，面色亦黄而带青色。大便时溏，小便短少，其色如茶，右胁肋下触之有硬块作痛。脉缓弱，舌苔白而厚腻，舌质边夹青色。此系里寒内盛，土湿木郁，肝木不得温升所致。法当温化寒湿，疏肝达木。

拟茵陈四逆汤加味：附子 60g，干姜 30g，佛手 10g，败酱 10g，薏苡仁 20g，川椒 3g（炒去汗），上肉桂 5g（研末，泡水兑入），茵陈 10g，甘草 5g。

3 剂后，脉象沉弱而带弦长，厚腻舌苔已退其半，舌已转红，小便色转清，较前长，胁下疼痛大有缓减。继上方加减主之：附子 100g，干姜 80g，青皮 10g，北细辛 10g，茵陈 15g，桂枝 30g，茯苓 30g，上肉桂 6g（研末，泡水兑入），甘草 6g，川椒 6g（炒去汗）。

4 剂后，胁痛肝大已减去十之六七，脉转和缓，舌质红活苔薄白而润。面、目黄色退净，小便清长，饮食如常。继服下方 8 剂，即告痊愈：附子 100g，干姜 40g，延胡索 10g，茯苓 36g，广木香 5g，上肉桂 10g（研末，泡水兑入），北细辛 10g，甘草 10g。（吴佩衡治案）

按： 本例黄疸胁痛，因其寒湿内盛，故予大剂四逆汤为主，合以薏苡附子败酱散，针对木郁选用了川椒、青皮、北细辛、上肉桂、茵陈等味，剂量不大，主次分明。

二、肝硬化腹水

李某，男。1958 年 6 月 7 日初诊：患病已 4 个月，住某医院诊为肝硬化，腹水鼓胀，病势垂危。眼睛发黄，小便每日二三次，量少呈咖啡色。面黄暗，右胁下作痛厉害，微咳痰少，腰微痛，脉弦滑，按之无力，左尺较沉弱，右尺几无，舌青紫，苔厚腻带黑色。此系肾虚阳弱，肝寒脾湿而致阴黄疸症。

以四逆汤合薏苡附子败酱散加减：附子 100g，筠姜 40g，败酱 20g，薏苡仁 30g，茵陈 20g，花椒 10g（炒黄），上肉桂 10g（研末，泡水兑入），茯苓 50g，法半夏 15g，生甘草 10g。4 剂。

二诊：腹水已消十之二三，眼睛仍黄，眼眶青色。脉沉滑，左脉较弱，舌质转红润，仍以上方加减：附子 150g，筠姜 50g，佛手 10g，败酱 15g，吴茱萸 10g，茯苓 40g，上肉桂 10g（研末，泡水兑入），猪苓 20g，泽泻 10g，茵陈 10g，生甘草 8g。4 剂。

三诊：腹水消去十分七八，胁痛已大减，大便正常，小便清长，脉沉缓，面色唇舌均转红润，以温寒除湿之剂主之：附子 150g，筠姜 50g，白术 20g，延胡索 8g，北细辛 8g，猪苓 15g，花椒 10g，广木香 4g，生甘草 8g。6 剂。

四诊：病退八九，唯病久体弱，继以扶阳温肝除湿之剂连进 8 剂，大病悉退。附子 150g，筠姜 40g，砂仁 10g，上肉桂 10g（研末，泡水兑入），白术 20g，青皮

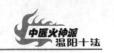
8g，生甘草10g。（吴佩衡治案）

按：吴佩衡用五苓散通常只取3味，诸案大致如此。本案初诊用肉桂、茯苓；二诊用茯苓、猪苓、泽泻；三诊用白术、猪苓，似有意在变换选用。唯有附子在加量。

第三节　乌梅丸（《伤寒论》）

组成：乌梅三百个（味酸温）　细辛六两（辛热）　干姜十两（辛热）　黄连一斤（苦寒）　当归四两（辛温）　附子六两（炮，辛热）　川椒四两（去汗，辛热）　桂枝六两（辛热）　人参六两（甘温）　黄柏六两（苦寒）

上十味，异捣筛，合治之，以苦酒渍乌梅一宿，去核，蒸之五升米下，饭熟捣成泥，和药令相得，内臼中，与蜜杵二千下，丸如梧桐子大，先食饮，服十丸，日三服，稍加至二十丸。禁生冷、滑物、臭食等。

《伤寒论》："伤寒，脉微而厥，至七八日，肤冷，其人躁无暂安时者，此为藏厥，非为蛔厥也。蛔厥者其人当吐蛔。今病者静而复时烦，此为藏寒。蛔上入膈故烦，须臾复止，得食而呕，又烦者，蛔闻食臭出，其人当自吐蛔。蛔厥者，乌梅丸主之。又主久利。"

一、腹痛

1. 江某之第九子，年13岁，住昆明市。1938年8月患病甚危，右少腹凝结一块，其痛甚剧，形容消瘦，唇舌焦躁，痛甚烦乱，须臾复止，止而复烦。曾请4位名西医诊视，均决断为盲肠炎之危证，力主开刀，但不能保险，且云肠内已有脓，肠将溃烂。既延余诊视，即以中医的旧理论，判断病源为厥阴证，肝气凝结，蛔虫内扰，以仲景之乌梅丸方，一剂立效，略加减四剂而痊，且免刀术之险。（吴佩衡治案）

按：归纳吴氏应用乌梅丸，主要指征有3个：脘腹灼痛；呕吐酸苦；胸腹痞块胀痛。如治张某之妻，呕吐，腹内有癥坚痞块，痛不可当。拟四逆苓桂丁椒汤治之，1剂则痛减其半，唯呕吐未止，此乃肝肾阴寒之邪未净，拟乌梅丸方治之，服1剂后，呕吐止。2剂后，腹痛全瘳，腹内痞块渐散。继以大回阳饮，兼吞服乌梅丸10余剂，始奏全功。

2. 王某，女，58岁。15年前做胆囊切除术，近2年腹部绞痛频发，严重时每天都发作，稍食油腻则加重。口苦口干，时有口臭，素来便溏日2次，时感心慌，烘热汗出，眠差。舌淡赤胖润，苔略黄，脉滑软左寸浮右寸弱。综观各症，似乎虚寒之象，唯口苦口干显示阳热之兆，考虑有胆囊切除史，试从厥阴寒热错杂着眼，选乌梅丸出入。

处方：乌梅 15g，附子 25g，细辛 10g，川椒 10g，干姜 20g，黄柏 10g，黄连 10g，党参 30g，当归 20g，茯神 30g，白芍 30g，砂仁 15g，山楂 20g，龙骨 30g，牡蛎 30g，炙甘草 30g。

7 剂后腹痛未作，便溏减轻，口苦口干亦减，不愿再服药，随访腹痛迄未复发。（张存悌治案）

按：乌梅丸药物组成系七分阳药，三分阴药，寒热并投，适于寒热错杂，寒多热少之腹痛。即如此案综合观之虚寒之象明显，但夹口苦口干口臭之症，为阳热之兆，因投以乌梅丸，寒热并投，竟收良效。

3. 胡某，男，39 岁。脐周疼痛 2 周，灼热感，易于饥饿。素往便溏，晨起泄泻，时有肠鸣，口臭不渴，身热有汗。肠镜检示：直肠黏膜堆积，慢性结肠炎。舌淡赤稍胖润，有齿痕，脉弦浮寸弱。此证寒多热少，似属厥阴腹痛，试拟乌梅丸出入。

处方：附子 10g，乌梅 15g，细辛 5g，川椒 7.5g，炮姜 15g，黄柏 10g，黄连 10g，桂枝 15g，白参 10g，当归 15g，茯苓 30g，黄芪 30g，白芍 15g，砂仁 10g，甘草 10g，大枣 10 枚，生姜 10 片。6 剂后，脐周疼痛、灼热感均减，便溏由每天 4 次减至 1 次，易饿感亦减轻。前方加薏苡仁 30g，补骨脂 15g，继续调理，渐至痊愈。（张存悌治案）

按：此症一派阴寒之中，夹有口臭、易饥、脐腹灼热感，判为寒热夹杂，寒多热少，故投以乌梅丸，且仲景有明训，乌梅丸"亦主久利"，本案有素往便溏即"久利"之症，方证对应，应手而效。

二、痢疾

江某，男，39 岁。1977 年 8 月下旬，在田间劳动忽感全身难受，四肢发凉，头冒冷汗，腹痛肠鸣，旋即昼夜腹泻，下利频繁，夹脓带血。9 月 2 日急来求诊：每日下利 10 余次，便稀带黏冻状，色黄赤，伴有腹痛，里急后重。兼见干呕、心烦、口渴、肢冷。舌质暗淡，尖部稍红，苔黄腻而厚。此为寒热错杂证肠澼，病在厥阴，法宜驱邪扶正，寒热并用，以乌梅丸主之。

处方：乌梅 30g，辽细辛 6g，干姜 30g，黄连 12g，当归 10g，制附子 60g（久煎），川椒 6g，桂枝 10g，党参 12g，黄柏 10g。上方连进 2 剂痊愈。（范中林治案）

按：本例上热下寒之证十分明显。厥阴为风木之气，偏盛则风邪上窜。今患者干呕、心烦、恶心，舌尖较红，是为上热；肢体厥冷，小腹冷痛，下利清稀，间夹乌白冷冻，乃为下寒。归根到底，其病机在于阴阳之气不能相互贯通，上为阳，阳自阳而为热；下属阴，阴自阴而为寒，故以乌梅丸移治之。

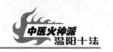

乌梅丸"又主久利"，本例并非久利，为何投此方？一般而论，厥阴之证，非厥即利。久利多属寒热错杂之病，则宜寒温并用之法。本例虽非久利，因证属厥阴，寒热互见，乌梅丸恰为寒热温补并用，辛酸甘苦兼备之方，正与本例对证，故移用原方而获效。

三、泄泻

郑某，女，35 岁。慢性泄泻 2 年。便泻稀溏，甚则如水，日 10 多次，晨起必泄三四次。每因食凉加重，时发腹痛，多方治疗罔效。伴畏寒，纳少，白带多。舌淡，苔白润，脉缓滑无力。便检有少许脓球。辨为脾肾阳虚，寒湿过盛。治拟温补脾肾，渗湿止泻，方用四神丸合理中丸加减。守方治疗月余，便次减少，仍时有反复，疗效不令人满意。因思明是一派寒湿之象，温补何以少效？复细询得知尚有心烦口渴，尿少色黄之证。此寒湿之中夹有郁热，仲景之乌梅丸寒温并用，"又主久利"，正合一用。

遂处方：乌梅 10g，干姜 10g，细辛 5g，肉桂 5g，黄柏 10g，黄连 10g，太子参 30g，附子 15g，肉豆蔻 15g，苍术 15g，车前子 30g。

4 剂后，仅晨泄一二次，白带显减，纳增。药已中的，续服 4 剂，便已成形，便次正常，余症若失。以参苓白术散善后，随访至今未复发。（张存悌治案）

四、遗精

李某之子，年 20 余，形容枯槁，瘦骨柴立。问其何病？答云："我漏！"余曰："何所谓漏？"伊指下部曰："此处漏"。余问："是遗精乎，起于何时？"曰"数月矣。"问"每月遗几次？"曰"40 余次。"余曰："无怪形容枯槁，有如是也！"唯是双目红筋缠绕，舌焦唇红，喉痛。上腭烂，口烂，一派虚火上炎之象。余订以乌梅丸料。有人曰："此方时医见之必不赞成"。适其父归，闻而取药泼诸地。次日复邀诊，余曰："不服我药，何再诊为？"伊始告曰："昨日之不服乌梅剂者，因已服羚羊、犀角、芩连之大凉药也。先生断我症为虚火，则愈食凉药而愈漏也，恳请先生救我。"余以前方加减，连服 20 余剂。上部之虚火以渐而降，全身之精血以渐而生。（黎庇留治案）

原按：凡一切锁精补气补血之品，从未犯过笔端。然累月遗精之屡弱，竟收效于兼旬之内。此用乌梅丸之变化也。且此方乍视之，似与遗精无涉，而不知其窍妙，直穷肝肾之源！

按：遗精之症，能以乌梅丸治之而愈，似属创举。而且"凡一切锁精补气补血之品，从未犯过笔端，然累月遗精之屡弱，竟收效于兼旬之内"。确显黎氏才高识妙，功底不凡。确实，"此方乍视之，似与遗精无涉，而不知其窍妙，其实直穷肝肾之源！"所谓"双目红筋缠绕，舌焦唇红，喉痛，上腭烂，口烂"诸症，判为虚阳上浮之阴火，非谓阴虚之火。再看乌梅丸除黄连黄柏外，姜桂椒辛附子皆为热药，多于阴药，治此阴火遗精，确实巧妙，聊备一格。

第四节　连附龙磁汤（徐小圃制方）

组成： 黄连 3g，熟附子 9g（先煎），龙齿 30g，磁石 30g，海蛤粉 9g，天花粉 9g，补骨脂 9g，覆盆子 9g，桑螵蛸 9g，白莲须 6g，缩泉丸 9g（包煎）。水煎服。

功效： 清心泻火，温肾扶阳。

主治： 暑热症，又称"暑期热"，其特点是长期发热，热势缠绵，朝盛暮衰，头额干灼，神倦且躁，两足不温，汗少，口渴引饮，小溲清长，俗称"吃茶出尿病"。徐氏认为病机属邪热淫于上，元阳虚于下，上盛下虚，创立清上温下，温清潜摄兼施治法。

本方以黄连清心泻火，附子温肾扶阳为主，佐以磁石、龙齿镇潜浮阳，覆盆子、菟丝子、桑螵蛸、缩泉丸等温肾固摄，有时亦选加补骨脂、益智仁。海蛤粉、天花粉生津止渴；若无汗或少汗，加香薷发汗祛湿暑；暑邪夹湿，加藿香、佩兰芳香化浊；身热甚，加石膏泄热；发热经久，加银柴胡、青蒿、白薇以退虚热；烦躁甚，加莲子心清心除烦；泄泻，去天花粉，加葛根升提；真阴不足，舌光不寐，加石斛、西洋参、阿胶、鸡子黄益阴。除内服汤剂之外，另以蚕茧、大枣煎汤代茶，无汗可加淡豆豉同煎。"每年夏季，治愈患者以千计"，堪称徐氏独家秘诀。（《徐小圃先生医案医论选》）以下是徐氏例案。

暑热症

1. 身热一候，头额无汗，口渴狂引，小溲清长，下肢清冷，神倦且躁，舌薄腻，脉濡数，上盛下虚，拟清上温下，佐以芳化。

处方：鲜藿香 9g，佩兰 9g，川连 2.1g，黄附子 9g（先煎），磁石 30g（先煎），菟丝子 9g，补骨脂 9g，覆盆子 9g，桑螵蛸 9g，白莲须 9g，缩泉丸 12g（包）。

2. 路幼，壮热旬日，头额无汗，渴饮溺长，便黏不化，四肢清冷，入晚烦躁，涕泪俱少，舌白微糙，脉濡数，上热下虚，不易霍然：

处方：川连 1.8g，黄附子 9g（先煎），磁石 30g（先煎），羌活 4.5g，天花粉 9g，海蛤粉 9g（包），菟丝子 9g，覆盆子 9g，补骨脂 9g，莲子心 2.1g，粉葛根 4.5g，鲜石菖蒲 6g。

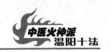

3.身热近月，微汗起伏，口渴引饮，小溲清长，烦躁啮指，彻夜不寐，两足清冷，舌光，脉软数。气阴两伤，治拟兼顾。

处方：川连2.1g，黄附子9g（先煎），磁石30g（先煎），龙齿30g（先煎），阿胶9g，天花粉9g，海蛤粉9g（包煎），菟丝子9g，覆盆子9g，桑螵蛸9g，莲子心2.4g，白莲须9g，鸡蛋黄一枚。

按：徐氏"对舌干口渴之症，必辨其伤阴伤阳，伤阴当见舌光绛，甚则起糜；伤阳则多伴尿清，脉软，色㿠白等症，虽见舌光或糙，乃脾不健运，津不上承所致"。确为经验有得之论。

以上三案均为小儿暑热症，病机属邪热淫于上，元阳虚于下，称为上盛下虚，温清潜摄兼施，以黄附子温下，川连清上为主，磁石、龙齿潜阳，菟丝子、覆盆子温肾，补骨脂固摄。暑湿初起，另加鲜藿香、佩兰等芳化之品如案1，上焦热盛烦渴加莲子心、玄参、天花粉、海蛤粉清热生津如案2，后期阴阳俱虚者合入黄连阿胶汤育阴清热如案3。

第五节 寒凉方加附子

在应症凉药方中也可加用附子，下面仅是举例证明：

一、导气汤加附子

痢疾

徐姓，男，50岁。常居于潮湿之地，因饮食不节，突患痢疾，日夜泻数十次，腹部胀满，里急后重，红白相间，高热不退。迁延10余天之久，形瘦色晦，四肢疲乏，几不能行走矣。经介绍至祝味菊处求治，曰："汝病由于中寒与食滞交阻，郁而成痢，应予温通，中寒得温则化，食滞得通即能下行。"

处方：附子12g，熟大黄9g，槟榔9g，广木香9g，肉桂3g，甘草6g，桔梗12g，芍药12g。连服3剂，所下赤白之痢甚多，里急后重大减，精神增加，呕吐亦止，渐能饮食。祝氏指示门生曰："导气汤加附子为治痢圣药，再加附子如锦上添花矣，今用之果然。"（祝味菊治案）

二、育阴潜阳法加附子

高血压

张某，女，34岁。头晕失眠、口干烦躁已2年，血压波动于150~180/100~110mmHg之间。舌赤而干，苔薄白，脉象弦滑相兼。脉证合参，此乃肝肾阴虚，肝阳上亢，治以育阴潜阳。

处方：白芍 30g，牡蛎 30g，石决明 30g，大生地 25g，麦门冬 13g，菊花 15g，茵陈 15g，泽泻 20g，桑寄生 30g，水煎服。

3 剂后效果不显，乃于原方中加入附子 5g，服 1 剂即感头目清爽，夜能入眠。再按原方连服 10 剂，诸症大减，血压降至 140/90mmHg。追访一年，症状及血压虽有时反复，但血压波动范围很小，症状轻微。（《黑龙江中医药》1985 年 6 期：王德光治案）

按：此为锦上添花式应用附子的案例。阴虚阳亢之证，合当滋阴潜阳，若用助阳之剂，似无道理。但王氏认为，附子虽辛热助阳，适当伍入滋阴潜阳剂中以反佐之，不仅不会发生伤阴耗津之弊，反更能使阴柔之剂尽快回升阴津，起到阳生阴长作用，比单用滋阴潜阳之剂更易收功。本例先予育阴潜阳法 3 剂，效果不显；因于原方加入附子 5g，服 1 剂即感头目清爽，夜能入眠，立见显效。正反对比，很可说明问题。此法为本病治疗开辟一个新的思路。

三、大柴胡汤加附子

胆囊炎、胆石症

任某，男，47 岁。右胁胀痛月余，加重 1 周，住北京某医院，应邀赴诊。B 超示：胆结石"满罐"，最大者超过 1cm。胆总管狭窄，大便曾经色白，身目黄染。昨天做了"内引流"术，身黄减轻，仍巩黄，尿黄，24 小时未大便。胁痛明显，竟至三夜未能安睡，心烦乏力，坐卧不安。口黏而干，畏冷，不渴，有汗，检验：谷丙转氨酶 700U/L，白细胞 10.7×10^9/L。舌胖润苔薄腻，脉沉滑似数。诊为湿热瘀滞，阳气已亏。

处大柴胡汤加茵陈、附子等：柴胡 15g，大黄 10g，黄芩 10g，枳实 15g，白芍 15g，姜半夏 25g，郁金 30g，姜黄 25g，茵陈 25g，附子 30g，川楝子 10g，延胡索 15g，生姜 10g，大枣 10 枚。7 剂，为求方便迅捷，取用免煎中药。

电话告诉：服药 1 天胁痛即已大减，腹泻 4 次，颇觉舒服。7 剂服毕，胁痛解除，黄疸消退，白细胞降至正常。精神明显好转，唯胃脘不适，便溏，此肝旺乘脾，取加味异功散调理：红参 10g，茯苓 30g，茵陈 20g，白术 30g，姜黄 20g，郁金 20g，柴胡 15g，附子 30g，牡蛎 30g，生麦芽 30g，炙甘草 15g，生姜 10g，大枣 15g。7 剂。

服药后已趋正常，出院调养。（张存悌治案）

原按：此亦锦上添花式应用附子一例。据症选用大柴胡汤，因见不渴，有汗，舌胖润等阳虚之症而加附子。据报道，国医大师张珍玉在反复发作的胆囊炎、胆石症患者中，发现阳虚症状如神萎、怕冷、便溏者，每于柴胡汤中加入附子、干姜等品，效果奇佳。（《温法的临床运用与体会》，张珍玉等，中医杂志，1989，12 期）本案即为例证。

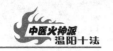

第十章　温下法

所谓温下法即温阳法与攻下法合用，用于阳虚兼有里实积聚之证，亦称之为"寒结""阴结"。温阳以治阴寒，攻下以治积聚，温下合法共奏温阳攻积之功。由于阳气虚衰，胃肠运化失职，或卒然暴饮暴食，均可导致寒结，从而引发便秘、腹胀、腹痛等症，因此温下法临床并不少见，吴佩衡称："至于阴燥便结者，又当温下之。如《金匮要略》大黄附子汤或温脾汤，大黄通其结，姜附温其寒，大黄走而不守，使下通后毫不伤中损正也。"（《吴附子——吴佩衡》）

《伤寒论·辨脉法第一》说："脉有阴结、阳结者，何以别之？"答曰："其脉浮而数，能食，不大便者，此为实，名曰阳结也……其脉沉而迟，不能食，身体重，大便反硬，名曰阴结也。"可供参考。张景岳认为，隋唐以后对便秘"立名太繁，又无确据，不得其要而徒滋疑惑，不无为临证之害也。不知此证之当辨者唯二，则曰阴结、阳结而尽之矣。有火者便是阳结，无火者便是阴结"（《景岳全书·秘结》）。有关"阴结""阳结"的鉴别，除张氏所说有火、无火外，就临床所见，凡便秘而见阴象寒形者，或习惯性便秘、老年性便秘，以及长期应用大黄、番泻叶等寒凉药通下，真阳受损者，多属阴结。而阳结则属阳热所致，必见一派"火形""热象"，二者不难判别。

温阳常用附子、干姜及四逆辈，攻下则多用硝、黄、承气汤等方药，一般还配合枳实、厚朴等行气之品，代表方有大黄附子汤、温脾汤以及温下同用法等。

第一节　大黄附子汤（《金匮要略》）

组成： 大黄三两　附子三枚（炮）　细辛二两

上三味，以水五升，煮取二升，分温三服，若强人煮取二升半，分温三服，服后如人行四五里，进一服。

功用： 温中攻下；用治寒证便秘亦即阴结。

方解： 用附子温以扶阳祛寒，大黄泻下通便，细辛辛散止痛。

《金匮要略》条文："胁下偏痛，发热，其脉紧弦，此寒也，以温药下之，宜大黄附子汤。"此方为治疗寒证便秘也即阴结的代表方。

一、便秘

1. 钟某，腹痛有年，理中、四逆辈皆已服之，间或可止。但痛发不常，或一月数发，或两月一发，每痛多为饮食寒冷所诱致。常以胡椒末用姜汤冲服，痛得暂解。诊脉沉而弦紧，舌白润无苔，按其腹有微痛，痛时牵及腰胁，大便间日一次，少而不畅，小便如常。吾曰：君病属阴寒积聚，非温不能已其寒，非下不能荡其积，是宜温下并行，而前服理中辈无功者，仅祛寒而不逐积耳，依吾法两剂可愈。"彼曰：吾固知先生善治异疾，倘得愈感且不忘。"即书大黄附子汤：大黄 12g，附子 9g，细辛 4.5g。并曰：此为金匮成方，屡用有效，不可为外言所惑也。"后半年相晤，据云果 2 剂而瘥。（赵守真治案）

按：此证一派阴象阴色，但理中、四逆辈皆已服之，间或可止，终归复发不能根治，是因夹有积聚，根据为腹有压痛，大便少而不畅。赵氏慧眼识得真机，予大黄附子汤 2 剂而瘥，真上工也。火神派辨认阴阳两纲时要注意两点：

（1）除外表证。有表证时当先顾表，郑氏反复强调"审无表证"，方可再辨阴阳，所谓"内外两法，切勿混淆"。（《医法圆通》卷一）

（2）除外实证。即所谓"有余之候"，如饮食、气滞、血瘀、痰湿等，当按实证处理，不可一例扶阳或单纯扶阳。在论治胃病不食等多种杂病时，郑钦安反复强调，所谓"饮食积滞，仍当推荡"（《医法圆通》卷四）。当然，逢到阴结时，可结合温阳"推荡"，也即温下合用。

2. 李某，女，54 岁。大便秘结，伴口干口苦，烦躁失眠，神疲乏力 1 年余，加重 3 个月。舌红有裂纹，苔薄黄，脉沉迟。空腹血糖 9.8mmol/L，餐后 2 小时血糖 15.6mmol/L。

患者高血脂、脂肪肝、胆石症多年，1993 年因口渴多饮，神疲乏力，查空腹血糖 11.8mmol/L，诊为 2 型糖尿病，用二甲双胍等治疗，血糖控制尚可。1996 年以来，出现大便秘结，伴烦躁失眠，口干口苦，神疲乏力，并逐渐加重。初期用生大黄或番泻叶泡服有效，近 3 个月以来，虽加大用量，加服牛黄解毒片，致使腹痛作泄，停药则便秘如故。拟大黄附子汤去细辛：附子 100g（另包，先煎），生大黄 10g。2 剂。

当晚服药 1 次，第二天早上大便畅泻 1 次，量特多，下午又泻 1 次，量少。其后大便每日 1 次，成条。空腹血糖 7.5mmol/L。（李旋珠治案）

原按：一诊时大便秘结，伴口干口苦以及舌红有裂、苔薄黄等一派阴虚内热之象，但其脉不数反迟，联系其长期服用生大黄、番泻叶等药苦寒泻下，阳气必然受

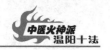

损。虚火上升，则口干口苦；寒实内结则便秘。故重用附子温阳散寒，辅以少量大黄泄下通便。药后诸症若失，感悟《本草汇言》"诸真阳不足，虚火上升，咽喉不利，饮食不入，服寒药愈甚者，附子乃命门主药，能入其窟穴而招之，引火归原，则浮游之火自熄矣"之说，诚可信也。

大黄附子汤的临床运用要点：

适应证：阴结或各种疾病的某一阶段伴有阴结者。无论任何疾病，只有原发或继发阴结便秘时，才考虑运用大黄附子汤。

常用剂量：生大黄10g，附子10~30g，细辛6~10g。

煎服法：附子用10g或10g以下时，宜诸药齐下，冷水煎，煮沸后20分钟左右即可；附子用10g以上时，宜先煎附子2~3小时，再下其他药物煎10~20分钟即可；服法，视第一次服药后的大便情况，每日服2~3次，或将大黄减为3~6g。

不良反应：服第一剂时，多数患者大便次数较多，个别患者可达7~8次／日，并感轻微腹痛；继而大便次数减少，乃至正常。

3. 张某，男，76岁。1979年曾发心肌梗死，1981年诊为2型糖尿病，口服消渴丸治疗，但血糖控制不佳，空腹血糖8.6mmol/L，血压120/65mmHg。2000年曾发脑梗死、脑萎缩，出现双手颤抖、无力，态步不稳，便秘，沉默少语。改用胰岛素等治疗，血糖控制一般，症状逐渐加重，生活难以自理。2003年6月24日一诊：双手颤抖、无力，步履困难，伴大便秘结，神疲嗜睡，生活难以自理，逐渐加重3年。舌淡青，苔白润，脉涩。

拟大黄附子汤加味：大黄10g，附子10g，细辛10g，生白术60g，益母草30g。3剂。

服后腹泻明显，第三剂未服。舌淡青，苔薄黄微腻，脉细弱。血压120/60mmHg。上方减大黄为3g，3剂。

三诊：大便畅通，一日一行。现以手抖、下肢无力、步态不稳为苦。舌脉同前。拟补阳还五汤加葛根20g，6剂。

四诊：大便一日一行，上肢较前灵活，可用筷子进餐，说话也较多。舌淡，苔薄白，脉细弱。拟上方重用黄芪，6剂。此后守补阳还五汤加减，大便一直正常，肢体功能有所好转，精神亦可。（李旋珠治案）

原按：患者有陈旧性心肌梗死和脑梗死、脑萎缩、2型糖尿病等多种疾病。按照标本缓急理论，疾病一旦出现大小便不利，不论其为标为本，均应视为当前主要矛盾，治以通利二便为当务之急。根据其临床表现辨为阴结，而以大黄附子汤温阳通便，加大剂量的白术增强通便作用，再加益母草祛瘀生新，滑利下行。文献报道，大剂量白术有良好的缓下作用，但便秘而兼水肿者，虽重用白术90g，疗效亦不理想，加用益母草后，可明显提高疗效。二诊因腹泻较剧，而减大黄为 3g。

4. 谢某，男，71 岁。2003 年 4 月 26 日初诊：习惯性便秘多年，大便 4~5 日一次，每次必用果导片或牛黄解毒片、银翘解毒片，大便溏而不爽。双下肢反复水肿，肌肉刺痛，皮肤瘙痒，满口牙齿松动，口腔灼热、微痛，口淡一年余。舌暗红，苔黄白相兼而燥，脉沉而结。

拟大黄附子汤加味：大黄 10g，附子 10g，细辛 10g，生白术 60g，益母草 60g。3 剂。

服上方后大便每日一次，自谓多年没有像这样正常过，水肿也明显消退。现以牙齿松动，灼热、微痛为苦，舌暗红，苔薄黄，脉弦有力。拟小柴胡汤加白术 60g，益母草 30g，怀牛膝 10g，牛蒡子 10g，桔梗 10g，僵蚕 10g，露蜂房 10g，3 剂。

三诊：大便未解 6 日，下肢和面部水肿 3 天，血压升高一天，舌脉同前。昨日服牛黄解毒片 7 片、银翘解毒散 2 包，得大便一次，量少不畅。自服中药以来，血压一直正常，今日上午上升至 160/90mmHg。拟一诊方 3 剂。

此后守大黄附子汤加减，先后 7 诊，至 6 月 27 日，诸症若失，血压 130/80mmHg，空腹血糖 6.3mmol/L。（李旋珠治案）

原按：一诊时，患者大便秘结，牙齿松动、灼热、微痛等症，颇似阳结，但患者口淡而不渴，再根据其长期服用寒凉药，必然阳气受损，故以大黄附子汤温阳通便，加大剂量白术缓下通便，益母草利水退肿，祛瘀生新。二诊本应效不更方，却惑于牙齿松动、灼热、微痛等浮游之火，改用小柴胡汤加味，致使诸症反复。三诊吸取正反两方面的经验教训，守服大黄附子汤加减获效。

5. 杨某，男，43 岁。2005 年 5 月 28 日一诊：大便干燥如羊屎，伴自汗、口苦、口臭近 1 个月，加重 1 周舌淡青齿痕明显，苔白润，脉促，血压 140/80mmHg。

患者患阵发性心悸 20 余年，劳累或情绪紧张时发作，1992 年诊为"风湿性心脏病"。2001 年 10 月 5 日突然头昏跌倒，神志不清，经抢救后脱险，后遗左侧肢体偏瘫，左手腕关节以下肿胀成握拳状。CT 示："前额、顶叶大面积梗死"。2004 年 4 月开始用中风再造丸、补阳还五汤加味（水丸）治疗，心悸明显好转，肢体功能有所恢复，但左手腕关节以下肿胀无改善。至 2005 年 5 月初，出现上述便秘症状。

拟大黄附子汤加味：附子 30g（先煎），生大黄 10g，细辛 10g，桃仁 15g（冲），升麻 3g。3 剂。

二诊：药后大便每日 1 次，口苦、口臭已除，且左手腕关节以下多年肿胀得以消除，神情甚佳。舌脉同前，改用原中风再造丸治疗，大便一直正常，肢体功能继

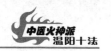

续好转。（李旋珠治案）

原按：患者口苦、口臭为虚火浮游之象，大便燥结和舌脉为寒实内结、气血不畅之征。主以大黄附子汤温阳通便，加桃仁活血下行，润肠通便，佐以少量升麻升清气，行阳道。桃仁与升麻配伍，一上一下，调畅气机。

二、肠梗阻

某女，35岁。昨日下午气候炎热，食冰棒1根并饮凉开水1大菜缸。约一小时后即腹部胀痛。晚间腹胀加重，绞痛难忍。自服保济丸无效，满床翻滚，伴恶心、呕吐。次晨急送某医院，诊断为粘连性肠梗阻。经胃肠减压、解痉止痛等治疗，症状无明显缓解，收住院，因有小孩无人照管，不愿住院而请顾氏诊治。

刻诊：患者躺在沙发上，手捂下腹，下肢弯蜷，大声呼痛，面色苍白。按之腹部鼓胀，绞痛以脐周为甚，按之痛增，大汗淋漓。脉沉伏而迟，关尺尤弱，舌青而晦，苔白腻。诊为寒湿相搏，腑气不通，当温里散寒，行气通结。

以吴茱萸汤加减治之：吴茱萸6g，生姜30g，肉桂12g，台乌药15g，香附12g，枳壳10g，甘草6g。服1剂后，腹痛稍缓，其他症状未减，腹部仍鼓胀，绞痛时作，畏寒，手足冷，未大便。脉仍沉迟，舌淡晦、苔白腻。此属里寒而中阳虚不达四末，至肠道气机枢转不利。当温中祛寒，行气通腑，以大黄附子汤加味：附子60g（先煎3小时），酒制大黄（泡水兑入）10g，吴茱萸6g，肉桂12g，台乌药15g，枳实10g，木香8g（后下），生姜30g。

煎好后顿服，约半小时后腹痛缓解，矢气连连，解出大量硬结团块样大便，腹胀渐除。继以四逆汤合理中汤加减2剂，诸症悉除，3日后康复上班。（顾树华治案）

按：患者平素胃肠功能较弱，食冰饮冷而中宫受损，寒重湿盛。初诊仅温里散寒，行气通结，扶阳及通结之力皆嫌不足。二诊果断以大黄附子汤加味，加大祛寒通腑之力，药峻量重，一剂而效，颇显吴门风格。

三、乳蛾

某年除夕，范先生与诸友、门生正进年夜饭。忽然抬来一人，高热咽痛，咽中乳蛾焮肿，且白腐而烂，口不能言，已三四日未进饮食，病情严重，服药均不见效。先生诊脉之后，即处大剂大黄附子细辛汤与之。次日泻下10余次，热减痹开，且进饮食，足见其方之神效。（范文甫治案）

原按：乳蛾起病急骤，畏寒壮热，咽喉肿痛，甚则溃烂。一般治法，多用清热解毒，滋阴凉血。先生认为，本病不尽属火，而以寒包火者居多，创用大黄附子细辛汤治疗，并自诩为"家方"：生大黄9g，淡附子3g，细辛0.9g，玄明粉9g，姜半夏9g，生甘草3g。"举凡乳蛾，其舌苔白舌质微红，及有其他寒包火征象者，皆可用之。""寒邪外束，非辛温不散，清凉之剂安可祛之？而阳明郁热，非硝、黄不泻，仅解毒之品难以荡涤。若用家方，常一服而热解，二服而肿痛皆愈矣。"

第二节　附子泻心汤（《伤寒论》）

组成：大黄二两　黄连　黄芩各一两　附子一枚（炮，去皮，破，别煮取汁）

上四味，切三味，以麻沸汤二升渍之，须臾，绞去滓，内附子汁，分温再服。

《伤寒论》条文："心下痞而复恶寒，汗出者，附子泻心汤主之。"

考该证心下有热痞，而阳气已虚，故恶寒汗出，形成寒热错杂局面。附子泻心汤煎法不同一般，是以麻沸汤浸渍大黄、黄芩、黄连诸寒药，取其味薄气轻，以轻泻上部之痞热，不使药过病所；另取附子久煎取汁与前药兑合，因其味厚气重，下行而发挥温阳固表作用。药虽同行而至所不同，施治各异，此仲圣之妙法也。

一、上热下寒

1.宁乡学生某，肄业长群中学，得外感数月，屡变不愈。延诊时，自云胸满，上身热而汗出，腰以下恶风，时夏历六月，以被围绕。取视前所服方，皆时俗清利搔不着痒之品。舌苔淡黄，脉弦。与附子泻心汤。旁有教员某骇问曰：附子与大黄同用，出自先生心裁，抑乃古方乎？余曰：此乃上热下寒症，时医不能知之，余遵张仲景古方治之，不必疑阻，保无他虞。阅二日复诊，云药完二剂疾如失矣，为疏善后方而归。（萧琢如治案）

按：此案上热下寒，与附子泻心汤二剂而效，诊治俱佳。

2.误治坏证：龚祁福，初起畏寒发热，腹痛而呕，医以柴胡、当归之属治之，更加大热。继以藿香、砂仁温中之药，愈加沉重，以致人事昏聩，言语声微，通身似火，然发热犹衣被不离，四肢时冷，有如疟状；时忽痛泻，昼夜不寐，欲服归脾理中药未决，与余商。余诊之曰，此症全为药误，病之初起，原是太阳腑证，若以五苓散投之，得非对症之药乎。奈何以柴胡引入少阳，当归引入厥阴，病剧又误以藿砂香燥之药而动其胆之津液，以助其火，又安得寐？而乃以久病体虚，欲服归脾理中之剂，岂相宜耶？夫寒邪郁而成热，颠倒错误，已成坏证。理宜急通经络，而兼以直降其郁火，庶几寒去而热除，热除而人事清，人事清而痞痛安矣。以仲景附子泻心汤，附子以通经，芩连以降火，正合其宜。渠犹畏芩连之凉，竟不肯服。力争之，一剂大便下泻，小便红赤，再剂诸症悉除。唯不寐，加入温胆汤，四剂而痊。

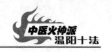

（《谢映庐医案》）

按：本为太阳腑证，屡经误治，已成坏证，声微肢冷，通身似火，发热犹衣被不离，阴盛格阳真寒假热可知；时忽痛泻，昼夜不寐，人事昏聩，内热犹盛可见。综观之为正阳不足，阳热有余之证，病机恰合附子泻心汤证，故效如桴鼓。

二、吐血

郑某，男，36岁。因操劳过度，忽然口吐鲜血，吐血后畏寒，胸中痞闷，足胫冷，面色赤，脉浮芤，显系心火上炎，形成上热自热，下寒自寒现象，现吐血未止，急则治标，以釜底抽薪法。但病者尚有畏寒感觉，虑及阳虚，遂决定先以附子泻心汤，三黄泻心火，使热下行，附子固护阳气。

处方：大黄9g，黄芩6g，黄连9g，附子6g。

次日复诊，血止，胸痞解除，但全身发热、心悸、脉转弦细，此乃大出血之虚热。拟清余热、交心肾法，与黄连阿胶汤2剂后，热退，脉弦沉细，心悸未除，精神疲倦。嗣以归脾汤去木香、龙眼肉，加胶饴60g，服2剂而愈。（《伤寒论汇要分析》：俞长荣治案）

按：本案口吐鲜血，胸中痞闷，面色赤为心火上炎之热；而畏寒、足胫冷为肾阳虚之下寒，整体属于上热下寒证。治疗分为3步，先以附子温肾阳以固护阳气治下寒，三黄泻心火治上热，上热退心火消而血自止；血止后，与黄连阿胶汤清余热、交心肾；热退后，以归脾汤补益心脾。整个治疗药随证变，体现了辨证论治的动态观。

第三节　温脾汤（《备急千金要方》）

组成：大黄4两（后下），附子1枚，人参、干姜、甘草各2两。为粗末，水煎，分3次服。

功效：攻下寒积，温补脾阳。

主治：寒积腹痛。症见腹痛便秘，绕脐疼痛不休，手足不温，苔白不渴，脉沉弦而迟。

方解：方中以附子温补脾阳，祛除寒邪；大黄泻下，攻逐寒积，与附子相配，具有温下以攻寒积，共为君药；干姜温中助阳，助附子温阳散寒，为臣药；人参合甘草益气健脾，为佐药；其中甘草又调和药性，兼使药之用。

临床应用以腹痛便秘，手足不温，苔白，脉沉弦而迟为辨证要点。如寒凝气滞腹痛较甚，可加肉桂、木香以加强温中行气之功；兼呕吐者加制半夏、砂仁以降逆止呕。

一、便秘

1.张某，男，32岁。便秘年余，初起大便难解，二三日一行，干结不爽。头昏食少，脘腹痞闷不适，时常哕气上逆。医者以为阴虚肠燥，胃腑有热，治以苦寒清热、滋润通下之剂。每服一剂，大便通泻一次，其后又复秘结如故，脘腹痞闷终不见减。如此往复数月之久愈见便秘，甚者六七日始一行。口苦咽干，纳呆食减，体瘦面黄，精神倦怠。脉沉迟而弱，舌苔厚腻，色黄少津，口气微臭，思饮不多。如此并非肠胃燥热之证，乃是气虚之便秘。长期服用苦寒通下之品，脾肾之阳受戕，脾气虚弱，无力运化，肾气不足，难以化气生津，气机壅滞，胃肠传化失司，遂成便秘。当以温下之法，务使枢机运转，腑气自能通达，方用温脾汤加味：附子45g，干姜12g，大黄9g（后下），明党参15g，厚朴9g，杏仁9g（捣），甘草6g。

煎服一次，腹中肠鸣，气窜胸胁，自觉欲转矢气而不得。再服二次，则矢气频作，便意迫肛，旋即解出大便许多，黑硬结如栗，奇臭无比。顿觉腹中舒缓，如释重负，呕哕已不再作。连服2剂后，大便隔日可解。口苦咽干已愈，食思转佳，腹中痞胀消去。厚腻黄苔已退，呈现薄白润苔，脉仍沉缓。遂照原方加肉桂9g增其温化运转之力，连服4剂后，大便通调如常，精神、饮食明显好转，面色呈润泽。为巩固疗效，继以吴茱萸汤加肉桂、甘松温中健胃，调理20余日，并嘱其常服桂附理中丸。3年后相遇，迄未复发。（吴佩衡治案）

按：此案便秘年余，干结不爽，口苦咽干，似乎燥热之象，难怪前医者以为阴虚肠燥，胃腑有热，治以苦寒清热、滋润通下之剂。然而每服1剂，虽然便泻，其后又复秘结如故，"如此往复数月之久愈见便秘"，可知辨治有误。吴氏从思饮不多，精神倦怠，脉沉迟而弱着眼，认为长期服用苦寒，脾肾之阳受戕，无力运化，传化失司，遂成便秘，并非肠胃燥热之证，乃是气虚之便秘。当以温下之法，使枢机运转，腑气通达，方用温脾汤，连服4剂大便通调如常，确显功力。另加厚朴降气，杏仁润导，皆为的药。

2.黄某，男，43岁。重庆弟子电话求诊。自云大便干结呈羊屎状，排便十分痛苦，甚则需用手指抠除，病已经年。经常脘腹及脐周胀痛，纳食时增时减，胃镜检查提示：十二指肠球部溃疡，憩室约2cm大。肠镜检查提示：慢性结肠炎重度，直肠息肉。外科医师建议手术治疗。

开方如下：制附子45g，炮姜30g，红参10g，生大黄10g（后下），五灵脂10g，茯苓30g，白术90g，干姜15g，肉苁蓉30g，枳实10g，厚朴10g，生麦芽30g，炙甘草15g，大枣10枚，生姜10片。

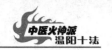

上方服 40 剂，大便已畅，唯小腹有时轻微隐痛，大便稀溏。服药 60 多剂，病情好了 90% 以上，至今 6 年排便再未用手抠过。（编者黄健华、张存悌治案）

二、腹痛

1. 书店徒某，因冒风远行患寒疾，医治少瘥，一日变脐腹绞痛，呼号震屋瓦，手摩米熨，不为少减。冷汗不止，手足痹软，大小便俱不通畅。舌苔厚白而暗，脉之沉紧，即呼主人告之曰："此寒积也，非寻常药饵所能治，今虽有妙方，恐不见信，若令他医见之，必妄加罪名，奈何？"主人曰："但求先生主一方，无论何药，即当照服，亦断不令他医阅也。"

余曰："吾非如走江湖一流人，无端夸大其词以骇病家，且或借以希图重谢，不过以药方为世俗所罕见，庸陋医士必诧为杂乱无章，病家不察，疑信参半，必不敢如法守服，或减轻分量，仅与少许则药不敌病，自然无效。届时群疑众谤，因之蜂起，肺腑非能言之物，谁与辩白？今主人既表示决心，可命纸笔立方。"即疏温脾汤与之，令其连服 2 剂。阅 2 日，病者踵门谢道，并求善后方，与理中加附子而瘥。（萧琢如治案）

按：本案脐腹绞痛，呼号震瓦，大小便俱不通畅，是为寒积所致，温脾汤乃的对之方，自然奏效。

2. 福建闽侯陈洁如之内政，每月事将行时，必腹中痛，大便下白脓。诊之，脉弦迟。曰：此内有积寒，当以温药下之，疏方用温脾汤。后陈君云：时期已过即愈，前方尚未进服。余心知其疑畏也，笑而额之。

嗣于数月后又延诊，云旧病曾请某医举方，屡治未效。余曰：方犹前也，毋庸置疑阻。嘱以 1 剂不应，必连 2 剂或 3 剂。不料其内政仍心怀疑畏，每日止进 1 杯。越 2 日又延诊，余曰：药虽对症，日服 1 杯，药不敌病，乌能有效？自后务必连服数杯，药乃接续有力，以大便下尽黑粪或白脓为度。始照法服之，下黑粪甚多而愈。以后月事如常，旧恙不复作矣。（萧琢如治案）

按：痛经而见腹痛很正常，但是大便下白脓则不正常，萧氏断为内有积寒，当以温药下之，果然"下黑粪甚多而愈"。

3. 袁君，宁乡人，性谨愿，生平笃于自信，尝以体素羸弱，非补品不敢沾唇。仲秋时节陡患泄泻，日数十行，继以红白，腹胀痛不可忍。适余偶过访，即挽之主方。脉之弦紧，舌苔白而湿滑。即疏胃苓汤加味，嘱其连服两剂，如疾不减，当另易方。袁君疑药之克伐，仅煎进 1 杯，即谋另医，乃延谷某治之，用大剂滋补，三日势转危急，粒米不入，体亦疲困，卧床不起，谷辞不治，云已无脉。

举家惊慌绝望，为具后事，病者亦自分死矣，遂不服药。又三日，疾如故，同事皆云病虽十分危急，不可坐视，请往视之。余曰："令叔之恙，前此开方时，已剀切言之，若听余言，必不至此。今孱弱之躯，药误几遍，阅时又久，恐无及矣。"袁君曰："奉叔母命而来，不论如何，当请枉顾。"诊之，脉仍露弦紧状，舌苔湿暗，自言腹中胀痛，并述前药屡误。余一一佯诺，就榻前立方示之。退就他室谓其侄曰："脉有生气，前医谓无脉者，当系误用补药而伏也。但疾诚可治，奈令叔本不知医而性颇执，榻前之方乃一时权宜，不欲逆病者意耳。人心为君主之官，心之所至，药气每随之而行。一逆其意，药虽对症，必缘思虑而弊端丛生。此事主权全在君身，余另有真方授服，但不可令病者知耳。"

袁君唯唯称善。即疏温脾汤以祛积寒。3服，痛胀顿减，稍进糜粥。嗣后或用胃苓合左金加党参，或用补中益气合左金，渐次向愈，已能于室内自由行动矣。计自病剧以至痊愈，又历半月之久，举家感激，至登报鸣谢。（萧琢如治案）

按：治病求医，心诚才灵。"人心为君主之官，心之所至，药气每随之而行。一逆其意，药虽对症，必缘思虑而弊端丛生。"

三、泄泻

张某，男，60岁。2013年3月13日初诊：患者系本人一个表弟，居黑龙江省电话求治。泄泻已经半年，日四五次，甚则如稀水，畏冷，汗多，疲乏，口酸。嘱用附子理中汤加味7剂未效。知其有异，电话里反复询问，知其尚感明显腹痛。揣摩腹痛或有积滞作祟，似属虚寒夹滞，改予附子理中汤合小承气汤攻补兼施。

拟方如下：附子60g（先煎1小时），炮姜20g，红参10g，五灵脂10g，细辛5g，肉桂10g，茯苓30g，枳实10g，厚朴10g，炙甘草15g，大黄10g（单包，后下），生姜10g，大枣10枚。3剂。按法煎之，腹痛已止，且大便已成形。唯感腹胀，食后明显。前方调整，去掉大黄，另加干姜15g，生麦芽30g再服。（张存悌治案）

按：岭南伤寒四大金刚之一的黎庇留有一案对笔者启发很大：他的弟子潘少干向黎氏学医，"无日不相过从，颇似日读一字"。某年，潘之次子发热数日不愈，不大便。最奇者，面起堆凸若麻风然，向黎氏求治。其人素虚，今复感外邪未净。黎氏为拟桃仁承气汤治之，盖太阳未愈而归血分，不得不借此为出路也。服药次日，血热即收，唯觉周身软弱如无骨者，乃改用真武汤。热尽退，数日胃气进遂愈。由此黎庇留感慨："余初以为治虚证，彼已有端倪，不知所不能辨识者，乃在实证。"火神派擅治阳虚之证，对实证则涉猎不足，黎氏说"不知所不能辨识者，乃在实证"，正指这一点，此话对我颇有启迪——要加强对攻法的研究。

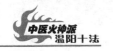

前贤曾谓，"善用将军药（大黄），为医家第一能事"（《经历杂论》）。令我十分在意大黄的应用，既会用附子，又会用大黄，方是医林高手。郑钦安说过："附子、大黄为阴阳二证两大柱脚。"

四、胁痛

黄某，男，60岁，农民。1971年3月17日就诊：素有右胁痛病史，3月份开始出现纳呆，身疼痛，大便干结。下午突然出现右胁下剧痛，牵及右肩背，大汗淋漓，面色苍白，呻吟不已，大便3天未排，家人抬来就诊。舌苔厚腻有津，质青，尖红，脉沉紧。证属里寒积滞夹热，治宜温脾祛寒通滞，方用温脾汤加减。

药用：附子45g（先煎），干姜15g，党参30g，大黄8g，黄芩8g，莱菔子15g，木香10g，延胡索15g，川楝子15g，甘草3g。

复诊：服上方后，即排出硬结黑色大便，疼痛逐渐缓解。后以四逆散合参苓白术散而收功。（《著名中医学家吴佩衡诞辰一百周年纪念专集》：彭泉治案）

原按：素有胁痛病史，突然发作，呈一派阴寒之象。大便闭结，为其病情能否缓解之关键。方选温脾汤化裁，温下寒闭，加以通下活血清热之品，以助温通之品发挥作用，同时又可防止温阳助热，1剂而寒闭通，便结下，症状迅速解除。

第四节　温下同用法

所谓温下同用法即温阳方与攻下方同用，前者多指四逆汤、理中汤之类，后者多指承气辈类方，或融于一方之中，或相间轮服，共奏温下之功。

一、食积

1.某患，鼓胀已甚，无法坐下，中西医治疗无效。肿胀稍消，二三天后更甚。唐氏审其水气为害，用大剂五皮饮加味以行水，病反加重。细审其胀按之坚实，辨为阳不化阴，饮食积滞而成，分别用四逆汤加肉桂以扶阳，大承气汤以推荡积滞，相间服用，各尽2剂而病减轻。复以大黄附子细辛汤温下之，附子理中汤温运之，俟其邪实而正不虚，乃用十枣汤峻下，服后大小便10余次，甚感疲乏，遂进以独参汤，天明起床，肿胀全消，顿觉轻快。但胃弱乏力，复以理中汤加味而收功。（唐步祺治案）

按：此案"辨为阳不化阴，饮食积滞"，因而"分别用四逆汤加肉桂以扶阳，大承气汤以推荡积滞，相间服用"，颇具巧思，最后"乃用十枣汤峻下"，方才解决问题，显见胆识。

2.邓某,夜半迎诊,谓其子腹痛,腹泻,日夜无度,食不能入口已两星期。近地诸医皆束手,奄奄待毙,请朱氏星夜临诊:脉六部沉细而数,但按之有力,冷汗淋漓如雨,四肢逆冷如冰,声音低小,腹痛剧烈,按之更甚,泻后痛减。病由元宵日食粉团后,遂至痛泻交加。朱氏沉思良久,非导滞推荡不可,而其脉之沉细,四肢逆冷,汗出如雨,非补中扶阳莫能奏效。遂以见症论治,拟用附子理中汤合大承气汤治之。

处方:人参6g,野白术15g,干姜9g,附子18,大黄15g,厚朴9g,枳实6g,芒硝9g,炙甘草9g,晨饭后服完一剂,大便连泻两次,痛遂减少,汗亦旋止,继用附子理中汤加香砂少许,诸症霍然。(朱卓夫治案)

原按:腹痛拒按,泻后痛减,按脉有力,显然食积之象;然六脉沉细,冷汗如雨,四肢逆冷,声音低小,又是一派阳虚之征。如何处置?难怪朱氏沉思良久。有是证用是药,既现复合证候,自当用复合之剂,故以附子理中汤合大承气汤治之,病竟霍然。

按:此案阴结与上案"分别用四逆汤加肉桂以扶阳,大承气汤以推荡积滞,相间服用"不同,而是融温阳、攻下于一方,用"附子理中汤合大承气汤治之",前者治阴寒,后者治积滞,一剂而效,堪称一种温下法式。

二、痢疾

长沙刘某之子,年甫5岁。平日喜食糖点,久而成积,初不之觉,已而间作腹痛。所下之粪杂有白脓,犹谓偶染小恙,未曾医治。继乃渐剧,日常数次。诊之脉弦缓,舌苔淡白。因其赋禀薄弱,不敢径施下剂,乃变通用理中汤加大黄服之,不应,遂以理中合小承气2剂,下黑粪甚多而愈。(萧琢如治案)

按:此案与上案选方用药异曲同工。腹痛,下利脓白,当属痢疾,因其赋禀薄弱,不敢径施下剂,乃变通用攻补兼施治之,是为圆机活法。

三、腹痛

李某,女,24岁。右上腹反复疼痛2天,伴恶心欲呕。巩膜无黄染,右上腹压痛(+),墨菲氏征(一),B超检查肝、胆、脾、胰、泌尿系及子宫附件无异常。外科考虑急性胆囊炎,拟收住院观察治疗,患者转中医治疗。

刻诊:痛苦病容,右上腹疼痛而腰背不能伸直,面色苍白,畏寒肢冷,纳呆,大便已三日未解,苔白厚微腻,舌面罩黄,脉弦紧。证系寒邪内阻,阳气被遏,气机壅滞,当以温里散寒,理气止痛,佐以通腑为治。

用理中汤合大黄附子汤加味:炮姜15g,党参10g,制附子30g(先煎),桂枝

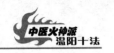

30g，吴茱萸 15g，姜半夏 20g，白芍 30g，山楂 30g，生大黄 10g，炙甘草 10g，生姜 20g，大枣 5 枚。3 剂，每日 1 剂，水煎服。

二诊：当日服 1 剂即痛定便通，3 剂服完，诸症全消，已无所苦，宛如平人。为慎重起见，疏桂附理中加山楂、麦谷芽及苍术、白术 3 剂以善后。（余天泰治案）

原按：本例腹痛西医诊断不甚明确，诊断不明则治之茫然，故患者弃西选中。寒为阴邪，既易伤耗阳气，亦易壅遏阳气，气机壅滞不通，不通则痛。根据症状舌脉辨析，确认系寒邪内阻阳气被遏，气机壅滞。其苔见罩黄，此非热象，乃寒极似热，腹气不通之故。临证紧扣寒邪之主要矛盾，重用温里散寒，阳气伸展振奋，气机顺畅，通则不痛矣。可见在急症方面，中医有其长处而大显身手。（《著名中医学家吴佩衡学术思想研讨暨纪念吴佩衡诞辰 120 周年论文集》）

参考文献

[1] 郑钦安. 医理真传 [M]. 北京：中国中医药出版社，1993.

[2] 郑钦安. 医法圆通 [M]. 北京：中国中医药出版社，1993.

[3] 吴楚. 吴天士医话医案集 [M]. 沈阳：辽宁科学技术出版社，2012.

[4] 郑重光. 素圃医案 [M]. 北京：人民军医出版社，2012.

[5] 王雨三. 治病法轨 [M]. 北京：学苑出版社，2009.

[6] 唐步祺. 郑钦安医书阐释 [M]. 成都：巴蜀书社，1996.

[7] 唐步祺. 咳嗽之辨证论治 [M]. 西安：陕西科技出版社，1982.

[8] 吴佩衡. 吴佩衡医案 [M]. 昆明：云南人民出版社，1979.

[9] 范中林. 范中林六经辨证医案选 [M]. 沈阳：辽宁科学技术出版社，1984.

[10] 祝味菊. 伤寒质难 [M]. 福州：福建科学技术出版社，2005.

[11] 刘渡舟. 伤寒论十四讲 [M]. 天津：天津科学技术出版社，1982.

[12] 方药中. 医学承启集 [M]. 北京：中医古籍出版社，1993.

[13] 李克绍. 伤寒解惑论 [M]. 济南：山东科学技术出版社，1978.

[14] 卢崇汉. 扶阳讲记 [M]. 北京：中国中医药出版社，2006.

[15] 萧琢如. 遯园医案 [M]. 长沙：湖南科学技术出版社，1960.

[16] 黎庇留. 黎庇留经方医案 [M]. 北京：人民军医出版社，2008.

[17] 范文甫. 范文甫专辑 [M]. 北京：人民卫生出版社，1986.

[18] 戴丽三. 戴丽三医疗经验选 [M]. 昆明：云南人民出版社，1979.

[19] 姚贞白. 姚贞白医案 [M]. 昆明：云南人民出版社，1980.

[20] 李继昌. 李继昌医案 [M]. 昆明：云南人民出版社，1978.

[21] 赵守真. 治验回忆录 [M]. 北京：人民卫生出版社，1962.

[22] 李可. 李可老中医急危重症疑难病经验专辑 [M]. 太原：山西科学技术出版社，2004.

[23] 傅文录. 火神派学习与临证实践 [M]. 北京：学苑出版社，2008.

[24] 庄严. 姜附剂临证经验谈 [M]. 北京：学苑出版社，2007.

[25] 巨邦科. 擅用乌附——曾辅民 [M]. 北京：中国中医药出版社，2013.

[26] 张存悌. 中医火神派探讨 [M]. 北京：人民卫生出版社，2010.

[27] 张存悌. 火神派温阳九法 [M]. 北京：人民军医出版社，2010.

[28] 张存悌. 火神郑钦安 [M]. 北京：中国中医药出版社，2013.

[29] 张存悌. 近代名医医话精华 [M]. 沈阳：辽宁科学技术出版社，2013.

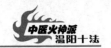

[30] 张存悌. 新编清代名医医话精华 [M]. 沈阳：辽宁科学技术出版社，2013.

[31] 张存悌. 火神派名医验方辑要 [M]. 沈阳：辽宁科学技术出版社，2014.

[32] 张存悌. 吴附子——吴佩衡 [M]. 北京：中国中医药出版社，2016.

[33] 张存悌. 霹雳大医——李可 [M]. 北京：中国中医药出版社，2016.

[34] 张存悌. 火神派诊治十大慢性病 [M]. 沈阳：辽宁科学技术出版社，2018.

[35] 张存悌. 奇方妙法治病录 [M]. 北京：中国中医药出版社，2018.

[36] 张存悌，王天罡. 火神派示范案例点评 [M]. 2 版. 北京：中国中医药出版社，2020.

[37] 张存悌，张泽梁. 中医火神派医案新选 [M]]. 2 版. 沈阳：辽宁科学技术出版社，2020.

后 记

本书是在《火神派温阳九法》和《火神派名医验方辑要》两本旧著的基础上，重新合并整理、创新的成果，理所当然较之前两书内容更丰富，更有提高。这是本人关于火神派题材的第 22 本专著，也算为弘扬推广火神派做出新贡献了。

关于治学，苏东坡有"八面读书法"，讲究从多个角度探讨一种学问或同一本书，以尽其详，所谓"横看成岭侧成峰，远近高低各不同"。此前刚刚撰成《火神派示范案例点评（第 2 版）》（中国中医药出版社），其书是以病症为纲的编排方式，就是解决某病用什么方法治疗的问题；本书则是以治法为纲的编排方式，解决的是某法、某方能治什么病的问题。两种方法解决的都是治病套路问题，但是角度不同，各有侧重，作为案头书，随时可供翻检。

我的诸多弟子参与了本书创作，让我腾出时间专注于全书的质量，在此一并表示衷心感谢，具体分工如下：

张泽梁：负责本书第一至第三章，10 万字。

王天罡：负责本书第四章、第五章，7 万字。

吴松衍：负责本书第六章、第七章，5 万字。

张同强：负责本书第八章、第九章，5 万字。

刘　健：负责本书第十章，7 万字。

张存悌：负责全书统稿。

还要感谢本书责任编辑寿亚荷编审，她的眼光和鼓励促成本书的诞生。我们合作已经 23 年，共同编创出版了 25 本书，可谓辛苦并快乐着了。

张存悌

2020 年 7 月